小児リハ評価ガイド

統合と解釈を理解するための道しるべ

 編集　**楠本泰士**
福島県立医科大学 保健科学部 理学療法学科 准教授

 編集協力　**友利幸之介**
東京工科大学 医療保健学部 作業療法学科 教授

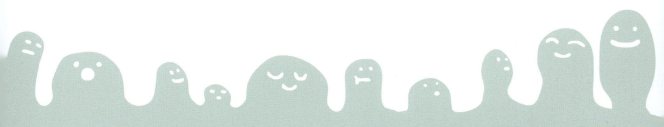

MEDICAL VIEW

本書では，厳密な指示・副作用・投薬スケジュール等について記載されていますが，これらは変更される可能性があります。本書で言及されている薬品については，製品に添付されている製造者による情報を十分にご参照ください。

Assessment Guidebook for Pediatric Rehabilitation
（ISBN 978-4-7583-1948-5 C3047）

Editor : Yasuaki Kusumoto
Assistant Editor : Kounosuke Tomori

2019．10．10　1st ed

©MEDICAL VIEW, 2019
Printed and Bound in Japan

Medical View Co., Ltd.
2-30 Ichigayahonmuracho, Shinjyukuku, Tokyo, 162-0845, Japan
E-mail ed@medicalview.co.jp

序　文

　1990年代にエビデンスに基づいた医療（Evidence Based Medicine：EBM）の重要性が叫ばれてから，四半世紀が経ちます。小児に関わる医療・福祉分野で働かれている皆さんは，情熱や熱い想いをもち，自ら進んで小児現場で働く方がほとんどです。これは今も昔も変わらず，日々の臨床で創意工夫がされています。しかし，その素晴らしい臨床での取り組みは成果として発表されていないことも多く，論文化されている情報に至っては数百分の一程度なのではないでしょうか。いい仕事をしても論文を書かなければ，皆さんがつくり出しているエビデンスは患者さんのもとに届くことはないのです。筆者自身がそうであったように，臨床研究のゴールが学会発表になっている方が多くいます。しかし，学会発表の情報は記録として内容の一部が残りますが，エビデンスは記録として残りません。

　さまざまな評価が患者さんへの説明ツールとして，治療の効果判定として，エビデンス構築のための手段として使用されています。EBMの実践には評価の理解と実施が欠かせません。先人たちから伝えられてきた伝統や習慣，個人的な経験に沿ったケアや治療が実施されていることに，常に疑問をもって取り組む必要があるのではないでしょうか。そういった関わりこそ効果判定をすべきで，しっかりと患者さんに介入効果を説明すべきです。

　日々の臨床の積み重ねが臨床研究になるという経験や臨床研究をしたくても学ぶ機会が少ないことが，多くの地域，職場でみられるのが現状です。本書は，しっかりと臨床評価をしたいという方，これから学会発表をしたいという方，研究論文を書きたいという方に向けて，編集しました。執筆陣は実際に評価を使用し，ご活躍している方々です。

　本書は第1章で評価の特性や重要性を概説し，第2章では国内外で使用されている有用な評価を厳選し，ICFごとに掲載しました。第3章ではそれらを用いての症例検討や臨床推論の例を示すことで，読者が各評価の理解を深められるように構成しました。

　本書が皆さんの臨床疑問を紐解く手立てとなれば幸いです。

2019年9月

楠本泰士　友利幸之介

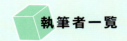 **執筆者一覧**

編集
楠本泰士 福島県立医科大学 / 理学療法士

編集協力
友利幸之介 東京工科大学 / 作業療法士

執筆者（掲載順）

楠本泰士	福島県立医科大学 / 理学療法士	中野弘陽	在宅看護センター Lana ケア湘南 / 理学療法士
樋室伸顕	札幌医科大学 / 理学療法士	樋口　滋	相模原療育園 / 理学療法士
木元　稔	秋田大学 / 理学療法士	有川真弓	千葉県立保健医療大学 / 作業療法士
高木健志	目白大学 / 理学療法士	榎勢道彦	四天王寺和らぎ苑 / 理学療法士
藪中良彦	大阪保健医療大学 / 理学療法士	藤井香菜子	精陽学園 / 理学療法士
儀間裕貴	東京都立大学 / 理学療法士	深澤宏昭	相模原療育園 / 理学療法士
黒川洋明	島田療育センターはちおうじ / 理学療法士	崎山　藍	滋賀医科大学 / 理学療法士
金井欣秀	埼玉医科大学 / 理学療法士	竹田智之	横浜市教育委員会事務局 / 理学療法士
大須田祐亮	北海道医療大学 / 理学療法士	廣澤　匠	太陽の門福祉医療センター / 理学療法士
内尾　優	東京医療学院大学 / 理学療法士	三谷真由	相模原療育園 / 理学療法士
志真奈緒子	東京女子医科大学病院 / 理学療法士	三浦正樹	ボバース記念病院 / 作業療法士
萩原広道	大阪大学 / 作業療法士・公認心理師	髙橋香代子	北里大学 / 作業療法士
浅野大喜	日本バプテスト病院 / 理学療法士	角田雅博	北毛病院 / 理学療法士
高畑脩平	藍野大学 / 作業療法士	松島佳苗	関西医科大学 / 作業療法士
山下浩史	スカイクリニック / 理学療法士	新庄真帆	ハートランドしぎさん / 作業療法士
阿部広和	埼玉県立小児医療センター / 理学療法士	田中　亮	取手市こども発達センター / 作業療法士
松田雅弘	順天堂大学 / 理学療法士	野口　翔	れじりえんす / 作業療法士
古谷槙子	東京医療学院大学 / 理学療法士	仲間知穂	こども相談支援センターゆいまわる / 作業療法士
成瀬健次郎	鳥取大学医学部附属病院 / 理学療法士	笹井秀美	うめだ・あけぼの学園 / 作業療法士
岩永竜一郎	長崎大学 / 作業療法士	花町芽生	埼玉県立小児医療センター / 理学療法士
草野佑介	京都大学 / 作業療法士	大矢祥平	千葉県千葉リハビリテーションセンター / 理学療法士
友利幸之介	東京工科大学 / 作業療法士		

CONTENTS

第1章 小児リハビリテーション評価学総論

1 小児のリハビリテーション評価学と研究法（質的データと量的データ） 楠本泰士 ……… 2

2 評価尺度の特性 信頼性・妥当性・反応性 樋室伸顕 ……………………………………… 14

3 小児リハ評価におけるICF-F-wordsとコアセットの紹介 木元 稔 ……………………… 24

第2章 評価方法の実際

① 健康状態

1 **超重症児スコア** 医療的ケアの要求度を評価しよう 高木健志 …………………………… 36

2 **GMFCS** 脳性麻痺児の粗大運動を評価しよう 藪中良彦 ………………………………… 38

3 **MACS** 脳性麻痺児の手指操作能力を評価しよう 樋室伸顕 …………………………… 40

4 **CFCS** 脳性麻痺児・者のコミュニケーション能力を分類しよう 樋室伸顕 ……………… 42

5 **EDACS** 脳性麻痺児・者の摂食・嚥下能力を分類しよう 樋室伸顕 …………………… 44

② 心身機能・身体構造

1 **GMs** 新生児・乳児の自発運動を評価しよう 儀間裕貴 ………………………………… 46

2 **NBAS** 新生児の行動を評価しよう 儀間裕貴 ………………………………………… 50

3 **Dubowitzの新生児神経学的評価法** 新生児の神経学的特徴を把握しよう 儀間裕貴 ………… 54

4 **栄養状態** リハの前に栄養評価をしよう 黒川洋明 ………………………………… 58

5 **X線画像評価** X線画像で角度や距離を測定しよう 楠本泰士 ……………………… 62

6 **四肢長周径・アーチ高率** 形態そのものを評価しよう 金井欣秀 …………………… 66

7 **Cobb角** 脊柱側弯の程度を評価しよう 大須田祐亮 ………………………………… 70

8 **呼吸** 呼吸の状態を評価しよう 内尾 優, 志真奈緒子 ……………………………… 73

9 **WISC-Ⅳ** 全般的な知的能力を評価しよう 萩原広道 …………………………… 78

10 **RCPM** 簡単に非言語的知能を評価しよう 浅野大喜 ……………………………… 82

11 **眼球運動機能** 眼球運動を評価しよう 藪中良彦 ………………………………… 84

12 **固有感覚** 固有感覚を評価しよう 藪中良彦 ……………………………………… 86

13 **前庭感覚** 前庭感覚を評価しよう 藪中良彦 ……………………………………… 88

v

14 WAVES　視覚のスキルを評価しよう　高畑脩平 …… 90

15 疼痛：NRS，FPS-R，PPP　痛みの強度を評価しよう　山下浩史 …… 94

16 ROM　下肢関節可動域を計測しよう　阿部広和 …… 98

17 SCALE　随意運動の制御を評価しよう　楠本泰士 …… 103

18 MTS，MAS　痙縮と筋緊張を評価しよう　阿部広和 …… 108

19 筋長検査　筋の長さを評価しよう　高木健志 …… 112

20 アライメント評価　背臥位，座位，立位のアライメントを評価しよう　大須田祐亮 …… 116

21 MMT，HHD，筋厚計測　筋力を評価しよう　松田雅弘 …… 120

22 PBS，ECAB　バランス能力を評価しよう　古谷槙子 …… 124

23 遠城寺式乳幼児分析的発達検査　乳幼児の発達を評価しよう　阿部広和 …… 127

24 正常運動発達（粗大運動）　粗大運動を定性的に評価しよう　成瀬健次郎 …… 130

25 定型運動発達（巧緻運動）　巧緻運動を評価しよう　萩原広道 …… 136

26 認知・言語の評価　認知と言語の発達を評価しよう　萩原広道 …… 145

27 JMAP　認知，言語，感覚運動を評価しよう　岩永竜一郎 …… 154

28 JPAN感覚処理・行為機能検査　感覚統合機能，行為機能を評価しよう　岩永竜一郎 …… 157

3 活 動

1 食事，更衣　食事，更衣を観察から評価しよう　草野佑介 …… 160

2 書字　書字の能力を評価しよう　高畑脩平 …… 164

3 FTSST，LSUT，1RMSTS　機能的な筋力測定をしよう　松田雅弘 …… 167

4 GMFM　脳性麻痺児の粗大運動能力を評価しよう　藪中良彦 …… 170

5 TUG　歩行機能とバランス能力を評価しよう　樋室伸顕 …… 174

6 1MWT，6MWT，10mWT　歩行能力を評価しよう　阿部広和 …… 176

7 PCI　歩行効率を評価しよう　木元 稔 …… 182

8 BBT　手指の粗大な器用さを評価しよう　楠本泰士 …… 186

9 ABILOCO-Kids　脳性麻痺児の歩行遂行能力を評価しよう　樋室伸顕 …… 188

10 FMS　日常生活の移動能力を評価しよう　樋室伸顕 …… 190

11 Rodda分類，EVGS　脳性麻痺児の歩行パターンを評価しよう　阿部広和 …… 193

12 GPS　歩容を数値化しよう　木元 稔 …… 200

4 参 加

1 COPM　作業の遂行度と満足度を評価しよう　友利幸之介 …… 204

2 ADOC-S　作業選択して，支援計画をつくろう　友利幸之介 ････････････････ 207

3 GAS　目標の達成度をアウトカムとして用いよう　友利幸之介 ･･･････････ 210

4 Vineland-Ⅱ 適応行動尺度　適応行動を評価しよう　浅野大喜 ･･･････････ 212

5 環 境 因 子

1 在宅生活評価　住環境と生活を考えよう　中野弘陽 ････････････････････ 214

2 PNPS　親の療育行動を評価しよう　浅野大喜 ･･･････････････････････････ 218

3 MPOC　家族の思いを評価しよう　樋室伸顕 ･････････････････････････････ 220

4 足底挿板，短下肢装具の評価　装具作製前に身体の評価をしよう　樋口 滋 ･･･ 223

5 車椅子の評価　車椅子選択のために総合的な評価をしよう　樋口 滋 ･････ 228

6 座位保持装置　座位保持能力に見合った補助装置を選定しよう　大須田祐亮 ･･･ 232

6 個 人 因 子

1 ACIS　コミュニケーションと交流技能を評価しよう　有川真弓 ･･･････････ 238

2 CBCL　問題行動を評価しよう　浅野大喜 ･･･････････････････････････････ 240

3 SDQ　児の得意，不得意を把握しよう　浅野大喜 ･･･････････････････････ 243

4 PVQ　児の意志を確認しよう　有川真弓 ･･･････････････････････････････ 245

5 COSA　作業を自己評価してもらおう　有川真弓 ･･･････････････････････ 247

7 総 合 的 な 評 価

1 PEM-CY　日常活動への参加を評価しよう　高木健志 ･･･････････････････ 250

2 PEDI　日常生活における機能的技能と自立度を評価しよう　榎勢道彦 ･･･ 253

3 LIFE　重症心身障害児・者の生活機能を評価しよう　榎勢道彦 ･････････ 256

第3章　症例検討

1 低 出 生 体 重 児

1 低出生体重児（新生児期）　成瀬健次郎 ･･･････････････････････････････ 260

2 極低出生体重児　内尾 優 ･･･ 264

2 脳性麻痺

1	幼児期 GMFCS レベル Ⅰ	藤井香菜子	268
2	成人期 GMFCS レベル Ⅰ	高木健志	271
3	学童期 GMFCS レベル Ⅱ	黒川洋明	274
4	幼児期 GMFCS レベル Ⅱ	深澤宏昭	278
5	学童期 GMFCS レベル Ⅲ	崎山 藍	283
6	成人期 GMFCS レベル Ⅲ	山下浩史	287
7	学童期 GMFCS レベル Ⅳ	竹田智之	292
8	学童期 GMFCS レベル Ⅴ	廣澤 匠	295
9	学童期 GMFCS レベル Ⅴ	中野弘陽	300
10	成人期 GMFCS レベル Ⅴ	三谷真由	304
11	学童期 GMFCS レベル Ⅲ	三浦正樹	309
12	学童期 GMFCS レベル Ⅲ	髙橋香代子	312

3 二分脊椎

1	幼児期	角田雅博	317
2	成人期	楠本泰士	320

4 筋ジストロフィー

1	幼児期 福山型	志真奈緒子	323

5 発達障害

1	自閉症スペクトラム障害（ASD）	松島佳苗	328
2	自閉症スペクトラム障害（ASD）	草野佑介	331
3	学習障害（LD）	高畑脩平	334
4	学習障害（LD）	新庄真帆	341
5	注意欠如・多動性障害（ADHD）	高畑脩平	346
6	注意欠如・多動性障害（ADHD）	新庄真帆	350
7	重度知的能力障害	田中 亮	354
8	発達障害	野口 翔	358

9 自閉症スペクトラム障害（ASD）　仲間知穂 …………………………………………………… 364

10 発達性協調運動障害（DCD）　藪中良彦 …………………………………………………… 369

6 ダウン症

1 乳児期　笹井秀美 ………………………………………………………………………………… 374

2 学童期　竹田智之 ………………………………………………………………………………… 377

7 観血整復術前後の評価と治療

1 脊柱側弯症に対する体幹周囲筋解離術後　高木健志 ………………………………… 380

2 股関節選択的筋解離術・観血整復術・大腿骨減捻内反骨切り術後　楠本泰士 … 383

3 尖足に対するアキレス腱延長術後　高木健志 ………………………………………… 388

4 選択的脊髄後根切断術後　花町芽生 …………………………………………………… 392

5 体幹へのボトックス症例　松田雅弘 …………………………………………………… 397

6 下腿へのボトックス症例　大矢祥平 …………………………………………………… 401

付録

1 整形外科手術　楠本泰士 ………………………………………………………………… 406

2 選択的脊髄後根切断術　花町芽生，阿部広和 ………………………………………… 409

3 ボトックス　大矢祥平 …………………………………………………………………… 412

4 関係法規　金井欣秀 ……………………………………………………………………… 414

索引 ………………………………………………………………………………………………… 419

第1章

小児リハビリテーション
評価学総論

1 小児のリハビリテーション評価学と
研究法（質的データと量的データ）

2 評価尺度の特性
信頼性，妥当性，反応性

3 小児リハ評価におけるICF-F-wordと
コアセットの紹介

第1章

1 小児のリハビリテーション評価学と研究法（質的データと量的データ）

なぜ評価をするのか

　リハビリテーションにおける評価は主に，① 問題点の抽出，② 目標設定，③ 効果判定のために行われる。障がいがある人の問題点は多岐にわたるため，問題点を整理し，現時点で最も優先すべき点を明らかにする必要がある。

　さまざまな評価によって① 問題点が抽出され，現状の整理のためにICFを活用することで，問題点が明確となり，具体的な方針を立てやすくなる。② 目標設定として，長期的戦略からスモールステップとして短期目標を掲げることで，リハビリテーションの頻度や期間を設定し，取り組むことが可能となる。小児では特に良いところを探し，現状を明らかにすることが保護者や療育者との関わりで求められる。例えば，寝返りが可能な児の場合，全身を屈曲させることで寝返りを行うのか，床を蹴ることで行うのか，どちらも行うことができ別の運動戦略も可能なのか，など一言で「寝返りが可能」といっても運動戦略や頻度，耐久性に大きな幅がある。③ 効果判定を行うためにはより詳細な評価が求められてくる。

　評価の指標には質的データと量的データがある。効果判定を視診や動作観察で「動かしやすくなった」，「寝返りやすくなった」，「歩容が良くなった」など，質的データのみで記録するのではなく，「動かしやすくなった」のならば，「どこの関節が」，「どの程度（何度）」動かしやすくなったかを誰が行っても同様に評価（判断）できるように具体的に明記する必要がある。また，その客観的な変化を当事者（患者）が主観的にどのように感じているか（「動かしやすくなった」，「変わらない」など）によっても介入方法は変わってくるはずである。

　このような質的データによる記録（評価）は，

それ自体は効率的な方法だが，複数人の情報をまとめる際や施設の取り組みを外部に公表する際には不向きである。日々の臨床は限られた時間で評価や治療をこなしていくため，ボトムアップ評価のように多くの評価に時間を割くことはできず，トップダウン評価を行っている。質的な記録（記述）のみではなく，量的な情報を含んで記録する取り組みは，より客観的に他者に情報を伝えるためにも，また，誰が評価しても同様に当事者の変化を記録できるようにするためにも重要である。

尺度の種類

　皆さんが普段使用している評価はどの尺度に当てはまるだろうか。評価の指標には質的データと量的データがあり，名義尺度と順序尺度を質的データ（カテゴリカルデータ，離散型データ），間隔尺度と比率尺度を量的データ（スケールデータ，連続型データ）とよぶことが多い（図1）。

　名義尺度は「性別」や「利き手」，「病型」などで，同一性があり，統計処理の際は記号として数値を用い，最頻値やクロス集計表，カイ2乗検定などが用いられる。順序尺度は「gross motor functional classification system：GMFCS」や「manual muscle test：MMT」，「感覚鈍麻の程度」などで，同一性と順序性があり，数値の大小関係，順序関係を表す。統計処理の際は中央値や順位相関係数などが用いられる。

　間隔尺度は「体温」や「水温」，「visual analog scale：VAS」，「functional independence measure: FIM」のように同一性や順序性，加法性があり，数値は距離を表す。統計処理の際は平均値や標準偏差，ピアソンの相関係数，分

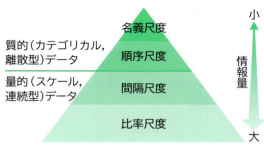

図1 測定尺度の種類

散分析などが用いられる。比率尺度は「身長」や「体重」，「関節トルク」のように同一性や順序性，加法性，等比性があり，数字の「0」に数学的な意味をもつ。すべての統計処理が可能である。

質問紙でよく使用される尺度にリッカートスケールがある。「満足・どちらでもない・不満」のような3段階（3件法）は順序尺度，「大変満足・満足・どちらでもない・不満・大変不満」のような5段階（5件法）は間隔尺度として使用される。

CQとは？　臨床研究の重要性

皆さんがさまざまな工夫をして臨床実践をしているなかで，患者が困っていること，自分が困っていること，日々の臨床の中に慣習的な内容はないかなど，日々の臨床場面で起こるさまざまな疑問（clinical question：CQ）はないだろうか。日々の臨床は疑問であふれており，探してもエビデンスが見つからないことも多い。「NICUでの関わりが歩行開始時期に影響を与えるのか」というCQは大学病院や急性期病院でしか調べられないし，「外反扁平足の子どもへのインソールが扁平足を改善させるか」というCQは，対象となるダウン症児や発達障害児を診ている施設でしか調べられない。わからないことをそのままにしていたら，いつまでたっても患者への説明は不十分なままだし，治療効果には幅が生じ，一定にならない。

リハビリテーションの臨床実践は，絶えず変化する患者の状態に応じて臨床推論（clinical reasoning：CR）を行うため，繰り返し現れるCQに対して，その都度研究疑問（research question：RQ）へと具体化する思考が必要である。いくら真摯に臨床実践をしていてもCQをそのままにしていては（CQに気が付いていないだけかもしれないが），わからないことはわからない。臨床現場のエビデンスは臨床でしか生み出せない。臨床家が日々の評価をしっかり行わない限り，臨床に直結するエビデンスが生まれることはない。自らエビデンスをつくるための第一歩が日々の定期的な評価である。

RQへの構造化（PICOとPECO）

「同じGMFCSレベルVなのに側弯の進行が異なるのか」，「股関節脱臼している方で疼痛のある人とない人がいるのはなぜか」といった素朴なCQは，このままでは漫然とした疑問でしかない。CQを整理していきRQに構造化していくこと，構造化したRQが優れたRQになっているか確認することが重要である。CQをRQに整理（構造化）する方法にPICOやPECOがある。PICO（PECO）とは，どのような患者，対象（Patients, Participants）に，どのような介入（どのような要因を取り上げるのか，アウトカムとの関係を究明したい要素）があると（InterventionまたはExposure），何と比較して（Comparison），どのような結果になるのか（Outcome）という4つの要素に分けて明確にし，定式化するフォーマットである（図2）。どれもできるだけ具体的に表すことを心がける。

患者（Patient）であれば「脳性麻痺児」や「放課後デイの利用児」のように記載するのではなく，「2018年4月から12月の間にA市内にある放課後デイの利用児のうち，6歳から15歳の脳性麻痺児……」のように取り込み基準や除外基準を明確にする。

介入研究であればIntervention，観察研究であればExposureとなる。そのため，「○○の患者に，○○の介入は有効か」のように治療

図2 PICO，PECOの流れ

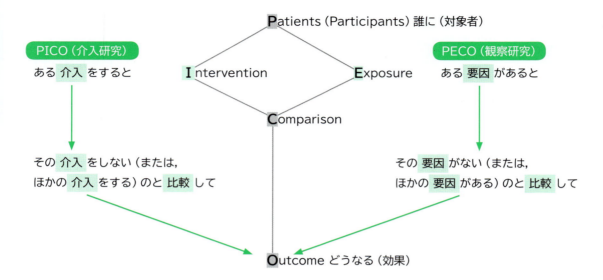

や予防の有効性に関する疑問はPICOに分類する。「○○の患者では，予後に何が関与するのか」のように「何が」や「どのように」を解決する場合にはPECOに分類する。記述の際は「日常の過ごし方」のように曖昧な表現は避け，「日中の屋内や学校，屋外での移動手段」のように具体的な要因や介入を示す。

比較（Comparison）は介入研究であれば，「その介入をしない」または「別の介入をする」とする。観察研究であれば，「その要因がない」または「ほかの要因がある」のと比較する。結果（Outcome）は極力1つか2つに絞り，時間的にも実施可能な評価にする。介入効果は多くの側面から分析したくなるが，評価項目が多いと実施が困難になることがある。

優れたRQの条件（FINER）

RQがよいRQになっているか確認する手段にFeasible（実施可能性），Interesting（科学的興味深さ），Novel（新規性），Ethical（倫理性），Relevant（必要性）の頭文字をとって「FINER」という考えがよく用いられる（表1）[1]。考える順序はばらばらでよいが，筆者が重要と考えるのは，自分だけでなくほかの医療職が興味をもっているか，世間一般的に興味をもたれる内容か（Interesting）である。言い換えれば患者や家族，社会にとって必要とされるか（Relevant）が，臨床での疑問を解決するためのモチベーションになる。普段，RQやPICO，PECOを意識していなくても，CQからRQへの構造化例をみて，日々の何気ないCQをRQに置き換えてみよう（表2）。

論文の読み方

通常はCQをRQに構造化する際に，現時点でどこまで明らかになっているのかを把握するために文献検索を行う。医学論文が検索可能なデータベースには，無料のものでPubMedやJ-Stage，Google Scholar，CiNii，国立国会図書館サーチ，有料のものでMEDLINE，Cochrane Library，Science Direct，医中誌，メディカルオンラインなどがある。論文の読み方や読んだ論文のまとめ方は，多くの人が独自のやり方で行っているのではないだろうか。論文の活用方法が各々異なるため，論文の読み方や解釈の仕方はばらばらになるが，この先，読み返すときのためにも，いくつかの視点をもっておくことは重要である。代表的な方法

表1　FINERの基準

Feasible（実施可能性）	● 対象者数が適切であること ● 適切な専門性の裏打ちがあること ● かかる時間や費用が適切であること ● スコープが適切な範囲であること ● 研究費を獲得できるものであること
Interesting（科学的興味深さ）	● 研究者にとって，真に科学的関心のあるものであること
Novel（新規性）	● 新しい知見の獲得につながるものであること ● 既存の知見を，確認，否定，もしくは拡張するものであること ● 健康や疾患に関する概念，臨床医学，研究の方法論にイノベーションをもたらすものであること
Ethical（倫理性）	● 倫理委員会の承認が得られるものであること
Relevant（必要性）	● 科学的知識，臨床医学，保健政策に重要な影響を与えるものであること ● 将来の研究の方向に影響を与えるものであること

表2　PECOを活用したクリニカル・クエスチョンからリサーチ・クエスチョンへの構造化例

● **クリニカル・クエスチョン**

脳性麻痺児の関節変形は同様の GMFCS レベルで差があるか？

● **PECO**

P：GMFCS レベルIVの 18 歳未満の脳性麻痺児が
E：自宅で車椅子を使用する生活を送っている
C：自宅で車椅子を使用しない生活を送っている（自宅内は床上移動をする生活）
O：股関節屈曲拘縮の程度

● **リサーチ・クエスチョン**

GMFCS レベルIVの 18 歳未満の脳性麻痺児における股関節屈曲拘縮の程度は，自宅で車椅子を使用する生活を送っている児と自宅で車椅子を使用しない生活（床上移動をする生活）を送っている児と比べて差があるのか。

として，① PICOに当てはめる，② 各ガイドラインの活用，③ レビュー・マトリックスの作成がある。

　論文を書く際には，研究デザインごとに記載することが推奨されている内容がまとめられた ② 各ガイドラインや声明などが発表されている（表3）ので活用するとよい。これは論文を書く際だけでなく，論文を読むときにも内容を把握するためのポイントとなりうる。日本の看護研究では，これらのガイドラインを基に，クリティークのチェックリストとしてまとめたものも紹介されている（表4）[2]。

　③ レビュー・マトリックスとは，自分の欲しい情報（例えば研究目的やデザイン，測定項目など）をエクセル上で一覧にしてまとめる方法である（表5）[3]。後日読み返すことを想定するなら，① PICOや② 各ガイドライン内の項目を作って表にしてまとめてもよい。

　本項では詳しい研究法に関しては言及できないが，掲載された評価法を参考に症例研究を行えるよう，第1章で臨床研究，症例研究をするための準備，第2章で各種評価，第3章で掲載された評価を参考にした症例検討という構成とした。

表3 研究デザインとそのガイドライン，声明

デザイン		詳細分類	ガイドライン，声明	入手先
システマティックレビュー (systematic review) メタアナリシス (meta-analysis)			PRISMA	http://www.prisma-statement.org/ 日本語版あり
分析的研究 (analytical study)	介入研究 (intervention study) 〔実験的研究 (experimental study)〕	・ランダム化比較試験 (randomized controlled trial) ・準ランダム化比較試験 (controlled clinical trial) ・クロスオーバー比較試験 (crossover trials)	CONSORT	http://www.consort-statement.org/
	観察的研究 (observational study)	・横断研究 (cross-sectional study) ・縦断研究 前向き：コホート研究 (cohort study)， 後ろ向き：症例対照研究 (case control study)	STROBE	STROBE 声明：観察研究の報告において記載するべきチェックリスト 上岡広晴，ほか 訳：疫学における観察研究の報告の強化 (STROBE 声明)：観察研究の報告に関する ガイドライン．臨床研究と疫学研究のための国際ルール集，中山健夫，ほか 編，p202-209，ライフ・サイエンス出版，2008.
記述的研究 (descriptive study)		・シングルケース法 ・症例研究 (case study) ・症例報告 (case report)	The CARE Guidelines	http://www.care-statement.org/ 日本語版あり
調査研究				
質的研究 (qualitative study)			SRQR	O'Brien BC, et al.: Standards for reporting qualitative research: a synthesis of recommendations. Acad Med, 89(9):1245-1251, 2014.

表5 レビュー・マトリックスの例

著者 表題 雑誌名	出版年	目的	デザイン	対象	パラメーター	分析
文献1						
文献2						
文献3						
文献4						

表4　質的研究のクリティーク・チェックシート　　　　　●質的研究のクリティーク・チェックシート（2015.7.15改訂）

		チェック項目	チェック（○△×）	チェックの根拠
タイトル/抄録		タイトルは適切で，研究のカギとなる現象や集団を示しているか。		
		目的は明確に記述されているか。		
		研究デザインは記述されているか。		
		研究対象者は記述されているか。		
		サンプリング方法が記述されているか。		
		メインの結果は明確に記述されているか。		
序論		研究の必要性が明確に記述されているか。		
		文献レビューは十分に行われているか。		
		リサーチクエスチョンは明確に述べられているか。		
		リサーチクエスチョンは先行研究を発展させた内容であるか。		
目的		研究で明らかにしたいことは明確に記述されているか。		
方法	デザイン	デザインはリサーチクエスチョンにふさわしいものか。（例：現象学，グラウンデッド・セオリー，エスノグラフィーなど）		
		研究デザインを用いる根拠が述べられているか。		
		本研究で使用した研究方法の引用文献が記述されているか。		
	サンプリング	サンプリングの方法が明確に記述されているか。		
		対象者の選択基準と除外基準に関する記載はあるか。		
	データ収集	データ収集方法が明確に記述されているか。		
		研究目的に合ったデータ収集方法が用いられているか。		
		データの正確性や妥当性の検証方法を記述しているか。（例：トライアンギュレーションやメンバー・チェック，ピア・デブリーディングなど）		
		データ収集の手順は明確に記述されているか。		
		研究目的に合った十分な量のデータが収集されているか。（例：インタビューの時間・回数など）		
	分析	どのような分析方法を用いたか記載されているか。		
		データの種類と分析における原則や手順は十分に記述されているか。（例：逐語録など）		
		忠実に分析過程が記載されているか（カテゴリーの導き出し方が記述されているか）。		
		対象者に対する研究の説明や提案はどのように行われたか。		
倫理的配慮		研究は対象者に対する最小限のリスクと最大限の利益を考慮に入れ計画されているか。		
		対象者の同意を得ているか。		
		倫理委員会の承認を得ているか。		
結果		対象者の特徴が記述されているか。		
		データ収集に関する結果が記述されているか。（例：インタビュー時間や回数など）		
		研究結果は明確に記述されているか。		
		結果が一貫した内容であるか。		
		研究結果は研究目的と一致しているか。		
		オリジナルデータからの引用は含まれているか。		
		予想に反した/矛盾した結果についても記述されているか。		
考察		データ，分析，結論のつながりは明確であるか。		
		主な研究結果は先行研究を背景に説明され考察されているか。		
		研究結果の転用可能性[*1]について記述されているか。		
		研究の限界やさらなる研究の必要性について記述されているか。		
引用文献		その研究分野における重要で専門的な情報が網羅されているか。		
		先行文献は適切に文中に提示または引用されているか。		
資金提供者		研究助成などの資金源を記載しているか。		
		研究の資金源がある場合，本研究における資金提供者の役割を記述しているか。		
		現在の研究のもとになっている大規模研究がある場合，資金のところに記載しているか。		（文献2より引用）

*1　データが一般化可能であるということ。

● チェックシートについてわかりにくいところがある場合は，本書に例を挙げて詳しく説明していますのでぜひご参考にしてください。『研究手法別のチェックシートで学ぶ　よくわかる看護研究論文のクリティーク』(http://jnapcdc.com/cq)

論文を読む前に

統計用語の説明

効果判定に使用する評価は，信頼（reliability）と妥当性（validity），反応性（responsiveness）が確立されていることが，日々の臨床の効果をより客観的に提示するために必要である。そのためには論文を読む際にも，評価を行う際にも，簡単な統計用語を理解しておくことは重要である。

● 対応のあるデータ（paired sample）

同じ対象に対して複数の条件下で測定を行い，条件間で差があるかどうかを比較しているデータのこと。

● 対応のないデータ（non paired sample）

それぞれの条件において測定した個体群が異なるデータのこと。

● parametric なデータ

正規性のある（正規分布している）データのこと。比率尺度，間隔尺度が適応。パラメトリック検定（parametric test）を行う際にはシャピロ・ウイルク検定（shapiroo-wilk test）やヒストグラムで正規性の確認を行う。

● nonparametric なデータ

正規性のないデータのこと。ノンパラメトリック検定（nonparametric test）は正規分布に従っていなくても使用できる検定で，等分散にならない場合やはずれ値がある場合にも行われる。

● 平均値

各データの値の合計をデータの総数で割った値。エクセルではAVERAGE関数で求める。すべてのデータからの影響を考慮した値のため，はずれ値があると影響を大きく受ける。

● 中央値

データを小さい順に並べたときに中央に位置する値。エクセルではMEDIAN関数で求める。平均値と違いはずれ値の影響をほぼ受けないが，データの比較にはあまり向かない。

● 最頻値

データの中で最も頻繁に出現する値。エクセルではMODE関数で求める。はずれ値の影響を受けないが，データ数が少ないとあまり役立たない。

● 分散

各データの値と平均との差の2乗の合計をデータの総数で割った値。エクセルではVAR関数で求める。2乗しているので元のデータの数値と単位がそろっていない。

$$s^2 = \frac{1}{n} \sum_{i=1}^{n} (x_i - \bar{x})^2$$

● 標準偏差

データのばらつきの大きさを表す指標。各データの値と平均の差の2乗の合計を，データの総数 n で割った値の正の平方根。エクセルではSTDEV関数で求める。

$$s = \sqrt{\frac{1}{n} \sum_{i=1}^{n} (x_i - \bar{x})^2}$$

s	偏差値差
n	データの総数（例：10個）
x_i	各データの値（例：70点）
$\bar{x}$	データの平均（例：平均60点）

標準偏差には68%，95%の法則がある（図3）。あるテストの点数分布が正規分布に近似し，平均点70点・標準偏差10点だったとする。その場合，60点から80点の間に受験者

図3 標準偏差の68%，95%の法則

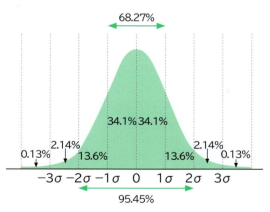

の約68%が存在し，50点から90点の間に受験者の約95%が存在する。言い換えると，60点以下に約16%が存在し，80点以上にも約16%が存在することになる。

● 独立変数と従属変数

独立変数（説明）：原因のこと。
　　　　　　　　　影響を与える因子。
従属変数（目的）：結果のこと。
　　　　　　　　　影響を受ける因子。
　　　　　　　　　求めたい変数。

統計手法の選択

測定項目に正規性があるかないかによって，測定項目の記載方法は変わる（表6）。また，測定項目がどのような尺度かによって，選択する統計学的処理は変わる（表7, 8）[4]。それぞれの統計のかけ方がわからなくても，臨床実践に活かす際や論文を読み解く際に，統計手法について知っておくことは有用である。

研究デザイン

研究デザインには，研究を実施するにあたり対象や評価方法，介入方法，研究期間などを決めるために様々な種類がある（表2）。本稿では論文を読む際の参考になるよう，概要を説明する。自身のCQについて文献検索をする際には，CQに関するシステマティックレビューはあるか，関連する介入研究や観察的研究はあるか，症例研究はあるかの順に調べ，読んでいくと情報が整理しやすい。

表6 パラメトリック検定とノンパラメトリック検定の統計量の例

		パラメトリック検定	ノンパラメトリック検定
対象とする統計量		平均値	中央値，最頻値
		分散	散布度
		積率相関係数	関連性係数，順位相関係数
			度数
尺度水準		間隔尺度，比例尺度	名義尺度，順序尺度，間隔尺度，比例尺度
母集団の分布型		正規分布を仮定，等分散性を仮定	不問
標本サイズ		少ないと検出力低下	不問

表7 尺度ごとの統計手法の選択

		独立変数		
		名義	順序	間隔・比率
従属変数	名義	クロス集計 カイ2乗検定	単調回帰	判別分析 ロジスティック回帰
	順序	ノンパラメトリック検定 順序回帰	順位相関 順序回帰	順序回帰
	間隔・比率	t検定 分散分析		相関 回帰

表8 対応する代表的な検定

	parametric test	nonparametric test
対応のない2群の検定	対応のないt検定 (Student's t-test)	マンホイットニーのU検定 (Mann-Whitney's U test =Wilcoxon rank sum test)
対応のある2群の検定	対応のあるt検定(Paired t-test)	ウィルコクソンの符号付順位和検定 (Wilcoxon signed-rank test)
対応のない1要因で分類される 多群の検定	一元配置分散分析 (One- factor factorial ANOVA)	クラスカル・ウォリスの検定 (Kruskal-Wallis test)
対応のある1要因で分類される 多群の検定	反復測定一元配置分散分析 (One- factor repeated measures ANOVA)	フリードマン検定 (Friedman test)
対応のない2要因で分類される 多群の検定	二元配置分散分析 (Two- factor factorial ANOVA)	
対応のある2要因で分類される 多群の検定	反復測定二元配置分散分析 (Two- factor repeated measures ANOVA)	
対照群と各群を比較する 多重比較検定	Dunnet法	
すべての2群同士を比較する 多重比較検定	Tukey-Kramer法 Bonferoni/Dunn法	Steel-Dwass法 Games-Howel
すべての対比を比較する 多重比較検定	Scheffe法	Scheffe法

● システマティックレビュー，メタアナリシス

システマティックレビュー（systematic review）では，調査テーマ（CQ）に関する関連論文を調査し，バイアスを評価しながら分析，統合を行う。定性的システマティックレビューと定量的システマティックレビュー（メタアナリシス：meta-analysis）がある。メタアナリシスとは複数の研究論文の結果を，データのばらつきを基に重み付けし，統計学的に統合する手法である。

● 介入研究（intervention study）

介入研究は基本的にすべて前向きの研究となる。ランダム化比較試験（randomized controlled trial：RCT）は，介入や治療以外の背景因子（対象の疾患や年齢など）の偏り（交絡因子）を小さくし，介入効果を検証する研究のことで，乱数表を用いて割り付けを行う。カルテ番号やくじ引き，サイコロを使用して割り付ける研究は，準ランダム化比較試験（controlled clinical trial）とよぶ。クロスオーバー比較試験（crossover trials）とは，同一対象者に介入と非介入を行うため，個人差の問題が出ず検出力が高い。介入と非介入，どちらを先に行うかはランダムに決める。

● 観察的研究（observational study）

横断研究（cross-sectional study）は集団内の相互関係をある一時点で測定し検討を行う研究で，短時間で複数の評価を測定し，因子間の関係性を検討できる。縦断研究には前向き研究（コホート研究：cohort study）と後ろ向き研究（症例対照研究：case control study）がある。前向き研究は，対象集団（コホート）を決めて研究を開始してから一定期間観察することで，疾患の特性や要因と評価項目（例えば関節拘縮の発生率）の因果関係を明らかにする。言い換えると原因から研究を開始す

図4 症例研究の位置づけ

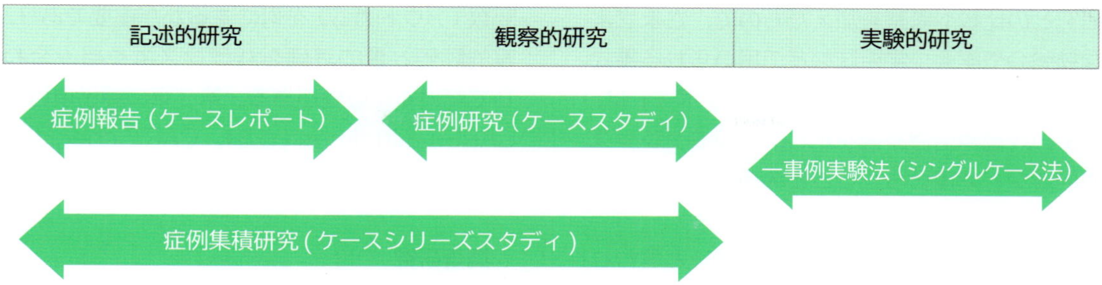

記述的研究	観察的研究	実験的研究

症例報告（ケースレポート）

症例研究（ケーススタディ）

一事例実験法（シングルケース法）

症例集積研究（ケースシリーズスタディ）

（文献5より引用，一部改変）

る。後ろ向き研究は，ある疾患をもつ患者群とそれと比較する対照群に分けて過去にさかのぼって起きたことを調査し，因果関係を分析する。言い換えると結果から研究を開始する。

● 症例研究 case study

症例研究には，一事例実験法（single-case experimental design：シングルケース法）や症例集積研究（case-series study：ケースシリーズスタディ），症例研究（case study：ケーススタディ），症例報告（case report：ケースレポート）などが含まれる。理学療法や作業療法の領域では，症例研究と症例報告がほぼ同義に扱われ，記述的研究（descriptive study）に分類されることもあり，症例研究という語の使われ方はさまざまだが，図4のように解釈できる[5]。

シングルケース法とは，ベースライン期（baseline phase）と 介 入 期（treatment phase）を組み合わせることで，介入効果を検証するもので，実験的研究に含まれる（表9）[6]。ケースシリーズスタディは，複数名の症例についてまとめたもので，患者たちの共通の特徴や転帰を分析することが目的となる。ケーススタ

表9 シングルケース法の介入デザイン

研究デザイン	研究の概要	長所	短所
AB	最もシンプル，ベースラインから介入し効果を検証する。	短い時間で実施できる。	介入の効果として，自然治癒などの影響を排除できない。
ABA	ABの欠点を補うデザイン。介入後，ベースラインに戻す。	介入後，ベースラインに戻すため，Bの偶然にもたらした可能性を排除できる。	介入の効果があった場合，ベースラインAで終了するため，不利益な状態で終了する。
ABAB	ABAの欠点を補うデザイン。ABを2度繰り返して介入期の強化を与える。	介入の効果を2回確認できる。自然治癒などの影響がより排除できる。	長い期間の経過を要する。
BAB	介入Bから始め，ベースラインに戻し，再び介入する。	介入から始まり介入で終わるために臨床的である。	最初にベースラインを設定していないため，最初の介入後のベースラインの信憑性に欠ける。
ABCB	最初のベースラインはA，後半のBCBで介入Bの効果判定を行う。	1回目のAと3回目のCで異なる介入の強化ができる。ABでB介入の効果を確認できる。その後BCBによるBの効果を確認できる。	1回目のAと3回目Cの介入は異なるので，直接比較はできない。

（文献6より一部改変引用）

ディは，対象の評価や治療経過を示す際に先行研究との比較や考察を加えたもので，さまざまな勉強会や学会，学術誌などで用いられる書式で観察的研究に含まれる。ケースレポートは，対象の評価や治療経過を示し，カンファレンスや回診などで用いられることの多い書式で記述的研究にそれぞれ分類される。

症例研究はエビデンスレベルが低いと言われるが，RCTには不向きな新しいアイデアの発見やその後のRCTにつなげるための探索的な研究を行える。RCTでエビデンスレベルの高い治療があったとしても，その治療を実施しても効果のない者やリスクの有無によっては実施できない者がいる。その場合，エビデンスレベルは高いが効果のない治療をするのではなく，その治療の改善点を探し，新たな治療を提供する必要がある。また，臨床は対象の状況に合わせてCRを繰り返すため，柔軟に効果検証の方法を変える探索的な介入は症例研究でこそ実施可能となる。

症例研究を行う際には，目的に合わせて従属変数（アウトカム）を何にするかが重要であり，質的評価と量的評価をバランスよく組み合わせて記述する必要がある。第3章の評価項目やCARE Guidelines（表3），CARE checklist（表10）を参考にして作成するとよい。

● **調査研究**

調査研究とは，質問紙やインターネット，電話などを用いてアンケート調査を行い得た回答からデータ分析を行う方法で，大規模調査に適している。

● **質的研究** qualitative study

質的研究では，観察やインタビューなどから得られた情報を数量化するのではなく，記述，抽出し分析する。つまり，研究対象者の心的存在である内的世界のある現象に関する言語による記述（テキスト）を，研究者が主観的に解釈し再構築（構造化）する研究である（図6）[7]。

図5　質的研究の概念図

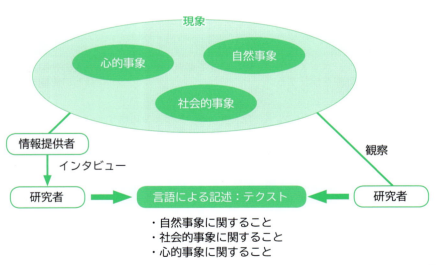

（文献7より引用）

表10 CARE checklist-2016

項目	内容
タイトル	"ケースレポート(症例報告)"の言葉をタイトルに入れる。報告の焦点となることを記載する。
キーワード	"ケースレポート(症例報告)"を含んだ4〜7つのキーワードを入れる。
アブストラクト	背景:この症例報告が「保健医療分野に与える知見」を記載する。 症例の概要:主訴,診断,介入,結果を記載する。 まとめ:この症例から得られた伝えるべき事柄を記載する。
イントロダクション	引用文献とともに,この症例が報告される理由を1〜2段落で書く。
タイムライン	この症例に関連する情報を,表や図を用いて時系列で体系化して示す。
患者情報	人口統計的情報とその他の患者特有の情報は特定の個人を識別できないようにする。 主訴:何が患者を受診させたのか。 関連のある医学および心理社会的経歴(介入とその結果を含む)。
身体検査	関連のある身体診察所見。
診断的評価	診断方法:検査値,画像所見,調査など。 診断:評価と診断および介入とを関連づけている表/図を検討する。 考えられる他の診断と診断上の課題。 該当する場合の予後特性。
治療的介入	介入の方法:薬理学的,外科的,予防的など。 介入の内容:投薬量,強度,期間など。 説明を伴った介入の変更。 その他の最近行われた介入。
フォローアップと結果	臨床医の評価と患者の評価結果(適切な場合)。 追跡して行われた重要な診断評価。 介入に対する忠実性と忍容性(有害な事象や予期しなかった出来事を含む)。
考察	このケースに実施した介入の長所と限界。 まとめと根拠(結果に対する考えられる原因)。
患者の視点	このエピソードのケアに関する患者の視点(必要な場合)。
インフォームド・コンセント	患者のインフォームド・コンセントは,出版前に出版社(あるいは学会,施設)によって要求される可能性が高い。
その他	治験審査委員会の承認または表示;承認;利益相反,支援金

CARE case report guidelines: 2013 CARE Checklist.
http://data.care-statement.org/wp-content/uploads/2019/03/CARE-checklist-English-2013.pdf
から引用,一部改変

参考文献

1) Hulley SB, et al. 著, 木原雅子, ほか 翻訳: 医学的研究のデザイン 研究の質を高める疫学的アプローチ 第4版, p20, メディカルサイエンスインターナショナル, 2014.
2) 山川みやえ, ほか 編著: 研究手法別のチェックシートで学ぶ よくわかる看護研究論文のクリティーク, 日本看護協会出版会, 2014.
3) Garrard J 著, 安部陽子 翻訳: 看護研究のための文献レビュー, 医学書院, 2012.
4) 網本 和, ほか: 臨床研究 first stage, p166, 医学書院, 2017.
5) 網本 和, ほか: 臨床研究 first stage, p56, 医学書院, 2017.
6) 柴田克之: 臨床教育講座 臨床家のための実践と報告のすすめ: 入門編(第2回)事例報告と効果判定のまとめ方. 作業療法, 32(3): 214-220, 2013.
7) 髙木廣文: 質的研究を科学する. p14, 医学書院, 2010.

(楠本泰士)

第1章
2 評価尺度の特性 信頼性・妥当性・反応性

評価尺度の特性（psychometric property）とは

評価尺度を使って児を評価するとき，本当に知りたいことを評価できていますか？ どのくらい正確に評価できていますか？ 測定値にはどのような意味がありますか？ 児の変化を正確にとらえることができていますか？ これらの質問に答えるための必要条件が，信頼性（reliability），妥当性（validity），反応性（responsibility）といった評価尺度の特性（psychometric property）である。

信頼性や妥当性という言葉は聞いたことがあるが，その意味や概念はよくわからないという人が多いかもしれない。用語の難解さと，本や論文によってその難解な用語を異なる定義で使用していることが原因であろう。さらに日本語訳が統一されていないこともそれに拍車をかけている。例えば，psychometric propertyを本項では「評価尺度の特性」と訳しているが，「計量心理学的特性」，「精神測定特性」，「心理測定学的特性」などさまざまな訳がある。

これまで医学や教育学などさまざまな分野で評価尺度が開発されてきたが，評価尺度の特性の用語と定義に関する統一した見解が示されてこなかった[1]。このような状況を改善しようと，COSMIN（COnsensus-based Standards for the selection of health Measurement INstruments）が開発された。COSMINは，心理学，疫学，統計学，臨床医学の国際的な多くの専門家による合意の形成によって，評価尺度の特性の用語の整理とその定義をまとめたものである[1]。COSMINは臨床や研究で評価尺度を使用する際，最も適切な評価尺度を選択できるように情報を提供している。

COSMINは，評価尺度の特性を信頼性，妥当性，反応性の3つに分類している[1]（図1）。解釈可能性は，評価尺度の特性とはいえないが，重要な特徴であるため含まれている。

図1 COSMINの分類

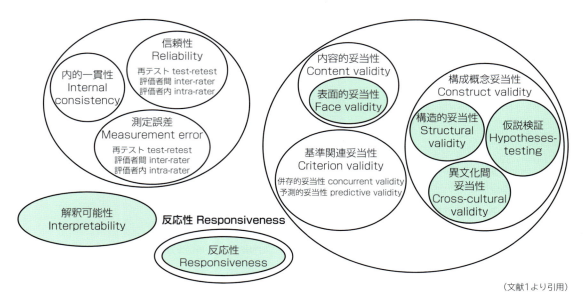

（文献1より引用）

COSMINは質問紙や面接法で評価する患者自身による報告式の評価尺度を対象としているが，医療者による評価や観察による評価尺度へも拡大して使用可能である。COSMINはそれぞれの評価尺度の特性を検討するうえで，臨床家や研究者が留意しなければならない点を明確に提示している。このことは，新しい評価尺度の開発，またはすでに広く使われている評価尺度の特性の適切さを評価することに活用できる。

近年，小児リハビリテーション分野における評価尺度の特性を検証した論文やシステマティックレビューでCOSMINの使用が増加している。今後，臨床や研究で使用する評価尺度はCOSMINを使用してその特性を検証しているものが多くなることが予想される。従って，本項ではCOSMINの分類に準拠して用語と定義を説明する。用語は筆者による日本語訳であるため，できるだけ元の英語を併記している。正確に知りたい方はぜひCOSMINのWebサイトで確認していただきたい（https://www.cosmin.nl）。さらに，評価尺度の特性をより詳細に学ぶために以下の2冊を強く推薦する。

- Health Measurement Scale: a practical guide to their development and use[2]（日本語版は「医学的測定尺度の理論と応用」）
- Fundations of Clinical Research: Applocations to practice [3]

信頼性（reliability）とは

信頼性とは評価尺度の安定性のことである。どのくらい誤差がないか，評価尺度の項目がどのくらい一貫しているか，その程度のことである。つまり信頼性のある評価尺度では，変化していない対象者を複数の条件下で繰り返し評価しても同じ結果が得られる。

信頼性を式で表すと

信頼性 ＝ 個人間の真の違い／（個人間の真の違い＋測定誤差）

この式からいえることとして，Streinerらは信頼性は評価した集団の特性に強く依存し（＝適用された集団に固有である），絶対不変の信頼性などは存在しないと述べている[2]。信頼性は，その評価尺度がもつ固有の特性ではなく，評価尺度と対象者と使用される状況の相互関係で決まるものであり，論文などで公表されている信頼性は別の集団に適応することはできない。例えば評価尺度を翻訳して別の国で使用する場合や，異なる疾患，異なる重症度など別の集団に使用する場合などは，新たに厳密な手続きを経て信頼性を検証しなければならない。

測定誤差（measurement error）

真の値と測定値の間の差を測定誤差という。測定値と測定誤差の関係は下記の式で表すことができる。

測定値 ＝ 真の値 ± 測定誤差

真の値を知ることはできないので，測定誤差は現実には計算できない。従って，どれくらいの測定が誤差に起因するのか，正確な数値をどのくらい表しているのか，推定する方法を考えなければならない。この推定する過程が信頼性の検証である。

測定誤差には系統誤差（systematic error）と偶然誤差（random error）がある。系統誤差はさらに固定誤差と比例誤差に分類される。

● 系統誤差（systematic error）

系統誤差は一方向性で，一貫して多く，もしくは少なく見積もられる誤差である。系統誤差には固定誤差と比例誤差がある。固定誤差は測定値の大きさにかかわらず一定の大きさで生じる誤差のことであり，比例誤差は測定値が大きくなるにつれて大きくなる誤差のことである。

系統誤差を可視化して明らかにする方法にBland-Altman分析[4]がある。同じ評価尺度

で測定された2回の測定の絶対的一致度を評価する方法であり，視覚的に誤差の分布がわかりやすい。2回の測定値の差をy軸に，2回の測定値の平均値をx軸にプロットしたグラフを作成する。次に，差の平均とその標準偏差から「差の平均±2標準偏差」としてlimit of agreement（LoA）を算出する。固定誤差がある場合，プロットの分布がy軸の正もしくは負の方向に偏って分布する。比例誤差がある場合，x軸の値が増加するにつれて，y軸の差が広がっていく扇形に分布する。

　Bland-Altman分析は評価尺度の信頼性を検証した論文で多くみられる。しかし，偶然誤差の分散と対象者間の分散との関連付けがされていないため，本質的に信頼性の定義と異なる[2]との意見がある。系統誤差はその特性からキャリブレーションによって修正可能で，信頼性にとって問題とならない。測定値が真の値を表現することはないので，妥当性の概念で説明されるものともいえる。

● 偶然誤差（random error）

　偶然誤差は予測できない因子，例えば疲労，不注意，機械の不調，単純なミスなどによって起こる。評価尺度に存在するこの偶然誤差の程度こそが信頼性の定義である。つまり信頼性の検証とは，評価尺度に偶然起こる測定誤差がどれくらい含まれていないのか，その度合いを検証することである。偶然誤差を減らすことで測定値は真の値に近づき，その評価尺度の信頼性が高くなる。

　測定誤差は3つの要素から起こる。①評価する個人（評価者のこと），②測定機器・道具，③評価される対象者の個々のばらつきである。それらは注意深い準備，トレーニング，明確な実施手順，道具の点検・整備によって小さくすることができる[3]。

信頼性の分類

　信頼性は測定回数や対象者と評価者の選択によって分類される。まず，複数回の測定の間に関する信頼性として以下の3つがある。同じ対象者に間隔をおいて同じ評価尺度で2つの時点で評価したときの再テスト信頼性（test-retest reliability），同じ対象者を同じ評価尺度で複数の評価者で評価したときの評価者間信頼性（inter-rater reliability），複数の時点で同じ評価者が評価したときの評価者内信頼性（intra-rater reliability）である。一方，1回の測定データから計算できる信頼性として，評価尺度が複数の類似した項目から構成されている場合，各項目間の相関の平均値に相当する内的一貫性（internal consistency）がある。

● 再テスト信頼性（test-retest reliability）

　再テスト信頼性とは，変化のない対象者を可能な限り同じ状況で，時間をおいて同じ評価尺度で複数回測定しても安定した評価結果を得られる信頼性である。再テスト信頼性は評価者の信頼性を示すのではなく，自記式質問紙や機器を用いた評価方法に適応する信頼性である。再テスト信頼性が高ければ何度評価しても同じ結果になる。

　再テスト信頼性を検証する際，対象者に症状の改善や悪化，成長など変化がないこと，評価と再評価の間の時間間隔が適切であること，評価する環境が同じであること（対象者への指示，評価方法の一貫性など）が重要である。信頼性の検証論文では2〜14日間の間隔が多くみられるが，この時間間隔は評価する内容，対象者の状況に応じて注意深く検討されなければならない。質問紙であれば対象者が以前の回答を覚えているかもしれない。運動機能評価であれば，評価すること自体がトレーニングとなり，その効果が持続しているかもしれない。特に児の評価の場合，自然な発達や成長の影響を考慮しなければならない。

● 評価者間信頼性（inter-rater reliability）

　複数の評価者が同じ対象者を同じ評価尺度で評価した結果が，安定していること示す信頼性である。この信頼性の検証のためには，すべて

の評価者が同時に評価できることが理想である。しかし，徒手筋力テストや関節可動域テストなど，評価者が直接対象者を操作して採点する評価法では困難である。同じ日に2人の評価者が続けて評価すると，例えば徒手筋力テストでは疲労が，関節可動域テストであればストレッチングの効果が評価結果に影響を及ぼすかもしれない。別の日に評価する場合，対象者に変化がない根拠を示す必要がある。一方，観察による運動機能評価などでは，評価課題を実施している場面のビデオ画像を使用して検証できる。

● **評価者内信頼性（intra-rater reliability）**

1人の評価者が同じ対象者を同じ評価尺度で複数回評価した結果が，安定していることを示す信頼性である。徒手筋力テストや関節可動域テスト，歩行分析や観察による運動機能評価など，特定の評価者が評価する場合，その評価者自体が評価道具の一つと考えることができる。すなわち，評価者の技術が十分にある場合，評価者内信頼性と再テスト信頼性は本質的に同じといえる[3]。

評価者内信頼性の検証の際に注意しなければならないことは，1回目の評価の結果を検査者が記憶していて，それが2回目の評価に影響を及ぼす可能性があることである。それを防ぐためには盲検化が効果的である。つまり，測定値を評価者が読めないようにするのであるが，多くの臨床評価法では不可能である。記憶が残らない程度の時間間隔をあけると対象者に変化が起きてしまうかもしれない。適切な時間間隔の設定の工夫が必要となる。

● **内的一貫性（internal consistency）**

内的一貫性（均質性homogeneityともいう）とは，評価尺度内の質問等の項目間がどのくらい相互に関連しあっているか，その程度のことを表す。自記式質問紙や運動機能評価やADL評価尺度など，複数の項目によって構成されている評価尺度の場合適応する。例えば，

粗大運動機能の評価尺度であれば，粗大運動ではない識字能力の項目が含まれている場合，内的一貫性は低くなる。サブスケールに分かれる評価法の場合，サブスケールごとに内的一貫性を評価する。

内的一貫性の指標として，クロンバックのα係数がよく使われる。また，項目と合計の相関によっても評価できる。評価尺度内の一つの項目と，その項目の得点を除いたその他の項目による得点との相関をみる。通常これはピアソンの積率相関係数，またはスピアマンの順位相関係数によって検証する。

信頼性係数（reliability coefficient）

信頼性が高いか低いか，信頼性係数を使って表すことができる。信頼性係数とは，真の値から測定値がどれくらいばらついているかその程度のことである。真の値を知ることはできないが，分散を使えば統計学的に信頼性を推定することができる。信頼性係数は下記の比で表すことができる。

真の値の分散／（真の値の分散＋誤差の分散）

誤差が限りなく小さければ信頼性係数は1に近づき，誤差が大きければ0に近づく。従って信頼性係数は0.00から1.00の間の数値で表される。0.00はまったく信頼性がなく，1.00は完璧な信頼性がある。

では，どのくらいの信頼性係数があれば，信頼性が高い（もしくは低い）といえるだろうか。根拠のある基準は存在しないが，おおむね0.5より低ければ信頼性に乏しい，0.5から0.75であれば普通，0.75以上であれば信頼性に優れているとされている[3]。ただし，それらの基準は測定された変数の正確さと信頼性の検証研究の結果がどれくらい受け入れられるかに基づいて判断されるべきである[2]。また，Nunnally[5]は研究で使用する場合は0.7，臨床で使用する場合には0.9が，Terweeら[6]は0.7以上であることが望ましいとしている。評

価尺度を使用する対象に応じても変わるかもしれないし，評価の内容によって信頼性が多少低くても問題ないこともあるが，低いことが受け入れられないものがあるということに注意すべきである。評価の目的に基づいて信頼性係数を判断することが重要である。

信頼性係数の算出

相関係数では関係性の強さはわかるが，測定値の一致度はわからない。たとえば，評価者Aの測定値が（1，2，3，4，5），評価者Bの測定値が（8，9，10，11，12）の場合，完璧な相関関係にあるが，数値は全く一致しておらず信頼性はない。従って相関係数では信頼性の指標とはなりえない。

関節可動域の角度や，四肢周径の長さといった間隔尺度の場合は級内相関係数（intraclass correlation coefficient：ICC），［陽性，陰性］，［あり，なし］のような名義尺度であればカッパ（Kappa）係数，「まったくない，ときどきある，いつもある」のような順序尺度であれば重み付けカッパ係数を用いる。ちなみに，順序尺度で段階数が多い場合，ICCとカッパ係数はほぼ一致する。どちらを使用しても間違いとはいいきれず，Streinerらは計算の簡単なほうを選択すればよいと述べている[2]。

信頼性の検証において重要なのは，統計学的有意差（いわゆるp値）ではなく，信頼性係数の大きさである。測定の標準誤差（standard error of measurement：SEM）を示すことで評価間の安定性の根拠とすることができる。さらに，信頼性係数の95％信頼区間を算出し，その下限が信頼性の最低限より大きいことを示す必要がある。

級内相関係数（ICC）のモデル

ICCには3つのモデルがある[7]。どのモデルを用いてICCを算出するかは，データを収集する前に決めておかなければならない。評価者間信頼性の場合は，ICCのCase 2か3が使用されることが多い。特定の評価者の集団における評価者間信頼性の検証で一般化する必要がない場合はCase 3を，評価者を一般化する必要がある場合はCase 2を使用する。評価者内信頼性にはCase 3を使用する。通常ICCの大きさはCase 1 ＜ Case 2 ＜ Case 3となる。

Case 1は一人の対象者を複数の異なる評価者で評価する場合，すなわち対象者ごとに測定者が異なる場合に使用する。評価者は複数いる評価者の中からランダムに選ばれるので，ここでは評価者はランダム効果となる。一元配置変量モデルとなり，一元配置分散分析を用いる。信頼性係数としてのICCの算出では使用範囲が限定される。

Case 2は評価者間信頼性のICC算出の際に使用されることが多いモデルである。それぞれの対象者は同じ評価者から評価される。評価者と対象者はランダムに選択されるので，二元配置変量モデルとなる。すなわちこのICCの値は，同じような臨床的背景のある別の評価者と対象者に一般化することが可能である。

Case 3では，それぞれの対象者は同じ評価者から評価されるが，この評価者は特定の評価者である。すなわち，特定の評価者における評価者内信頼性や特定の評価者間の信頼性を検証する場合，このモデルを使用する。別の評価者へは一般化できない。質問紙や面接による評価尺度の場合，評価尺度を特定の評価者であるとみなすと，このモデルが使用できる。すなわち，再テスト信頼性の検証に適応できる。このモデルでは評価者は固定効果で対象者はランダム効果である。従って，二元配置混合モデルとなる。

妥当性（validity）とは

妥当性とは，その評価尺度が評価したいものを正しく評価できているか，その程度のことをいう。評価尺度における妥当性と信頼性の関係は図2のとおりである。信頼性が低いということは自動的に妥当性が低い根拠となる。一方で

図2 信頼性と妥当性の関係

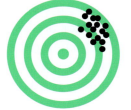

中心にあたっている＝妥当性高い
当たる場所が一定＝信頼性高い

中心にあたっていない＝妥当性低い
当たる場所が一定でない＝信頼性低い

中心にあたっていない＝妥当性低い
当たる場所が一定＝信頼性高い

中心にあたっている＝妥当性まあまあ
当たる場所が一定でない＝信頼性低い

高い信頼性は高い妥当性の根拠とはならない。

妥当性は信頼性のように直接的に確立されるものではない。妥当性の検証とは，尺度が何を測定しているのかを決定していくプロセスである。すなわち，事前にたてられた複数の仮説を検証していくことで，妥当性の根拠とする。

内容的妥当性（content validity）

新しい評価尺度を開発する際，評価尺度の特性のなかで最も大切なのが内容的妥当性である[8]。評価尺度の内容が，評価しようとしている事柄の中身（構成概念）をどのくらい十分に反映しているのか，その程度のことをいう。評価尺度を構成している項目が測定しようとしている事柄の内容全体を適切に含んでいるかどうかを検討する。内容妥当性には次の3点が重要である[8]。1つ目は，適切であること，すなわち評価尺度を構成するすべての項目が対象者や使用環境を含め，目的とする構成概念にとって適切でなければならない。2つ目は網羅的であることであり，構成概念の重要な点が欠損していてはならない。3つ目はわかりやすこと，つまり対象者が理解可能なものでなければならない。

内容的妥当性は通常，統計学的に評価するのではなく，専門家や対象者の主観的判断に基づいて質的に評価する。

● 表面的妥当性（face validity）

表面的妥当性は内容妥当性の下位分類であり，評価尺度のもっともらしさのことである。評価尺度の項目が，目的とした構成概念を十分に反映しているように，確かに思える程度のことを表す。項目をみたときの第一印象で明らかに的はずれな項目がないか，専門家や評価される対象者が主観的に評価する。

基準関連妥当性（criterion validity）

基準関連妥当性は妥当性のなかでも一番理解しやすいかもしれない。評価尺度の測定値が，外的基準であるゴールドスタンダード（gold standard）をどのくらい適切に反映しているか，その程度のことである。すでに存在しているゴールドスタンダードとの相関関係を検証することで明らかにできる。ただし，ゴールドスタンダードは基本的に存在しない。存在するのであれば，わざわざ同じ構成概念の新しい評価

尺度を開発する必要はない。新たに開発すべき十分な根拠（費用がかからなくなる，より簡便である，対象者の負担が大幅に軽減できる，など）を示す必要がある。すでに存在する評価尺度の短縮版（簡易版）を作成する場合は，原版がゴールドスタンダードに相当する。

● 併存的妥当性（concurrent validity）

併存的妥当性は，基準関連妥当性の下位分類で，比較する外的基準を目的とする評価尺度と同時に評価した場合のことをいう。

● 予測的妥当性（predictive validity）

予測的妥当性は，基準関連妥当性の下位分類で，未来のある時点に比較する外的基準がある場合のことをいう。

構成概念妥当性（construct validity）

質問紙評価法などでは，「幸せ」や「健康」，「不安」といった直接観察できない（見えない）ものを評価する。従って，さまざまな観察可能な事象を組み合わせて測定している。この，直接観察できず観察可能な事象から構成される概念を「構成概念」という。観察可能な事象の背後にあると仮定されている要因のことである。

● 構造的妥当性（structural validity）

構造的妥当性は，尺度の得点が目的とした構成概念の次元を妥当に反映している程度のことを表す。古典的テスト理論（classical test theory），もしくは項目反応理論（item response theory）によって評価尺度がもっている因子の構造を明らかにする。古典的テスト理論では探索的因子分析（exploratory factor analysis）もしくは検証的因子分析（confrimatory factor analysis）を，項目反応理論では項目が1因子構造であることを決定するために実施する。

構成概念と測定項目との間には，形成的な（formative）モデルと反映的な（reflective）モデルがある。形成的なモデルは，複数の項目から構成概念が形成されるモデルである。この場合，個々の項目は同じ概念を評価しているわけではないので，項目の追加や削除をすると評価しようとする構成概念が変化してしまう。一方，反映的なモデルでは，構成概念の結果項目が引き起こされる，すなわち複数の項目が共通の原因をもっている。従って，項目の追加や削除によって構成概念は変化しない。構造的妥当性を評価するとき，評価尺度が反映的なモデルに基づいていることが必要である。

因子分析（factor analysis）とは，複数の質問項目や評価項目の背後にある共通する潜在的な因子を探る統計学的な手法のことである。多数の質問項目を，共通する質問項目同士の1つもしくは複数のサブグループにまとめることができる。因子と項目の関係の強さは因子負荷量によって表すことができ，項目が評価尺度を構成する根拠にできる。ただし，因子負荷量の大きさの判断は研究者の主観に委ねられる。探索的因子分析は因子構造の仮説生成が目的となる。あらかじめ変数間にどのような関係があるのかわからないときに使う。従って，あらかじめ仮説がないという点で妥当性としては弱い。確証的因子分析は得られたデータが想定するモデルに当てはまるか確認するための因子分析である。因子構造の仮説検証が目的で，はじめに因子構造の仮説を立て，それがデータと適合するかどうかを検証する際に用いる。妥当性の検討という点では確証的因子分析のほうが適切である。

仮説検証（hypotheses-testing）

仮説検証は，評価尺度が目的とする構成概念を妥当に測定している場合に予想される仮説を立て，評価尺度がどのくらい仮説を満たすか検討することで検証する。構成概念妥当性と同義である。事前に仮説を複数個設定し（10個以上設定されることが多い），相関係数，もしくは一致度からその妥当性を検証する。似た構成概念をもつ尺度との相関係数，能力や特性の異なる2群の対象者の差などがその仮説となる

が，事前に予想される相関係数の正負，差の方向や大きさを明確にしておかなければならない。収束的妥当性（convergent validity）は理論的に関連の強い構成概念と相関が高いことを表し，弁別的妥当性（discriminant validity）は理論的に関連の弱い構成概念と相関が弱いことを表す。

● **異文化間妥当性（cross-cultural validity）**

異文化間妥当性は，翻訳された，または文化に合わせて修正した尺度の項目の働きが，原版の尺度の項目の働きをどれくらい適切に反映しているか，その程度のことである。翻訳された評価尺度は原版と同等であることが必要である。Streinerら評価尺度の同等性を以下のように説明している[2]。①宗教や文化に影響される概念的同等性，②単語のもつ意味が国や地域で異なること（色など）やスラングなどに影響される意味的同等性，③評価の説明や実施方法が等しくできるかに影響される実施的同等性，④評価尺度の特性（信頼性や妥当性）が等しいかどうかを意味する特性的同等性である。

翻訳は決して直訳ではなく，わかりやすい平易な文章にすることが重要である。

逆翻訳法（back-translation）

異文化間妥当性のための逆翻訳は下記の手順が推奨される[9]。
①原著者へ翻訳の許可をとる。
②原版を日本語に翻訳する。2名（もしくはそれ以上）の翻訳者が「独立」して翻訳する。
③別々に翻訳された日本語版を1つにまとめる。
④日本語訳に関わっていない専門の翻訳家（できれば評価尺度の分野の専門家で，原語版のネイティブ）が原版の言語に翻訳する（逆翻訳）。
⑤原著者が逆翻訳したものを原版と同等か精査する（通常ここで複数回のやり取りが行われる）。
⑥評価対象者と評価尺度の分野の専門家が日本

語版を読み，わかりにくさ，読みにくさ，不自然さなど内容を検討する。

翻訳された評価尺度は，新たに評価尺度の特性を検証されなければならない。翻訳した尺度でデータを収集し，それに基づいて確証的因子分析や項目反応理論の差異項目機能分析 differential item functioning（DIF）を用いて統計学的に検証する。さらに基準関連妥当性，仮説検証，信頼性の検証を原版の開発と同等に実施することが望ましい。

日本では，すでに存在している外国語の評価尺度を翻訳して使用することが多く，今後さらに多くの評価者尺度の日本語版作成が望まれる。ただし，翻訳版の作成と異文化間妥当性の検証には，オリジナルを新たに開発するのと同じ，もしくはそれ以上の労力が必要なことに注意が必要である。

反応性（responsiveness）とは

反応性とは，時間による変化を検出する評価尺度の能力のことである。妥当性は1時点の得点における妥当性のことであるのに対して，反応性は変化得点における妥当性のことである。基準関連妥当性と仮説検証と同じ方法を使って検証する。信頼性とは異なって，対象者にある程度の変化が起こること，もしくはイベントの有無を考慮して時間間隔を決定する。

解釈可能性（interpretability）とは

解釈可能性は，量的な測定値や変化値を質的な意味（臨床的もしくは一般的に理解できる意味）に割り当てることができる程度のことである。尺度の得点や変化の得点が臨床的にどのような意味をもつのか，または測定値変化の妥当性に影響を及ぼすものが何かを検討する。解釈可能性は評価尺度の質を検討するものではないので，厳密にいうと評価尺度の特性ではない。しかし評価尺度を使用するうえでとても重要で

ある。

　解釈可能性を検証するうえで，尺度の水準が重要となる。すなわち，名義尺度，順序尺度，間隔尺度，比率尺度で，この順に情報量が多くなる。質問紙や機能評価の尺度の多くが順序尺度であり，合計点で採点されることが多い。順序尺度はその得点間隔が等しくないため，どれくらいの差なのか厳密には解釈できない（例えば，1＝まったくない，2＝どちらでもない，3＝いつもある，の3段階の順序尺度の場合，1と2の間と，2と3の間の差は主観的なものであり等しくない）。この問題を解決する方法として，項目反応理論のRasch分析を使うことで，順序尺度をlogitスコアという間隔尺度へ変換することが可能となる。GMFMやPEDI，ABILOCO-Kidsでこの分析が行われている。Rasch分析の統計学的詳細は他書を参考にしていただきたい[10, 11]。

　解釈可能性を検証する際，下記の3点が重要である。

● **得点分布**

　得点分布はどのようになっているか，尺度のすべての範囲に分布しているか，ある場所にかたまっていないかを検討する。平均，標準偏差，中央値，四分位範囲，ヒストグラム，項目反応理論を用いて詳細に検証することが必要である。

● **床効果と天井効果**

　床効果（floor effects）と天井効果（ceiling effects）の有無を検討する。対象者にとって評価尺度の項目が簡単すぎて，高得点にほぼ全員が集まってしまうことを天井効果，逆に低い得点に集まってしまうことを床効果という。このような場合，対象者間の違いを正確にとらえることはできない。平均値が中央に近づき，広く分散するように修正することが必要である。

最小限の重要な変化

● **最小可検変化量（minimal detectable difference：MDD）**

　最小可検変化量は，minimal detectable change（MDC），smallest detectable change（SDC），smallest real change（SRC）ともいう。真の違いを反映するために超えなければならない差である。測定誤差の大きさを表した数値で，MDD以内の変化は測定誤差であり，MDD以上の変化であれば測定誤差以上で変化があったといえる。このような特性から，MDDは信頼性のなかで検証されることが多い。評価尺度の信頼性が高ければ，MDDはより小さくなる。MDDは再テスト信頼性のデータから計算することができる。95％信頼区間で算出する場合下記の式となる[3]。

MDD ＝ 1.96 ×測定の標準誤差× $\sqrt{2}$
（90％信頼区間の場合は1.65）。

　ちなみに「測定の標準誤差（standard error of measurement）」とは「平均の測定誤差（＝標準偏差 $\sqrt{N}$）」とは異なるので注意が必要である。測定の標準誤差は再テスト信頼性のデータから算出でき，sを測定値の標準偏差，rを評価尺度の信頼性係数（通常先行研究で算出されているICCの値など）として，下記の式で算出される。

測定の標準誤差 ＝ $s\sqrt{(1-r)}$

● **臨床的に重要な最小変化量（minimal clinically important difference：MCID）**

　臨床的に重要な最小変化量は臨床的有用性を示す指標である。minimal clinically important change（MCIC），minimally important change（MIC）ともいう。ROM測定で10°の変化は何を示すのか，visual analog scaleの4mm変化は意味がある変化を示しているのか，その根拠を表す指標である。

概念としてはカットオフ値を設定することであり，臨床的に有用な変化とそうでない変化を線引きすることである[2]。

　算出方法として，外的基準に基づく方法は，対象者や評価者が主観的に順序尺度で評価した値を用いる。通常0が変化なしとして，5段階以上で評価する。分布に基づく方法としては，

効果量をもとに算出する。効果量は2つの平均値の差を標準偏差で割った値で，Cohen[1, 2]はこの数値が0.2のとき小，0.5を中，0.8のときを大としている。ただし，あくまでこの基準は目安であり，評価尺度の特性や対象者，測定環境に応じて適切に使用することが必要である。

参考文献

1) Mokkink LB, et al.: The COSMIN study reached international consensus on taxonomy, terminology, and definitions of measurement properties for health-related patient-reported outcomes. J Clin Epidemiol, 63: 737-745, 2010.
2) Streiner DL, et al.: Health measurement scales : a practical guide to their development and use. 5th ed.; Oxford University Press, 2008.
3) Portney LG, et al.: Foundations of clinical research : applications to practice. 3rd ed ed.; Pearson Prentice Hall, 2009.
4) Bland JM, et al.: Statistical methods for assessing agreement between two methods of clinical measurement. Lancet, 1 (8476): 307-310, 1986.
5) Nunnally JC, et al.: Psychometric theory. McGraw-Hill New York, Vol. 226. 1967.
6) Terwee CB, et al.: Quality criteria were proposed for measurement properties of health status questionnaires. J Clin Epidemiol, 60: 34-42, 2007.
7) Shrout PE, et al.: Intraclass correlations: uses in assessing rater reliability. Psychological bulletin, 86: 420-428, 1979.
8) Prinsen CAC, et al.: COSMIN guideline for systematic reviews of patient-reported outcome measures. Qual Life Res, 27: 1147-1157, 2018.
9) Beaton DE, et al.: Guidelines for the process of cross-cultural adaptation of self-report measures. Spine, 25: 3186-3191, 2000.
10) Bond TG, et al.: Applying the Rasch model: Fundamental measurement in the human sciences. Psychology Press, 2013.
11) 靜　哲人: 基礎から深く理解するラッシュモデリング—項目応答理論とは似て非なる測定のパラダイム. 大阪, 関西大学出版部, 2007.
12) Cohen J: Statistical power analysis for the behavioral sciences. Routledge, 1988.

（樋室伸顕）

第1章

3 小児リハ評価におけるICF-F-wordsとコアセットの紹介

小児リハにおけるICFの重要性

2001年にWHO（世界保健機関）総会において国際生活機能分類（International Classification of Functioning, Disability and Health：ICF）が採択されてから[1]，20年近くの歳月が経とうとしている。図1に示すICFのフレームワークは，小児リハに関わる者にとってもすでに馴染み深いものになっているのではないだろうか。ICFのフレームワークでは健康状態，3つの次元の生活機能（心身機能・身体構造，活動，参加），背景因子（環境因子と個人因子）が6つの箱で示されている。これらに階層性はなく，互いが双方に向かう矢印で結ばれているのが特徴である。

ICFのフレームワークを用いて生活機能を把握することは，何よりも子どもやその家族に利益がある[2]。歩けるようになるのか，学校に通えるようになるのか，友達と遊べるようになるのかなどは，子どもやその家族にとって関心が大きい。しかし，それぞれの生活機能がどの程度障害されているのか，なぜ制限されているのかをICFのようなフレームワークなしに理解することは難しい。身体機能・身体構造，活動，参加，および環境など，それぞれの次元が現在どのような状況なのか，それぞれはどのように関連し合っているのかを把握することに，ICFは役立つ。

医療従事者においては現在でも，疾病や変調が，機能障害・形態異常を引き起こし，この機能障害・形態異常が能力低下や社会的不利を決定づける，という過去の考え方からの影響が強い[3]。しかし，脳性麻痺（cerebral palsy：CP）児において筋力低下のように比較的明らかになっている機能障害への介入でさえ，その効果を肯定または否定できる十分なエビデンスをわれわれは持ち合わせていない。まして，機能障害を軽減することができたとしても，能力低下や社会的不利に対する効果は限定的であると言わざるを得ないのが現状である。ICFは，この因果関係が逆さになることもあり，双方が互いに影響し合うという，新たな思考の枠組みをわれわれに与えてくれている。

子どもやその家族，医療従事者などの専門家にとってICFは重要であるにもかかわらず，日常的な診療に十分に活用されているとは言い難い。RosenbaumとGorterは[2]，子どもやその家族，専門家にとってICFに基づく有益な

図1　ICFの構成要素間の相互作用

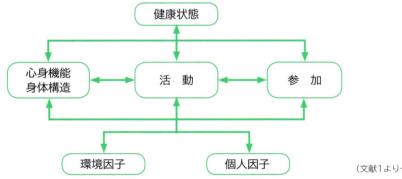

（文献1より一部改変引用）

思考や行動の可能性を広げることを目的に，Fから始まる6つの単語からなるF-wordsを提唱している（図2）。以下に，各F-wordsを説明する。

● **Function（機能）**

ICFにおいてfunctionは「活動」や「参加」に該当し，役割，仕事，作業，課題など，人々が行うことを指す。なお，子どもにとって遊ぶことは大人でいうと働くことに当たるため，functionに含まれる。このfunctionを促進・改善させるための考えは以前よりも進歩している。

伝統的にわれわれは，機能障害の治療に尽力し，身体の構造や機能の改善がfunctionの改善につながると仮定していた。しかし，functionには1つの機能障害だけではなく，多くの因子が影響する。つまり，機能障害のみへのアプローチが自動的にfunctionの改善につながるわけではない。

また，functionでは，ほとんどの人が行うようないわゆる"正常"な方法で行われることを重視しない。発達の過程において，初期にそれがどのような方法で実施されるかは重要ではない。例えば，よちよち歩きの子どもは初め家具につかまり，人生の2年目で歩行を急速に発達させる。自分のやり方で実行することを学び，その後，活動を通してよいスキルを発達させるのが子どもである。ほとんどの人が行う"正常"は，functionの参考として役立つものである。また，何かを引っ張り立ち上がることや，クラウチングでの歩行を防ぐという考えは必要である。しかし，異常な方法だからといってその活動をやめさせる，というアプローチでは活動や参加の機会や経験を奪ってしまいかねない。"正常"が唯一のゴールであるという踏襲から離れ，functionの発達と実践を促進することが重要である。

● **Family（家族）**

family（家族）はすべての子どもにとって不可欠な「環境」である。治療効果をより効果的・効率的にするためには，目標決定において親と協力することも大切である[4, 5]。また，子どもの親は身体的・精神的な問題を抱えている場合もある[6, 7]。医療従事者として親と関わることや適切な情報を提供することなどは，家族にとって有益であり，家族中心サービスが家族のストレスを軽減できる可能性がある。従って，家族全体を支援するさまざまな方法を考えたり，解決のためのサービス利用をサポートするためには，環境としての家族の課題を把握する必要があるだろう。

● **Fitness（体力）**

fitness（体力）は，ICFのフレームワークにおいて身体構造・心身機能に該当し，エクササイズやレクリエーションにおいて，子どもが

図2　F-wordsのICF構成要素への入れ込み

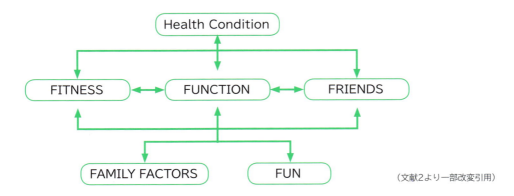

（文献2より一部改変引用）

どのように身体的に活動的であり続けられるか
を指す。近年までfitnessは小児リハにおいて
注目されていなかった。しかし，現在ではエク
ササイズプログラムが子どもに有益であること
が知られている。

● **Fun（楽しみ）**

　fun（楽しみ）はICFにおいて個人因子や参
加に当てはまり，子どもが参加して楽しむ特定
の活動のことを指す。参加型の活動は，子ども
の自信，適性，達成感，能力を高めることがで
きる。障害がある子どもの参加を高めるために，
彼らが好きなことを見つけ出すことが必要であ
る。

● **Friends（友達）**

　仲間との友情を指す。ICFではfun（楽しみ）
と同様に，friends（友達）は個人因子や参加
に当てはまる。社会的発達は人格形成に重要で
ある。親友とのつながりを築き育むため，その
機会を増やし，強化するために何ができるかを
検討する必要がある。子どもの発達では，この
要素を促進することに重点を置くべきである。

● **Future（未来）**

　子どもの発達が関わるすべてのことである。
われわれはサービス提供者が子どもや家族の将
来について考えることが必要であると確信して
いる。われわれはいつでも，子どもと両親の将
来への期待や夢を聞くことができる。サービス
提供者には，子どもの未来について考えること
や，両親にもfuture（未来）を前向きにとらえ
るよう励ますことが求められる。

　F-wordsに示されているように，ICFのフ
レームワークに基づき子どもや家族の状態を包
括的に把握することは，子どものリハビリにお
いて重要であるといえる（☞ p.300参照）。

臨床実践におけるICFの有用性

　ICFは臨床実践に役立つツールであり，個々
の子どもにおける生活機能や障害のチェック，
共通言語，問題解決ツールとしての機能がある。

チェック機能[3]

　表1にICFにおける第1レベルの分類を示
す[1]。ICFの分類をチェックリストとして用い
ることにより，心身機能・身体構造，活動，参加，
環境など，どの次元にも偏らずに全体を見落と
しなくとらえることが可能になる。「機能障害」
に偏重してしまい，それが「活動」や「参加」を
決定づけるといった考えだけでは，生活機能に
おける問題の解決は難しい。後述するが，「活動」
や「参加」へ直接的に働きかけるアプローチが
有効である場合がある。またそれが，心身機能
だけでなく，環境にも好ましい影響を与えるこ
ともある。子どもの生活機能と障害を多面的に
とらえるために，ICFのチェック機能は有用で
ある。

共通言語

　さまざまな次元の障害や環境における阻害因
子が，子ども，家族，各専門家同士で同じ言葉
で表現されるとは限らない。チェックされた
項目をICFに基づき分類することは，子ども，
家族，多職種間で相互に理解できる共通言語と
して機能することにつながる。

● **問題解決のためのキーポイントを探る[3]**

　ICFでは機能障害や活動制限といったマイナ
ス面だけではなく，プラス面の評価を重要視し
ている。ジスキネジア型の脳性麻痺児において，
両上肢の随意運動が困難であるため，上肢を
使用しての車椅子駆動が困難である子どもがい
るとする。しかしながら，プラス面として，下
肢の随意性が保たれている場合はどうであろう
か。この模擬症例の場合，電動車椅子を導入し，
そのコントロールボックスをフットサポート近
くにおけば，屋内を自由に移動することが可能

になる。これは，心身機能のマイナス面だけではなく，プラス面を把握することの意義を説明する事例の1つである。

この模擬症例に対するアプローチでは，心身の機能・構造のプラス面が屋内の移動を可能にするといった，心身機能・身体構造と活動の相互作用をうまく活用した。仮に，電動車椅子の操作が可能であるものの（活動），特別支援学校での移動は介助型車椅子での移動介助であったとする（参加）。この場合，なぜ特別支援学校（参加）では電動車椅子を導入できていないのかを把握する。周囲を注意する機能や電動車椅子を操作する能力など機能障害や活動制限を再評価し，アプローチに取り入れることもできる。以上のように，心身機能・構造，活動，参加を3つの次元に分け，相互の影響を改めて考えることは，問題解決のための糸口になりうる。

ICFを用いる利点を臨床実践に活かすためには，生活機能の3つの次元が相互に影響し合うことだけではなく，そもそも独立的であるというICFの特徴も利用できる。3つの次元が相互依存の状態であれば，活動や参加は心身機能の障害により決まってしまう。しかし，ICFにおいて3つの次元が独立であることは，3つの次元を別々に評価してよいという意味でもある。例えば，ある幼児には注意欠如・多動性障害があるとする。心身機能の問題として注意を持続することが困難であったり，一定のところで遊べなかったりなど不注意や多動性が強く，活動制限としてはハサミや糊を使った工作など，課題の遂行が難しい。参加制約もあり，地元保育園で友達と協力して何かを作ったりすることができていない。こういった模擬症例では，参加に働きかけ，児童発達支援センターに通うということも考えられるアプローチの1つである。児童発達支援センターでのさまざまな活動や作業を通し，課題を行うために準備をしたり，手順を事前に確認したりすることが可能になる。見通しをもって作業を行うことで不注意が目立たなくなることもある。

表1　ICF第1レベルの分類

分類	章	主な内容
心身機能（b）	第1章	精神機能
	第2章	感覚機能と痛み
	第3章	音声と発話の機能
	第4章	心血管系，血液系，呼吸器系の機能
	第5章	消化器系，代謝系，内分泌系の機能
	第6章	尿路，性，生殖の機能
	第7章	神経筋骨格と運動に関する機能
	第8章	皮膚および関連する構造の機能
身体構造（s）	第1章	神経系の構造
	第2章	目・耳および関連部位の構造
	第3章	音声と発話に関わる構造
	第4章	心血管系，免疫系，呼吸器系の構造
	第5章	消化器系，代謝系，内分泌系に関連した構造
	第6章	尿路・性器系および生殖系に関連した構造
	第7章	運動に関連した構造
	第8章	皮膚および関連部位の構造
活動と参加（d）	第1章	学習と知識の応用
	第2章	一般的な課題と要求
	第3章	コミュニケーション
	第4章	運動，移動
	第5章	セルフケア
	第6章	家庭生活
	第7章	対人関係
	第8章	主要な生活領域
	第9章	コミュニティーライフ，社会生活，市民生活
環境因子（e）	第1章	生産品と用具
	第2章	自然環境と人間がもたらした環境変化
	第3章	支援と関係
	第4章	態度
	第5章	サービス，制度，政策

ICFを臨床で実践的に用いるために必要な知識

ICFの特徴

ICFにおける用語はICIDHのそれと対比すると理解しやすい。ICIDHでの障害のとらえ方は，機能障害，能力低下，社会的不利という3つの次元であり，マイナス面をとらえる表現となっていた。一方，ICFではプラス面をとらえるような表現となっている。ICFにおいてICIDHの3つの次元に対応するのは，「心身機能・身体構造」，「活動」，「参加」であり，この3つを総じて生活機能（functioning）としている。もちろん，ICFにおいてもマイナス面を無視するものではない。「心身機能・身体構造」，「活動」，「参加」のそれぞれに問題が生じた状態が「機能障害（構造障害を含む）」，「活動制限」，「参加制約」であり，この3つの次元の問題を総じて障がい（disability）としている。

各構成要素の定義[1]

- **心身機能（body functions）**
  身体系の生理的機能（心理的機能を含む）

- **身体構造（body structures）**
  器官・肢体とその構成部分などの身体の解剖学的部分

- **活動（activity）**
  課題や行為の個人による遂行のこと

- **参加（participation）**
  生活・人生場面への関わり

- **活動と参加の違い[3]**
  「活動」と「参加」の分類は，表1に示されている通り1つの共通リストにまとめられている。この2つは密接に関係するため一緒になっているものの，どのように区別するのかわかりにくい側面もある。居住部分の掃除を例とすると，「掃除の活動」は，物の整頓や雑巾がけをす

るといった一連の行為が含まれる「活動」である。一方，「掃除への参加」という場合は，リビングや自分の部屋を清掃することで，家族の一員として役割を果たすことであるため「参加」である。これらは区別できるものであり，ときに問題解決のキーポイントになるため分けることが大切である。

- **背景因子**
  ICIDHにはなかった「背景因子」が導入されたこともICFの特徴である。背景因子は生活機能とは異なるものの，生活機能に大きな影響を与える。背景因子には「環境因子」と「個人因子」の2つがある。

① 環境因子

環境因子ときくと，道路・交通機関・公共施設環境，住環境，義肢装具，杖・車椅子などの福祉用具といった物的なものがまず思い浮かぶ。ICFではこれらに加え，F-wordsにおけるfamily（家族）にもみられるように，人的な環境も環境因子に含められ，社会意識や制度的なものも環境因子としてとらえる。なお，環境因子が生活機能に対する影響がプラスである場合は「促進因子」（Facilitator），マイナスの影響を及ぼしている場合は「阻害因子」（Barrier）としている。

② 個人因子

ICFでは個性を尊重するために「個人因子」（Personal Factors）も付加された。年齢，性別，民族，生活歴（職業歴，学歴，家族歴など），価値観，ライフスタイル，コーピング・ストラテジー（困難に対処し解決する方法・方針）などが含まれる。非常に多様であるため分類やコード化は示されていない。

- **健康状態**
  ICFにおける健康状態は広い概念となっている。ICIDHでは疾患・変調（病気やけが，そのほかの異常）が障害を引き起こす原因とされて

いた。一方，ICFでは妊娠・高齢（加齢）・ストレス状態など，「異常」ではない「正常」であるものでも「生活機能」に支障をきたすものとしてここに含める。

各要素間の双方向作用 [1, 3]

ICIDHでは疾患・変調→能力低下→社会的不利と一方向の矢印で結ばれており，一方向性に作用するとの誤解を招いた。ICFでは各要素が双方向に作用することがありえることを明確に示している。

実行状況と能力 [3]

ICFでは活動と参加において，実行状況（performance）と能力（capacity）を分けて考える。リハビリテーションの分野では，従来から「できるADL」，「しているADL」という言葉でADLの能力と実行状況がそれぞれ表現されてきた。ICFではこの2点を別々に点数化し，評価点で示す。詳細については後述する。

ICFの構成と使い方

① コードの原則

ICFのコードは，1字のローマ文字が先頭につき（bは心身機能，sは身体構造，aは活動，pは参加，eは環境因子），この文字の後に数字が何桁か続く形式となっている。なお，活動と参加は共通のリストで提示されており，d（domain：領域）が付いているが，活動また

は参加なのかがわかるようにaまたはpに書き換えることもできる。ローマ字に続く数字の1桁目は大分類，続く3桁は中分類，さらに続く1桁は小分類である。「a5」を例とすると，aは活動，5は大分類の5章セルフケアを示している。「a540」は中分類も含んだ記述であり「更衣」に該当する。さらに1桁を加えた「a5401」は「服を脱ぐこと」を指す。

なお，ICFには児童版（ICF version for Children and Youth：ICF-CY）[8]があり，児童や青年のための新たな項目追加や変更が行われている。著者が「d4運動・移動」について確認したところ，「d4155 頭部の保持」，「d4555 滑ることと転がること」，「d4556 ずり足歩行」が追加されていた。そのほかについては，成書を確認してもらいたい。

② 評価点

ICFでは評価点をつけることにより，生活機能（心身機能，身体構造，活動，参加）における問題の程度を表すことができる。表2に示す通り，生活機能の評価点は0～4の数値で示される。例えば「b117.3」は「知的機能」に重度な問題があることを示す。環境因子でも0～4の評価点をつける（表3）。環境因子の評価点では，生活機能に対してそれが促進因子である場合はプラスマーク（＋）をつけ，阻害因子である場合は何もつけない。

表2　ICFの共通評価点

×××.0	問題なし（なし，存在しない，無視できる…）	0～4 %
×××.1	軽度の問題（わずかな，低い…）	5～24 %
×××.2	中等度の問題（中程度の，かなりの…）	25～49 %
×××.3	重度の問題（高度の，極度の…）	50～95 %
×××.4	完全な問題（全くの…）	95～100%
×××.8	詳細不明	
×××.9	非該当	

ローマ字と数字からなるXXXはコードを示し，評価点は小数点以下の数字で示す。

（文献3より一部改変引用）

表3　環境因子の評価点

小数点（.）の次の評価点は阻害因子
小数点（.）の次のプラス（＋）付きの評価点は促進因子

×××.0	阻害因子なし	0～4 ％	×××.+0	促進因子なし
×××.1	軽度の阻害因子	5～24 ％	×××.+1	軽度の促進因子
×××.2	中等度の阻害因子	25～49 ％	×××.+2	中等度の促進因子
×××.3	重度の阻害因子	50～95 ％	×××.+3	重度の促進因子
×××.4	完全な阻害因子	96～100 ％	×××.+4	完全な促進因子
×××.8	詳細不明の阻害因子		×××.+8	詳細不明の促進因子
×××.9	非該当			

ローマ字と数字からなるXXXはコードを示す。

（文献3より一部改変引用）

③ 実行状況と能力

　活動と参加においては，2つの評価点をつけることにより，実行状況と能力を分けて表すことができる。小数点の後の1桁目は実行状況であり，環境因子の否定的，肯定的側面を踏まえ，個人が現在の環境下で実行している活動や参加を示す。2桁目は能力であり，活動や行為を遂行する個人の内在能力をコード化している。能力のコード化は，環境因子が阻害因子または促進因子のいずれも考慮しない，支援がない状態で，個人の真の能力を示す。

　例として，d450.13を用いて説明する。この場合，小数点後の2桁目の「3」が示しているのは歩行能力が大きく制限されているということである。一方，小数点後の1桁目「1」が表しているのは，杖や歩行器などの環境因子によって補われることにより，歩行の実行状況は軽度の困難であることである。

ICFを臨床実践するためのトピックス

ICFコアセット

　ICFは人間のあらゆる健康状態に関係する生活機能状態から，その人を取り巻く社会制度や社会資源までを分類したものであり，その数は約1,500カテゴリー[1]，ICF-CYに関して

は1,685カテゴリーに及ぶ[9]。しかし，臨床家が日常の診療において必要としているのは，ICFの中の一部に過ぎない。包括的で複雑なツールを日常的な診療で使用することは困難である。そのため，ICFが臨床家にとって実用的なツールとなるよう，さまざまな医療背景（急性期または慢性期）や健康状態に対するICFの全分類から選択されたICFコアセットが開発されてきた[10]。

　このICFコアセットは，WHOにより承認された科学的に構造化されたプロセスを通し，開発された。コアセットには包括的ICFコアセット，短縮ICFコアセット，一般セットの3種類がある。小児リハの分野においては，脳性麻痺[9,11,12]，自閉症スペクトラム障害[13]，注意欠如・多動性障害[14]に対するコアセットがすでに開発されている。

　以下に，CP児・青年に対するコアセットについて紹介する。

脳性麻痺のコアセット[9,11,12]

　CPのためのICFコアセットは，評価，治療，および政策のために，年齢に応じた生活機能や障害を検討するためのフレームワークである。CPのコアセットは5つあり，使用目的や患者の年齢帯などにより使い分ける（表4）。例と

して，0〜18歳で共通である短縮コアセットを表5に示した。コアセットを用いることにより，臨床においてもより簡単に，患者の日常活動における能力と限界，影響する促進因子や阻害因子を客観的に記述することができる。

しかしながら，ICFおよびICFコアセットはさまざまある生活機能と障害において，"何を測定するべきか"を強調しており，各領域の"測定方法"を示すものではない。また，コアセットを用いたとしても，評価点をつけなければならないカテゴリーは最低でも25項目となお多く，臨床実践上の課題となる。以下に現時点で提案されている課題の方法について紹介する。

表4 5つのCPのためのICFコアセット

包括的コアセット	0〜18歳　135 ICFカテゴリー 目的：生活機能の完全で詳細な記述 使用者：多職種チーム，
共通の短縮コアセット	0〜18歳　25 ICFカテゴリー 目的：生活機能に最も関連する領域の記述 使用者：多職種チーム，シングルユーザー
年齢特異的短縮コアセット	0〜6歳　31カテゴリー
	6〜14歳　35カテゴリー
	14〜18歳　37カテゴリー
	目的：共通の短縮コアセットに年齢に適するカテゴリーを追加 使用者：多職種チーム，シングルユーザー

（文献12より一部改変引用）

表5 CPのための共通の短縮コアセット

心身機能・身体構造		活動と参加		環境因子	
b117	知的機能	d415	姿勢の保持	e115	日常生活における個人用の製品と用具
b134	睡眠機能	d440	細かな手の使用	e120	個人的な屋内外の移動と交通のための製品と用具
b167	言語に関する精神機能	d450	歩行	e125	コミュニケーション用の製品と用具
b210	視覚機能	d460	さまざまな場所での移動	e150	公共の建物の設計・建物用の製品と用具
b280	痛みの感覚	d530	排泄	e310	家族
b710	関節の可動性の機能	d550	食べること	e320	友人
b735	筋緊張の機能	d710	基本的な対人関係	e460	社会的態度
b760	随意運動の制御機能	d760	家族関係	e580	保健サービス・制度・政策
s110	脳の構造				

（文献11より一部改変引用）

①各カテゴリーに該当する評価指標の選定と評価点への変換

　評価点に用いる評価指標は，CP児のためのコアセットに対応する25の指標がすでに発表されている[17]。中には，粗大運動能力尺度（Gross Motor Function Measure：GMFM，☞p.170参照），リハビリテーションのための子ども能力低下評価表（Pediatric Evaluation of Disability：PEDI，☞p.253参照），カナダ作業遂行測定（Canadian Occupational Performance Measure：COPM，☞p.204参照），Participation and Environmental Measure children and youth（PEM-CY，☞p.250参照）など，本書に取り上げている評価指標もある。しかし，他の指標では，言語的側面や文化的側面の課題を解決するための作業を経なければ，わが国での適用ができない指標もある。従って，指標を利用できないカテゴリーに関しては，自作した質問紙などを用いて採点し，評価点に反映させることなどが必要である。

　また，各評価指標の点数をどのようにICFの評価点に変換するか具体的な提示はされていない。Schariti ら[12]は，ブラジルにおいてジカウイルスにより小頭症を呈したCP児において，チームワークを通した臨床家の判断や，visual response card を用いて各指標の点数をICF評価点に変換したと述べている。つまり，現時点ではそれぞれの病院・施設・個人などにおける独自の点数変換方法を用いる必要がある。

②役割分担

　コアセットを用いても把握しなければならない領域は最小でも25カテゴリーとなお多い。しかし，多職種で連携し，把握する項目を分担することも可能である。Schiarit ら[16]は職種ごとに割り当てる項目について提案している。具体的には，「b735 筋力の機能」や「d450 歩行」などは理学療法士が，「d440 細かな手の使用」や「e115 日常生活における個人用の製品と用具」は作業療法士が責任をもって把握する，などである。そのほか，割り当て案の詳細についてはICFコアセットのホームページ[16]で確認してほしい。

生活機能プロフィール[10, 12]

　CP児のための，0-18歳で共通である短縮コアセットを元に作成した生活機能プロフィールを表6に示す。生活機能プロフィールを用いると，ICFコアセットに含まれる全領域の生活機能の状況を視覚的に示すことができる。言い換えると，子どもの生活機能や障害の"見える化"である。生活機能全体の"見える化"は患者本人やその家族，多職種間の情報共有に役立つため，家族中心のケアや多職種連携の基盤となるツールになりうると考える。

表6 生活機能プロフィール

心身機能		機能障害				
		0	1	2	3	4
b117	知的機能	■				
b134	睡眠機能	■				
b167	言語に関する精神機能	■				
b210	視覚機能	■				
b280	痛みの感覚	■				
b710	関節の可動性の機能	■	■	■		
b735	筋緊張の機能	■	■	■		
b760	随意運動の制御機能	■	■	■		

身体構造		機能障害				
		0	1	2	3	4
s110	脳の構造	■	■	■		

活動と参加			困難				
			0	1	2	3	4
d415	姿勢の保持	実行状況	■	■	■		
		能力	■	■	■		
d440	細かな手の使用	実行状況	■	■	■	■	
		能力	■	■	■	■	
d450	歩行	実行状況	■	■			
		能力	■	■	■		
d460	さまざまな場所での移動	実行状況	■	■			
		能力	■	■	■		
d530	排泄	実行状況	■	■			
		能力	■	■			
d550	食べること	実行状況	■	■	■		
		能力	■	■	■		
d710	基本的な対人関係	実行状況	■	■	■		
		能力	■	■	■		
d760	家族関係	実行状況	■				
		能力	■				

環境因子		促進因子				阻害因子				
		+4	+3	+2	+1	0	1	2	3	4
e115	日常生活における個人用の製品と用具					■				
e120	個人的な屋内外の移動と交通のための製品と用具			■	■					
e125	コミュニケーション用の製品と用具				■	■				
e150	公共の建物の設計・建物用の製品と用具					■	■			
e310	家族					■				
e320	友人					■				
e460	社会的態度					■				
e580	保健サービス・制度・政策				■	■				

模擬症例の生活機能プロフィール。本症例では心身機能の中でも運動機能に関する機能障害がより重度であることがわかる。また活動や参加において歩行や様々な場所での能力は低いものの，実行状況は高い。環境因子において，電動車椅子を使用していることにより，能力の低さを補うことができている。表にまとめることにより，生活機能や障害，環境因子について視覚的に把握することができる。

(文献10，12より一部改変引用)

参考文献

1）障害者福祉研究会 編: ICF 国際生活機能分類－国際障害分類改訂版−, 中央法規, 2002.
2）Rosenbaum P, et al.: The 'F-words' in childhood disability: I swear this is how we should think!. Child Care Health Dev. 38(4): 457-463, 2012.
3）上田 敏: ICF(国際生活機能分類)の理解と活用－人が「生きること」「生きることの困難(障害)」をどうとらえるか, きょうされん, 2005.
4）Darrah J, et al.: Context therapy: a new intervention approach for children with cerebral palsy. Dev Med Child Neurol. 53(7): 615-620, 2011.
5）Law MC, et al.: Focus on function: a cluster, randomized controlled trial comparing child- versus context-focused intervention for young children with cerebral palsy. Dev Med Child Neurol. 53(7): 621-629, 2011.
6）Brehaut JC, et al.: Health among caregivers of children with health problems: findings from a Canadian population-based study. Am J Public Health, 99(7): 1254-1262, 2009.
7）Brehaut JC, et al.: Changes over time in the health of caregivers of children with health problems: growth-curve findings from a 10-year Canadian population-based study. Am J Public Health, 101 (12):2308-2316, 2011.
8）厚生労働省大臣官房統計情報部 編: ICF-CY 国際生活機能分類－小児・青少年に特有の心身機能・構造, 活動等を包含−, 厚生労働統計協会, 2010.
9）Schiariti V, et al.: 'He does not see himself as being different': the perspectives of children and caregivers on relevant areas of functioning in cerebral palsy. Dev Med Child Neurol, 56(9): 853-861, 2014.
10）日本リハビリテーション医学会 監訳, Jerome E. Bickenbach, et al. 著: ICFコアセット 臨床実践のためのマニュアル CD-ROM付, 医歯薬出版, 2015.
11）Schiariti V, et al.: International Classification of Functioning, Disability and Health Core Sets for children and youth with cerebral palsy: a consensus meeting. Dev Med Child Neurol, 57(2): 149-158, 2015.
12）Schiariti V, et al.: Implementation of the International Classification of Functioning, Disability, and Health (ICF) Core Sets for Children and Youth with Cerebral Palsy: Global Initiatives Promoting Optimal Functioning. Int J Environ Res Public Health, 15(9), 2018.
13）Bölte S, et al.: The Gestalt of functioning in autism spectrum disorder: Results of the international conference to develop final consensus International Classification of Functioning, Disability and Health core sets. Autism, 23(2): 449-467, 2019.
14）Bölte S, et al.: Standardised assessment of functioning in ADHD: consensus on the ICF Core Sets for ADHD. Eur Child Adolesc Psychiatry, 27(10): 1261-1281, 2018.
15）Schiariti V, et al.: Toolbox of multiple-item measures aligning with the ICF Core Sets for children and youth with cerebral palsy. Eur J Paediatr Neurol, 21(2): 252-263, 2017.
16）Schiarit V, et al.: ICF Educational e-Tool. (http://learn.phsa.ca/shhc/icf/story_html5.html, 2019年3月21日閲覧)

（木元　稔）

第2章

評価方法の実際

1 健康状態
2 心身機能・身体構造
3 活動
4 参加
5 環境因子
6 個人因子
7 総合的な評価

第2章 **1 健康状態**　医療的ケアの要求度を評価しよう

1 超重症児スコア

目的	特徴	対象と年齢
継続的な医療的ケアの要求度を評価すること。	医療的ケアの要求度をスコア化することができる。診療報酬の加算にも関係している。	年齢・疾患は問わないが，運動機能は座位までとする。

注意点	測定時間	信頼性と妥当性
超重症児・準超重症児を判断するには基準点を6カ月以上超えている必要があるため[1]，毎月評価を行い，継続したスコア変動を知る必要がある。	15分程度	なし

決まりごと

運動機能は座位までとし，それ以上の運動機能を有する場合は対象とならない。退院時の状態が継続する場は，当該状態が1カ月以上継続する場合とする。症状増悪に関しては，その症状が6カ月以上続く場合とする。

検査の概要

1995年に鈴木らによって開発された評価方法であり，2010年に改定が行われている[2]。この改定は，1995年当時と比較し医療技術と医療的ケアの内容が変化していることが大きく影響している。このように，超重症児スコアの内容はその時代に合わせ変化していく特徴がある。

超重症児スコアは必要な医療的ケア（呼吸管理，

表1　超重症児（者）・準超重症児（者）の判定基準

以下の各項目に規定する状態が6カ月以上継続する場合[※1]に，それぞれのスコアを合算する。
①運動機能：座位まで　②判定スコア

1	レスピレーター管理[※2]	＝10
2	気管内挿管，気管切開	＝8
3	鼻咽頭エアウェイ	＝5
4	O_2吸入またはSpO2 90％以下の状態が10％以上	＝5
5	1回/時間以上の頻回の吸引	＝8
	6回/日以上の頻回の吸引	＝3
6	ネブライザー6回/日以上または継続使用	＝3
7	IVH	＝10
8	経口摂取（全介助）[※3]	＝3
9	経管（経鼻・胃ろう含む）[※3]	＝5
10	腸ろう・腸管栄養[※3]	＝8
	持続注入ポンプ使用（腸ろう・腸管栄養時）	＝3
11	手術・服薬にても改善しない過緊張で，発汗による更衣と姿勢修正を3回/日以上	＝3
12	継続する透析（腹膜灌流を含む）	＝10
13	定期導尿（3回/日以上）[※4]	＝5
14	人工肛門	＝5
15	体位交換6回/日以上	＝3

判定

①の運動機能が座位までであり，かつ，②の判定スコアの合計が25点以上の場合を超重症児（者），10点以上25点未満である場合を準超重症児（者）とする。

※1　新生児集中治療室を退室した児であって当該治療室での状態が引き続き継続する児については，当該状態が1カ月以上継続する場合とする。ただし，新生児集中治療室を退室した後の症状増悪，または新たな疾患の発生については，その後の状態が6カ月以上継続する場合とする。
※2　毎日行う機械的気道加圧を要するカフマシン・NIPPV・CPAPなどは，レスピレーター管理に含む。
※3　(8)，(9)は経口摂取，経管，腸ろう・腸管栄養のいずれかを選択。
※4　人工膀胱を含む。

栄養管理，透析管理など）に応じて点数をつけ，総合的な医療的ケアへの要求度を評価することができる（表1）。10点以上を準超重症児，25点以上を超重症児と判定する。なお，スコアの合計点が基準点を6カ月以上超えていることが判断基準となっている[1]。

信頼性と妥当性

● 信頼性
検者内・検者間信頼性の報告はない。しかし，当該状態が1カ月以上続いているという前提で評価するため，検者内信頼性は高いと考えられる。また，評価に主観的要素は少なく検者間信頼性も高いと考えられる。

● 内容的妥当性
評価項目と重症度の基準は，医師と重度障害児の看護に慣れた看護スタッフによって検討されている[1]。

関連機能とチェックポイント

評価内容の例（図1）

呼吸管理
- レスピレーター管理：10点
  ※気管切開していなくともかまわない。
- 気管切開：8点
  ※術式（気管喉頭分離術や単純気管切開）は問わない。
- 1回/時 以上の吸引：8点
  ※去痰剤・体位ドレナージ・呼吸理学療法を行っていても1回/時である場合。
- 経管栄養（胃瘻）：5点

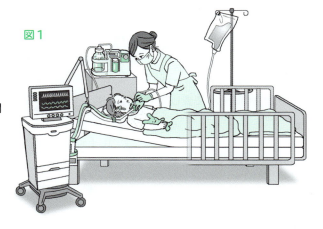
図1

解釈と使用

周産期医療が発達する一方で，重症心身障害に加え日常的に医療的ケアが必要な児の数は増加している。このような児に対して医療的ケアが社会参加の制約にもなりえるため，身体機能や精神・知的機能の評価に加え，医療的ケアの要求度を評価する必要がある。そのため，現在は教育現場や介護負担，在宅医療に関する研究や診療報酬において超重症児スコアが使用されている。

☞ p.397 参照

参考文献
1) 鈴木康之，ほか：超重症児の判定について：スコア改定の試み．日本重症心身障害学会誌，33(3): 303-309, 2008.
2) 鈴木康之，ほか：超重症児・準超重症児とは．小児看護，34(5): 543-546, 2011.

（髙木健志）

第2章 1 健康状態　脳性麻痺児の粗大運動を評価しよう

2 GMFCS

GMFCS：Gross Motor Function Classification System（粗大運動能力分類システム）

目的	特徴	対象と年齢
脳性麻痺児の粗大運動能力障害の重症度を分類する。	簡便に粗大運動能力障害の分類を行うことができるとともに，予後予測にも使用できる。	18歳までの脳性麻痺児。

注意点	測定時間	信頼性と妥当性
日常生活で行っている運動で判断する。2歳未満の判定は不安定であり，2歳以降で再判定する。	日常生活での粗大運動を把握していれば，2分程度。	あり

方法

GMFCS-E&R（粗大運動能力分類システム）[1, 2]の評価対象児が該当する年齢帯（2歳まで，2〜4歳，4〜6歳，6〜12歳，12〜18歳）をみて，最も当てはまるレベル（Ⅰ〜Ⅴ）を選択する。図1は，12〜18歳における各GMFCSレベルの臨床像を簡略化して表している。

図1　12〜18歳における各GMFCSレベルの臨床像

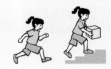

レベルⅠ
日常生活の移動に制限がない．手すりを使わずに階段昇降が可能である。

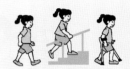

レベルⅡ
長距離移動，凹凸のある道，傾斜のある地形，人混みの中の歩行などに困難を伴い，杖や車椅子を使うことがある。階段昇降には手すりが必要である。

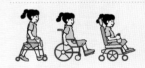

レベルⅢ
歩行器を使えば平坦な場所を歩くことができるが，主な移動手段は車椅子となる。屋外では電動車椅子を使用することも多い。

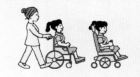

レベルⅣ
自分で車椅子を操作して移動する能力は制限されており，多くの場面で自力移動には電動車椅子が必要である。介助者に車椅子を押してもらって移動することも多い。

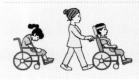

レベルⅤ
車椅子では身体を安定させるための付加的なパーツが必要で，介助者に車椅子を押してもらって移動する。

決まりごと

①あくまでも現在の粗大運動能力（座位や移動の能力）に基づいて分類を行う（予後に関する見込みは含めない）。
②評価する児の状態に各レベルの説明が完全一致しないことがあるが，最も合っているレベルを選択する。
③2歳未満の児に使用すると判定が不確実になることがある。
④4〜6歳のレベルⅢおよびⅣ間の判定に迷ったときは，大人の介助で階段を上がれるかどうかを参考にする。

検査の概要

18歳までの脳性麻痺児の粗大運動能力障害の重症度を分類するシステムである。基本的な全身運動の能力と必要な援助量と使用する器具類（杖や車椅子など）の違いによって5つのレベルに分類する。18歳までの粗大運動能力の予後予測に使用できる。

信頼性と妥当性[3]

検者間信頼性が高い研究結果がある一方で，全般的な検者間信頼性がそれほど高くなく，特に4～6歳の年齢帯のレベルⅢとⅣの検者間信頼性が低いという報告がある。テスト～再テストの信頼性は高い。内容妥当性，基準関連妥当性，構成概念妥当性が検討されている。安定性に関しては，2歳以下での分類の安定性が低いことが報告されており，より多くの臨床情報が手に入る2歳以上で再分類することが推奨されている。

関連機能とチェックポイント

レベルⅠおよびⅡの違い

レベルⅡの児は，長距離移動において車椅子を使用することがあり，階段昇降時に手すりまたは壁が必要である。

レベルⅡおよびⅢの違い

レベルⅡの児は，4歳以降では杖なしに歩くことが可能である。レベルⅢの児は，屋内では歩くために杖または歩行器を使用し，車椅子を使用することもある。屋外では車椅子を使用する。

レベルⅢおよびⅣの違い

レベルⅢの児は，必要があったにしても最低限の外的支持によって一人で座ることができ，立位での移乗においてより自立しており，歩行器で歩くことができる。レベルⅣの児は，座って活動するために外的支持が必要で，自力移動が制限され，車椅子で移送されるか電動車椅子を使用することが多い。

レベルⅣおよびⅤの違い

レベルⅤの児は，姿勢保持のために頭と体幹の広範な外的支持が必要で，自力移動は電動車椅子操作を習得したときだけに達成される。

解釈と使用

　　痙直型/アテトーゼ/失調型，四肢/両/片麻痺というタイプ別分類と併用することにより，より具体的に脳性麻痺児の臨床像を表現できる。また，GMFCSの予後情報は歩行の実用性あるいは歩行補助具や環境調整の必要性など具体的であるため，GMFCSを使用すると経験の浅いセラピストであっても，今まで経験に頼ることが多かった将来の臨床像の見通しをある程度立てられる。　　☞ p.268～316「第3章2 脳性麻痺」参照

参考文献

1) CanChild: GMFCS - E&R.（https://canchild.ca/en/resources/42-gross-motor-function-classification-system-expanded-revised-gmfcs-e-r, 2019年3月27日閲覧）.
2) 近藤和泉，ほか: GMFCS-E&R 粗大運動能力分類システム 拡張・改訂されたもの. 日本語版，（http://www.fujita-hu.ac.jp/FMIP/GMFCS_%20ER_J.pdf, 2019年3月27日閲覧）.
3) 藪中良彦, ほか: 粗大運動能力分類システム（GMFCS）レビュー 信頼性，妥当性，有効性. 総合リハビリテーション, 38(8): 779-783, 2010.

（藪中良彦）

第2章 **1 健康状態** 脳性麻痺児の手指操作能力を分類しよう

③ **MACS**

MACS：Manual Ability Classification System（手指操作能力分類システム）

目的	特徴
脳性麻痺児の日常生活で物や道具などを操作する手指操作能力を重症度別に5段階に分類する。	脳性麻痺児の日常で物や道具を操作する手指操作能力を5つのレベルの一つに分類する[1]（表1）。MACSは国際的に広く使用されており，日本語を含む27言語で存在する。

対象と年齢	信頼性と妥当性
4〜18歳の脳性麻痺児。1〜4歳に使用できるMini-MACSもあるが，日本語版は作成されていない。	あり

表1 手指操作能力分類システム（MACS）の5つのレベル

レベルⅠ	対象物の取り扱いが容易に上手く成功する。
レベルⅡ	対象物の取り扱いはたいていのもので達成できるが，上手さ，速さという点で少し劣る。
レベルⅢ	対象物の取り扱いには困難が伴うため，準備と課題の修正が必要となる。
レベルⅣ	かなり環境調整した限定した場面で簡単に取り扱えるような物であれば取り扱うことができる。
レベルⅤ	すごく簡単な動作さえも困難である。

方法

特別な評価を実施するわけではないので，児のことをよく知っている親や介助者に質問することが必要である。

レベル間の判別は，児の手指操作能力と必要な介助，環境調整の度合いに従う。

操作する物や自立度は年齢を考慮した解釈が必要である。同年齢の児を参考にするとよい。

対象者と測定環境の注意点

児の最大能力を明らかにすることや，左右の手の能力の違いを区別するためのものではない。障害の原因を解明するためのものでもない。また，脳性麻痺のタイプを分類するためのものでもない。

信頼性と妥当性

日本語版MACSは論文として未発表であるが，表面妥当性と，異なる職種間での検者間信頼性，同じ職種間での検者間信頼性が確認されている（樋室伸顕，未発表データ）。

概要

GMFCS，CFCS，EDACSと同様の脳性麻痺児・者の機能分類システムの一つである。
日本語版MACSはウェブサイト上（http://www.macs.nu）から無料でダウンロードで

き，レベル間の違いを判別するための詳しい説明がある。また，「はい」か「いいえ」で応えることでレベルを決定できるチャートがあるが日本語版は作成されていない。

解釈と使用

　MACSを単独で使用するよりも，GMFCS，CFCS，EDACSと組み合わせて使用することで脳性麻痺児の日常的な機能をより包括的に描くことが可能となる[2-4]。臨床と研究で有用な分類システムである。

　Nordstrandら[5]は，脳性麻痺片麻痺児を対象として，MACSの下位尺度としてAssisting Hand Assessmentを用いてMACSレベルⅠ，Ⅱ，Ⅲ別に手指操作能力の発達に伴う変化の曲線を作成している。本研究は対象者数が少なく，追跡期間も短い。GMFCSの運動発達曲線[6]が予後の予測を可能としたように，より大規模で長期的な同様の研究が行われることが期待される。

☞ p.274，309，312 参照

参考文献

1) Eliasson AC, et al.: The Manual Ability Classification System (MACS) for children with cerebral palsy: scale development and evidence of validity and reliability. Dev Med Child Neur. 48(7): 549-554, 2006.
2) Goh YR, et al.: Comparisons of severity classification systems for oropharyngeal dysfunction in children with cerebral palsy: Relations with other functional profiles. Res Dev Disabil, 72: 248-256, 2018.
3) Hidecker MJC, et al.: Inter-relationships of functional status in cerebral palsy: Analyzing Gross Motor Function, Manual Ability, and Communication Function Classification Systems in children. Dev Med Child Neurol. 54(8): 737-742, 2012.
4) Compagnone E, et al.: Functional classifications for cerebral palsy: correlations between the gross motor function classification system (GMFCS), the manual ability classification system (MACS) and the communication function classification system (CFCS). Res Dev Disabil, 35(11): 2651-2657, 2014.
5) Nordstrand L, et al.: Longitudinal development of hand function in children with unilateral spastic cerebral palsy aged 18 months to 12 years. Dev Med Child Neur. 58(10):1042-1048, 2016.
6) Rosenbaum Pl, et al.: Prognosis for gross motor function in cerebral palsy: Creation of motor development curves. JAMA, 288(11): 1357-1363, 2002.

（樋室伸顕）

第2章 1 健康状態 （脳性麻痺児・者のコミュニケーション能力を分類しよう）

4 CFCS

CFCS：Communication Function Classification System（コミュニケーション機能分類システム）

目 的	対象と年齢	信頼性と妥当性
脳性麻痺児・者のコミュニケーション能力を重症度別に5段階に分類する。	年齢の制限はない	あり

特 徴

脳性麻痺児・者の普段日常で使っているコミュニケーション能力を5つのレベルの一つに分類する[1]（表1）。ICFの活動（activity）と参加（participation）に焦点を当てている。CFCSは国際的に広く使用されており，日本語を含む21言語で存在する。

表1　コミュニケーション機能分類システム（CFCS）の5つのレベル

レベルI	馴染みのある相手，馴染みのない相手どちらとも有効な送り手であり受け手である。
レベルII	馴染みのある相手と馴染みのない相手，どちらともゆっくりであるが有効な送り手や受け手（両方もしくは一方）である。
レベルIII	馴染みのある相手とでは，有効な送り手であり受け手である。
レベルIV	馴染みのある相手とでも一貫性のない送り手や受け手（両方もしくは一方）である。
レベルV	馴染みのある相手とも有効な送り手や受け手になることは滅多にない。

方法

児の普段のコミュニケーション能力をよく知る親や介護者，専門家がレベルを分類する。成人であれば自分自身で分類することが可能である。

コミュニケーション能力の有効性は，児の最大能力ではなく，日常生活の中でどれくらいコミュニケーションを使って生活しているか，ということを基に判断しなければならない。

CFCSの2つ以上のレベルに該当する場合，日常の中で最も多くの状況にあてはまるレベルを選択する。レベルを選択するとき児の知的能力や理解力，動機などを考慮してはいけない。

決まりごと

「コミュニケーションは，送り手がメッセージを伝え，そして受け手がメッセージを理解したときに生じる」と定義している。有効なコミュニケーションが可能な人は，場面や会話の相手，話題などにかかわらず，自分自身で送り手と受け手を交互に担うことができる。

CFCSのレベルを決定する際にコミュニケーションの方法は問わず，ジェスチャーや表情，道具，機器の使用など，すべての手段を考慮する。

対象者と測定環境の注意点

CFCSは検査ではない。あくまでコミュニケーション能力の有効性によって分類する尺度であり，認知や動機，身体機能，話すこと，聴覚，言語の問題などが実際どれくらい影響しているかという潜在的な原因は説明できない。また，個々の向上する可能性についても評価できない。

概要

GMFCS，MACS，EDACSと同様の脳性麻痺児・者の機能分類システムの一つである。

日本語版CFCSはウェブサイト上（http://cfcs.us）から無料でダウンロードできる。レベル間の違いを判別するための詳しい説明や，「はい」か「いいえ」で応えることでレベルを決定できるチャートがあり，評価しやすくなっている。

信頼性と妥当性

日本語版CFCSは論文として未発表であるが，表面妥当性と，異なる職種間での検者間信頼性，同じ職種間での検者間信頼性が確認されている（樋室伸顕，未発表データ）。

解釈と使用

CFCSを単独で使用するよりも，GMFCS，MACS，EDACSと組み合わせて使用することで脳性麻痺児の日常的な機能をより包括的に描くことが可能となる[2]。臨床と研究で有用な分類システムである。

☞ p.274，309 参照

参考文献

1) Hidecker MJ, et al.: Developing and validating the Communication Function Classification System (CFCS) for individuals with cerebral palsy. Dev Med Child Neurol, 53(8):704-710, 2011.
2) Hidecker MJ, et al.: Inter-relationships of functional status in cerebral palsy: Analyzing Gross Motor Function, Manual Ability, and Communication Function Classification Systems in children. Dev Med Child Neurol, 54(8): 737-742, 2012.

（樋室伸顕）

第2章 **1 健康状態** 脳性麻痺児・者の摂食・嚥下能力を分類しよう

5 EDACS

EDACS：Eating and Drinking Ability Classification System（摂食・嚥下能力分類システム）

目的	対象と年齢	信頼性と妥当性
脳性麻痺児・者の摂食・嚥下能力を重症度別に5段階に分類する。	3歳以上の脳性麻痺児・者	あり

特徴

脳性麻痺児・者の普段の摂食・嚥下能力を5つのレベルの一つに分類する[1]（表1）。
EDACSは国際的に広く使用されており，日本語を含む18言語で存在する。

表1 摂食・嚥下能力分類システム（EDACS）の5つのレベル

レベルⅠ	安全で効率的に摂食・嚥下する。
レベルⅡ	安全に摂食・嚥下するが効率性にいくらかの制限がある。
レベルⅢ	摂食・嚥下の安全性にいくらかの制限があり，効率性に制限があるかもしれない。
レベルⅣ	摂食・嚥下の安全性に明らかな制限がある。
レベルⅤ	安全に摂食・嚥下できない。栄養摂取のためには経管栄養が考慮されるかもしれない。

方法

EDACSは，対象者のできる最大能力ではなく，日常のしている能力を分類する。EDACSの目的は，対象者の普段の能力や制限を最も的確に示しているレベルを明らかにすることである。

EDACSのレベルを決定するために，両親や介護者のような対象者のことをよく知っている人の意見が重要となる。

境界線上のレベルの場合，重症度の高いEDACSのレベルを選択する。

概要

GMFCS, MACS, CFCSと同様の脳性麻痺児・者の機能分類システムの一つである。
日本語版EDACSはウェブサイト上（https://www.sussexcommunity.nhs.uk/get-involved/research/chailey-research/eating-drinking-classification.htm）から無料でダウンロードできる。レベル間の違いを判別するための詳しい説明や，「はい」か「いいえ」で応えることでレベルを決定できるチャートがあり，評価しやすくなっている。

信頼性と妥当性

日本語版EDACSは論文として未発表であるが，表面妥当性と，異なる職種間での検者間信頼性，同じ職種間での検者間信頼性が確認されている（樋室伸顕，未発表データ）。

対象者と測定環境の注意点

EDACSは摂食・嚥下の構成要素を詳細にするための評価法ではない。また，脳性麻痺児・者が安全かつ効率よく飲食するために必要とする包括的な食事の手引きを示すことはできない。

> **決まりごと**

摂食・嚥下能力にはさまざまな程度の介助が必要である。そこで，介助の程度をEDACSのレベルを補足するかたちで示す（表2）。例えば，安全に食べることができるが，いくらかの効率性の制限があり，スプーンですくうことやコップを安定させたりすることに手助けが必要な児は，「EDACSレベルⅡ手助けが必要（Requires Assistance：RA）」となる。安全に飲み込むことができず，口まで食べ物や飲み物を運ぶことができる児は，「EDACSレベルⅤ自立（Independent：Ind）」となる。

表2　摂食・嚥下能力分類システム（EDACS）の介助レベル

自立 （Independent：Ind）	飲食物を手伝いなしに自分の口まで運ぶことができる。安全や効率的に摂食・嚥下するために必要とされる形態に自分で変えられることは意味しない。自立して座れることを意味するわけでもない。
介助が必要 （Requires Assistance：RA）	他の誰かや改良した道具を通して，飲食物を口まで運ぶときに介助が必要。介助には，スプーンですくうことや，手に食べ物を持たせてもらうこと，手から口に誘導してもらうこと，カップを支えてもらうこと，近くで見守りをしてもらうこと，口頭で指示してもらうことなどが必要かもしれない。
すべて依存 （Totally Dependent）	飲食物を口に運ぶことを他者にすべて依存している。

解釈 と 使用

EDACSを単独で使用するよりも，GMFCS，MACS，CFCSと組み合わせて使用することで脳性麻痺児の日常的な機能をより包括的に描くことが可能となる[2]。臨床と研究で有用な分類システムである。

☞ p.309 参照

参考文献

1) Sellers D, et al.: Development and reliability of a system to classify the eating and drinking ability of people with cerebral palsy. Dev Med Child Neurol, 56(3): 245-251, 2014.
2) Goh YR, et al.: Comparisons of severity classification systems for oropharyngeal dysfunction in children with cerebral palsy: Relations with other functional profiles. Res Dev Disabil, 72:248-256, 2018.

（樋室伸顕）

第2章 2 心身機能・身体構造　新生児・乳児の自発運動を評価しよう

1 GMs

GMs：General Movements（PrechtlのGMs観察法）

目的	特徴	対象と年齢
新生児・乳児の自発的な全身運動の質的特性から，神経学的な障害の早期予測を行う[1]。	ビデオカメラで児の全身的な自発運動を撮影し，それを観察して評価を行うため，簡便（かつ安価）で非侵襲的な評価方法である。	新生児・乳児（受胎後週数26週から出産予定日後22週）。

注意点	測定時間	信頼性と妥当性
評価においては，十分なトレーニング（講習会の受講など）による理解と熟練が必要となる。	15～20分	あり

方法

- ビデオカメラを児の全身運動が撮影できる位置に設定し，自然な覚醒状態の自発運動を撮影する（図1）。
- 全身性の運動が起こってから止むまでを1回のGMsとし，これを3回程度撮影する。
- 撮影した動画を複数の評価者で観察し，GMsの質的な特性を評価する。
- 定期的に撮影して観察・評価を行い，経過を追う。

図1　自発運動の撮影

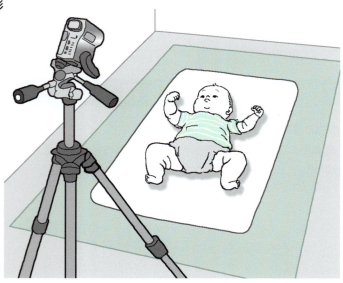

決まりごと

GMsの質的な特性は，「ゲシュタルト視知覚」（要素の寄せ集めでない全体としてその特性をそのまま把握し，その本質をみる）に基づいて観察・評価を行うことである。GMsは，運動の質的特性によってwrithing movements（WMs）とfidgety movements（FMs）に大別され，それぞれに異常なパターンが定義されている（表1）。観察した運動の質的特性が，どのパターンにあたるかを判定する。

表1 正常なパターンのGMsと異常なパターンのGMs

観察される時期	正常なパターンのGMs	異常なパターンのGMs
受胎後9週ごろから出産予定日後6〜9週ごろ	【writhing movements】上下肢を含む全身の粗大運動。運動の振幅は小〜中等度，個々の部分の運動速度はゆっくり〜中等度を示し，ときに速くて振幅の大きな上肢の伸展運動がよぎることもある。典型的なものは楕円を描く運動で，もがくような（writhing）印象を与え，hand-head contact やhand-face contact などの多様な運動レパートリーとともに出現する。	【poor repertoire of GMs：PR】一連の運動が単調で運動パターンに多様性がみられない。 【cramped-synchronized GMs：CS】硬直してみえ，滑らかで優美な印象に欠け，四肢と体幹の筋肉がほぼ同時に収縮し弛緩する。 【chaotic GMs：Ch】大きな振幅の四肢の運動が，混沌とした順序で突然に出現する。
出産予定日後6〜9週ごろから15〜20週ごろ	【fidgety movements】頭部，体幹，四肢にみられるあらゆる方向に円を描く運動。振幅は小さく，速度は中等度でさまざまに加速する。児が何かに集中している間や落ち着かないとき，あるいは啼泣時を除いた覚醒中は継続して観察される。体幹の回旋運動などを必ずしも伴わず，四肢運動のみでも出現する。	【abnormal fidgety movements：AF】正常にみえるが，速度，振幅，ぴくつきが誇張している。 【absence of fidgety movements：F-】fidgety movementsが観察されない。

検査の概要

GMs観察法は，Prechtlらによって開発された神経学的評価法である[1]。GMsは受精後8〜9週頃より出現し，発達に伴ってWMsからFMsへと変化した後，随意運動の出現とともに消失するという過程をたどるが（図2），特にWMsからFMsへの質的変化が児の神経学的予後を予測する指標になるとされ，予後との関連性について多数報告されている[3-6]。

対象者と測定環境の注意点

児は可能な限り裸に近い状態（オムツのみなど）とし，背臥位での自発運動を撮影する。撮影中に，児の興味をひくような視覚的・聴覚的な刺激は避ける。撮影のタイミングは，哺乳後30分程度経過し，覚醒状態（ステート）が安定しているときを選んで実施する。啼泣時やおしゃぶりを口にしているときは評価しない。

図2 general movementsの発達過程

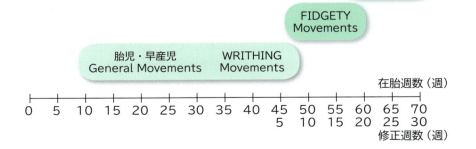

（文献2より引用）

信頼性と妥当性

評価の信頼性は高く，検者間の一致は89～93％[1, 7, 8]，検者内信頼性は90～96％[8]，「正常」か「異常」かの判別に関するテスト－再テストの信頼性は100％[9]と報告されている。

システマティックレビューにおいても，神経学的異常（特に脳性麻痺）の高い予測的妥当性が示されている[10-14]。

関 連 機 能 と チ ェ ッ ク ポ イ ン ト

撮影時の修正週数がまだ若い早産児，重度の脳障害が予想される児などは，安定した覚醒状態を得ることが困難であるため，撮影の行いやすさ（ステートの安定性）も一つのチェックポイ

ントとすることができる。GMs評価に最も適している覚醒状態は，Prechtlらのステート分類（表2）における4の状態である。

表2　Prechtlによる行動覚醒状態（ステート）の分類

行動覚醒状態（ステート）	状態		行動覚醒状態（ステート）	状態	
1	閉眼で呼吸は規則的，手足の動きはみられない（静睡眠）		4	開眼で手足の動きはみられるが泣いてはいない（開眼覚醒，運動あり）	
2	閉眼で呼吸は不規則的，小さい手足の動きはみられる（動睡眠，入眠状態）		5	開眼，閉眼いずれにせよ泣いている状態（啼泣状態）	
3	開眼で手足の動きはみられない（開眼覚醒，運動なし）		6	昏睡，痙攣など	

＊Brazeltonらの分類（☞ p.51参照）と状態の定義が異なるため要注意　　　　　　　　（写真は保護者の許諾を得て掲載）

解 釈 と 使 用

　極・超低出生体重児（出生時体重1,500 g未満）の出生割合の増加や，その神経学的発達予後の不良さが報告されている[15]。このような児に対して，可能な限り早い段階から療育介入に取り組む必要があり，介入（早期予後予測）のための指標としてGMs観察法が注目され，広く用いられている。GMs観察法を発達スクリーニングの一手段とし，他の検査法（画像診断など）と併用することによって，より精度の高い予後予測が可能となる[16]。GMs観察法においては，特にcramped-synchronized GMsのパターンが持続的に観察される場合や，出産予定日後2カ月以降になってもFMsが出現しない（absence of fidgety movements）場合は，脳性麻痺や何らかの脳障害に基づく発達障害が強く疑われる。近年では，GMsの質的評価の信頼性を高めることを目的とし，観察的評価に定量的指標（さまざまな計測機器や解析手法を用いた定量的解析）を併せて検討する研究も多く取り組まれている[17-28]。

☞ p.260，264 参照

参考文献

1) Einspieler C, et al.: Prechtl's Method on the Qualitative Assessment of General Movements in Preterm, Term and Young Infants. Mac Keith Press, 2004.
2) 大城昌平, ほか: 子どもの感覚運動と機能の発達と支援 発達の科学と理論を支援に活かす. p12, メジカルビュー社, 2018.
3) Prechtl HFR, et al.: An early marker for neurological deficits after perinatal brain lesions. Lancet, 349 (9062): 1361-1363, 1997.
4) Hadders-Algra M, et al.: Quality of general movements and the development of minor neurological dysfunction at toddler and school age. Clin Rehabil, 18(3): 287-299, 2004.
5) Spittle AJ, et al.: General movements in very preterm children and neurodevelopment at 2 and 4 years. Pediatrics, 132(2): e452-e458, 2013.
6) Einspieler C, et al.: Highlighting the first 5 months of life: General movements in infants later diagnosed with autism spectrum disorder or Rett syndrome. Res Autism Spect Dis, 8(3): 286-291, 2014.
7) Einspieler C, et al: The qualitative assessment of general movements in preterm, term and young infants--review of the methodology. Early Hum Dev, 50(1): 47-60, 1997.
8) Mutlu A, et al.: Intra-individual consistency in the quality of neonatal general movements. Neonatology, 93(3): 213-216, 2008.
9) Einspieler C: Abnormal spontaneous movements in infants with repeated sleep apnoeas. Early Hum Dev, 36(1): 31-48, 1994.
10) Spittle A, et al.: A systematic review of the clinimetric properties of neuromotor assessments for preterm infants during the first year of life. Dev Med Child Neurol, 50(4): 254-266, 2008.
11) Burger M, et al.: The predictive validity of general movements--a systematic review. Eur J Paediatr Neurol, 13(5): 408-420, 2009.
12) Darsaklis V, et al.: Predictive validity of Prechtl's Method on the Qualitative Assessment of General Movements: a systematic review of the evidence. Dev Med Child Neurol, 53(10): 896-906, 2011.
13) Noble Y, et al.: Neonatal assessments for the preterm infant up to 4 months corrected age: a systematic review. Dev Med Child Neurol, 54(2): 129-139, 2012.
14) Bosanquet M, et al.: A systematic review of tests to predict cerebral palsy in young children. Dev Med Child Neurol, 55(5): 418-426, 2013.
15) Kusuda S, et al.: Trends in morbidity and mortality among very-low-birth-weight infants from 2003 to 2008 in Japan. Pediatr Res, 72(5): 531-538, 2012.
16) Novak I, et al.: Early, Accurate Diagnosis and Early Intervention in Cerebral Palsy: Advances in Diagnosis and Treatment. JAMA Pediatr, 171(9): 897-907, 2017.
17) Adde L, et al.: Using computer-based video analysis in the study of fidgety movements. Early Hum Dev, 85(9): 541-547, 2009.
18) 儀間裕貴, ほか: 乳児自発運動発達の特性. 脳と発達, 43(1): 19-23, 2011.
19) Gima H, et al.: A dynamical system analysis of the development of spontaneous lower extremity movements in newborn and young infants. J Physiol Anthropol, 30(5): 179-186, 2011.
20) Gima H, et al.: A comparison of the developmental characteristics of spontaneous upper extremity movements between healthy full-term infants and premature infants with brain injuries. Journal of Applied Bio-metrology, 4: 25-33, 2013.
21) Adde L, et al.: Identification of fidgety movements and prediction of CP by the use of computer-based video analysis is more accurate when based on two video recordings. Physiother Theory Pract, 29(6): 469-475, 2013.
22) Kanemaru N, et al.: Specific characteristics of spontaneous movements in preterm infants at term age are associated with developmental delays at age 3 years. Dev Med Child Neurol, 55(8): 713-721, 2013.
23) Kanemaru N, et al: Jerky spontaneous movements at term age in preterm infants who later developed cerebral palsy. Early Hum Dev, 90(8): 387-392, 2014.
24) 中島翔太, ほか: 新生児の自発運動評価を目的としたGeneral Movements診断支援システム. 計測自動制御学会論文集, 50(9): 684-692, 2014.
25) Miyagishima S, et al.: Characteristics of antigravity spontaneous movements in preterm infants up to 3 months of corrected age. Infant Behav Dev, 44: 227-239, 2016.
26) 儀間裕貴, ほか: 極低出生体重児におけるFidgety movements 評価と四肢自発運動特性. 理学療法学, 44(2): 115-123, 2017.
27) Gima H, et al.: Early motor signs of autism spectrum disorder in spontaneous position and movement of the head. Experimental brain research, 236(4): 1139-1148, 2018.
28) Gima H, et al.: Evaluation of fidgety movements of infants based on Gestalt perception reflects differences in limb movement trajectory curvature. Physical Therapy, 99(6): 701-710, 2019.

（儀間裕貴）

第2章 **2 心身機能・身体構造** 新生児の行動を評価しよう

2 NBAS

NBAS：The Neonatal Behavioral Assessment Scale（Brazeltonの新生児行動評価法）

目的	特徴	対象と年齢
新生児の全般的な神経行動発達を理解する[1, 2]。	新生児と評価者および外的な環境（刺激）との相互作用を通じて，児の状態を評価する。	新生児・乳児（修正36週～48週頃まで）。

注意点	測定時間	信頼性と妥当性
NBASでは，児が表出するベストパフォーマンス（最高の行動）を評価の対象とするため，評価者にはこれを適切に引き出すためのハンドリングなどを提供する技術が必要となる。	20～30分	あり

方法

児の行動は覚醒状態（ステート）との関係が深い（刺激の受容性や反応性が異なる）ため，覚醒状態の変化に応じた検査の実施が重要となる。

評価項目は，①漸減反応，②運動－口腔，③体幹，④前庭，⑤相互作用の5つのパッケージに分類されており，原則として弱い刺激から強い刺激へ移行するようパッケージごとに評価を進める（図1）。

相互作用パッケージの評価は最も重要であり，児のステートが4になった時点で行う。

図1 NBASの実施手順

漸減反応パッケージ
状態の観察
光に対する漸減反応
ガラガラの音の対する漸減反応
ベルの音に対する漸減反応
カバーを取り除く
足の触覚刺激に対する漸減反応

運動－口腔パッケージ
足底把握反射
Babinski反射
足クローヌス
他動運動に対する下肢の緊張
他動運動に対する上肢の緊張
探索反射
吸啜反射
眉間反射

体幹パッケージ
脱衣
手の把握反射
座位への引き起こし
台乗せ反射
起立反射
歩行反射
匍匐反射
側弯反射
頭と眼の緊張性偏位
眼振
抱擁

前庭パッケージ
防御反応
緊張性頸反射
Moro反射

相互作用パッケージ
非生命的視覚刺激に対する方位反応
非生命的聴覚刺激に対する方位反応
非生命的視聴覚刺激に対する方位反応
生命的視覚刺激に対する方位反応
生命的聴覚刺激に対する方位反応
生命的視聴覚刺激に対する方位反応

＊このパッケージは，児が穏やかで敏活な状態にあるときに実施すべきである。

決まりごと

NBASでは，児のステートを6段階に分類する（表1）。評価者や外環境からの刺激に対して児がどのような反応を示すかだけではなく，児がいかに能動的に外界へ関わろうとするのか（外界との相互作用能力）を評価する。

表1　Brazeltonによる行動覚醒状態（ステート）の分類

行動覚醒状態（ステート）	状態
1	目を閉じ規則正しい呼吸での深い眠り
2	目を閉じた浅い眠り，急速な眼球運動
3	眠そうな半眠りの状態，なめらかな運動
4	輝きのある目つきをした敏活（アラート）な状態，運動の活動性は最小
5	短くぐずって声を出す状態，目は開けて，かなりの運動の活動性がある
6	啼泣状態（刺激を受けつけないほどの啼泣）

＊Prechtlらの分類と状態の定義が異なるため要注意

対象者と測定環境の注意点

検査のタイミングは，原則として哺乳直前や直後を避け，ステートが2の状態から開始する。集中的な治療（酸素療法，静脈内注入，経管栄養など）を必要としている児は適応とならず，未熟性の強い児に対しては検査実施が過度のストレスになる可能性があるため注意を要する。

信頼性と妥当性

健康な満期産児を対象とした評価においては検者間の一致率が65〜100％と報告されているが，検査–再検査信頼性は低い（R＝−0.11〜0.52）とされている[1]。低出生体重児を脳性麻痺群（脳画像上に異常所見あり）と正常発達群（脳画像上に異常所見なし）に分けてNBASのスコアを比較した研究では，脳性麻痺群において各クラスター（図3参照）の値が低値（誘発反応クラスターは高値）であったと報告されている[3, 4]。また，脳室周囲白質軟化症と診断された児では，誘発反応および運動クラスターの値が，脳性麻痺の重要な予測因子であったと報告されている[4]。低出生体重児を対象に，修正44週時点のNBASスコアから，5歳時点の重度発達障害（脳性麻痺，精神発達遅滞，てんかん，視覚障害など）の85％を予測できたこと[5]，新生児期のNBASスコア（状態の調整，運動，方位反応）の低さと，幼児期・学童期における行動の問題の関連性[6]などが報告されている。

検査の概要

NBASは，Brazeltonによって開発された新生児の神経行動発達を評価する方法であり，児と評価者・外環境との相互作用を通して，①新生児の各行動系（自律神経系，運動系，状態系，注意/相互作用系）の安定と全体の組織化，②新生児が外界から受ける影響，③新生児が能動的に外界へ関わる行動を評価するように意図されている（図2）。評価結果から将来的な発達を予測するだけではなく，児の発達を促進するための介入計画立案や，評価の実施を養育者にデモンストレーションすることで，母子（家族）間の関わりを促進するために用いられる。NBASは，27項目の行動評価項目と18項目の神経学的評価から構成され，さらにストレスを受けやすい児（早産児など）のために補足項目が設けられている。また，各評価項目は7つ（慣れ反応，方位反応，運動，状態の幅，状態の調整，自律神経系の安定性，反射）の項目群（クラスター）に分類されている。

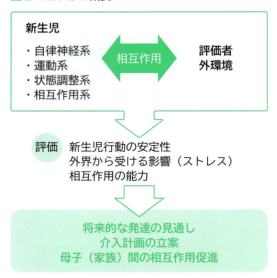

図2 NBASの概要

関連機能とチェックポイント

NBASでは，児の神経行動特性を4つの行動系（自律神経系，運動系，状態系，注意/相互作用系）から理解する。これら4つの行動系（新生児行動システム）は階層構造を成していて，最下部から上位へと向かって成熟・発達が進み，全体として組織化していく（図3）。また，7つのクラスターは4つの行動系に対応している。各行動系の成熟度や状態を把握するために，

図3 4つの行動系（新生児行動システム）と7つのクラスター

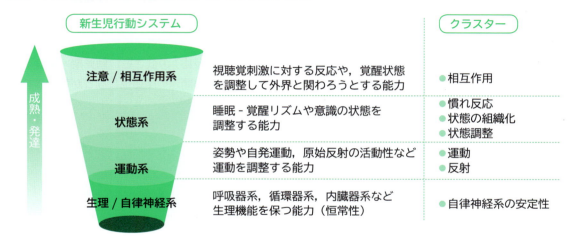

運動機能（反射や筋緊張など）のみならず，生理機能（呼吸，循環，内臓機能など），刺激に対する漸減反応，視・聴覚刺激に対する反応，前庭機能，ステートの調整機能，相互作用の能力，自己鎮静能力，情緒的な機能など，評価すべき項目（機能）は多岐にわたり，さまざまな機能を統合的に評価する手法といえる。評価の対象となる新生児を「外界との相互作用によって諸機能を獲得する主体」としてとらえ，児の個性を把握する必要がある。また，NBASのデモンストレーションを養育者と一緒に行ないながら，養育者に児の行動やその特性について解説して理解を促すなかで，母（父）子の関係性や児に対する養育者の理解の程度を把握することができる[7]（図4）。

図2　養育者に対するNBASのデモンストレーション

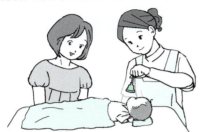

a　ベルの音に対する漸減反応

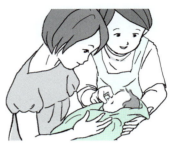

b　吸啜反射

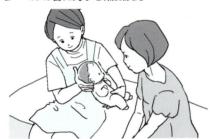

c　生命的聴覚刺激に対する方位反応

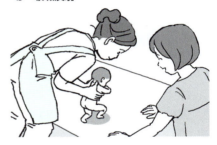

d　歩行反射

解釈と使用

評価結果から，新生児行動システムにおける全体的な組織化や各サブシステムの成熟度などを把握する。サブシステムの不安定さ（未熟さ）は，新生児行動システムの組織化を阻害し，結果として新生児行動は未熟（非組織化）な状態で表出され，その行動の背景を推察することで児の状態や行動特性および個性の詳細を理解する。

参考文献

1) Brazelton TB, et al.: Neonatal Behavioral Assessment Scale(4th ed). Mac Keith Press, 2011.
2) Brazelton TB 編, 穐山富太郎 監訳: ブラゼルトン新生児行動評価(原著第3版). 医歯薬出版, 1998.
3) 穐山富太郎, ほか: 低出生体重児における脳性麻痺児のブラゼルトン新生児高度評価の分析. リハ医学, 38(3): 211-218, 2001.
4) Ohgi S, et al.: Neurobehavioural profile of low-birthweight infants with cystic periventricular leukomalacia. Dev Med Child Neurol, 47(4): 221-228, 2005.
5) Ohgi S, et al.: Neonatal behavioral assessment scale as a predictor of later developmental disabilities of low birth-weight and/or premature infants. Brain Dev, 25(5): 313-321, 2003.
6) Ohgi S, et al.: Neonatal behavioral characteristics and later behavioral problems. Clinl Pediatr, 42(8): 679-686, 2003.
7) 大城昌平, ほか 編: NBASを用いた家族介入. 新生児理学療法, p225-236, メディカルプレス, 2008.

（儀間裕貴）

第2章 **2 心身機能・身体構造** 新生児の神経学的特徴を把握しよう

③ Dubowitzの新生児神経学的評価法
The Neurological Assessment of the preterm & Full-term Newborn Infant

目的	特徴	対象と年齢
筋緊張，反射，運動などの評価を通して，児の神経学的特徴を把握する[1, 2]。	簡潔で客観的な評価手法であるため，特定の専門知識がないスタッフでも容易に行うことができる。	新生児（修正週数37〜42週）

注意点	測定時間	信頼性と妥当性
評価スコアの結果のみで発達介入の必要性の有無，介入の効果，予後予測などを判断することは困難である。	10〜15分	あり

方法

児の覚醒状態（ステート）を観察しながら，各評価項目を実施する。 ▶ 評価シート（表1）を用い，各項目で該当するコラム（coulmn）1〜5にチェックする。 ▶ 修正週数に応じてコラムを点数化（0点，0.5点，1点）し，合計点を算出する。

決まりごと

結果の点数化は，評価実施時の修正週数（37〜38週，39〜40週，41〜42週）に応じた採点表に準じて行う。満点は34点となる。

対象者と測定環境の注意点

授乳直前または直後の評価は避け，児の状態・行動に影響を与えるような環境（温度，光，音など）に配慮する。

信頼性と妥当性

高い検者間信頼性（96％以上）が報告されている[3, 4]。早産児を対象とした研究で，修正40週時点における評価スコアが正常だった児では90％，スコアが異常だった児では35％が，1歳時の神経学的発達が正常であったと報告されている[5]。また，NICU入院中のハイリスク児を対象に，修正40週時点の評価スコアから，1歳時点での正常な神経学的発達を96％予測できたが，異常な神経学的発達は56％しか予測できなかったなど，予後予測能の不十分さを示す報告がある[6, 7]。低酸素性虚血性脳症（HIE）のある満期産児では，生後2週以降に行われた評価スコアが，神経発達の予後に関して信頼できる指標になると報告されている[8]。極低出生体重児を対象に脳障害重症度（頭部MRI評価）との関係を検討した研究では，感度が88％（陽性反応的中度92％）に比べ，特異度が46％（陰性反応的中度34％）と低く，他の神経学的検査を併用する必要性が報告されている[9]。

表1　Dubowitzの新生児神経学的評価の評価表（一部抜粋）

Hammersmith 新生児神経学的検査　　　　　　　　　　　　　　　CODE＿＿＿＿＿＿　検査日＿＿＿＿＿＿

氏名＿＿＿＿＿＿　性別＿＿＿　人種＿＿＿　生年月日＿＿＿＿＿＿　年齢＿＿＿　在胎週数＿＿＿　出生体重＿＿＿

姿勢と筋緊張

						状態	非対称性
姿勢 背臥位。主に下肢の姿勢を観察するが，上肢にも注意する。主な姿勢を記録する。	上・下肢ともに伸展位，もしくはごくわずかに屈曲している	下肢がわずかに屈曲	下肢は十分に屈曲しているが，内転はしていない	下肢は十分に屈曲し，腹部の近くまで内転している	異常な姿勢：a 後弓反張　b 著しい下肢の伸長と上肢の強い屈曲		
上肢牽引 手首をもち上方に引き上げる。肩がベッドから離れてもち上がる間の上肢屈曲と抵抗感に注意する。左右別々に検査する。	肘は伸展したまま，抵抗感なし R　　　L	肘はわずかに屈曲するか，少し抵抗を感じる R　　　L	肘は肩がもち上がるまで十分屈曲し，その後伸展する R　　　L	肘の屈曲を約100°で保持する R　　　L	肘屈曲を100°未満で保持し，体幹も挙上する R　　　L		
下肢リコイル 児の両足首を検査者の片手で保持し，股関節・膝関節を屈曲したのち，すばやく伸展し離す。3回繰り返す。	屈曲なし R　　　L	不完全または種々の屈曲 R　　　L	完全だがゆっくりと屈曲 R　　　L	完全にすばやく屈曲 R　　　L	強く曲がっていて下肢の伸展が困難である R　　　L		
下肢牽引 足首をもち，上方へ下肢を引き上げる。殿部がもち上がるまでの膝の屈曲と抵抗感に注意する。左右別々にテストする。	膝は伸展したまま，抵抗感なし R　　　L	膝はわずかに屈曲するか，少し抵抗を感じる R　　　L	膝は殿部がもち上がるまで十分屈曲する R　　　L	殿部がもち上がったときは膝は屈曲したまま R　　　L	背部と骨盤がもち上がっても膝は屈曲したまま R　　　L		
膝窩角 膝を腹部につけ，足首の後方から検査者の指示で優しく押しながら膝を伸展する。左右別々に検査する。	180° R　　　L	＝150° R　　　L	＝110° R　　　L	＝90° R　　　L	＞90° R　　　L		
頭部コントロール（1）（伸筋） 児を座位にし，体幹は垂直位，検査者の両手で胸部を囲むように両肩を保持する。頭部は前方へ倒しておく。	頭部を挙上しようとしない	頭部を挙上しようとし，見ため以上に努力が感じられる	頭部を挙上するが，前方もしくは後方へ倒れる	頭部をもち上げ垂直に保つが動揺する			
頭部コントロール（2）（屈筋） 児を座位にし，体幹は垂直位，検査者の両手で胸部を囲むように両肩を保持する。頭部は後方へ倒しておく。	頭部を挙上しようとしない	頭部を挙上しようとし，見ため以上に努力が感じられる	頭部を挙上するが，前方もしくは後方へ倒れる	頭部をもち上げ垂直に保つが動揺する	頭部垂直位もしくは伸展位で，他動的に屈曲することができない		
頭部ラグ 両手首をもち，頭部を少し支え児を座位に引き起こす。肘の屈曲に注意する。	頭部は後方に垂れたまま	頭部を挙上しようとするが，後方に垂れたまま	わずかに頭部を挙上できる	体幹と一直線上に頭部を挙上する	頭部が体幹の前にある		

（文献2より一部改変引用）

検査の概要

評価は全34項目から構成され，① tone（10項目），② tone patterns（5項目），③ reflexes（6項目），④ movements（3項目），⑤ abnormal signs（3項目），⑥ behavior（7 項目）の6つのカテゴリーに分けられる（表2）。評価の方法が簡便であり，採点表から結果を点数化できるため，児の神経成熟における全体像を把握しやすい。

表2 評価項目とカテゴリー

項目	カテゴリー（点数）
姿勢	tone（10点）
上肢リコイル	
上肢牽引	
下肢リコイル	
下肢牽引	
膝窩角	
頭部コントロール（伸展）	
頭部コントロール（屈曲）	
頭部ラグ	
腹臥位懸垂	
上肢牽引 vs 下肢牽引	tone patterns（5点）
背臥位での姿勢	
下肢牽引 vs 膝窩角	
頭部コントロール伸展 vs 屈曲	
頭部ラグ vs 腹臥位懸垂	
腱反射	reflexes（6点）
吸引/咽頭反射	
手指把握反射	
足趾把握反射	
モロー反射	
台乗せ反射	
自発運動（量的）	movements（3点）
自発運動（質的）	
腹臥位頭部挙上	
手指または足趾の異常	abnormal signs（3点）
振戦	
驚愕	
眼の動き	behavior（7点）
聴覚的方位反応	
視覚的方位反応	
敏活さ	
刺激に対する感受性	
泣き	
あやす	

関連機能とチェックポイント

Dubowitzの新生児神経学的評価法は，PrechtlやBrazeltonなどの神経学的・行動学的評価を受けて作成された神経行動学的検査である。よって，新生児行動評価（NBAS）お

よびGMs観察法の要素をそれぞれ取り入れて構成されていて，これらの評価法に習熟することで，Dubowitzの評価法における結果の解釈も理解が深まる。

解釈と使用

　評価結果において，合計点が90%タイルの範囲外（30点未満）であれば，発達予後の不良さが示唆され，発達介入（フォローアップ）の対象になるとされる[1, 10]。一方，早産児においては，神経学的な異常がない場合においても合計点が30点未満となることが報告され，早産児を対象とした新たな基準を設ける必要性が指摘されている[11-13]。脳性麻痺，精神遅滞，自閉症スペクトラム障害などの予測に関しては，各評価項目やカテゴリー別のスコアの検討に加え，全体的なコラムの分布状況を観察することや，他の発達評価を組み合わせて用いる必要があると報告されている[11, 14]。

☞ p.260, 264 参照

参考文献

1) Dubowitz L, et al.: The Neurological Assessment of the preterm and Full-term Newborn Infant (2 nd ed). Mac Keith Press, 1999.
2) Dubowitz L, ほか 原著, 奈良勲, ほか 監訳: 早産児と満期産児のためのデュボヴィッツ新生児神経学的評価法（原著第2版）. 医歯薬出版株式会社, 2015.
3) McGready R, et al.: Neonatal neurological testing in resource-poor settings. Ann Trop Paediatr, 20 (4): 323-336, 2000.
4) Guzzetta A, et al.: Neurological examination in healthy term infants aged 3-10 weeks. Biol Neonate, 87 (3): 187-196, 2005.
5) Dubowitz L, et al.: Correlation of neurologic assessment in the preterm newborn infant with outcome at 1 year. J Pediatr, 105 (3): 452-456, 1984.
6) Molteno C, et al.: Neurological examination of the preterm and full-term infant at risk for developmental disabilities using the Dubowitz Neurological Assessment. Early Hum Dev, 41 (3): 167-176, 1995.
7) Molteno C, et al.: Evaluation of the infant at risk for neurodevelopmental disability. S Afr Med J, 89(10): 1084-1087, 1999.
8) Mercuri E, et al.: Neonatal neurological examination in infants with hypoxic ischaemic encephalopathy: correlation with MRI findings. Neuropediatrics, 30 (2): 83-89, 1999.
9) Woodward L, et al.: Can neurobehavioral examination predict the presence of cerebral injury in the very low birth weight infant? J Dev Behav Pediatr, 25 (5): 326-334, 2004.
10) Dubowitz L, et al.: An optimality score for the neurologic examination of the term newborn. J Pediatr, 133 (3): 406-416, 1998.
11) Mercuri E, et al.: Neurologic examination of preterm infants at term age: comparison with term infants. J Pediatr, 142 (6): 647-655, 2003.
12) 烏山亜紀, ほか: 早産児におけるDubowitz神経学的評価の特徴－脳障害児との比較－. 広島大学保健学ジャーナル, 4 (1): 35-40, 2004.
13) 儀間裕貴, ほか: 極低出生体重児極低出生体重児に対するDubowitz神経学的評価と修正6歳時点の発達の関係. 日本周産期・新生児医学会雑誌, 51 (3): 981-988, 2015.
14) Ricci D, et al.: Neurological examination of preterm infants at term equivalent age. Early Hum Dev, 84 (11): 751-761, 2008.

（儀間裕貴）

第2章 2 心身機能・身体構造　リハの前にまず栄養を評価しよう

4 栄養評価

目的・特徴

ICFの心身機能の中には，栄養評価が含まれている。私たちが関わるヒトの身体を構成している骨と筋肉は，① 重力と運動，② 栄養，③ 太陽の光によって維持されており，生命活動の基本となり，それぞれ密接に関わり合っている[1]。

小児は成長・発達を踏まえた支援が必要であり，特に成長期は，筋骨格系の急激な成長に伴い関節拘縮や側弯などの変形が進行しやすく，呼吸・嚥下機能低下など様々な面で生活に支障が生じやすい。適切な栄養評価により小さな不調や変化に気付きやすくなるだけでなく，リハプログラムによる過負荷を防ぐことも可能となる。また，リハビリテーションの視点から栄養の重要性について伝えていくことも大切となる。

対象と年齢	測定時間	信頼性と妥当性
1カ月〜	10〜30分	あり[注1]

注1：すべての方法に信頼性と妥当性は認められていないが，臨床現場では活用されており今後の課題となっている。

方法

栄養評価にはさまざまな指標が用いられる（図1）。

臨床現場で計測しやすい身体計測指標を中心に紹介する。

身長と体重から体格指数（body mass index：BMI），カウプ指数，身長年齢比（height for age：H/A），身長体重比（weight for height：W/H）を算出可能である（表1，図2, 3）。

慢性的に栄養状態が低下する場合，筋肉や体脂肪の減少は血液検査より先に変化しやすく，血液検査ではわからない栄養障害をすくい上げることができる。そのため身長・体重など身体計測指標は，その時々で評価するのではなく経過観察することが大事になる。

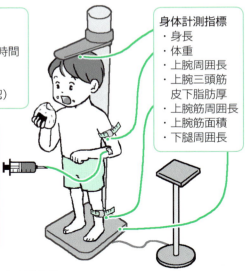

図1　栄養評価の指標

普段の食事状況
・大まかな量と内容
・食べ終わるまでの時間
・むせの有無
・脱水傾向の有無
　（水分摂取量の確認）

血液生化学的指標
・血清総タンパク
・アルブミン
・総コレステロール
・総リンパ球数
・血糖
・中性脂肪
・微量元素など

身体計測指標
・身長
・体重
・上腕周囲長
・上腕三頭筋皮下脂肪厚
・上腕筋周囲長
・上腕筋面積
・下腿周囲長

身体計測方法として，上腕周囲長（arm circumference：AC），上腕三頭筋皮下脂肪厚（triceps skinfold：TSF），下腿周囲長（calf circumference：CC）（図4，5）があり，上腕周囲長と上腕三頭筋部皮下脂肪厚の値から上腕筋周囲長（arm muscle circumference：AMC），上腕筋面積（arm muscle area：AMA）を算出可能（表2）となり，筋肉，脂肪量の変化から栄養状態の変化を推測することができる。
TSFが7 mm未満を低栄養とする報告[5]や日本人のデータではないがAC，TSFの各年齢の基準値もある[6]。
栄養不良の診断基準として筋肉と脂肪の損失状況を3段階で評価する方法（nutrition focused physical exam：NFPE）も提案されている[7, 8]ため筋肉の状態（張り・皮膚の色など）にも注目する必要がある。

表1
身体計測の各種指標

H/AとW/Hを用いて小児栄養障害パターンを分類[Waterlow分類（図3）※18歳以下に適用][3]。W/Hは80%以上が望ましく，70%以下では褥瘡，感染症リスクが高まりやすい[4]。

BMI	体重(kg)÷[身長(m)]^2 25以上が肥満，18.5以下が低体重，脳性麻痺痙直型は18，アテトーゼ型は16を標準値としている[2]。
カウプ指数	体重(kg)÷[身長(m)]^2 BMIと同じ計算方法であるが，3カ月から5歳を対象。月齢，年齢によって標準値は変化する。
身長年齢比(H/A)	慢性栄養障害の指標（図2）
身長体重比(W/H)	急性栄養障害の指標（図2）

図2　成長曲線からH/A・W/Hの算出

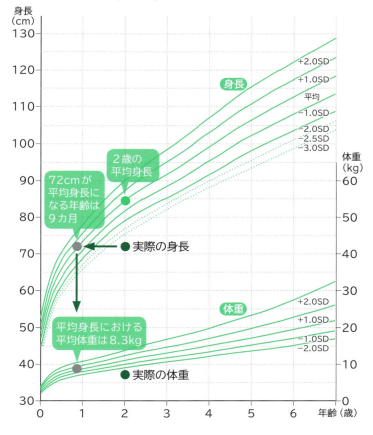

例　2歳，女児，
　　身長：72 cm，体重：6.1 kg
　　H/A：Height for Age
　　　※2歳の平均身長：85 cm
　　H/A＝身長／平均身長×100 [%]
　　　　＝72÷85×100
　　　　≒85

　　W/H：Weight for Height
　　　※72 cmが平均身長となる
　　　　年齢は9カ月，
　　　　9カ月の平均体重は8.3 kg
　　W/H＝体重／平均身長における平均体重×100 [%]
　　　　＝6.1÷8.3×100
　　　　≒73

図3 身長体重比(W/H)と栄養障害

図4 上腕周囲長

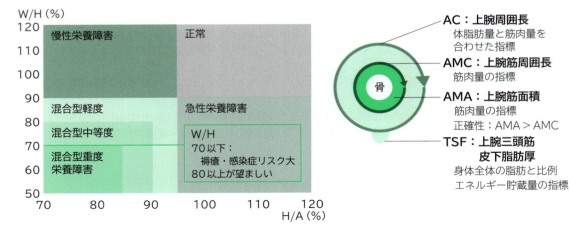

図5 身体計測の方法

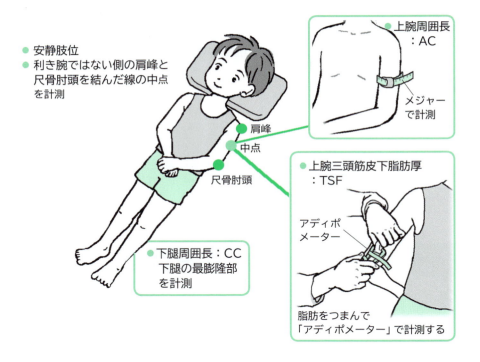

表2 上腕筋周囲長と上腕筋面積

- AMC(cm)＝AC−0.314×TSF
  利き腕ではない側の上腕骨中点での上腕筋周囲径の理論値

- AMA(cm^2)＝(AC−0.314×TSF)^2/4
  利き腕ではない側の上腕骨中点での上腕筋断面積の理論値

解釈と使用

　脳性麻痺の児における低栄養の割合は30％以上に達し，より重度の機能障害を有する児でより高い比率を示す報告がある[9]。特に重症心身障害児・者は疾患的特徴（筋緊張亢進や努力性呼吸などによる消費エネルギー増大）や介護の利便性（保護者などの移乗負担軽減など）を考慮し，体重を制限してしまうことで極度のやせ，低栄養状態に陥りやすい（重症児版フレイルサイクル[10]：図6）。

　低栄養状態は易感染性，骨折，長期・頻回の入院，褥瘡・創傷治癒遅延などさまざまな合併症を発症する危険性がある。適切な栄養療法により低栄養の改善を促し，児の残存・回復・代償能力を高めることが可能となるが，実施するうえでは栄養評価が不可欠となる。

　身体機能や呼吸機能，栄養状態，生活環境などを総合的に評価し，支援を行えるリハビリテーション職が担う役割は非常に大きい。

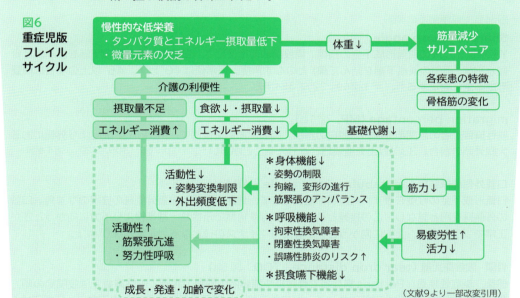

図6 重症児版フレイルサイクル

（文献9より一部改変引用）

参考文献

1) 高増哲也: 小児科 高増先生のリハスタッフが知っておきたい小児の臨床栄養 リハスタッフがなんで栄養?. 地域リハビリテーション, 8(7): 537-539, 2013.
2) 口分田政夫, ほか: 重症心身障害児の栄養管理. 静脈経腸栄養, 27(5): 1175-1182, 2012.
3) Waterlow JC: Classification and definition of protein-calorie malnutrition. Br Med J, 3(5826): 566-569, 1972.
4) 土岐 彰: 小児栄養ケアの実際—身体計測の実際と評価法. チームで実践!! 小児臨床栄養マニュアル, 高増哲也, ほか 編, p31-36, 文光堂, 2012.
5) 高増: 栄養. 小児科当直医マニュアル 改訂14版, 神奈川県立こども医療センター小児内科・小児外科 編, p69-80, 診断と治療社, 2016.
6) Kendrin Sonneville, et al.: Manual of Pediatric Nutrition, 5th Edition, p13-15, People's Medical Publishing House, 2013.
7) Fischer M, et al.: Evaluation of muscle and fat loss as diagnostic criteria for malnutrition. Nutr Clin Pract, 30(2): 239-48, 2015.
8) Freeman H, et al.: The Practitioner's Guide to Nutrition-Focused Physical Exam of Infants, Children, and Adolescents. American Society for Parenteral and Enteral Nutrition, 2019.
9) Odding E, et al.: The epidemiology of cerebral palsy: incidence, impairments and risk factors. Disabili Rehabil, 28(4): 183-191, 2006.
10) 黒川洋明: 第15章 重症心身障害児の嚥下理学療法. 理学療法実践レクチャー 栄養・嚥下理学療法, 第1版, p177-189, 医歯薬出版, 2018.

（黒川洋明）

第2章 **2 心身機能・身体構造** X線画像で角度や距離を測定しよう

5 X線画像評価（股関節，膝，足）

目的	特徴	対象と年齢
関節角度や関節のアライメント（変形）を把握する。	外からの観察ではわからない，骨や関節状態が把握でき，定量的に評価できる。	疾患は問わず，すべての年齢

注意点	測定時間	信頼性と妥当性
縦断的に画像を比較する際に，比較する画像が同様の測定姿位で撮られているかを事前に確認する。X線画像の値は，線の引き方で数°の誤差が出る。	それぞれ1～2分	あり

方法

股関節：前額面での読影

Sharp角（sharp angle，図1a）
Y軟骨閉鎖以降の臼蓋形成不全の指標。両股関節前後像にて，臼蓋外側縁と涙痕下端を結ぶ線と骨盤水平線（両側の涙痕下端を結んだ線）とのなす角度。正常値は40°以下。45°以上の場合は臼蓋形成不全と判定する[1]。☞ p.269，321，384 参照

migration percentage（MP，図1b）
脳性麻痺患者の股関節亜脱臼，脱臼の指標。両股関節前後像にて，Perkin's lineより外側にある大腿骨頭の割合。33%以上を亜脱臼ととらえることが多い[2]。☞ p.269，309，321，384 参照

臼蓋外側縁傾斜角（acetabular ridge angle：ARA，図2）
臼蓋形成不全の程度を表す。両股関節前後像にて，骨盤水平線と臼蓋外側縁の接線のなす角。臼蓋の外側縁を円と見なし，この接線と基準線とのなす角度で示され，基準線より下方に向かうときが正常でプラスの値，上方に向かうときが異常でマイナスの値となる。正常値は0°以上。

骨頭 - 涙痕間距離（tear drop distance：TDD，図3a）
感染，炎症性疾患，Perthes病などで骨膜炎や関節液の貯留の評価，脳性麻痺では股関節の側方化の評価に使用。両股関節前後像にて，涙痕外側縁と大腿骨骨幹端内側縁との距離[3]。正常値は6カ月～11歳で平均8.8 ± 1.3 mm（6～11 mm）[3]，18～60歳で7.2 ± 1.6 mm[4]。11 mm以上か健側と比べて2 mm以上開大している場合は関節液の貯留が示唆される。

Shenton line（図3b）
股関節亜脱臼，脱臼の上方偏倚の指標。骨盤閉鎖孔の上縁をなす曲線と大腿骨頸部内縁の曲線との差。正常値は0 mm（表1）。☞ p.321，384 参照

対象者と測定環境の注意点

X線画像の値は，線の引き方で数°の誤差が出る。また，縦断的に画像を比較する際は，比較する画像が同様の測定姿位で撮られているかを事前に確認することが重要で，股関節前後像では閉鎖孔の大きさや左右差が同様に写っているのかを確認する。足関節は荷重位で撮影する場合，荷重時の上半身のアライメントによって荷重の程度も変わるため，診療放射線技師やセラピストが複数名関わる際には，特に撮影時の状況や工夫点を確認しておく。

図1 Sharp角とmigration percentage

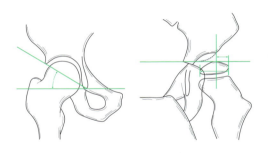
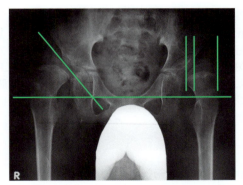

a　Sharp角　　b　migration percentage　　c　Sharp角とmigration percentageを示したX線画像

図2 臼蓋外側縁傾斜角

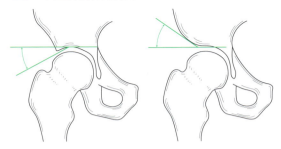

図3 骨頭-涙痕間距離とShenton line

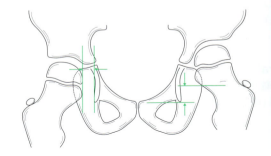
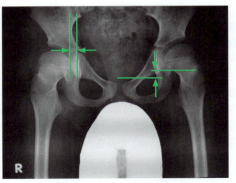

a　骨頭-涙痕間距離　　b　Shenton line　　c　骨頭-涙痕間距離とShenton lineを示したX線画像

表1 股関節X線画像の計測方法

Sharp 角(°)	臼蓋外側縁と涙痕下端を結ぶ線と骨盤水平線（両側の涙痕下端を結んだ線）とのなす角度。
MP(%)	Parkins' lineより外側にある大腿骨頭の割合。基準線上で骨頭外側端から臼蓋外側端までの長さと，骨頭内側端から骨頭外側端までの長さとの比率で示され，骨頭の何％が臼蓋外にあるかを表わす。
ARA(°)	骨盤水平線（両側の涙痕下端）と臼蓋外側縁の接線のなす角。臼蓋の外側縁を円と見なし，この接線と基準線とのなす角度で示され，基準線より下方に向かうときが正常でプラスの値，上方に向かうときが異常でマイナスの値となる。
TDD(mm)	涙痕外側縁と大腿骨骨幹端内側縁との距離。
Shenton line(mm)	骨盤閉鎖孔の上縁をなす曲線と大腿骨頸部内縁の曲線との差。

MP：migration percentage，ARA：acetabular ridge angle，TDD：tear drop distance

膝関節：矢状面での読影

Insall-Salvati 法（Insall-Salvati Index：ISI，図4）
膝蓋骨高位の指標。膝関節30°屈曲位側面像にて，膝蓋腱の長さ（LT）と膝蓋骨の長さ（LP）の比[5]。LT/LP比が1.2以上の場合は膝蓋骨高位を，0.8以下の場合は膝蓋骨低位と判定する。

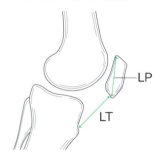

図4 Insall-Salvati 法

足関節：前額面での読影

正面距踵角（A-P talocalcaneal angle: A-P TC angle，図5a）
内外反足の指標。距骨長軸と踵骨長軸のなす角[6, 7]。荷重時の正常値は5歳以下が30〜50°，5歳以上が15〜30°，8歳以降には20〜30°と安定してくる。内反足で角度が小さくなる。

MTR角（Metatarsotalar line to the rear part of the foot angle，図6）
足関節の内外転の指標。前方25°からの足部荷重時背底像にて，第二中足骨頭中心と距骨頭中心を結んだ線と，内果と外果の先端を結んだ線のなす内側の角[8]。正常値は94.5±0.4°で，MTR角が小さくなると内転変形，大きくなると外転変形とする。

足関節：矢状面での読影

側面距踵角（lateral talocalcaneal angle，図5b）
後足部の内外反の指標。距骨長軸と踵骨長軸のなす角。荷重時の正常値は25〜50°，非荷重時は1歳未満で40°，7歳以降には20〜30°と安定してくる。内反足で角度が小さくなる。
距踵指数（talo-calcaneal index：T-C index）＝正面距踵角＋側面距踵角　を使用することも多く，T-C indexの正常下限は40°である。

側面距骨第一中足骨角（Meary's angle，lateral talo-first metatarsal angle，図7）
扁平足，凹足の指標。荷重時側面像にて，距骨長軸と第一中足骨長軸のなす角[9]。正常値は0°で，扁平足では距骨長軸線が第一中足骨長軸線の下側（底側）を通り，凹足では距骨長軸線が第一中足骨長軸線の上側（背側）を通る。

図5　正面距踵角と側面距踵角　　図6　MTR角　　図7　側面距骨第一中足骨角

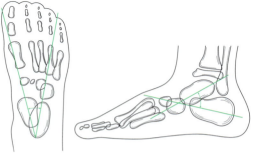
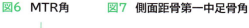
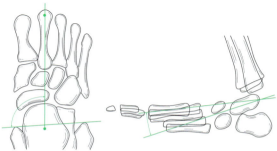

a　正面距踵角　　b　側面距踵角

解釈と使用

　股関節脱臼，亜脱臼の評価にはMPが使用されることが多く，縦断的な整形外科手術後の変化[10-12]やボトックス治療後の変化[13]などの報告がある。検者内信頼性ICC（1.1）は0.95，検者間信頼性ICC（2.1）は0.94と高い値が報告されている[14]。股関節脱臼の基準にはMPが用いられることが多いが，研究によって亜脱臼をMP　33%以上と定義していたり，40%以上と定義していたり，さまざまである。

　膝蓋骨高位はかがみ姿位の脳性麻痺患者だけでなく，GMFCSレベルⅤの重度な者にも多くみられる病態である。整形外科治療にて膝蓋腱縫縮術が行われることがあり，術後に膝蓋骨高位が軽減したと報告されているが，機能との関係は明らかになっていない[15]。股関節，膝関節，足関節のX線指標に共通する点は，手術前後の形態変化に関する報告が中心で，評価指標も少ないことが多い。そのなかでも，股関節手術後の変化をGMFCSレベルごとに，MPだけでなくSharp角やARA，Shenton line，TDDなど複合的に調査することで，臼蓋形成には股関節求心位での荷重機会の重要性を明らかにしている研究もある[16]。

参考文献

1) Sharp IK : Acetabular dysplasia. The acetabular angle . J Bone Joint Surg Br, 43: 268-272, 1961.
2) Reimers J : The stability of the hip in children. A radiological study of the results of muscle surgery in cerebral palsy. Acta Orthop Scand, 184: 1-100, 1980.
3) Eyring EJ, et al: Early diagnostic and prognostic signs in Legg-Calve-Perthes disease. Am J Roentgenol Radium Ther Nucl Med, 93: 382-387, 1965.
4) 藤井玄二：日本人成人股関節の臼蓋 骨頭指数. 整形外科 45: 773-780, 1994.
5) Insall J, et al: Patella position in the normal knee joint. Radiology, 101(1): 101-104, 1971.
6) 三好邦達：先天性内反足と後部足根骨. 整形外科21巻6号 427-434, 1970.
7) Templeton AW, et al: Standerization of terminology and evaluation of osseous relationships in congenitally abnormal feet. Am J Roentgenol Radium Ther Nucl Med, 93:374-381, 1965.
8) 熊谷洋幸，ほか：先天性内反足における足内転変形の測定法について. 整形外科と災害外科. 25(4): 352-355, 1976
9) Meary R : On the measurement of the angle between the talus and the first metatarsal. Clin Orthop Relat Res, 11: 85, 1958
10) 粟國敦男，ほか：LCPペディアトリックヒッププレートを用いた脳性麻痺児股関節亜脱臼・脱臼に対する大腿骨近位減捻内反骨切り術の経験. 日小児整外会誌, 25(2): 212-216, 2016.
11) 武田真幸，ほか：脳性麻痺股関節亜脱臼に対する整形外科的選択的痙性コントロール手術の効果. 日脳性麻痺の外研会誌, 27: 47-50, 2017.
12) 松尾　篤，ほか：脳性麻痺股関節亜脱臼，脱臼に対する整形外科的選択的痙性コントロール手術の中期成績. 日小児整外会誌, 23(2): 372-378, 2014.
13) 久野亜積実，ほか：当院での股内転筋に対するボツリヌス治療の実際. 近畿小児整外, 29：7-9, 2016.
14) Shore BJ, et al: Reliability of Radiographic Assessments of the Hip in Cerebral Palsy. J Pediatr Orthop, 26: 2018.
15) 森下公俊，ほか：痙直型両麻痺児の膝蓋骨高位を伴うクラウチング肢位に対する膝蓋腱縫縮術の経験. 日脳性麻痺の外研会誌, 21: 131-135, 2011.
16) 楠本泰士，ほか：脳性麻痺児における粗大運動機能別の股関節筋解離術前後5年間の股関節脱臼の変化. 理学療法学, 43(4): 293-299, 2016.

（楠本泰士）

第2章 2 心身機能・身体構造 形態そのものを評価しよう

6 四肢長周径・アーチ高率

目的
身体各部の長さ（周計・距離）を計測する。

特徴
メジャーなどの長さを計る一般的な器具を用いて，周径や距離などの空間的指標を計測する。

対象と年齢
障害の有無，性別，年齢に関係なく測定対象とする。

注意点
変形が強い場合や小児で測定に協力が得られない場合には測定方法に配慮が必要である。

測定時間
各測定項目によって異なるが，個々の項目は1分以内で可能。

信頼性と妥当性
あり

方法

各測定肢位は項目ごとに適切な姿勢をとる。 ▶ 四肢長測定は上肢・下肢ともにランドマークからランドマークへの距離を測定する。 ▶ 四肢の形成不全や切断肢の測定はランドマークから各上肢または下肢の先端までを測定する（表1）。 ▶ 周径については最大周径，最小周径は決められた位置での測定とする。

表1 四肢長・切断肢等の長さの測定起始・末端

測定部位		測定部の起始	測定部の末端
上肢長		肩峰外側端	橈骨茎状突起または第3指先端
手長		橈骨茎状突起と尺骨茎状突起間の中点	第3指先端
前腕長		上腕骨外側上顆	橈骨茎状突起
上腕長		肩峰外側端	上腕骨外側上顆
下肢長	足長	踵後端	第2趾または足の形によっては最も長い足趾
	下腿長	大腿骨外側上顆または膝外側関節裂隙	外果
	大腿長	大腿骨大転子	大腿骨外側上顆または膝外側関節裂隙
	転子果長(trochanter-malleolus distance：TMD)	大腿骨大転子	外果
	棘果長(spino-malleolus distance：SMD)	上前腸骨棘	内果
切断肢などの長さ	上肢実用長	健側腋窩下縁	健側母指先端
	前腕断端長	上腕骨外側上顆	断端先端
	上腕断端長	腋窩下縁	断端先端
	下肢実用長	健側坐骨結節	足底あるいは床面までの距離
	下腿断端長	膝外側関節裂隙	断端先端
	大腿断端長	坐骨結節	断端先端

アーチ高率はノギスなどを用いて体表より床から足部内側の舟状骨までの高さ（舟状骨高）を測定し，足長（踵後端—第1趾先端または最も長い足趾）に対する舟状骨高の割合を算出する[1,2]（図1，2）。

アーチ高率＝（舟状骨高÷足長）×100（％）

図1 舟状骨粗面の高さの測定風景

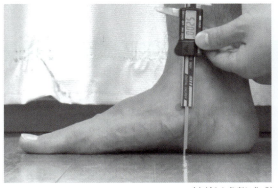

（文献1を参考に作成）

図2 足長の測定風景

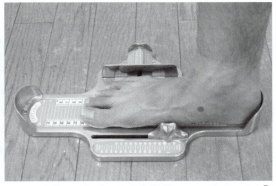

a　スライディングスケールの使用（Brannock Device®）

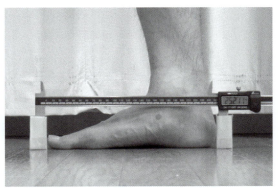

b　300 mmノギスの使用

（文献1を参考に作成）

決まりごと

アーチ高率測定時には舟状骨の位置を正しくとらえ，立位での荷重位とする（表2）。

検査の概要

四肢長・切断肢などの長さの測定により，主に左右差を比較する。周径測定は筋の発達や肥大，筋萎縮，腫脹・浮腫などを評価する。アーチ高率測定は足部内側縦アーチの発達程度を評価する。

表2　形態計測の決まりごと

測定項目	測定時の決まりごと
四肢長・切断肢などの長さ	各測定項目で定められた各肢節の構えを原則とする。 例として棘果長や転子果長測定時には股関節内外旋中間位とするように，上肢測定時にも決められた構えを順守する。
周径	メジャーは最初，軽く締め付け，その後にやや緩める。 メジャーは測定部位の長軸に対し，垂直に巻く。その上で水平に読み取る。
アーチ高率	測定時には舟状骨の位置を正しくとらえる。 そのため，測定以前に皮膚鉛筆やシールなどで印をつけるとよい。

対象者と測定環境の注意点

それぞれの測定項目において，姿勢の影響で値が異なる場合があるため，原則定められた姿勢で行う。一方で拘縮や変形などでやむをえず変法で計測する場合には，再計測時の再現性を担保するため，実施した計測方法を記載しておく。四肢長などの計測時には見かけ上の短縮や延長

に注意する必要がある。

アーチ高率算出のための足部計測は，左右対称的に荷重された立位下で行う。また，小児対象にアーチ高率の評価を行う際，静止立位を保持できない場合は値が揺らぐことがあるので注意が必要である（表3，4参照）。

表3　四肢長・切断肢等の長さの計測時の注意点

計測項目		計測時注意点
共通項目		原則として測定部位は露出し，患者のプライバシーに配慮する。
		メジャー使用時にはたるませたり，捻じれたりさせない。
		ランドマークを適切に触知し，測定部位が標準と異なる場合には記載しておく。
		見かけ上の左右の長さの差に惑わされず，定められた測定部位間を測定する。
四肢長計測	上肢長	測定は座位または立位であれば上肢を下垂し，肘伸展・前腕回外位とする。
	足長	底背屈中間位とする。
	転子果長	膝屈曲拘縮で完全伸展が難しい場合には，大転子から膝関節外側裂隙までメジャーを当て，外側膝裂隙に一度ポイントを取ってから，外果までの距離の総和を算出するなどの変法を採用する。その際には測定手順を評価用紙に記載し，再測定時の再現性を担保する。
	棘果長	膝屈曲拘縮で完全伸展が難しい場合には上前腸骨棘から膝関節内側裂隙までメジャーを当て，内側膝裂隙に一度ポイントを取ってから，内果までの距離の総和を算出する。その際には測定手順を評価用紙に記載し，再測定時の再現性を担保する。下肢の過度な内外旋や左右下肢の向きの違いに注意する。誤った値を示す可能性がある。

表4　周径の測定部位・注意点

	計測部位	計測箇所の位置	注意点
上肢	上腕周径（肘屈曲位）	上腕中央部での上腕二頭筋の最大膨隆部	肩甲上腕関節の付近で三角筋にかからないように注意が必要
	上腕周径（肘伸展位）	肘屈曲位と同じ位置	
	最大前腕周径	前腕近位部の最大膨隆部	複数の部位で計測を繰り返し，最大膨隆部で測定した値を採用する
	最小前腕周径	前腕遠位部の最小部	
下肢長	大腿周径	膝蓋骨上縁より5・10・15・20 cm近位のそれぞれの部位	膝蓋骨上縁では膝関節の腫脹程度を確認する。上縁から5〜10 cmでは内側広筋，10〜15 cmでは外側広筋の発達を評価する。15〜20 cmでは大腿全体の筋群の発達程度を調べる。背臥位時，大腿部周径の測定には大腿部下にメジャーを通すため，膝窩などに最低限度のフェイスタオルなどを入れるとよい。
	最大下腿周径	下腿近位部の最大膨隆部	背臥位時，下腿三頭筋の筋腹が圧迫されないよう，足関節に必要最低限度のフェイスタオルなどを入れるとよい。
	最小下腿周径	下腿遠位部の最小部	内果および外果より近位の最も細い部分を測定
その他	頭囲	眉間と外後頭隆起を結ぶ高さ	測定時，目盛を水平に読み取ること。
	胸囲	乳頭と肩甲骨下角を結ぶ高さ	
	腹囲	臍の高さあるいは第12肋骨と腸骨稜の中間の高さ	

信頼性と妥当性

四肢長測定にはランドマークの特定が重要である。転子果長（trochanter-malleolus distance：TMD）の測定には大転子の同定が重要であり，大谷らは大腿骨模型を用いた転子果長測定時の大転子測定ポイントの同定を行う基礎研究を行っている。大転子の横方向はICC（1，1）＝0.999（95％信頼区間：0.997-0.999），縦方向はICC（1，1）＝0.999（95％信頼区間：0.999-0.999）と高い検者内信頼性を示した[3]。

アーチ高率はX線画像による足部評価法である横倉法の楔舟関節，足根第1中足関節の高さの計測値と高い相関が認められている（それぞれr＝0.814，p＜0.01，r＝0.795，p＜0.01）[1]。そのため，アーチ高率の測定は足部アーチの評価法として妥当であると考えられる。また，体表からの舟状骨高測定に基づく，アーチ高率に関してはダウン症児で測定した場合，検者内信頼性がICC（1，3）＝0.997と報告されている[4]。よって，検者内信頼性についても担保されていると考えられる。

解釈と使用

脚長差測定においてはSMD，TMD両者の測定により下肢長そのものに左右差が存在するのか，股関節に問題が生じた結果として，左右差が存在するのかを検証する。背臥位時のallis sign[5,6]や骨盤の傾斜を示す両腸骨稜あるいは両上前腸骨棘をそれぞれ結んだ線の傾斜と合わせて，脚長差の原因に関する臨床での評価が可能である。股関節に問題があり，脚長差が出現するのであればTMDは左右差を示さず，SMDが左右差を示すはずである。これは骨頭の位置異常や大腿骨頸部の問題に由来すると考えられる。さらなる精査が必要な場合はX線画像の前後像読影により，骨頭の側方偏移率（migration percentage：MP）[7,8]あるいは頸体角[9]の測定などによって脚長差の原因を同定する。TMDにも左右差が存在するようであれば，次に大腿長・下腿長を測定し，脚長差の原因を追究することが重要である。

足部の骨格の評価にはゴールデンスタンダードとして，X線撮影が用いられるものの，臨床のセラピストにとって簡便に行えるものではない。簡便な評価として足部の発達をアーチ高率で評価する。

参考文献

1) 大久保　衛: メディカルチェックにおける足アーチ高測定方法の検討. 臨床スポーツ医学, 6(別冊): 336-339, 1989.
2) 三秋泰一, ほか: アーチ高率の違いによる内外側方向における足圧中心位置の検討. 理学療法科学, 22(3): 409-412, 2007.
3) 大谷拓哉, ほか: 転子果長測定における大転子測定点に関する調査. 形態・機能, 15(2): 48-56, 2016.
4) Kanai Y, et al.: Intra-rater reliability of arch height ratio measurement using the navicular tuberosity on the surface of the body in children with Down syndrome. Journal of Physical Therapy Science, 31(5): 449-452, 2019.
5) McCarthy JJ, et al.: Developmental dysplasia of the hip(DDH). Current Orthopaedics, 19(3): 223-230, 2005.
6) Storer SK, et al: Developmental dysplasia of the hip. Am Fam Physician, 74(8): 1310-1316, 2006.
7) Scrutton D, et al: Surveillance measures of the hips of children with bilateral cerebral palsy. Arch dis child, 76(4): 381-384, 1997.
8) Reimers J: The stability of the hip in children: a radiological study of the results of muscle surgery in cerebral palsy. Acta Orthop Scand Suppl, 51: 1-100, 1980.
9) 廣島和夫, et al: Neck-Shaft angle(頸体角). これでわかる整形外科X線計測, 金原出版, p177, 1987.
10) 臼田　滋 編: 形態計測の実際. ビジュアルレクチャー理学療法基礎評価学, 医歯薬出版, p48-59, 2014.

（金井欣秀）

第2章 2 身機能・身体構造 脊柱側弯の程度を評価しよう

7 Cobb角

目的	特徴	対象と年齢
脊柱側弯の弯曲の程度を定量化する。	脊柱のX線画像上で，弯曲の程度を角度（Cobb角）で測定する。角度の計測には，実際のX線フィルム上で補助線を引いて分度器で測るマニュアル手法と，コンピュータ画面上で計測を行うデジタル手法がある。	臨床症状として脊柱側弯の発生や進行が考慮される対象者に対して用いられる。年齢を問わず使用可能である。

注意点	測定時間	原典
立位でX線撮影を行った対象者では，脚長差や足のアーチの左右差などが存在する場合，代償性の脊柱側弯が観察されることがある。そのためこれらに問題がないかを事前に評価しておくとよい。	5〜10分	この方法は1948年にCobbによって報告された[1]。

方法

脊柱の弯曲を構成する椎体を同定する。 ▸ 上端の椎体上縁と下端の椎体下縁にそれぞれ線を引く。 ▸ 2本の直線のなす角度（Cobb角）を計測する（図1）。このとき，上下端の椎体，頂椎，凸側も併せて計測し記録する。 ▸ 正常な脊柱では0°となり，重度になるほど角度が増大する。

弯曲は1つだけとは限らず，シングルカーブ（C字カーブ），ダブルカーブ（S字カーブ）など，複数認められることもある。

図1 Cobb角の計測方法

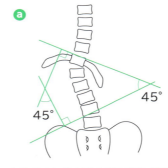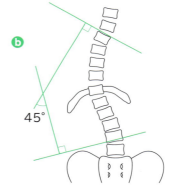

a：右凸Cobb角45°の脊柱側弯（頂椎：第2腰椎，終椎：第12胸椎と第4腰椎）
b：右凸Cobb角45°の脊柱側弯（頂椎：第12胸椎，終椎：第8胸椎と第4腰椎）
※aとbはともに同じCobb角であるが，弯曲を構成する椎体数が異なる（aは5個，bは9個）ため，弯曲はbのほうが緩やかである

対象者と測定環境の注意点

- X線撮影時の姿勢保持に他者の補助を要する場合，補助の仕方によってCobb角が変動する恐れがある。
- 経時的変化をとらえようとする際には撮影時の姿勢は統一し，姿勢保持の方法などを一定にすることが望ましい。

信頼性と妥当性

- マニュアル手法とデジタル手法ともに検者内および検者間の信頼性は高い（ともにICC 0.9以上）ことが報告されている[2]。
- 妥当性は不明。
- 一般的に計測誤差は±5°とされている[3]が，X線の照射角度によっても誤差が生じることが報告されている[4]。

決まりごと

- 立位全脊柱前後像を用いる。
- 立位が不可能な場合は座位，座位も不可能な場合は背臥位で撮影した全脊柱前後像を用いる。

検査の概要（利点と限界）

- 脊柱の弯曲の程度を角度でわかりやすくとらえることができる。
- X線撮影は被曝を伴うため，短期間で頻回の評価を行うことは困難である。

関連機能とチェックポイント

- 脊柱が一側へ側屈するとき，椎骨は反対側へ回旋する特徴を有する[5]（図2a）。また弯曲に胸椎が含まれているとき，胸椎も回旋することとなり肋軟骨を介して連結している肋骨に歪みが生じるため胸郭変形を伴う[6]（図2b）。そのため，胸椎部における変形は拘束性換気機能障害や混合性換気機能障害に至る[7]。
- 胸椎部に限らず，腰椎の高度弯曲により腹腔容積が低下し横隔膜が押し上げられることなどから，主弯曲が胸腰椎や腰椎部にあっても呼吸に影響が及ぶ可能性がある[8]。
- 弯曲が高度になると凹側の肋骨と腸骨稜が衝突し，疼痛や褥瘡の発生につながるため，臨床症状と関連付けて評価を行うことが重要である。
- 座位バランスの低下に伴い姿勢保持に上肢の支持を要するため，座位での上肢活動の制限や嚥下障害，胃食道逆流症，通過障害などにつながる可能性もある[9]。

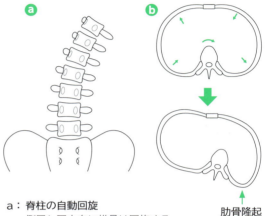

図2 脊柱の運動と肋骨の歪み

a：脊柱の自動回旋
側屈と同方向に椎骨は回旋する。
※ 回旋は頂椎で最大になる。

b：胸椎の回旋と肋骨の歪み
胸椎が回旋すると，矢印の方向に肋骨が歪み胸郭の形状が非対称的になる。
※ 回旋した側の肋骨後面は後方に突出する（肋骨隆起）。

肋骨隆起

（文献5，6より引用）

解釈と使用

Cobb角はX線撮影時の姿勢によっても変動する可能性があるため，Cobb角を用いて評価する際には，その増減のみに一喜一憂しないことが重要である。

- 同じCobb角であっても弯曲を構成する椎体の数が多ければ弯曲はより緩やかになる（図1b）。そのため，対象者の経時的な変化を追跡する場合は，Cobb角と併せて弯曲を構成する椎体の範囲も含めて解釈する。
- 脊柱側弯は前額面上のみの変形ではなく，矢状面上や水平面上の変形を伴う三次元的な変形であるため，前弯や後弯，各椎骨の回旋の要素なども考慮して総合的に評価する。
- 脊柱側弯の予後予測には対象者の年齢帯が大きく影響する（"関連研究"を参照のこと）。
- Cobb角は短期間の変化だけでなく，数年単位での推移を踏まえて解釈することが求められる。

関連研究

● 痙直型脳性麻痺児の脊柱側弯の自然経過について平均（範囲10〜25年間）にわたるCobb角の推移を分析した結果，側弯は10歳以前に出現すること，成長期に急速に進行すること，また，15歳以前にCobb角が40°以上の対象者では40°未満の対象者に比べて最終的に60°以上に達する割合が高かったことが報告されている[10]。

● 成人脳性麻痺者の脊柱側弯の自然経過について，骨成熟が完了した後の平均16.3年間（範囲4〜40年間）にわたるCobb角の推移を分析した結果，骨成熟完了時点でCobb角が50°以上だった対象者では，50°未満であった対象者と比べて，その後の1年あたりのCobb角増加の割合が大きくなる（1.4°vs 0.8°）ことが報告されている[11]。

● 骨格系の成長が著しい思春期における脊柱側弯の進行については，骨の成熟度を評価する骨端線閉鎖などを併せて評価し，今後のCobb角増大のリスクを把握する。

● 被曝の問題を回避し，X線撮影が行えない環境でも簡便に脊柱側弯を評価する方法として，重症心身障害児（者）（ダブルカーブは除く）を対象に背臥位で剣状突起と上前腸骨棘間の距離を計測し，その左右比からCobb角を推定する方法も報告されている[12]。

☞ p.305，398 参照

参考文献

1) Cobb JR: Outline for the study of scoliosis. Am Acad Orthop Surg Instr Course Lect, 5: 261-275, 1948.
2) Gstoettner M, et al.: Inter- and intraobserver reliability assessment of the Cobb angle: manual versus digital measurement tools. Eur Spine J, 16(10): 1587-1592, 2007.
3) 峰久京子: 理学療法関連用語〜正しい意味がわかりますか? Cobb法. 理学療法ジャーナル, 39(12): 1081, 2005.
4) 泉 恭博: 話題提供 側弯角（コブ角）の信頼度. 脊柱変形, 22(1), 12-17, 2007.
5) A. I. Kapandji 著, 塩田悦人 訳: カラー版　カパンジー関節の生理学Ⅲ(3)脊椎・体幹・頚部　原著第6版, p36-37, 医歯薬出版, 東京, 2008.
6) A. I. Kapandji 著, 塩田悦人 訳: カラー版　カパンジー関節の生理学Ⅲ(3)脊椎・体幹・頚部　原著第6版, p148-149, 医歯薬出版, 東京, 2008.
7) 小崎慶介: オーバービュー　小児の麻痺性脊柱変形とは. 小児の麻痺性脊柱変形をどう扱うか, Journal of Clinical Rehabilitation, 25(7): 644-649, 2016.
8) 光岡清香, ほか: 入門講座　脳性麻痺に対する手術療法　脳性麻痺の脊柱変形に対する手術療法. 総合リハビリテーション, 42(12): 1161-1165, 2014.
9) 宇野耕吉, ほか: 神経・筋原性側弯症. 側弯症治療の最前線　基礎編, p248-258, 医薬ジャーナル社, 東京, 2013.
10) aito N, et al.: Natural history of scoliosis in spastic cerebral palsy. Lancet, 351(9117): 1687-1692, 1998.
11) Thometz JG, et al.: Progression of scoliosis after skeletal maturity in institutionalized adults who have cerebral palsy. J Bone Joint Surg Am, 70(9): 1290-1296, 1988.
12) 大須田祐亮, ほか: 重症心身障害児（者）における骨指標間距離を用いたCobb角の推定. 日本重症心身障害学会誌, 40(3): 351-357, 2015.

（大須田祐亮）

第2章 **2 心身機能・身体構造** 呼吸の状態を評価しよう

⑧ 呼吸

目的

新生児，小児，重症心身障害児の呼吸の問題は多くのさまざまな要因が関与するが，大きく分けて，気道，胸郭・肺，ポンプ機能から成る「呼吸を規定する三要素」[1]と肺実質病変の状態から考える必要がある。呼吸評価の目的は，これらを評価し現在の呼吸の状態を把握することである。評価はフィジカルアセスメント（視診・触診，聴診）と動脈血液ガス，胸部X線画像，呼吸機能評価などの検査所見により行われる（図1）。

図1
呼吸評価の目的

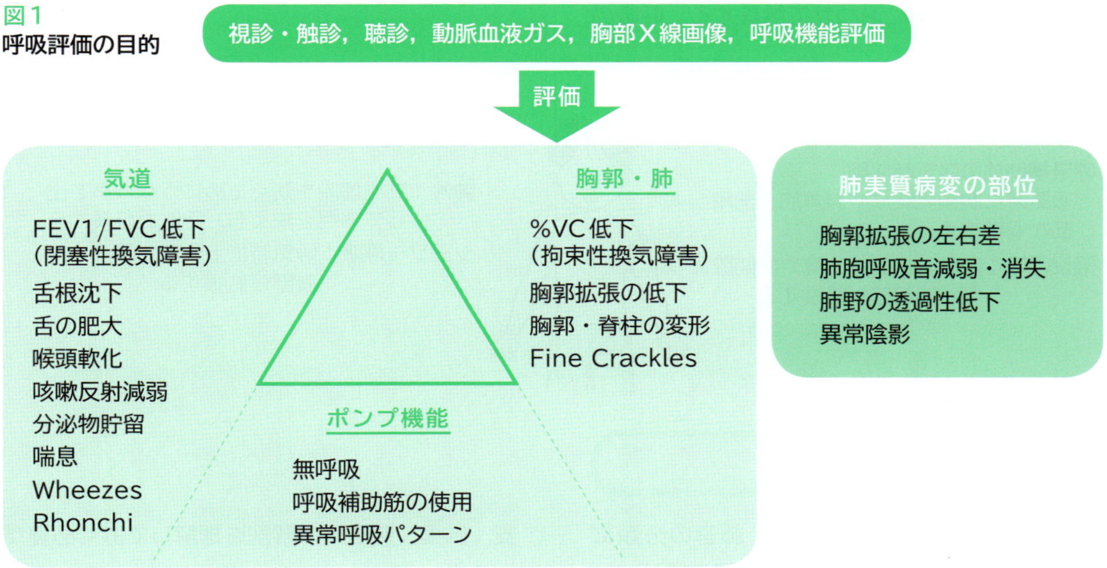

視診・触診，聴診，動脈血液ガス，胸部X線画像，呼吸機能評価

評価

気道
FEV1/FVC 低下
（閉塞性換気障害）
舌根沈下
舌の肥大
喉頭軟化
咳嗽反射減弱
分泌物貯留
喘息
Wheezes
Rhonchi

胸郭・肺
%VC 低下
（拘束性換気障害）
胸郭拡張の低下
胸郭・脊柱の変形
Fine Crackles

肺実質病変の部位
胸郭拡張の左右差
肺胞呼吸音減弱・消失
肺野の透過性低下
異常陰影

ポンプ機能
無呼吸
呼吸補助筋の使用
異常呼吸パターン

各評価項目

視診・触診

皮膚（表1），胸郭・脊柱の変形，呼吸数，呼吸パターンを評価する。

● 皮膚

表1 **呼吸障害に関連した徴候と評価**

チアノーゼ	皮膚や粘膜の色が暗紫色か観察する。口唇，爪床，頬部などで観察しやすい。
浮腫	皮膚を圧迫し圧痕が生じるか観察する。
ばち指	手指先が太鼓ばちのように膨らんでいるか観察する。

● 胸郭・脊柱の変形
胸郭の前後径と左右の比較，胸骨下角，脊柱の前後弯・側弯を評価する。

● 呼吸数
胸郭運動を視診または触診し，1分間の呼吸数を数える。

表2 呼吸数の正常値と呼吸様式

	新生児	乳幼児	学童児	成人
呼吸数正常値	40～60	20～40	12～30	12～20
呼吸様式	腹式優位　鼻呼吸	腹式優位	胸式優位	胸式優位

※新生児は換気量を増加するために1回換気量を増加できないため，代償的に呼吸数を増加させる。
　そのため多呼吸を生じやすい。また，呼吸調節機能が未熟であることから，無呼吸も生じやすい。
無呼吸：20秒以上の呼吸停止，または20秒未満であっても徐脈（HR≦100回）や酸素飽和度の低下，チアノーゼを
　　　　伴う呼吸停止

● 呼吸パターン

呼吸時の胸郭・腹部運動，異常呼吸パターン，呼吸補助筋の使用を視診・触診で評価する。胸郭・腹部運動は前背面の動きを視診し，左右の手掌を患者の胸郭に沿わせて触診する。呼吸の深さ，吸気と呼気の比，どの部位が優位か（胸部，腹部，左右差）を評価する。異常呼吸パターン，呼吸補助筋の使用を図2に示す。

図2 異常呼吸パターン，呼吸補助筋の使用

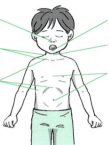

鼻翼呼吸：吸気時に鼻孔が拡張する
呼吸補助筋の吸気時収縮：
　吸気時に胸鎖乳突筋や斜角筋，僧帽筋が収縮する
陥没呼吸：吸気時に鎖骨上窩や肋間腔，剣状突起部が陥没する
下顎呼吸：吸気時に口が開く
呻吟：肺胞虚脱を防ぐためにうなり声を出して声門を狭くし，呼気を延長する
シーソー呼吸：吸気時に上胸部が陥没し，腹部が拡張する

聴診

聴診器を用いて肺音を聴取し，肺音の分類に従って評価する（図3，表3）。実際の聴診では胸部上方から下方へ左右対称に聴取する。気管支，肺葉，肺区域の解剖を理解しておく必要がある。

図3 肺音分類

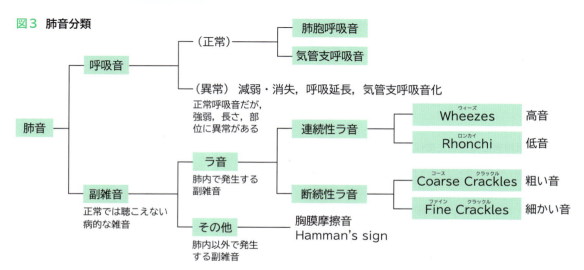

表3 副雑音の所見，状態，予想される疾患・状態

ラ音	聴診所見	状態	予想される疾患，状態
Wheezes 高音声連続性ラ音	笛様音「ヒュー，ピー」 吸気呼気両方，呼気で強い 吸気 呼気	比較的末梢の気道狭窄	気管支喘息，気管支炎，肺炎
Rhonchi 低音性連続性ラ音	いびき様音「グー，ガー」 頸部で聴取 吸気，呼気，または両方	中枢気道の狭窄	痰，腫瘍，異物などによる気道狭窄
Coarse Crackles 粗い断続性ラ音	水泡音「ブツブツ」 吸気の初期から聴取 吸気 呼気	比較的太い気管支壁の痰の移動	肺水腫，心不全，気管支拡張症
Fine Crackles 細かい断続性ラ音	捻髪音「パリパリ，パチパチ」 吸気の終わりに聴取 吸気 呼気	閉塞していた細い気管支が開放	間質性肺炎，肺線維症，虚脱していた肺胞が開き始める音

動脈血液ガス

採血による血液データから酸素化能，換気能，酸塩基平衡を把握する。指標として酸素化能は動脈血酸素分圧（PaO_2），換気能は動脈血二酸化酸素分圧（$PaCO_2$），酸塩基平衡はpHや重炭酸イオン（HCO_3^-），過剰塩基（BE）を用いる（表4）。

表3 動脈血液ガスの正常値

	新生児	乳児	幼児	成人
PaO_2（mmHg）	80〜100，40〜50（末梢静脈血）	90	96	80〜100
$PaCO_2$（mmHg）	30〜50	34	47	35〜45
pH	7.30〜7.40	7.40	7.39	7.35〜7.45
HCO_3^-（mEq/L）	20〜24	20	22	22〜26
BE（mEq/L）	−5以上	−3	−2	−2〜2

※新生児では踵からの静脈血を用いることが多い。静脈血は動脈血と比較しpHはやや低値，PaO_2は低値，$PaCO_2$はやや高値，HCO_3^-とBEはほぼ変わらない。

臨床では酸素化能の指標として，非侵襲的でリアルタイムに経皮的酸素飽和度（SpO_2）を計測することができるパルスオキシメーターが用いられる。$SpO_2 \fallingdotseq$動脈血酸素飽和度（SaO_2）であり，SaO_2とPaO_2は図4のようなS状曲線の関係を示しており，PaO_2を予測することができる。呼吸不全の診断基準値PaO_2：60mmHgではSaO_2：90％となる。このS状曲線はさまざまな因子に影響され，pH低下，$PaCO_2$上昇などにより右方偏位，逆では左方偏位するため注意が必要である。

☞ p.324 参照

図5　ヘモグロビン酸素解離曲線とPaO₂，SpO₂との対応

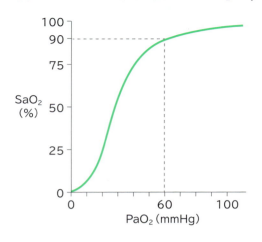

PaO₂，SpO₂との対応

胸部X線画像，CTによる評価

胸部X線画像（図5）から表5に示す部位の状態，異常を評価する。胸部X線画像は，ベッドサイドでもポータブルX線にて簡便に検査できることから，経過をみていくうえで有用である。また，重症心身障害児は胸郭の変形により，正常とは異なる肺野，気管支の走行を呈していることがある。CT画像はそれらを詳細に評価するうえでも重要である。

● X線の原理と異常陰影

肺野は空気の入った箇所が大部分を占めており，透過性は亢進し黒っぽく見える。そこに血管や気管支などの水，軟部組織陰影が走行している。肺野に何らかの異常（肺炎・肺がん，胸水・肺水腫，無気肺など）があると透過性は低下し白っぽく見える。

● 胸部X線画像読影部位

全体の輪郭をみて，その後部位を分けて細かくみていく。☞ p.323 参照

図5　胸部X線画像の読影部位

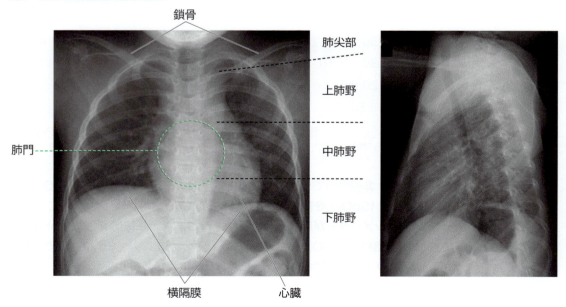

76

表5　胸部X線画像の読影ポイント

部位	読影ポイント
① 鎖骨，肋骨	変形・骨折，肋骨横隔膜角（胸水貯留）
② 横隔膜	位置（横隔膜の挙上，肺の過膨張）
③ 中央陰影（脊柱，縦隔，心臓）	脊柱の変形，縦隔の偏位（胸水，無気肺による），心肥大
④ 肺門	肺門の大きさ，濃さ，高さ
⑤ 上肺野	肺野の透過性，
⑥ 中肺野	肺紋理の長さ（通常は肺野内側2/3程度まで），
⑦ 下肺野	異常陰影の有無

※臨床では，日々の変化をとらえることが重要である。経時的には特に⑤〜⑦の肺野に着目して評価する。

呼吸機能評価

スパイロメトリーは呼気量と吸気量を測定することで，肺気量を評価する。スパイロメトリーから得られたデータのうち，対標準肺活量（%VC），1秒率（FEV1/FVC）は換気障害の診断に用いられる（図6）。

● %VC（対標準肺活量）
年齢，性別，身長から算出された標準値に対する肺活量の割合。

● FEV1/FVC（1秒率）
肺活量測定の際に，はじめの1秒間に全体の何%を呼出できたかの値。

図6　スパイロメトリーによる換気障害の分類

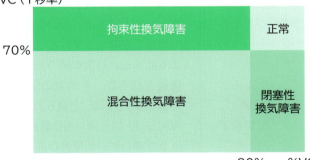

※重症心身障害児は，胸郭の弾性の低下による拘束性換気障害，上気道の狭小化による閉塞性換気障害，またはその両方を呈している可能性がある。しかし，スパイロメトリーによる評価は被検者の協力が必要であり，実施ができない場合，呼吸を規定する3要素に着目して他の評価から推測していく必要がある。

参考文献

1) 上田康久: 慢性肺疾患合併患児の呼吸管理. 小児の呼吸管理Q＆Aテーマ, 植田育也 編, 総合医学社, p226-231, 2013.
2) 三上理一郎: 肺の聴診に関する国際シンポジウム. 日医師会誌, 94(12): 2050-2055, 1985.
3) 米丸　亮, ほか: ナースのためのCDによる呼吸音聴診トレーニング, 南江堂, 2001.
4) 田屋雅信, ほか 編: リハに役立つ検査値の読み方・とらえ方, 羊土社, p171-176, 2018.

（内尾　優・志真奈緒子）

第2章 **2 心身機能・身体構造** 知的能力を評価しよう

⑨ **WISC-Ⅳ**
WISC：Wechsler Intelligence Scale for Children

目的	特徴	対象と年齢
全般的な知的能力の水準を評価する。	基本検査10種および補助検査5種で構成される。これらの合成得点から全体的な知的能力（全検査IQ）と4つの下位能力（言語理解，知覚推理，ワーキングメモリ，処理速度の指標得点）が算出される。知的能力の個人内差なども詳細に評価できる。	5歳0カ月～16歳11カ月の児

注意点	測定時間	信頼性と妥当性
検査者は保健医療・福祉・教育などの専門機関において心理検査の実施に携わっており，心理検査に関する一定の教育・研修を受け，かつ一定の資格または職種に該当している必要がある。	60～90分	あり

方法

検査者は児と向かい合って座る。 ▪▪▪ 児とのラポール形成を図る。 ▪▪▪ マニュアルに則って検査を実施する。 ▪▪▪ 検査後，記録用紙をもとに採点および解釈を行う。

決まりごと

- 実施する検査の順序や，各検査の手続き，教示などはマニュアルに示された通りに行う。
- 検査によっては，児の年齢により開始問題が異なるもの，問題を逆順に行う場合があるもの，児の回答に応じた確かめの質問を行うものなどがある。
- 児の特別なニーズに合わせてマニュアルの方法を修正した場合は，必ず記録用紙に記載し，検査得点をそのまま解釈しないように留意する。

対象者と測定環境の注意点

児の気が散らないように，視聴覚刺激の少ない部屋で検査を実施する。鉛筆で筆記する検査があるため，机の表面は滑らかなものがよい。また，検査者はラポールの形成・維持に努め，児に対して適度な励ましとフィードバックを行うようにする。対象年齢の上限および下限の児に検査を行う際，その児の知的発達水準によってはWIPPSI-Ⅲ（2歳6カ月～7歳3カ月）やWAIS-Ⅳ（16歳～90歳）など，他の検査のほうが適している場合がある。

検査の概要

世界的に広く使用されている代表的な知能検査で，日本版は2011年に出版された（米国では2014年にWISC-Ⅴが出版されている）。これまでの言語性IQ，動作性IQという2つの区分を廃し，全検査IQ（FSIQ）および4つの指標得点から子どもの知的能力水準を測定する形式となった[1,2]。対象児が同年齢と比較してどの程度の知的能力を有するかという「個人間差」だけでなく，認知特性ごとの個人内での得意・不得意を評価する「個人内差」も測定できる[3]。

信頼性と妥当性

再テスト法による信頼性は全検査IQで0.93,下位指標得点で0.78～0.91であった。検者間信頼性は,採点の判断が複雑な5つの下位検査において調べられ,0.95～0.99という高い一致率を示した。他の検査を用いた妥当性については,日本版WISC-Ⅲ,日本版WAIS-Ⅲ,日本版DN-CAS,日本版K-ABCを用いて検証され,いずれも高い妥当性が支持された。また,知的ギフテッド,知的障害,学習障害などの臨床群を対象にして妥当性が検証され,臨床的診断や介入のための有用性が確認された。

基本検査および各指標の概要（図1,2,表1）

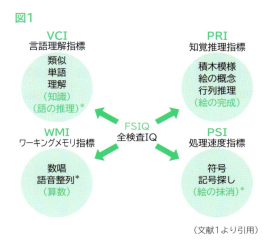

図1

（文献1より引用）

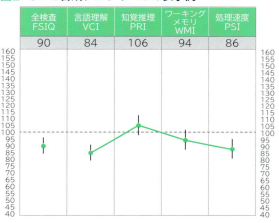

図2 5つの合成プロフィールの表示例

（文献6より引用）

表1 基本検査および各指標の概要

言語理解（VCI）	言語構成概念,言語による推理・思考力,言語的習得知識
類似	2つの異なる単語から共通点を抽出する。
単語	絵の名前または単語の定義を述べる。
理解	一般的な出来事や社会的ルールについての質問に答える。
知覚推理（PRI）	非言語による推理・思考力,空間認知,視覚-運動協応
積木模様	複数の積木を使ってモデルと同じ模様を作る。
絵の概念	複数の絵から共通点を抽出する。
行列推理	絵の欠けている部分に合うものを選択肢から選ぶ。
ワーキングメモリ（WMI）	聴覚的ワーキングメモリ,注意集中
数唱	一定の数列を同じまたは逆の順序で復唱する。
語音整列	一連の数と文字の列を規則に従って並び替えて話す。
処理速度（PSI）	視覚刺激の処理,注意,視覚的短期記憶,視覚-運動協応
符号	幾何学図形または数字と対をなす記号を素早く書き写す。
記号探し	一連の記号グループの中に刺激記号があるかを素早く探す。

（文献1,4より改変引用）

得点が意味すること

全検査IQおよび4つの下位指標得点は，同年齢集団のうち対象児が相対的にどこに位置するかを示している。これらの得点は，同年齢集団の平均を100，標準偏差を15として算出されている[5]（図3）。

図3

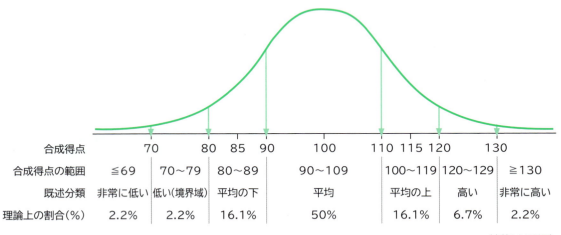

（文献1より引用）

観察ポイント

検査実施中の児の様子についての質的な観察は，結果を解釈する際の有用な手がかりになる。例えば，積木模様の得点が同じだとしても，慎重に考えてから積木を動かした場合と，行き当たりばったりに積木を動かして偶然正解に辿り着いた場合とでは，児の問題解決スタイルは大きく異なる[2]。このような観察事項は得点には反映されないが，可能な限り記録用紙に記載されるべきである。

解釈と使用

WISC-Ⅳは心理職者によって実施されることが多く，理学療法士や作業療法士が実際に検査を行う場合は少ないかもしれない。しかし，多職種との連携や情報共有において，WISC-Ⅳの結果を目にする機会は今後さらに増えると予想されるため，検査の内容や各指標の意味について知識を得ておくことは重要であろう。また，WISC-Ⅳは，自閉スペクトラム症や読み書き障害など特定の障害の認知特性を調べたり[7-9]，知的障害の有無を確認したりする目的[10]で主に研究利用されるが，もともと時間によって変動しにくい認知特性を扱っており，かつ改訂頻度が高い検査であるため，リハビリテーションの治療効果指標として用いられることは少ないようである。

☞ p.328，334，341 参照

参考文献

1）Wechsler D 著, 日本WISC-Ⅳ刊行委員会 編訳: 日本版WISC-Ⅳ理論・解釈マニュアル. 日本文化科学社, 2010.
2）Flanagan DP, et al.: Essentials of WISC-Ⅳ assessment 2nd edition. John Wiley & Sons, 2009.（上野一彦 監訳: エッセンシャルズ WISC-Ⅳにより心理アセスメント. 日本文化科学社, 2014.）
3）松田　修: 日本版WISC-Ⅳの理解と活用. 教育心理学年報, 52: 238-243, 2013.
4）日本版WISC-Ⅳ刊行委員会: 日本版WISC-Ⅳ テクニカルレポート #1. 日本文化科学社, 2011.
5）日本版WISC-Ⅳ刊行委員会: 日本版WISC-Ⅳ テクニカルレポート #12. 日本文化科学社, 2015.
6）日本版WISC-Ⅳ刊行委員会: 日本版WISC-Ⅳ テクニカルレポート #4. 日本文化科学社, 2013.
7）Oliveras-Rentas, RE, et al.: WISC-IV profile in high-functioning autism spectrum disorders: impaired processing speed is associated with increased autism communication symptoms and decreased adaptive communication abilities. J Autism Dev Disord, 42(5): 655-664, 2012.
8）Loh PR, et al.: Comorbid ADHD and DCD: Examining cognitive functions using the WISC-IV. Research in Developmental Disabilities, 32(4): 1260-1269, 2011.
9）De Clercq-Quaegebeur M, et al.: Neuropsychological profile on the WISC-IV of French children with dyslexia. Journal of Learning Disabilities, 43(6): 563-574, 2010.
10）Higashionna T, et al.: Relationship between motor coordination, cognitive abilities, and academic achievement in Japanese children with neurodevelopmental disorders. Hong Kong Journal of Occupational Therapy, 30(1): 49-55, 2017.

（萩原広道）

第2章 2 心身機能・身体構造　簡便に非言語的知能を評価しよう

10 RCPM

RCPM：Raven's Colored Progressive Matrices（レーヴン色彩マトリックス検査）

目的
非言語的な流動性知能を測定する。

特徴
検査は言語能力や運動能力に頼ることが少ないため，運動障害，言語障害のある児の知能を測定しやすい。

対象と年齢
4，5～11歳

注意点
注意が持続できない場合は低いスコアとなる可能性がある。

測定時間
10～20分

信頼性と妥当性
あり

方法
- 測定肢位は椅子座位で，机上にて検査を行う。
- 問題はセットA，セットAB，セットBに分かれており，各セットに12問，合計36問（1問1点で36点満点）で構成されている。
- 提示された検査用紙の絵柄を見て，空いている部分に最も合うものを下にある6つの選択肢から1つ選択する（図1）。
- 児は各設問に対して指差し，または番号で回答し，36問すべてに回答した時点で終了となる。制限時間は特にない。

決まりごと

①最初の問題A1を見せながら，マニュアルによって決められた口頭説明を行う。
②A，AB，Bの順に回答を求める。
③はじめの5問が正答できない場合は，課題を理解していないものとして検査を中止する。
④児が回答した後に答えがそれでよいかを毎回確認する。

図1 レーヴン色彩マトリックス検査（図の1例）

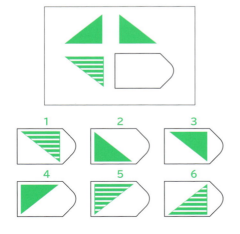

検査の概要

1947年にRavenによって開発された非言語的知能を測定する簡便な検査であり，回答に際し言語能力や運動能力への依存が低いことから，運動障害や表出性言語障害のある児に適している[1-3]。11歳以降の児にも適用できるが，定型発達児では11歳を超えると満点をとりやすくなるため天井効果に注意が必要である。それ以降の年齢では，レーヴン漸進的マトリックス検査が実施されるが，わが国ではほとんど導入されていない。

信頼性と妥当性

宇野らによって，信頼性の指標として内的整合性を表すCronbachのα係数は0.88，妥当性としてWISC-Ⅲとの有意な相関が報告されている[4]。

対象者と測定環境の注意点

はじめの5問が正答できない場合は検査の内容が理解できていないと判断し，検査は終了し，結果は無効とする[5]。

明らかに6つの選択肢すべてを見ていないと判断された場合，口頭にてしっかりと見るように注意喚起しながら，注意が持続するように務める。

関連機能とチェックポイント

課題の理解

はじめの5問を実施するなかで，課題の内容が理解できているかどうか判断すること。

注意の持続と選択的注意

すべての選択肢を確認したかどうかを検査者はチェックし，見ていないと判断された場合にはしっかりと見るように注意を喚起する。

解釈と使用

結果は，正答数を合計して得点を算出する。

宇野らの報告では，小学2年生の平均得点と標準偏差は29.61±3.97，3年生は31.6±3.13，4年生は32.4±2.60，5年生は33.1±1.74，6年生は33.5±1.81となっている。多くの研究では平均得点の−1.5 SDを遅れの指標として用いられている[6]。

また，オーストラリアのデータではあるが，6～11歳の年齢別のパーセンタイルランクが報告されており，知的レベルの指標とすることができる[7]。

参考文献

1) Smits DW, et al.: Development of non-verbal intellectual capacity in school-age children with cerebral palsy. Journal of Intellectual Disability Research, 55(6): 550-562, 2011.
2) Facon B, et al.: Do Raven's Colored Progressive Matrices function in the same way in typical and clinical populations? Insights from the intellectual disability field. Intelligence, 39(5): 281-291, 2011.
3) Ballester-Plane J, et al.: Measuring intellectual ability in cerebral palsy: The comparison of three tests and their neuroimaging correlates. Research in developmental disabilities, 56: 83-98, 2016.
4) 宇野　彰，ほか: 健常児におけるレーヴン色彩マトリックス検査―学習障害児や小児失語症児のスクリーニングのために―. 音声言語医学，46(3): 185-189, 2005.
5) 杉下守弘，ほか: 日本版レーヴン色彩マトリックス検査. 日本文化科学社，1993.
6) Uno A, et al.: Relationship between reading/writing skills and cognitive abilities among Japanese primary-school children: normal readers versus poor readers(dyslexics). Reading and Writing, 22(7): 755-789, 2009.
7) Cotton SM, et al.: A normative and reliability study for the Raven's Coloured Progressive Matrices for primary school aged children from Victoria, Australia. Personality and individual differences, 39(3): 647-659, 2005.

（浅野大喜）

第2章 2 心身機能・身体構造　眼球運動を評価しよう

11 眼球運動機能

目的	特徴	対象と年齢
周りの環境を正確にとらえるために必要な眼球運動を評価する。	頭部と眼球運動の分離，固視，衝動性/滑動性眼球運動，両眼の協調運動を評価する。	制限なし。

注意点	測定時間	信頼性と妥当性
眼球運動は非常に疲れるため，目を押さえる，瞬きが増えるなど疲労の様子があれば休憩をとる。ほかの評価を行ってから再度眼球運動の検査を行うなど配慮をする。	休憩を挟みながらでも，5分間程度が限界であることが多い。	児の口頭指示の理解が不充分な場合，評価の信頼性が低下する。

方法

測定肢位は椅子座位。検査者は，机を挟んで対面に座る。最初に指人形など児の興味を引くものを提示し，児が物を見やすい適切な距離を決定する。

① 頭部と眼球運動の分離（図1）

頭を動かさずに眼球だけを動かして物体を追視する能力を評価する。もし児が頭を静止できない場合は，机に肘をついて両手で顎を支えてもらい評価を行う（図1）。それでも頭部が動いてしまう場合は，保護者などに頭部を支えてもらう。4歳以降でテストを実施できる。5歳以降は，頭を動かさずに眼を動かすことができなければならない。

② 追視（滑動性眼球運動）と視野の端での固視

追視の評価では，見やすい距離を保ちながら球面状に指人形を水平・垂直・斜め方向（この順序で難易度が増す）に動かして追視を評価する。生後12カ月から斜め方向のテストが可能になる。特定の四分円または方向で追視ができないことや追視が途切れること，および特に正中線を越えるときの過剰なぎくしゃくした動きに注目する。
視野の端で眼球を留めて10秒間固視を持続できるかどうかを左右，上下，斜めで評価する。
眼球運動に左右差がある場合，片眼に手を当てて見えなくして，片眼ずつ動きを評価する。

図1 頭部の固定

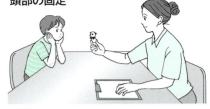

③ 眼球運動性眼振（衝動性眼球運動）（図2）

反射性視覚性眼振は，生得性に存在して一生続く。縦縞を描いたシート（縦15 cm×幅39 cmのシートに3 cm間隔で3 cm幅の黒い縦縞を6本描く）でこのテストを実施する。ゆっくりとシートを右に，次に左に動かして眼振（シートを動かした方向への動きと急速に眼球が戻る動きが断続的に生じる）を観察する。児には，まっすぐ前を向いたまま，指を使わずに眼で黒い縦の縞を数えるように指示する。反射の欠如，または一方向でしか誘発されないかどうかを観察する。

図2 眼球運動性眼振

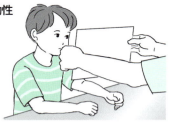

④ 注視と解放（衝動性眼球運動）

見やすい距離に提示した指人形などを3～5秒間じっと見るように指示し，次に別の方向に提示したもう一つの指人形に素早く視線を変えるように指示する。注視したものから素早く視線を離すことができるか，違う方向の提示物に素早く視線を移すことができる（衝動性眼球運動）かどうかを評価する。4歳以降，片眼ずつおよび両眼でテストする。

⑤ 輻輳/開散反射

児の眼から約30 cmの距離に置いた小さなおもちゃを，鼻に向かってゆっくりと動かし，その後ゆっくりと戻し，それを見続けるように指示する。非対称的な動き，またはどちらかの眼の動きの欠如に注意する。

⑥ 前庭動眼反射

頭部を左右に回旋しながら前方に提示した指人形などを見続けるように指示する。頭が動く方向とは逆方向に両眼がスムーズに動き，指人形を見続けることができるかどうかを観察する。前方の一点を見続けながら頭部を回旋することが難しい場合は，保護者などが頭部を把持してゆっくりと回旋する。

⑦ 単眼視または両眼視

物を見るときに両眼を同様に使用しているのか，左右差があるのか，一方の眼だけを使用するのかを確認する。また，見る方向による頭部の偏位にも注意する。

決まりごと

評価結果は，観察した内容を記述して記録する。可能な場合は，反応をビデオ録画しておくと介入前後での比較をより詳細に行える。

対象者と測定環境の注意点

提示物が見やすいように，視覚的な刺激が少ない壁などを背景にする。物を眼で追うことを理解しにくい児の場合，小さなおもちゃを指差しながら追わせることで眼球の動きを促せることがある。また，動いている小さなおもちゃにやさしくタッチできれば勝ちなどの遊びの要素を取り入れると，眼球運動が向上する場合がある。検査中の頭部や体幹の崩れや偏位など，姿勢に注意する。

解釈と使用

　視覚情報は周りの環境を正確に把握するために欠かせず，一説では「人間が得る情報の80％が視覚由来である」といわれている[5]。そのため，運動学習の初期段階において視覚情報は非常に重要である[6]。また，適切な視覚情報を得るためには，スムーズな眼球運動が必要である。協調的な運動に問題がある発達障害児が，本を読みにくい，文字を書きにくい，板書を写すのに非常に時間がかかる，うまくはさみや箸を使えない，ボールをうまくキャッチできない，大縄跳びや跳び箱が難しい，物や人にぶつかりやすい，集中力が続かない，疲れやすいなどがあるのは，眼球運動の難しさが影響している場合がある[7]。そのため，運動や日常生活活動に難しさがあった場合，眼球運動の難しさが一因として関係しているかどうかを明らかにして，問題があった場合はその改善に取り組む必要がある。

参考文献

1) 藪中良彦: 発達障害の評価. 理学療法評価学　障害別・関節別評価のポイントと実際, 市橋則明 編, p234-249, 文光堂, 2016.
2) 藪中良彦: 第12章　広汎性発達障害. イラストでわかる小児理学療法学演習, 上杉雅之 監, p114-124, 医歯薬出版, 2018.
3) Burns Y: Guide to the physiotherapy, neuro-developmental assessment of children. Department of Physiotherapy, University of Queensland (Master's degree course text).
4) Burns Y: Physiotherapy assessment for infants & young children 2nd Ed. CopyRight Publishing Co Pty Ltd, 2014.
5) 加藤　宏:「視覚は人間の情報入力の80 ％」説の来し方と行方. 筑波技術大学テクノレポート, 25(1): 95-100, 2017.
6) 谷　浩明: 運動学習に効果的な練習方法とは何か: 理論に基づく介入方法. 理学療法, 22(7): 982-988, 2005.
7) Emma Sumner et al.: Oculomotor atypicalities in developmental coordination disorder. Developmental Science, 21(1): e12501, 2018.

参考文献　北出勝也 監: 発達の気になる子の学習・運動が楽しくなる　ビジョントレーニング. ナツメ社, 2015．

（藪中良彦）

第2章 2 心身機能・身体構造　位置覚や立体覚を評価しよう

12 固有感覚

目的	特徴	対象と年齢
手指，上肢，下肢の固有感覚を評価する。	見なくても手指や上下肢のアライメントがわかるかどうかを検査する。	対象と年齢に制限なし。

注意点	測定時間
しっかりと視覚情報を遮断する。膝の位置覚など，健常児・者でも角度のずれがあるので，事前に健常児・者で検査を試行して，健常児・者のずれの程度を把握しておく[1]。	手指（約5分），上肢（約3分），下肢（約3分）。

方法

① 指の位置覚（図1）

- 3歳半から5歳：児の前方で手をボードで覆う。検者が実演した簡単な手と指の形を，ボードで隠した状態で模倣してもらう（視覚入力→固有感覚出力）。
- 5歳から5歳半：両手をボードで覆う。検者が児の指をある形に動かし，児はその形を他側の指で模倣する（固有感覚入力→固有感覚出力）。
- 5歳：母指＋示指または小指でつくった輪の形を模倣できる。
- 6歳：母指＋中指または環指でつくった輪の形を模倣できる。
- 7歳：屈曲した中指と環指の形を模倣できる。
- 8歳：示指と中指を交差した形を模倣できる。

② 立体覚

視覚を使用できないように隠すか，眼を閉じてもらう。積木を握ってもらい，手の中の物の形に対する認知を評価する。同じ形の物の図を指してもらうか，より年齢の高い児ではその形の名前を答えてもらう。物を持ち替える，または両手を使う傾向に注意する。

③ 腕の位置覚（図2）

視覚を使用できないように隠すか，眼を閉じてもらう。検者が児の腕を特定の肢位に動かし，児にもう一方の腕でその肢位を模倣するように要求する。位置覚の非対称性に注意する。

- 2歳半〜3歳：二次元の肢位を模倣できる。
- 3〜4歳：三次元の肢位を模倣できる。
- 5歳：三次元で正中線を横切った模倣ができる。
- 5〜6歳以降：視覚情報なしで腕の肢位を模倣できる。

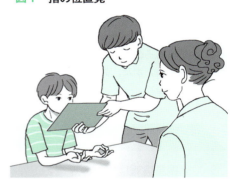

図1　指の位置覚

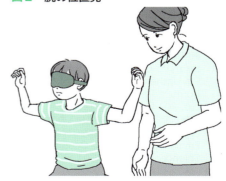

図2　腕の位置覚

④ 膝の位置覚（図3）

腹臥位になり，前または下を向いて下肢を見ないように指示する．内外果を把持して一側の膝を屈曲する．他側の膝をどの程度同じ角度に屈曲できるかを評価する．片麻痺児で非麻痺側の評価を行う場合，非麻痺側の膝を他動的に屈曲してその位置を覚えてもらい，一度下ろした下肢をどの程度同じ角度に屈曲できるかを評価する．

図3　膝の位置覚

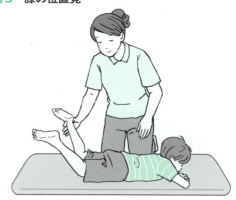

決まりごと

評価結果は観察した内容を記述して記録する．可能な場合は，反応をビデオ録画しておくと介入前後での比較をより詳細に行える．

関連機能とチェックポイント

指の位置覚の検査時，位置覚がわかりにくい児の多くは，指に力を入れて指を握りこんだり伸ばしたりして低下した固有感覚を増やそうとしたり，指を押し付けて触圧覚を増やそうとしたりする．そのため，検者が指の形をつくろうとしても形がつくれなかったり，一度形をつくっても児が勝手に形を変えてしまったりすることがある．その場合は，児に指の力を抜くように促す必要があり，力を抜くことが難しいこともチェックポイントの一つである．

解釈と使用

　手の巧緻動作が不器用である場合，指の位置覚に問題があり，視覚情報なしに指がどのような形であるかを把握できないことが重要な原因であることが多い．また，物に体をぶつけることが多い，お遊戯がうまくできない，マット運動や縄跳びがうまくできない，歩き方や走り方が変であるなどの問題にも，上下肢の固有感覚のわかりにくさが影響していることが多い．意識しながら運動を繰り返すことで固有感覚の感受性が向上することもあるが，固有感覚の感受性があまり向上しない場合は，視覚的代償や手順の工夫，代償動作の導入により日常生活課題が成功するように援助していく必要がある．

参考文献

1) 山田和政，ほか: 簡易角度計による関節位置覚検査の信頼性. 理学療法学, 25(3), 113-120, 1998.
2) 藪中良彦: 発達障害の評価. 理学療法評価学　障害別・関節別評価のポイントと実際, 市橋則明 編, p234-249, 文光堂, 2016.
3) 藪中良彦: 第12章　広汎性発達障害. イラストでわかる小児理学療法学演習, 上杉雅之監, p114-124, 医歯薬出版, 2018.
4) Burns Y: Guide to the physiotherapy, neuro-developmental assessment of children. Department of Physiotherapy, University of Queensland(Master's degree course text).
5) Burns Y: Physiotherapy assessment for infants & young children 2nd Ed. CopyRight Publishing Co Pty Ltd, 2014.

（藪中良彦）

第2章 2 心身機能・身体構造　前庭感覚を評価しよう

13 前庭感覚

目的	特徴	対象と年齢
前庭感覚を評価する。	視覚情報がない状況での頭部の傾きに対する反応および回転運動に対する反応を評価する。	対象と年齢に制限なし。

注意点	測定時間
回転運動後にフラフラして転倒しそうになったり，気分が悪くなったりする場合があるので，近位監視で十分な注意が必要である。	頭部と体幹の立ち直り反応（約5分），回転運動後眼振（約8分）

方法

①閉眼での頭の立ち直り反応（図1）

幼い児の場合は，椅子に座った検査者の膝の上に座らせる。大きな児の場合は，足が床につかない高さの背もたれのない椅子，または治療ベッドに端座位で座らせる。まず開眼で眼の高さの離れた一点を見続けるように指示し，検査者が骨盤または下肢を把持して前後左右に体幹を傾ける。左右方向への傾きに対しては，頭部と体幹が正中位に戻る動き，前傾に対しては体幹と頸部の伸展，後傾に対しては体幹と頸部の屈曲の動きがスムーズに生じるかを観察する。左右や前後の反応の違いに注意する。その後，閉眼で同様の操作を行い，開眼時と閉眼時の反応の違いを評価する。閉眼時に立ち直り反応が減弱しないかどうかを確認する。

図1　閉眼での頭の立ち直り反応

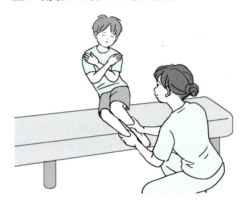

②回転運動後眼振[1, 5]（図2）

幼い児の場合は，キャスター付の椅子に母親または検者が座り，児の頭を垂直から30°前方に傾けて保持する。児が一人で椅子に座って，頭を垂直から30°前方に保持することができれば，一人でキャスター付きの椅子などに座らせる。反射性視覚性眼振を防止するために，目を閉じることができる場合は閉眼させる。一方向に2秒間で1回転，それを8回回転させる（2歳以下の児に対しては回転数を少なくする。または，悪影響が誘発されたときも回転数を少なくする）。回転運動後，開眼させ児を立たせる，または座らせて反応を観察する。

　　6カ月まで：赤ちゃんの月齢の数だけ回転
　18カ月まで：6回
　18カ月から：8回

図2　回転運動後眼振

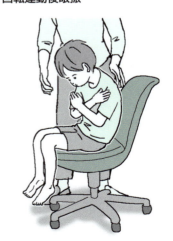

③ 回転後の評価
● 姿勢反応
軽度の体幹の伸展や回転と逆の方向に傾く傾向，非常に軽度の不安定性は正常とみなせる。明らかな不安定性や転倒は，正常反応の範囲外であると考えられる。

● 回転運動後眼振
児を回転させた直後に観察する。一点を見つめて視覚を固定させないようにする。普通，4回以上の眼振が観察される。
正常な回転運動後眼振は，速い相と遅い相からなる方向性がある眼のリズミカルな動揺である。その動きは速い相の向きを眼振の方向とし，普通回転運動とは逆の方向である。正常範囲を逸脱した反応には以下のようなものがある。
眼振が出現しない，眼振が20秒以上続く，大きな振幅，ぶらぶら揺れるような動き，細かい揺らめき，回転性の眼の動き，間違った方向

決まりごと

評価結果は，観察した内容を記述して記録する。可能な場合は，反応をビデオ録画しておくと介入前後での比較をより詳細に行える。

測定環境等の注意点

回転運動後眼振の検査では，回転運動後にふらついたり転倒したりする可能性があるので，周りに物がないように十分な広さがある場所で実施する。また，嘔吐の可能性もあるので，ビニール袋などを準備しておく。安定した回転運動にするために，可能であればキャスター付き椅子の前後に2名の検査者が立ち，協力して椅子を回転させる。回転運動後に眼振を確認するときに，斜めから眼球運動を観察し，児と目を合わさないようにする。

解釈と使用

前庭感覚の感受性の低下は，筋緊張の低下に影響があるとともに，空間における頭部の位置を把握しにくくなることによって姿勢の崩れにつながる。そして，姿勢の崩れによって，手の動きが悪くなり巧緻運動が低下するとともに，頭部を動かしにくくなることで視覚情報の収集にも影響を及ぼす。また，前庭動眼反射にも影響して，歩行中など頭部が動いているときに一点を見続けることが難しくなり，手足を物にぶつけてしまうことにもなる。加えて，頭部が空間の中でどの方向にどのくらいのスピードで動いているかを把握することが不十分になり，頭の動きに合わせて体幹と上下肢を協調的に動かすことも難しくなる。

参考文献
1) 藪中良彦：発達障害の評価. 理学療法評価学 障害別・関節別評価のポイントと実際. 市橋則明 編, p.234-249, 文光堂, 2016.
2) 藪中良彦：第12章 広汎性発達障害. イラストでわかる小児理学療法学演習. 上杉雅之 監, p.114-124, 医歯薬出版, 2018.
3) Burns Y: Guide to the physiotherapy, neuro-developmental assessment of children. Department of Physiotherapy, University of Queensland (Master's degree course text)
4) Burns Y: Physiotherapy assessment for infants & young children 2nd Ed. CopyRight Publishing Co Pty Ltd, 2014.
5) 前川喜平：小児リハビリテーションのための神経と発達の診かた. p.65-74, 新興医学出版社, 2002.

(藪中良彦)

第2章 **2 心身機能・身体構造** 視覚のスキルを評価しよう

14 WAVES

WAVES：Wide-range Assessment of Vision-related Essential Skills

目的	特徴	対象と年齢
視覚関連スキルを包括的に評価する。	基本検査9種および補助検査1種（補助検査内に下位項目として4項目）で構成される。各検査の評価点と4つの視覚関連スキルを示す指数（視知覚指数，目と手の協応全般指数，目と手の協応正確性指数，視知覚＋目と手の協応指数）を算出できる。	小学1年生〜6年生まで

注意点	測定時間	信頼性と妥当性
検査実施者に必要な資格や要件はなし（学校教師，学習支援者が主たる検査実施者となるため）。実施マニュアルを遵守しながらも，必要に応じて子どもを励ます声かけを行う。	標準版は60〜70分，短縮版は約40分。	あり

方法

児の測定姿位は座位。

→

検査実施者は児に指示が通る場所に位置する（学校でクラス全体に対する実施も想定されているため座って実施する必要性はなし）。

→

マニュアルに沿って検査を実施する。

→

採点・解釈を行う。

決まりごと

- 実施する各検査の手続き，教示などはマニュアルに沿って実施する。
- 全検査を実施する必要性はなく，対象児の臨床像に合わせて優先順位をつけ，下位検査を実施できる。

検査の概要

2014年に奥村ら[1]によって開発された検査である。本検査名にも反映されているとおり広範囲（Wide-range）に視覚関連スキルを評価できることが特徴である。読字，書字に必要とされる視覚関連スキル（視知覚，視覚性記憶，眼球運動，視覚-運動スキルなど）を包括的に評価できる。短縮版は通常学級でスクリーニング検査として，標準版は対象児の臨床像を掘り下げる目的として，それぞれ活用しやすい構成となっている。

対象者と測定環境の注意点

- 小学校1〜2年生の通常学級で実施する際は，指示通りに実施できない児童も出てくる可能性があるため，必要に応じて検査補助員を配置する。
- 机の上には鉛筆のみを出し，その他の文房具は片付ける。
- 鉛筆はHBで芯の先が尖ったものを使用する。
- 消しゴムの使用は認められない。

信頼性と妥当性

再検査法による信頼性は，各下位検査，各指数を含めて相関係数0.55〜0.85の間で，統計的に有意な中等度〜高い相関がみられた。基準関連妥当性に関しても，視覚関連基礎スキルを総合的に評価していると考えられているRey-Osterrieth複雑図形検査との高い相関が示された[1]。

関連機能とチェックポイント

下位検査の概要と関連する視覚スキル

表1 下位検査の概要と関連する視覚スキル

	下位検査	関連する視覚スキル
基本検査	線なぞり	目と手の協応
	形なぞり	目と手の協応
	数字見比べ	視覚的注意/眼球運動
	形あわせ	視知覚（弁別）
	形さがし	視知覚（図と地）
	形づくり	視知覚（形態完成）
	形みきわめ	視知覚（分析・複雑な弁別）
	形おぼえ	視覚性記憶
	形うつし	図形構成
補助検査	大きさ・長さ・位置・傾き	要素的視覚分析

プロフィールの作成（図1）

学研のホームページよりプロフィール表の自動生成プログラムをダウンロードできる。
各下位検査の素点を入力することで評価点が算出され，視覚関連スキルの指数（視知覚指数，目と手の協応全般指数，目と手の協応正確性指数，視知覚＋目と手の協応指数）を自動算出でき，症例の特徴を把握できるようになっている。

図1 WAVESプロフィール

名前：		性別：女	検査日：	2014/9/24
所属：	学校　年　組		生年月日：	2004/11/7
検査者：	検査者の所属・職名など		年齢：	9歳10カ月

粗点から評価点への換算（基本検査）

冊子	下位検査		粗点	評価点	VPECI	ECGI	ECAI	VPE	パーセンタイル	テスト年齢
A	線なぞり	合格								
		比率	1.00	13	13		13		84	>12:10
	形なぞり	合格	20	9	9	9			37	8:9
		比率	0.67	8	8		8		25	6:9
B	数字みくらべ	Ⅰ	2	1	1			1	<1	<6:9
		Ⅱ	−							
C	形あわせ		−							
	形さがし		−							
	形づくり		−							
	形みきわめ	2分	4	4	4			4	2	<6:9
		5分	6	5				5		<6:9
D	形おぼえ		15	7	7			7	16	7:3
E	形うつし		25	11	11			11	63	10:9
	評価点合計						21			

粗点から評価点への換算（補助検査）

冊子	下位検査	粗点	評価点	パーセンタイル
F	大きさ	16	12	75
	長さ	15	13	84
	位置	14	12	75
	傾き	9	9	37

評価点の差

		出現率
数字みくらべⅠ-Ⅱ	〔1〕−〔　〕=〔　〕	
形あわせ-形さがし	〔　〕−〔　〕=〔　〕	
形あわせ-形づくり	〔　〕−〔　〕=〔　〕	

指数

	評価点合計	指数	パーセンタイル
視知覚・目と手　総合（VPECI）			
目と手の協応（全般）（ECGI）			
目と手の協応（正確性）（ECAI）	21	104	61
視知覚（VPI）			

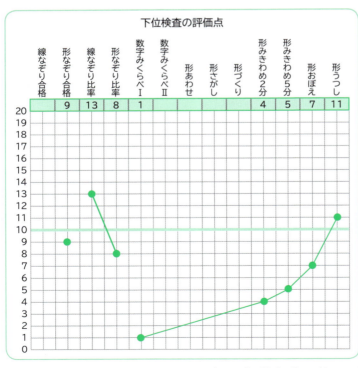
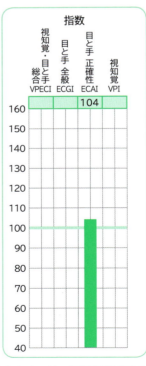

https://gakkokyoiku.gakken.co.jp/tokubetsushien/3200002452-2/より引用

解釈と使用（反応性，研究論文での用いられ方）

　限局性学習障害の原因仮説に，視覚情報処理の問題が報告されている[2-9]。視覚情報処理とその問題が指す範囲は多岐にわたり，視力・眼球運動・コントラスト感度・両眼視機能・色覚・線の長短の知覚・線の傾きの知覚・動きの知覚・大小の知覚・位置の知覚・形態の知覚・視覚認知・視覚記憶など，問題の原因は多種多様であることが報告されている[10, 11]。そのような意味で，WAVESのように視覚関連スキルを広範囲に評価できる検査は有用性が高い。他の視覚関連スキルを測定する検査としては，眼球運動を評価できるNSUCO[12]，DEM[13]，視知覚機能を評価できるDTVP-II[14]なども用いられることがあるが，日本国内では標準化されておらず，今後の臨床や研究においてWAVESの使用が主流になるのではないかと考えられる。

　一方，視覚の初期知覚（視力・視野・屈折・両眼視機能・コントラスト感度など）の問題はWAVESで評価できる範疇を超えている。これらが原因で読字・書字の問題を抱えている症例も多く[15, 16]，WAVESのみでは評価しきれないことを留意しておく必要がある。

☞ p.336，343 参照

参考文献

1) 奥村智人，ほか：『見る力』を育てるビジョン・アセスメント　WAVESガイドブック. 竹田契一 監, 学研, 2014.
2) Stein J, et al.: To see but not to read; the magnocellular theory of dyslexia. Trends Neuroscience, 20(4): 147-152, 1997.
3) Boden C, et al.: M-stream deficits and reading-related visual processes in developmental dyslexia. Psychol Bull, 133(2), 346-366, 2007.
4) Prado C, et al.: The eye movements of dyslexic children during reading and visual search: Impact of the visual attention span. Vision Res, 47(19), 2521–2530, 2007.
5) Bucci MP, et al.: Immaturity of the Oculomotor Saccade and Vergence Interaction in Dyslexic Children: Evidence from a Reading and Visual Search Study. PLoS One, 7(3): e33458, 2012.
6) Lennerstrand G, et al.: Control of binocular eye movements in normals and dyslexics. Ann N Y Acad Sci, 682: 231-239, 1993.
7) Poblano A, et al.: Electro-oculographic recordings reveal reading deficiencies in learning disabled children. Arch Med Res, 27(4): 509- 512, 1996.
8) Biscaldi, M, et al.: Poor saccadic control correlates with dyslexia. Neuropsychologia, 36(11): 1189-1202, 1998.
9) 奥村智人，ほか：Reading disorder児における衝動性眼球運動の検討. 脳と発達, 38(5): 347-352, 2006.
10) 後藤多可志，ほか：発達性読み書き障害児における視機能・視知覚および視覚認知について. 音声言語医学, 51(1): 38-53, 2010.
11) 松永裕希，ほか：学校の中の発達性運動協調障害　視覚効率から見た読みの問題. 教育心理学年報, 43: 166-175, 2004.
12) Maples WC, et al.: Interrater and test-retest reliability of pursuits and saccades. J Am Optom Assoc, 59(7): 549-552, 1988.
13) Tassinari JT, et al.: Developmental Eye Movement Test: reliability and symptomatology. Optometry, 76(7): 387-399, 2005.
14) Hammill DD, et al.: Developmental test of visual perception, Secound Edition, Austin, Pro-Ed, 1999.
15) 草野佑介，ほか：遮光レンズ眼鏡装用で改善したIrlen症候群と考えられる読字障害の1例. 脳と発達, 47(6): 445-448, 2015.
16) 早川友恵，ほか：羞明を伴う学習障害例の視機能について −神経生理学的評価の結果-. 帝京大学学生カウンセリング研究, 6: 11-20, 2018.

（高畑脩平）

第2章 **2 心身機能・身体構造** 痛みの強度を評価しよう

15 疼痛：NRS，FPS-R，PPP

NRS：Numeric rating scale，FPS-R：Faces Pain Scale-Revised，PPP：Paediatric Pain Profile

目的	特徴	対象と年齢
痛みの強度を評価する。	痛みの強さを0から10までの11段階とし，口頭で数字を用いて答えてもらう。	疾患は問わない。急性痛は6歳以上での使用が強く推奨され，術後痛は6歳以上，慢性痛は8歳以上が弱く推奨されている[1]。

注意点	測定時間	信頼性と妥当性
数値の意味を理解できている必要がある。	1～2分	あり

方法

評価時の姿勢に関する規定はない。 ・・・ 多くの場合，口頭のみで0から10の尺度で痛みの強さを表現してもらう。必要であれば紙面などで教示する（図1）。 ・・・ これまでに経験した最大の痛みを10として現在の痛みと比較する。あるいは初診時や治療を行う前の最大の痛みを10として現在がどの程度になったか比較する（pain relief score法）。

図1

1 2 3 4 5 6 7 8 9 10

決まりごと

① 「痛みなし」を0，「これ以上耐えられない痛み」を10とする。

※下限を表す言葉は "no pain/hurt" で一貫しているが，上限を表す言葉には "most or worst pain"，"worst pain possible"，"worst pain imaginable"，"very much pain"，and "pain as bad as it could be" などのさまざまな表現方法があり，統一されていない[1]。

② 疼痛の強さを回答してもらう。

検査の概要

NRSは，痛みの強さを0から10までの11段階とし，口頭で数字を用いて答えてもらう簡便かつ汎用性の高い評価として，成人の痛み評価[2]のみならず，小児の臨床や研究においても広く用いられている[3]。ただし，症例の痛みを理解するためには疼痛の強さを評価するのみでは不十分であり，痛みの性質，ADLとの関連，心理社会的要因を含めた包括的な評価が求められる。

対象者と測定環境の注意点

最大の痛みを表現する言葉，評価する頻度，評価する期間（例，直近24時間，直近1週間）などは，統一した見解が得られていないため，一定になるよう注意する。

信頼性と妥当性

Brinieら[1]による小児および青年における疼痛強度の自己報告に関するシステマティック・レビューにおいて，最も多く用いられていた評価方法である。Bland-Altman法による小児NRSは（limits of agreement of -0.9 and 1.2，95% CI）と高い信頼性が報告されている[4]。

① 関連する痛みの評価の紹介

Faces Pain Scale-Revised (FPS-R)（図2）

疼痛を表現している表情の絵を選んで疼痛の強度を評価する。国際疼痛学会（International Association for the Study of Pain；IASP）のホームページ[5]から表情と説明文のダウンロードが可能。

図2 Faces Pain Scale-Revised(FPS-R)

表情でわかる痛みの程度
説明するときにはその子どもに応じて「HURT」と「PAIN」という単語を使い分けてください。
これらの表情はどのくらい痛いかを表しています。一番左はまったく痛みがないときの表情。一番右はとても痛いとき。痛みがひどくなるにつれて表情も左から右へと変わっていきます。今のあなたの痛みはこれらの表情の中から選ぶならどれですか？
0, 2, 4, 6, 8, 10の番号で選びましょう。一番左の痛みがないときの表情が0, 右端の痛いときの表情が10です。楽しいか悲しいかを聞くのではありません。あくまでも子どもたちがどう感じているかを判断するものです。

(文献5より引用)

② 自己報告が困難な症例に対する行動観察による疼痛評価

Paediatric Pain Profile (PPP)（図3）

表情，声，姿勢や動き，睡眠や食事など日常の生活習慣を観察する。
「まったくない（Not at all）」から「かなり（Unable to assess）」を選んで評価し，0から3点としてスコアリングし，合計点数は0から60点となる。点数が高いほうが疼痛を経験していると考えられる。
カットオフ値は14点で，感度100％，特異度91％。

図3 Paediatric Pain Profile

Appendix Ⅰ: The 20-item Paediatric Pain Profile

During the last… (first name)	Not at all	A little	Quite a lot	A great deal	Unable to assess
1 Was cheerful(reverse scored)	〔 〕	〔 〕	〔 〕	〔 〕	〔 〕
2 Was sociable or responsive(reverse scored)	〔 〕	〔 〕	〔 〕	〔 〕	〔 〕
3 Appeared withdrawn or depressed	〔 〕	〔 〕	〔 〕	〔 〕	〔 〕
4 Cried/moaned/groaned/screamed or whimpered	〔 〕	〔 〕	〔 〕	〔 〕	〔 〕
5 Was hard to console or comfort	〔 〕	〔 〕	〔 〕	〔 〕	〔 〕
6 Bit self or banged head	〔 〕	〔 〕	〔 〕	〔 〕	〔 〕
7 Was reluctant to eat/difficult to feed (includes nasogastric and gastrostomy feeding)	〔 〕	〔 〕	〔 〕	〔 〕	〔 〕
8 Had disturbed sleep	〔 〕	〔 〕	〔 〕	〔 〕	〔 〕
9 Grimaced/screwed up face/screwed up eyes	〔 〕	〔 〕	〔 〕	〔 〕	〔 〕
10 Frowned/had furrowed brow/looked worried	〔 〕	〔 〕	〔 〕	〔 〕	〔 〕
11 Looked frightened(with eyes wide open)	〔 〕	〔 〕	〔 〕	〔 〕	〔 〕
12 Ground teeth or made mouthing movements	〔 〕	〔 〕	〔 〕	〔 〕	〔 〕
13 Was restless/agitated or distressed	〔 〕	〔 〕	〔 〕	〔 〕	〔 〕
14 Tensed/stiffened or spasmed	〔 〕	〔 〕	〔 〕	〔 〕	〔 〕
15 Flexed inwards or drew legs up towards chest	〔 〕	〔 〕	〔 〕	〔 〕	〔 〕
16 Tended to touch or rub particular areas	〔 〕	〔 〕	〔 〕	〔 〕	〔 〕
17 Resisted being moved	〔 〕	〔 〕	〔 〕	〔 〕	〔 〕
18 Pulled away or flinched when touched	〔 〕	〔 〕	〔 〕	〔 〕	〔 〕
19 Twisted and turned/tossed head/writhed or arched back	〔 〕	〔 〕	〔 〕	〔 〕	〔 〕
20 Had involuntary or stereotypical movements/was jumpy/startled or had seizures	〔 〕	〔 〕	〔 〕	〔 〕	〔 〕

Of the 56 items originally included in Study 2, eight have been excluded from the version above : "appears exhausted", "appears tired", "skin seems clammy or sweaty", "skin feels hot", "looks pale", "looks red", and "breathes at unusual/abnormal rate and rhythm".

（文献6より引用）

解釈と使用

　国際疼痛学会(IASP)では，疼痛の定義を「組織の実質的あるいは潜在的な障害に伴う，あるいは，このような障害を表す言葉を使って述べられる不快な感覚あるいは情動体験」としている。疼痛が主観的な経験であると考えるならば，その測定は自己報告によるものであることが望ましい。小児における疼痛強度の自己報告による評価方法に関する最新のシステマティック・レビュー[1]によると，NRSは急性痛の評価で強く推奨されており，慢性痛や術後痛では，弱い推奨ではあるが，他の評価方法に比べると勧められるものとして挙げられている。また，NRSは十数年前に行われた小児の疼痛強度評価に関するシステマティック・レビュー[7]で，"well-established assessment"の基準を満たしていなかったにもかかわらず，エビデンスが増加している[3]。NRSは神経原性疼痛の病態解明[8]，発育性股関節形成不全[9]，慢性痛の心理的要因の検討[10]の指標として使用されている。

　その一方で，認知機能障害が強く，意思表示の困難な症例の疼痛評価が必要な場合もある。NRSを代理人（両親や介護者）が評価する[11]場合もあるが，疼痛関連行動を観察する評価方法がある。小児の慢性痛評価方法に関するシステマティック・レビュー[12]において，自己報告困難な症例に対する評価方法としてPediatric Pain Profile (PPP)[6]やNoncommunicating Children's Pain Checklist–Revised(NCCPC-R)[13]は有用性の高い方法として紹介されている。ただ，日本語版の開発が追いついていないのが現状である。

☞ p.287 参照

参考文献

1) Birnie KA, et al.: Recommendations for selection of self-report pain intensity measures in children and adolescents: a systematic review and quality assessment of measurement properties. Pain, 160(1): 5-18, 2019.
2) Dworkin RH, et al.: Core outcome measures for chronic pain clinical trials: IMMPACT recommendations. Pain, 113(1-2): 9-19, 2005.
3) Castarlenas E, et al.: Psychometric Properties of the Numerical Rating Scale to Assess Self-Reported Pain Intensity in Children and Adolescents: A Systematic Review. Clin J Pain, 33(4): 376-383, 2017.
4) Bailey B, et al: Validation and properties of the verbal numeric scale in children with acute pain. Pain, 149(2): 216–221, 2010.
5) International Association for the Study of Pain(IASP)ホームページ: Faces Pain Scale–Revised(http://www.iasp-pain.org/FPSR).
6) Hunt A, et al: Clinical validation of the paediatric pain profile. Dev Med Child Neurol, 46(1): 9-18, 2004.
7) Stinson JN, et al.: Systematic review of the psychometric properties, interpretability and feasibility of self-report pain intensity measures for use in clinical trials in children and adolescents. Pain, 125(1-2): 143-157, 2006.
8) Blankenburg M, et al.: Quantitative sensory testing profiles in children, adolescents and young adults (6-20 years) with cerebral palsy: Hints for a neuropathic genesis of pain syndromes. Eur J Paediatr Neurol, 22(3): 470-481, 2018.
9) Grzegorzewski A, et al.: Hip joint pain in children with cerebral palsy and developmental dysplasia of the hip: why are the differences so huge? BMC Musculoskelet Disord, 15: 96, 2014.
10) Engel JM, et al.: Pain catastrophizing in youths with physical disabilities and chronic pain. J Pediatr Psychol, 38(2): 192-201, 2013.
11) Masłoń A, et al.: Hip joint pain in spastic dislocation: aetiological aspects. Dev Med Child Neurol, 53(11): 1019-1023, 2011.
12) Kingsnorth S, et al.: Chronic Pain Assessment Tools for Cerebral Palsy: A Systematic Review. Pediatrics, 136(4): e947-960, 2015.
13) McGrath PJ, et al.: Behaviours caregivers use to determine pain in non-verbal, cognitively impaired individuals. Dev Med Child Neurol, 40(5): 340-343, 1998.

（山下浩史）

第2章 2 心身機能・身体構造　下肢関節可動域を計測しよう

16 ROM
ROM：Range of Motion（関節可動域測定）

目的	特徴	対象と年齢
四肢の関節可動域と骨の変形を評価する。	「関節可動域表示ならびに測定法」以外の手法も用いながら，筋短縮や骨変形を測定する。	疾患は問わずすべての年齢

注意点	測定時間	信頼性と妥当性
伸張痛による逃避反応により代償運動が出現しやすい。対象者の精神状態によって変化する可能性があるため，リラックスできる環境で行う。	測定部位数にもよるが，5〜20分で測定可能である。	あり

方法

Staheli test（図1）
- 目的　　：股関節の屈曲拘縮（腸腰筋の短縮）。
- 測定肢位：股関節から遠位を検査台から降ろした腹臥位。
- 測定方法：非測定側の足底が床に接地する高さに検査台を設定し，腰椎が前後弯中間位になるようにする。測定側の上後腸骨棘を抑えながら，骨盤が前傾してくる直前まで股関節を伸展させ，股関節伸展角度を測定する。対象者の体格によっては1人での測定が困難であるため，2人で行うのが望ましい場合がある。

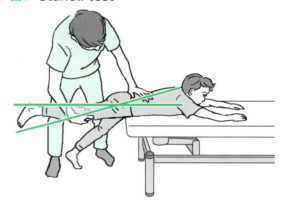

図1　Staheli test

Thomas test（図2）
- 目的　　：股関節の屈曲拘縮（腸腰筋の短縮）。
- 測定肢位：背臥位。
- 測定方法：非測定側の腰椎の前弯が減少し，腰椎が床と平行になるまで股関節と膝関節を十分に屈曲させ，検査者が把持もしくは対象者に保持してもらう。測定側の股関節の屈曲角度を測定する。このテストは腸腰筋の筋短縮を評価することはできるが，過伸張性は評価できない。

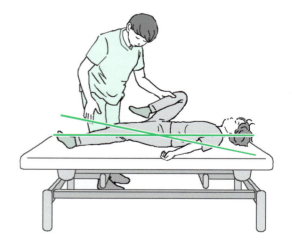

図2　Thomas test

股関節内旋可動域（図3）
目的　　：股関節の内旋可動域を測定。大腿骨の前捻角と相関がある。
測定肢位：腹臥位。
測定方法：測定側の股関節中間位・膝関節屈曲90°から股関節を内旋させる。その時に骨盤が回旋しないように注意する。床からの垂直線と下腿中央線のなす角度を測定する。

図3　股関節内旋可動域

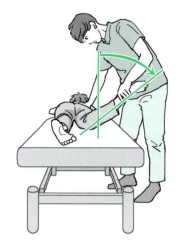

Craig's test（図4a, b）
目的　　：大腿骨の前捻角を測定。
測定肢位：腹臥位。
測定方法：測定側の股関節中間位・膝関節屈曲90°から股関節を内旋させる。そのときに骨盤が回旋しないように注意する。大転子が最も外側に突出する位置で，床からの垂直線と下腿中央線のなす角度を測定する。

図4　Craig's test

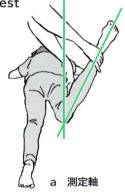 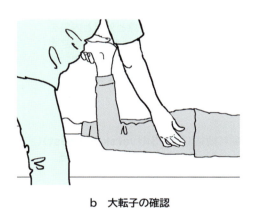

a　測定軸　　　　　　　　　　b　大転子の確認

unilateral popliteal angle（PoA，膝窩角）（図5）
目的　　：機能的なハムストリングスの伸長性を評価。
測定肢位：背臥位。
測定方法：測定側の股関節屈曲90°にし，そこから膝関節を伸展させていく。非測定側は股関節・膝関節を伸展位に保持し，骨盤後傾の代償が出現しないように抑える。大腿長軸延長線と下腿長軸のなす角度を測定する。

図5　PoA

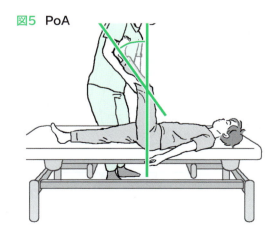

bilateral popliteal angle（PoA, 膝窩角）（図6）

目的　　：真のハムストリングスの伸張性を評価。
測定肢位：背臥位。
測定方法：測定側の股関節屈曲90°にし，そこから膝関節を伸展させていく。非測定側は股関節を屈曲させ，骨盤の前後傾が中間位になるようにする。大腿長軸延長線と下腿長軸のなす角度を測定する。

図6　bilateral popliteal angle（PoA, 膝窩角）

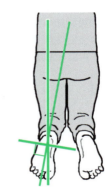

transmalleolar angle test（図7）

目的　　：下腿の捻れの程度を評価。
測定肢位：腹臥位。
測定方法：股関節は伸展位で内外旋中間位とし，大腿を平行にする。膝関節を90°屈曲させ，足関節は底背屈0°とする。大腿中央線と外果と内果を結ぶ線の垂線のなす角度を測定する。内捻（下腿内旋）は「－」で，外捻（下腿外旋）は「＋」で表す。

図7　transmalleolar angle test

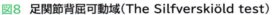

足関節背屈可動域（The Silfverskiöld test）（図8a, b）

目的　　：ヒラメ筋と腓腹筋の筋短縮を評価。
測定肢位：背臥位。
測定方法：膝関節伸展位と屈曲位での足関節背屈角度を測定する。腓骨への垂直線と第5中足骨のなす角度を測定する。

図8　足関節背屈可動域（The Silfverskiöld test）

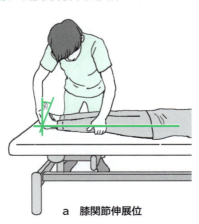

a　膝関節伸展位

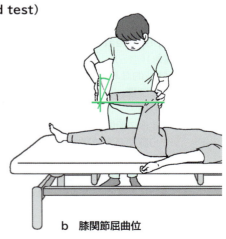

b　膝関節屈曲位

検査の概要

これらの関節可動域測定は，歩行能力を有する脳性麻痺児GMFCSレベルⅠ～Ⅲを対象としている場合が多いが，測定目的が適切であれば関節可動域制限がある対象者にも適応できる。わが国における関節可動域（range of motion；ROM）の測定には，日本整形外科学会と日本リハビリテーション医学会が作成した「関節可動域表示ならびに測定法」が用いられている[1]。脳性麻痺児・者は複雑な関節拘縮・変形を有している場合が多く，「関節可動域表示ならびに測定法」では評価が不十分な場合がある。そのため，脳性麻痺児・者を対象とした関節可動域測定法にThe Spinal Alignment and Range of Motion Measure（SAROMM）がある[2]。SAROMMは，①脊柱のアライメント，②関節可動域と筋の伸張性の2つのセクションで構成されている。脊柱のアライメントを観察，またはROMを測定し，0～4点の5段階で採点する。

対象者と測定環境の注意点

対象者にできるだけリラックスしてもらい，筋緊張による影響を取り除くことが重要である。また，検査中に同一肢位でいてもらうために保護者の協力を得たり，おもちゃを持たせるなどの工夫が必要である。関節拘縮などにより測定肢位がとれない場合は，測定肢位や測定条件を測定角度とともに記載し，再現性を高める。

信頼性と妥当性

上記のROMテストは，高い信頼性が示されている[3]。そして，先行研究の多くは1°もしくは2°単位でROMを測定している[3-5]。個々人の連続的なROM測定はグループデータよりもばらつきが大きくなる[6]との報告があるため，ROMの臨床における解釈は注意が必要である。

解釈と使用

　The Staheli testは，脳性麻痺児の立脚期における股関節最大伸展や運動力学的データから算出された股関節屈筋の機能を示すHip flexor indexと相関がある[7]。

　そして，股関節内旋可動域やCraig's testは検者間信頼性が高く，二次元CTとも併存的妥当性が示されている[8]。また，Transmalleolar angle testは，移動軸の異なるThigh-foot angleよりも信頼性が高く，下腿の捻れをCTスキャンで測定した2つの方法と相関が見られている[9]。

　脳性麻痺児の内旋歩行は，内転筋群の筋緊張亢進よりも前捻角の増加が影響しているとされている[10]。そのため，内旋歩行が前捻角の増加の影響なのか，下腿の捻れ（内旋）からなのかを判断するために，股関節内旋可動域・Craig's testとTransmalleolar angle testをあわせて評価することが重要である。

　ハムストリングスシフトは，Unilateral PoAとBilateral PoAの差から算出する。この差が20°以上の場合，股関節屈筋群のタイトネス，腹筋群の弱化，股関節伸筋群の弱化が疑われる[11]。

　足関節の背屈は，足関節背屈（膝伸展位）が5°未満であれば腓腹筋の筋短縮，足関節背屈（膝屈曲位）が10°未満であれば腓腹筋とヒラメ筋の筋短縮と定義されている[12]。

第2章 評価方法の実際

2 心身機能・身体構造

参考文献

1) 日本整形外科学会, 日本リハビリテーション医学会: 関節可動域表示ならびに測定法. リハ医学, 32: 207-217, 1995.
2) Bartlett D: Administration Guidelines for The Spinal Alignment and Range of Motion Measure. 2005, (https://www.canchild.ca/system/tenon/assets/attachments/000/000/088/original/SAROMM.pdf, 2019年3月26日閲覧).
3) Kilgour G, et al.: Intrarater reliability of lower limb sagittal range-of-motion measures in children with spastic diplegia. Dev Med Child Neurol, 45(6): 391-399, 2003.
4) Glanzman AM, et al.: Intrarater range of motion reliability in cerebral palsy: A comparison of assessment methods. Pediatr Phys Ther, 20(4): 369-372, 2008.
5) Moon SJ, et al.: Normative values of physical examinations commonly used for cerebral palsy. Yonsei Med J, 58(6): 1170-1176, 2017.
6) Darrah J, et al.: Stability of Serial Range-of-Motion Measurements of the Lower Extremities in Children With Cerebral Palsy: Can We Do Better?. Phys Ther, 94(7): 987-995, 2014.
7) Lee KM, et al.: Reliability of physical examination in the measurement of hip flexion contracture and correlation with gait parameters in cerebral palsy. J Bone Joint Surg Am, 93(2): 150-158, 2011.
8) Chung CY, et al.: Validity and reliability of measuring femoral anteversion and neck-shaft angle in patients with cerebral palsy. J Bone Joint Surg Am, 92(5): 1195-1205, 2010.
9) Lee SH, et al.: Tibial Torsion in Cerebral Palsy: Validity and Reliability of Measurement. Clin Orthop Relat Res, 467(8): 2098-2104, 2009.
10) Gage JR, et al.: The identification and treatment of gait problems in cerebral palsy 2nd ed. p504, Mac Keith Press, London, 2009.
11) Delp SL, et al.: Hamstrings and psoas lengths during normal and crouch gait: implications for muscle-tendon surgery. J Orthop Res, 14(1): 144-151, 1996.
12) DiGiovanni CW, et al.: Isolated gastrocnemius tightness. J Bone Joint Surg Am, 84-A(6): 962-970, 2002.

(阿部広和)

第2章 **2 心身機能・身体構造** 随意運動の制御を評価しよう

17 **SCALE**
SCALE：Selective Control Assessment of the Lower Extremity

目的	特徴	対象と年齢
選択的随意運動制御の能力を測る。	下肢の屈伸運動を3秒間で往復して行う。	脳性麻痺患者のすべての年齢

注意点	測定時間	信頼性と妥当性
普段行わない動作のため，必ず他動にて全運動方向を示す。	5～15分程度	あり

方法

「1，2，3」の3秒間の言語指示中に測定部位以外の関節運動を起こさず，全可動域の半分以上を動かすことができれば2点というように，股・膝・足関節の屈伸，足・距骨下関節の内返し外返し，足趾の屈伸の5つの運動を測定する。

測定方法と採点は詳細に決められているので，それに従う（表1，2）。

患者の理解が早く，運動機能が高い場合は測定時間は短くなる。

対象者と測定環境の注意点

「股関節屈伸時に膝関節が曲がる」，「足関節底背屈時に足趾屈伸を伴う」など代償動作が起こりやすい。その際は動作を中断し，再度測定部位のみを動かすように指示をし，行えなかった場合は1点，0点と採点をするとよい。

表1 SCALE：認識のための手引き

SCALE：認識のための手引き

患者は簡単な運動指示に従わなければならない。各関節のテストを行う前に，可動域を評価するために他動にて関節を動かす。次に理解を確認するために下肢を支えながら動作の手順を示す。患者に対する指示は，個々の患者の最適なパフォーマンスを引き出すために，必要に応じて修正してよい。求められる動作速度で患者を誘導するために，課題中に3秒間のカウントをする。これらの指示に従い，動作を改善するためのフィードバックを与える。

患者への一般的な指示－「私があなたに正しい働き方を示します。私が言ったとおりに動いてください。身体のほかの部分は動かさないでください。わからないことがあれば聞いてください。」

股関節
肢位－股関節と膝関節を完全に伸展した側臥位で，膝関節と足関節で中間位に支える。安定性のために，テストしない下側の下肢を屈曲してもよい。テストする動作は膝関節伸展位での股関節屈曲である。もし患者がハムストリングスの短縮によりこの課題が難しければ，膝関節90°屈曲位で股関節伸展，屈曲，伸展するように患者に指示する。課題動作を評価する可動域を調べるために股関節伸展可動域を評価する。
患者への一般的な指示－膝関節伸展位で股関節を屈曲，伸展，屈曲させるように指示する。例えば，「膝をまっすぐにしたまま，脚を前に動かして，後ろに動かして，また前に動かしてください。私がはじめに動きを示します。次は自分でやってください。」

膝関節

肢位－検査台に端座位となり，残りのテストは行われる。残りのテストは，ハムストリングスの短縮による代償のため，垂直から20°体幹が後方に傾くように手をついてもよい。

指示－股関節屈曲位の状態で膝関節を伸展，屈曲，伸展するように患者に指示する。例えば，「できるだけ膝をまっすぐにして，それから曲げて，またまっすぐに伸ばしてください。これ以上後ろに傾かないように，もう一方の足を動かさずにこれをやるようにしてください。私がはじめに動きを示します。次は自分でやってください。」

下肢伸展パターン－大腿四頭筋が弱いと疑わしければ，下肢伸展パターンを評価する。体幹が45°後方に傾くように手をつき，股関節・膝関節屈曲位，足関節背屈位とする。足関節底屈，足趾屈曲，膝関節伸展させながら検査者の手に抵抗して押すように患者に求める。中足骨で抵抗を加え，膝伸展可動域を確認する。

足関節

肢位－膝伸展のテストと同様の座位。膝関節は伸展位とし，検査者は下腿を支える。膝関節伸展位での他動足関節背屈可動域を評価する。ハムストリングスや腓腹筋の短縮がある場合は，膝関節20°まで屈曲してもよい。

患者への指示－膝関節伸展位で足関節背屈，底屈，背屈するように患者に指示する。例えば，「私があなたの脚を支えている間，膝をまっすぐにしていてください。足首を上げて，下げて，また上げてください。私がはじめに動きを指示します。次にあなた自身で動かしてください。」

下肢屈曲パターン（混合テスト）－背屈筋の弱化が明らかならば，下肢屈曲パターンを評価する。膝関節屈曲位のまま，股関節を屈曲するように指示する。大腿の末梢で股関節屈曲に抵抗を加える。足関節のテストで達成された運動量と背屈可動域を比較する。

足部／距骨下関節

肢位－足関節のテストと同様の座位。下肢は支えられる。

患者への指示－膝関節伸展位の状態で内反し，外反し，内反するように患者に指示する。例えば，「私があなたの脚を支えている間に足首を内側に，外側に，それから内側に動かしてください。私がはじめに動きを示します。次は自分でやってください。」

足趾

肢位－足関節テストと同様の座位。踵は支えられる。

患者への指示－膝や足関節を動かさないで足趾を屈曲，伸展，再び屈曲するように患者に指示する。例えば，「私があなたの脚を支えている間にすべての足の趾を丸めるように下げて，上げて，それから下げてください。私がはじめに動きを示します。それからあなた自身で動かしてください。」

(原著者の承諾を得た上で逆翻訳法により筆者が作成した日本語訳[1,4])

表2　SCALE：グレードの基準

SCALE：グレードの基準

各関節を2点・1点・0点で採点し，下肢合計点として合計される。各グレードの点数はカッコ内にある。各関節において，SCALEスコアシートで関節の点数とすべての当てはまる記述項目をチェックしなさい。

股関節

Normal(2)　屈曲，伸展，屈曲を行う。股関節屈曲の間，膝関節屈曲せず，3秒間のカウント中に連合反応（反対側下肢の同様の運動）のない運動が可能である。股関節伸展の間，膝関節伸展せず，3秒間のカウント中に連合反応のない運動が可能である。

Impaired(1)　以下の1つ以上が生じる。テスト肢位での可能な可動域の50％以下の伸展，屈曲，課題が3秒間より遅い，連合反応がある，運動が一方向のみに生じたり，テストしていない関節に動きが生じる。

Unable(0)　股関節屈曲・伸展しない。同時に膝関節の運動が起こる。

膝関節

Normal(2)　伸展，屈曲，伸展を行う。3秒間のカウント中に動作が行え，体幹やほかの関節に動きがなく，連合反応のない運動が可能である。テスト肢位で動かすことが可能な関節可動域の50％以上に膝関節伸展が行えたなら，Normalは与えられるかもしれない。

| Impaired(1) | 以下の1つ以上が生じる。テスト肢位での動かすことが可能な可動域の50%以下の伸展，課題が3秒間より遅い，連合反応がある，運動が一方向のみに生じる，もしくはテストしていない関節に動きが生じる。 |
| Unable(0) | 伸展しない，もしくは股関節や足関節の動きを伴う伸展のみである。 |

足関節

Normal(2)	背屈，底屈，背屈と行う。運動は3秒間のカウント中にほかの関節の動きがなく，連合反応のない運動が可能である。少なくとも矢状面にて15°以上の動きが観察されなければならない。
Impaired(1)	以下の1つまたはそれ以上が生じる。テスト肢位での動作可能な可動域の50%以下の背屈，下肢屈曲パターンによる自動運動，動作課題が3秒間のカウントより遅い，連合反応がある，運動が一方向のみに生じる，もしくはテストしていない関節に動きが生じる。もし動作が足趾の伸展や足部の内反によって達成されるなら，Impairedが与えられる。
Unable(0)	背屈ができない，もしくは股関節・膝関節の屈曲を伴っての背屈のみである。

足部／距骨下関節

Normal(2)	内反，外反，内反と行う。3秒間のカウント中にほかの関節の運動がなく，連合反応のない運動が生じる。自動での外反が行われなければならない。
Impaired(1)	以下の1つ以上が生じる。テスト肢位での動作可能な可動域の50%以下の内反・外反，課題が3秒間より遅い，連合反応がある，運動が一方向のみに生じる，もしくはテストしていない関節に動きが生じる。
Unable(0)	内反・外反しない，もしくは神経パターンでのみ動作が生じる。背屈や底屈が起こるかもしれないし，まったく足関節全体が動かないかもしれない。

足趾

Normal(2)	屈曲，伸展，屈曲を行う。3秒間のカウント中にほかの関節の運動がなく，連合反応のない運動が生じる。動作はすべての5本の趾で生じる。
Impaired(1)	以下の1つ以上が生じる。動作可能な可動域の50%以下の屈曲・伸展，課題が3秒間より遅い，連合反応がある，運動が一方向のみに生じる，もしくはテストしていない関節に動きが生じる。
Unable(0)	足趾が屈曲・伸展しない。

UnableとImpairedの違い

　Unableでは2つ以上の関節の動きを伴う。要求された関節の動きの全可動域で，神経パターンの一部である強制的な動きが，同側下肢のほかの関節に起こる。Impairedでは，ほかの関節を動かすことなく，少ない可動範囲で要求された関節を動かすことができるかもしれない。しかしながら，動作の一部は隣接した関節の動きによって達成される。

ImpairedとNormalの違い

Normalな運動コントロールは往復運動での3秒のカウント内で達成可能な可動域の50 %以上の関節の動きを独立させる能力である。その動きは，対側下肢のほかの関節に同様の運動を生じさせることなく行える。この課題を行えないということはImpairedである。

（原著者の承諾を得た上で逆翻訳法により筆者が作成した日本語訳[1, 4]）

解釈と使用

　臨床上，selective motor controlやselective voluntary motor controlの重要性は国内外で認識はされていたが，脳性麻痺患者の下肢随意性検査は施設ごとの評価法や信頼性が明らかになっていない評価法が中心に使用されていた。2009年にFowlerらがSCALEを報告してから[1]，SCALEの使用が世界的に広まり，新たな上肢随意性検査としてSelective Control of the Upper Extremity Scale（SCUES）[2]やTest of Arm Selective Control（TASC）[3]などの信頼性や妥当性が報告されている。FowlerらはSCALEの内容妥当性と検者間信頼性（ICC（2.1）：0.88～0.91）を[1]，Kusumotoらは検者内信頼性（ICC（1.1）：0.94～0.96）と検者間信頼性（ICC（2.1）：0.93～0.94）を報告している[4]。

　SCALEは構成概念妥当性としてFugl-Meyer assessmentや徒手筋力テスト，MASとの相関がそれぞれ0.88，0.88，-0.55と，既存の評価法との関係性が明らかになっている[5]。また，脳性麻痺児では股関節の随意性と比べて足関節など末梢部のほうが随意性が低く[6]，痙縮や下肢筋量と比べて下肢随意性は粗大運動機能との関係性が強い[7]。歩行機能については，痙直型両麻痺児の遊脚期の股関節と膝関節の協調的な動きとSCALEとの関係から，股関節屈曲時に膝関節伸展するような異常動作パターンが出現しやすいことや[8]，遊脚期における膝関節モーメントとSCALEスコアの関係[9]，バイコンシステムにて算出するGait Profile Score（GPS）との関係[10]など，下肢随意性との関連が報告されている。

　介入の効果検証では，痙直型脳性麻痺児に対するストレッチ前後に自動と他動関節可動域測定や筋力，痙縮，SCALE，バランスや歩行機能を評価し，介入前後の指標の一つとして用いられている[11]。整形外科的手術では，海外ではハムストリングスの延長術後の症例報告で[12]，日本では足関節筋解離術後のSCALEの変化について報告されている[13]。

参考文献

1) Fowler EG, et al.: Selective Control Assessment of the Lower Extremity (SCALE): development, validation, and interrater reliability of a clinical tool for patients with cerebral palsy. Dev Med Child Neurol. 2009;51(8):607-614.

2) Wagner LV, et al.: Selective Control of the Upper Extremity Scale: validation of a clinical assessment tool for children with hemiplegic cerebral palsy. Dev Med Child Neurol. 2016; 58(6):612-617.

3) Sukal-Moulton T, et al.: The validity and reliability of the Test of Arm Selective Control for children with cerebral palsy: a prospective cross-sectional study. Dev Med Child Neurol. 2018; 60(4):374-381.

4) Kusumoto Y, et al.: Reliability and validity of the Japanese version of the selective control assessment of the lower extremity tool among patients with spastic cerebral palsy. J Phys Ther Sci. 2016; 28 (12):3316-3319.

5) Balzer J, et al.: Construct validity and reliability of the Selective Control Assessment of the Lower Extremity in children with cerebral palsy. Dev Med Child Neurol. 2016;58(2):167-172.

6) Fowler EG, et al.: Lower-extremity selective voluntary motor control in patients with spastic cerebral palsy: increased distal motor impairment. Dev Med Child Neurol. 2010;52(3):264-269.

7) Noble JJ, et al.: Selective motor control and gross motor function in bilateral spastic cerebral palsy. Dev Med Child Neurol. 2018 10.

8) Fowler EG, et al.: The effect of lower extremity selective voluntary motor control on interjoint coordination during gait in children with spastic diplegic cerebral palsy. Gait Posture. 2009;29(1):102-107.

9) Goldberg EJ, et al.: Joint moment contributions to swing knee extension acceleration during gait in individuals with spastic diplegic cerebral palsy. Gait Posture. 2011; 33(1): 66-70.

10) Chruscikowski E, et al.: Selective motor control correlates with gait abnormality in children with cerebral palsy. Gait Posture. 2017; 52: 107-109.

11) Wu YN, et al.: Combined passive stretching and active movement rehabilitation of lower-limb impairments in children with cerebral palsy using a portable robot. Neurorehabil Neural Repair. 2011; 25(4):378-385.

12) Goldberg EJ, et al.: Case reports: the influence of selective voluntary motor control on gait after hamstring lengthening surgery. Clin Orthop Relat Res. 2012; 470(5):1320-1326.

13) 高木健志, 楠本泰士：脳性麻痺痙直型患者の尖足変形に対する足関節筋解離術と下肢随意性の関係. 日本保健科学学会誌. 2016; 19(2): 81-85.

(楠本泰士)

第2章　**2 心身機能・身体構造**　痙縮と筋緊張を評価しよう

18 MTS, MAS

MTS：Modified Tardieu Scale, MAS：Modified Ashworth Scale

目的
四肢の痙縮・筋緊張亢進の状態を評価する。

特徴
他動運動時の痙縮・筋緊張亢進の状態を客観的に評価する。

対象と年齢
痙縮や筋緊張亢進を有する疾患。

注意点
対象者の精神状態によっても変化する可能性があるため，リラックスできる環境で行う。

測定時間
測定部位や箇所によるが10分程度。

信頼性と妥当性
MTSはMASよりも信頼性が高いとされている。

方法

基本的に測定肢位は，対象者がリラックスした状態の背臥位（そのほかの肢位で測定してもかまわない）。

決まりごと

MTS (Modified Tardieu Scale)

MTSは，2つの角度（R1とR2）を測定することで痙縮, 筋緊張亢進の程度を評価する（図1）。R1（fast stretch）はV3（可能な限り速く）の伸長速度で他動運動を行い，引っかかり，もしくはクローヌスを最初に感じた角度で関節可動域を測定する（表1）。R2（slow stretch）はV1（可能な限りゆっくり）の伸長速度で他動運動を行い，関節可動域を測定する。

このMTSは，脳性麻痺児の異常歩行を引き起こす主要筋群である，内転筋群・ハムストリングス（unilateral popliteal angle, p99参照）・腓腹筋とヒラメ筋（足関節背屈可動域, p100参照）に対して行うことが多い。

R1とR2の差（絶対値）を求めることにより，「痙縮による問題（伸張反射亢進状態）」と「痙縮以外の問題（非反射性の要素）」を区別して解釈することができる。R1とR2の差が大きければ「痙縮による問題」となり，R1とR2の差が小さく，R2で関節可動域制限があれば「痙縮以外の問題」と解釈する。

V1やV3の速度で関節を他動運動させ筋反応の質を評価する項目もあるが，広くは使用されていない。

MAS (Modified Ashworth Scale)

MASは，表2のように6段階に分類され，他動運動を行ったときの抵抗感で評価を行う。他動運動の速度や運動範囲は規定されていないため，測定条件が一定にならないことが多く注意を要する。

図1 MTSの解釈例

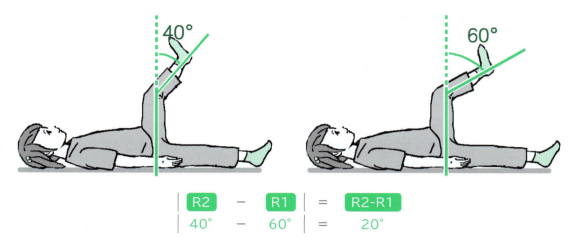

表1 MTS

伸長速度	V1：可能な限りゆっくり（伸張反射を最小限にする） V2：体節が重力で落ちる速度 V3：可能な限り速く（重力により体節が自然に落ちる速度よりも速く） ※V1は他動的関節可動域を測定するのに用いられる。V2もしくはV3は痙縮を評価するのに使用される。
筋反応の質	0：他動運動をとおして抵抗がない 1：明確な引っかかりはないが，他動運動をとおしてわずかに抵抗がある 2：他動運動を阻害する明確な引っかかりがある 3：特定の角度で持続しないクローヌスがある（押し続けたときに10秒未満） 4：特定の角度で持続するクローヌスがある（押し続けたときに10秒以上） 5：関節は不動の状態

（文献2より改変引用）

表2 MAS

0	正常な筋緊張
1	筋緊張は軽度亢進で，関節を伸展あるいは屈曲したときに引っかかるような感じが生じた後にその引っかかりが消失するか，または関節可動域の終わりにわずかな抵抗感を呈する
1+	筋緊張は軽度亢進で，関節可動域の1/2以下の範囲で引っかかるような感じが生じた後にわずかな抵抗感を呈する
2	グレード1よりも筋緊張は亢進するが四肢は簡単に動かすことができる
3	著明な筋緊張の亢進により四肢の他動運動が困難
4	四肢が固く，屈曲，伸展できない

（文献3より改変引用）

対象者と測定環境の注意点

MTS・MASともに痙縮や筋緊張亢進の状態を評価するものであり，筋緊張低下を評価することはできない。また，対象者の精神状態によっても筋緊張の亢進が大きく変化するため，できるだけリラックスできる環境を心がける。

左右差を正しく評価するために左右ともにできるだけ同じ肢位で測定する。例えば，ヒラメ筋の筋緊張亢進の状態を評価する場合，股関節・膝関節は屈曲90°にして足関節背屈の他動運動を行うようにする。測定はストレッチングや関節可動域測定を先に行うと，Ib抑制が働き痙縮が軽減される。そのため，MTSのR1やMASを関節可動域測定よりも先に行うことが多い。

検査の概要

1954年にTardieuらによって開発された痙縮評価の臨床的スケールであり[3]，のちにBoydらによって改訂され，現在知られているMTSの形となった[4]。MASは，Bohannonらによって改訂され[5]，臨床で最も使用されている痙縮評価である。

信頼性と妥当性

Numanoğluらは，脳性麻痺児37名（平均年齢8.97歳）を対象にMASとMTSの検者内信頼性を検討した[1]。すべての筋群（肘屈筋群・手関節掌屈筋群・ハムストリングス・ヒラメ筋・腓腹筋）において，MTS（R1・R2・R2-R1）の級内相関係数（ICC）はMASよりも高い数値を示した。また，ハムストリングスのMTSと歩行中の膝関節角度の関連性が検討されており，MTS（R1・R2-R1）は，歩行周期における初期接地の膝関節伸展角度や立脚期における膝関節最大伸展角度と関連するとされている[2]。

解釈と使用

女児，5歳0カ月，脳性麻痺，痙直型両側性麻痺，GMFCSレベルⅡ

　膝窩角の正常値は，5〜10歳で平均26°（0°〜50°）とされている[6]。膝窩角のR1（関節可動域）は40°以下であり，正常範囲である。また，R2-R1は左右ともに10°であり，筋緊張の亢進は認められないと考える。また，足関節背屈のR2は保たれているが，DKEでのR2-R1は右30°・左50°と差が大きく，筋緊張が亢進している状態といえる。特に，左のほうが右よりも差が大きいため，左下腿三頭筋の筋緊張が右よりも亢進していると解釈できる（表3）。

表3　MTS測定の実際

	Rt			Lt		
	R2 (Slow)	R1 (Fast)	R2-R1	R2 (Slow)	R1 (Fast)	R2-R1
膝窩角	40°	50°	10°	30°	40°	10°
DKF	30°	5°	25°	20°	− 20°	40
DKE	20°	− 10°	30°	10°	− 40°	50°

DKF：足関節背屈（膝屈曲位），DKE：足関節背屈（膝伸展位）

　このように解釈を進めながら，MTSが歩行パターンと関連しているのかを評価する必要がある。歩行パターンのみの評価では，尖足が関節可動域制限なのか痙縮や筋緊張亢進によるものなのかを判別することは不可能である。そのため，必ずMTSやMASの評価を合わせて行うようにする。特に，脳性麻痺児に対するボツリヌス毒素療法や整形外科的手術を行う場合には必須の評価になる。もし，この児が尖足歩行をしているからとアキレス腱延長術を施行すれば，アキレス腱の過延長でクラウチ歩行（p.199「Rodda分類」参照）をきたしかねない。

参考文献

1) Numanoğlu A, et al.: Intraobserver reliability of modified Ashworth scale and modified Tardieu scale in the assessment of spasticity in children with cerebral palsy. Acta Orthop Traumatol Turc, 46(3): 196-200, 2012.

2) Choi JY, et al.: Dynamic spasticity determines hamstring length and knee flexion angle during gait in children with spastic cerebral palsy. Gait Posture, 64: 255-259, 2018.

3) Tardieu G, et al.: Research on a technic for measurement of spasticity. Rev Neurol (Paris), 91(2): 143-144, 1954.

4) Boyd RN, et al.: Objective measurement of clinical findings in the use of botulinum toxin type A for the management of children with cerebral palsy. Eur J Neurol, 6(S4): s23-s35, 2007.

5) Bohannon RW, et al.: Interrater reliability of a modified Ashworth scale of muscle spasticity. Phys Ther, 67(2): 206-207, 1987.

6) Katz K, et al.: Normal ranges of popliteal angle in children. J Pediatr Orthop, 12(2), 229-231, 1992.

（阿部広和）

第2章 **2 心身機能・身体構造** 筋肉の長さを評価しよう

19 筋長検査

目的	特徴	対象と年齢	測定時間
筋をどこまで伸長できるかを評価する。	「関節をどこまで動かせるか？」ではなく，「筋をどこまで伸長できるか？」を，ゴニオメーターやメジャーを用いて定量的に評価する。	年齢・疾患は問わない。	3〜5分

注意点	信頼性と妥当性
筋を伸長する際，愛護的に行わないと痛みが伴う場合があるので，対象者の表情などを注意深く観察する必要がある。対象者の体格によっては1人での測定が困難であるため，2人で行うのが望ましい場合がある。	上肢・体幹：なし 下肢：あり（健常成人）

方法

例：腸腰筋
ランドマークがわかる服装（服をめくる・スパッツなど）に着替えてもらう。

背臥位になり，膝から下を検査台から下ろしてもらう。検査者の位置は対象者の尾側もしくは側面とする。

非検査側の下肢をセラピストか対象者に抱えてもらう。

腸腰筋に短縮がある場合，検査側下肢が浮き上がる。このときの股関節屈曲角度を計測する。

決まりごと

① 事前に脱臼・亜脱臼や疼痛の有無を確認する。
② 不安は筋緊張亢進につながるため，対象者・対象者家族へ評価の説明を行う。
③ 対象とする筋・関節以外が代償的に動かないよう，必要に応じて固定する。
④ 筋・関節の動きが外的な要因（衣服）で制限されていないかを確認する。
⑤ 筋緊張の変動が落ち着いてから計測する。

対象者と測定環境の注意点

脱臼・亜脱臼や疼痛などがある場合，測定のための運動が難しいことがある。その場合は，クッションや姿勢保持装置を使用し測定することが望ましい。また，再評価時の信頼性を高めるため，使用した機器・環境についてカルテに記載する必要がある。

検査の概要

関節可動域は関節包・靭帯などの関節構成体による影響と，筋の長さによる影響を受ける。筋に短縮がみられやすい脳性麻痺などの痙性疾患患者に筋長検査を行う場合，リハビリテーションの前後で筋の長さに変化があったとしても，検査結果を「○○検査：陽性」とカルテに記載するだけでは不十分である。このような場合は，ゴニオメーターやメジャーを用いて評価結果を記載することで，変化の程度が明らかとなる。なお，単関節筋の長さは，関節包や靭帯と分離して評価することは難しい。

信頼性と妥当性

上肢に対する信頼性・妥当性は確認されていない[1]。下肢に対しては腸腰筋（Thomas test[2]），ハムストリングス（SLRテスト[3]）・膝関節伸展テスト[3]），腓腹筋[2]に対する信頼性が報告されており，その報告の多くでICC（1.1）は0.9以上とされている。

関連機能とチェックポイント

本項目では，臨床的に有用性の高い下肢における二関節筋の筋長検査を紹介する。他の部位の評価方法に関しては引用文献[1]に詳しく記載されているため一読することを勧める。

腸腰筋（Thomas test）

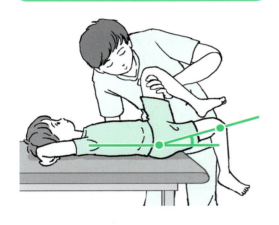

児の肢位は，検査側下腿を検査台から下ろした背臥位とする。児は上肢を用いて非検査側股関節を他動的に屈曲させ，骨盤を前後傾中間位で固定する。児が下肢を引き寄せることができない場合，検者が非検査側股関節を屈曲位で保持する。その状態で検査側股関節の屈曲角度（体幹外側正中線と大腿骨軸のなす角）を計測する。腸腰筋が短縮している場合は，検査台から検査側の大腿が浮き上がる。腸腰筋の筋長が正常（もしくは延長状態）な場合は，検査側大腿はベッド上にとどまる。体幹を側屈させ，大腰筋を伸長・弛緩させることで腸骨筋と大腰筋を評価し，分けることもできる。

☞ p.268, 274, 292, 296 参照

大腿直筋（Ely test）

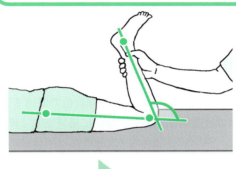

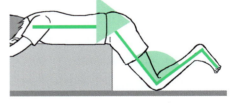

児の肢位は腹臥位とする。非検査側膝関節は完全伸展位で保持し，検査側膝関節を他動的に屈曲させる。この際，大腿直筋が短縮していると同側股関節が屈曲してくるため，股関節が動く手前で膝関節屈曲角度（大腿骨軸と脛骨軸のなす角）を計測する。股関節に屈曲拘縮がある場合は，台やクッションを用いて股関節を屈曲位に保持してから膝関節屈曲角度を計測する。この際，股関節屈曲角度と環境をカルテに記録しておくことが望ましい。

※股関節に屈曲拘縮がない場合は，Thomas testで膝関節屈曲角度を計測することで大腿直筋の筋長を計測することもできる。

☞ p.268, 274, 296 参照

ハムストリングス（Straight Leg Raising test：SLRテスト，膝窩角）

SLRテスト

児は背臥位とし，股・膝関節を伸展させる。検査者は検査側膝関節を伸展位に保持したまま，他動的に股関節を屈曲させ股関節屈曲角度（体幹外側中心線と大腿骨軸のなす角）を計測する。この際，非検査側の股・膝関節が屈曲しないように注意が必要である。ハムストリングスの長さが正常な場合，SLRの角度は80°以上になる[4]。ハムストリングスの短縮に比例してSLRは制限される。☞ p.383 参照

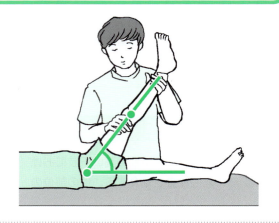

膝窩角

膝窩角（popliteal angle：PoA）は膝関節伸展テストとも表記され，論文によっては膝窩側の角度を計測している場合もある。

児は背臥位とし，検査側股関節は屈曲90°とする。非検査側膝関節は完全伸展位で保持する。検者は検査側膝関節を他動的に最終域まで伸展させ，膝関節屈曲角度（大腿骨軸と腓骨軸のなす角）を計測する。ハムストリングスの短縮に比例し，膝関節屈曲角度は大きくなる。20°以上の場合，ハムストリングスの短縮が疑われる[4]。☞ p.394，401 参照

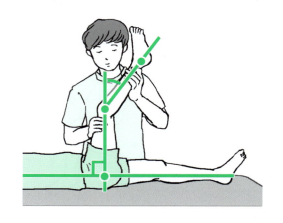

※SLRテスト，膝窩角はどちらもハムストリングスの長さを評価する方法だが，SLRテストは坐骨神経障害を判定するためのテストでもある。ハムストリングスの長さを評価する場合は，SLRテストだけでなく膝窩角の両方を行うことが望ましい。

腓腹筋

児は背臥位とし，膝関節を完全伸展位で保持する。検者は検査側足関節を最終可動域まで背屈させ，背屈角度（腓骨軸と第5中足骨を延長した線のなす角）を計測する。dorsiflexion with knee joint extension（DKE：膝関節伸展位での足関節背屈角度）と表記されることが多い。腓腹筋が短縮するほど背屈は制限される。DKFと併せて評価することで，腓腹筋が足関節背屈可動域に与える影響をより明確にできる。☞ p.383，388，394，401 参照

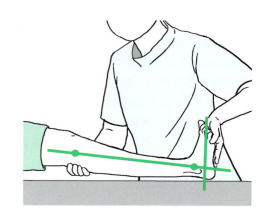

> ヒラメ筋

児は背臥位とし，股・膝関節を屈曲45°で保持する（膝関節を屈曲させることで腓腹筋が弛緩する）。検者は検査側足関節を最終可動域まで背屈させ角度（腓骨軸と第5中足骨を延長した線のなす角）を計測する。dorsiflexion with knee joint flexion（DKF：膝関節屈曲位での足関節背屈角度）と表記されることが多い。ヒラメ筋が短縮するほど，背屈は制限される。なお，関節包や靱帯，骨性の制限による影響も加わるため，筋の触診やエンドフィールの評価が重要となる。

☞ p.383，388，394，401 参照

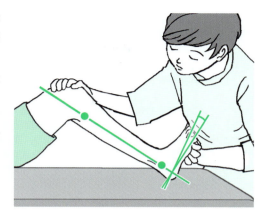

解釈と使用

　関節可動域の制限因子には，骨格筋・関節包・腱・皮膚，神経などがある。脳性麻痺児の多くが関節可動域制限を呈しており，関節可動域評価と併せて筋長検査を行うことが重要である。筋長検査はリハビリテーション[5]や整形外科的手術[6]，ボツリヌス療法[7]などの治療前後の比較にも使用されている。

参考文献

1) Nancy BR, et al.: Joint range of motion and muscle length testing. 3rd edition, p167-212, ELSEVIER, 2017.
2) Glanzman AM, et al.: Intrarater range of motion reliability in cerebral palsy: a comparison of assessment methods. Pediatr Phys Ther, 20(4): 369-372, 2008.
3) Kilgour G, et al.: Intrarater reliability of lower limb sagittal range-of-motion measures in children with spastic diplegia. Dev Med Child Neurol, 45(6): 391-399, 2003.
4) Davis DS, et al.: Concurrent validity of four clinical tests used to measure hamstring flexibility. J Strength Cond Res, 22(2): 583-588, 2008.
5) 加藤千鶴，ほか: 脳性麻痺児および者のハムストリングスへのインダイレクトストレッチとダイレクトストレッチの効果の比較. 東北理学療法学, 17: 49-54, 2005.
6) 梅崎哲矢，ほか: 股関節筋群解離術後のADLと関節可動域の長期経過. 日本脳性麻痺の外科研究会誌, 28: 17-21, 2018.
7) Koog YH, et al.: Effects of botulinum toxin A on calf muscles in children with cerebral palsy: a systematic review. Clin Rehabil, 24(8): 685-700, 2010.

（高木健志）

第2章 **2 心身機能・身体構造**　背臥位，座位，立位のアライメントを評価しよう

20 アライメント評価

目的

● 同じ姿勢であっても人によって身体各部位の位置関係（アライメント）は異なっており，ある程度の個人差が存在する。しかし疾患を有する児では，臨床上の特性から個人差の範疇を超えたアライメント不良を呈する場合がある。
● 適切なアライメントは最も効率的な動作が行える状態である[1]。その一方で，不良なアライメントで動作を行うと，関節に不適切な機械的ストレスをもたらし，関節運動のしにくさにつながる。また，アライメント不良が長期間にわたって継続されると不可逆的な変化となり，関節拘縮や身体変形に移行することが考えられる。
● よってアライメント評価の目的は，単に骨や筋の位置関係を示すだけではなく，児が行う動作を分析する情報として活用することや，将来予測される二次障害への対策を講じる手がかりとすることにあると考える。

方法

児が姿勢を保持している状態で，体表上から確認可能な骨指標を視診および触診により同定する。

骨指標の位置関係から身体各部位の状態を部位ごとに記録し，アライメント不良がみられる場合はその原因について分析する。

骨指標間の距離や角度などでアライメントを定量的に評価することも可能であるが，体表面の凹凸の影響などを考慮する。

注意点

● 抗重力姿勢のアライメント評価を行う際は，常に転倒転落のリスクに備えながら観察を行う。できれば児のそばに，安全を確保する補助者を配置することが望ましい。
● 骨指標の視診と触診は可能な限り肌を露出した状態で行うことが望ましいが，プライバシーの確保に十分配慮する。

● 触診を行う際には，触れることで不必要な収縮を誘発し，アライメントが過度に変化しないよう最低限にとどめる。
● アライメント不良は，常にみられるか判断するために複数回の評価を行うことが望ましい。

概観の観察

● 全身的なアライメントの概観をとらえるうえでのチェックポイントを表1に示す。
● 姿勢は身体各部位が協調的に働いた結果，保持されている。アライメント評価は姿勢保持に必要な情報源となる支持面から行い，徐々に上方に視点を移していく。
● 運動や活動を行ううえで良好な開始肢位となっているか，という視点で評価を行う。姿勢が保持できていても，重心の移動が行えないような過剰な支持や固定を行っていては頭頸

部や上肢の効率的な運動につながらないためである。
● 左右差を比較することも重要だが，たとえ相対的にアライメントがよい側であっても，アライメント不良が存在する点に注意する。
● アライメント不良が認められる場合，周囲筋の均衡が崩れているために短縮している筋と伸張している筋が存在する。当該筋には過剰な収縮や低緊張，筋萎縮などが認められることもあるため，筋のボリュームや筋硬度など

も併せて観察する。
- アライメント不良が長期にわたると体表面に非対称な皺や本来であればないはずの部位に皺が出現する場合がある。
- アライメント不良が存在すると呼吸が浅くなったり，逆に荒くなったりすることがあるため，胸郭の拡張状態や頸部周囲筋の収縮なども観察する。

表1　全身的なアライメントの概観をとらえるうえでのチェックポイント

- 荷重（体圧）が左右均等にかかっているようにみえるか？
- 前後あるいは左右へ傾いている部位，回旋している部位はあるか？
- 姿勢として安定しているか？不安定か？
- 本来不必要な筋収縮が起こっている部位や，本来必要な筋収縮がみられない部位はあるか？
- 頭部・胸郭・骨盤それぞれの正中線は同一直線上にあるか？
- 脊柱全体としてのアライメントは良好か？
- 中枢部位（頭部・胸郭・骨盤）と末梢部位（上肢・下肢）の位置関係は良好か？

身体各部位のアライメント評価

背臥位，端座位，立位における身体各部位のアライメント評価のチェックポイントを表2～4に示す。

表2　背臥位におけるアライメント評価のチェックポイント

支持面	・接地している部位と接地していない部位の確認 ・荷重の対称性
下肢	・下肢（足関節，膝関節，股関節）の肢位と対称性 ・つま先および膝蓋骨の向きの対称性 ・特徴的な肢位〔風に吹かれた股関節変形，蛙様姿勢など（図1 a, b）〕
骨盤	・両側のASISの床面からの高さの対称性 ・両側のASISとPSISにより構成される面の傾き（前後傾，側傾，回旋）
脊柱	・前額面における形状（側弯） ・矢状面における形状（平坦，円背，生理的弯曲，過伸展など）
胸郭	・骨盤に対する胸郭の三次元的な位置関係
肩甲帯	・両側の肩甲骨の接地の対称性 ・脊柱棘突起から両側の肩甲骨内側縁までの距離の対称性 ・両側の肩峰の床面からの高さの対称性 ・両側のASISを結んだ線と両側の肩峰を結んだ線の三次元的な位置関係 ・両側の鎖骨の床面からの高さの対称性 ・両側の鎖骨の前額面における傾きの対称性
上肢	・上肢（肩関節，肘関節，手関節）の肢位と対称性 ・特徴的な肢位〔W状肢位など（図1 b）〕
頭頸部	・一側への回旋位や側屈位 ・下顎の肢位（顎を軽く引いている，過度に前突しているなど）

ASIS：上前腸骨棘，PSIS：上後腸骨棘

図1　特徴的な肢位

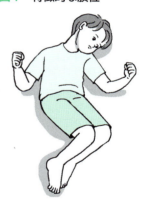

a　風に吹かれた股関節変形（windswept hip deformity）

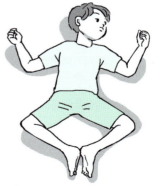

b　蛙様姿勢（flog-leg position）およびW状肢位

表3　端座位におけるアライメント評価のチェックポイント

支持	・荷重の対称性（主に両側の足底と殿部）
下肢	・下肢（足関節，膝関節，股関節）の肢位と対称性 ・つま先および膝蓋骨の向きの対称性 ・足部に対する下腿の傾き（前後，側方） ・床から膝裂隙までの高さの対称性
骨盤	・両側のASISおよびPSIS，腸骨稜上縁の座面からの高さの対称性 ・両側のASISとPSISにより構成される面の傾き（前後傾，側傾，回旋）
脊柱	・前額面における形状（側弯） ・矢状面における形状（平坦，円背，生理的弯曲，過伸展など）
胸郭	・骨盤に対する胸郭の三次元的な位置関係
肩甲帯	・両側の肩甲骨下角の座面に対する高さの対称性 ・脊柱棘突起から両側の肩甲骨内側縁までの距離の対称性 ・両側の鎖骨の座面に対する高さの対称性 ・両側の鎖骨の前額面における傾斜の対称性
上肢	・上肢（肩関節，肘関節，手関節）の肢位と対称性 ・手による支持の必要性
頭頸部	・一側への回旋位や側屈位 ・下顎の肢位（顎を軽く引いている，過度に前突しているなど）

※ 足底と大腿後面と殿部が接地する高さの椅子に座っている場面を想定
ASIS：上前腸骨棘，PSIS：上後腸骨棘

表4　立位におけるアライメント評価のチェックポイント

支持	・足底内における荷重の偏り（前後，側方） ・荷重の対称性
下肢	・下肢（足関節，膝関節，股関節）の肢位と対称性 ・つま先および膝蓋骨の向きの対称性 ・踵骨の床面に対する傾き（側方） ・足アーチの崩れや足部変形の有無 ・下腿（アキレス腱）の床面に対する傾き（前後，側方） ・両側の大転子の高さ ・特徴的な肢位（O脚，X脚）
骨盤	・両側のASISおよびPSIS，腸骨稜上縁の床面からの高さの対称性 ・両側のASISとPSISにより構成される面の傾き（前後傾，側傾，回旋）
脊柱	・前額面における形状（側弯） ・矢状面における形状（平坦，円背，生理的弯曲，過伸展など）
胸郭	・骨盤に対する胸郭の三次元的な位置関係
肩甲帯	・両側の肩甲骨下角の床面に対する高さの対称性 ・脊柱棘突起から両側の肩甲骨内側縁までの距離の対称性 ・両側の鎖骨の床面に対する高さの対称性 ・両側の鎖骨の前額面における傾斜の対称性
上肢	・上肢（肩関節，肘関節，手関節）の肢位と対称性 ・手による支持の必要性
頭頸部	・一側への回旋位や側屈位 ・下顎の肢位（顎を軽く引いている，過度に前突しているなど）

ASIS：上前腸骨棘，PSIS：上後腸骨棘

評価結果の解釈

- 整形外科的問題に関連する可能性があるアライメント不良は，児の感じている痛みや不快感などと関連しているかも併せて評価することが肝心である。アライメントの改善が児の利益につながるかを常に意識する。

- 局所的なアライメント不良を認めた場合，それが他の部位のアライメント不良に伴って起きた代償である可能性も考える必要がある。原因は周辺部位のみで検討せず，身体各分節の全身的なつながりを考慮して考察する。

- 頭頸部の肢位によって全身のアライメントが変化する場合は，原始反射の一種である非対称性緊張性頸反射（ATNR）や緊張性迷路反射（TLR）が影響している可能性がある。

- 小児疾患に頻発する股関節脱臼や脊柱側弯などのアライメント不良については，関連するX線画像評価を活用して評価結果の解釈を補完する。ただし，画像が撮影された姿勢と評価を行った姿勢が異なる場合は荷重の変化などに注意する。

- 評価時点でアライメント不良が児の生活において大きな問題になっていなくても，アライメント不良が長期間にわたって継続した結果，ADLの困難性やQOLの低下に発展することが考えられる場合は，可能な限りアライメントを矯正する方法を考える必要がある。

- アライメント不良の原因を検討し，対応が可能と考えられる場合にはアプローチの前後でアライメントを比較して，その内容が妥当かを検討する。

- アライメント不良の原因については，重力の影響（身体各部位の重さに抗して関節を中間位に支持する筋力がない），中枢神経障害に起因する麻痺の影響，成長に伴う体格の変化の影響，日常的な生活様式の影響，運動パターンの定型化の影響などが考えられる。また，痛みや不快感を回避するため，自発的にアライメントを変化させている可能性も考えられる。一時的であってもそのような姿勢を長期にわたってとり続けることで，不可逆的なアライメント不良につながることもある。

- アライメントが他動的に矯正可能かどうかについても評価し，一時的に矯正が可能であっても，自力での継続した保持ができない場合は補装具の使用などを視野に入れる。

- ただし，過度なアライメントの矯正をいきなり行うと対象者が違和感を覚え，自発的な活動を逆に妨げる可能性がある。矯正する程度を徐々に高めつつ，実際の運動や活動の行いやすさとリンクしているかを確認しながら進めることが望ましい。

- 就寝時の背臥位姿勢を利用した良好なアライメント矯正位の保持（ポジショニング）は，長時間の実施が可能である。

参考文献

1) 上島正光, ほか: アライメントを診る. よくわかる理学療法評価・診断のしかた, p21-30, 文光堂, 2012.

（大須田祐亮）

第2章 2 心身機能・身体構造　筋力を評価しよう

21　MMT，HHD，筋厚計測

MMT：Manual Muscle Testing（徒手筋力検査法），HHD：hand helddynamometer（徒手筋力計）

目的	特徴
各筋の筋力を評価する。	徒手筋力検査法（MMT）は特殊な機器を用いない筋力測定方法，徒手筋力計（HHD）は定量的に評価可能である。超音波画像診断装置による筋厚の計測は非侵襲的に表層から深層の筋の厚さを計測できる。

対象と年齢	注意点	測定時間	信頼性と妥当性
すべての方が対象となる。	原則，MMTとHHDは言語指示に対して正確な関節運動が可能なことが条件となる。	1つの筋の測定は数分程度。すべての筋を測定するとかなりの時間を要する。	中等度（測定の方法によって異なる）

方法

測定肢位は端座位（MMT，HHD）（図1・2）

図1　大腿四頭筋のMMTによる測定

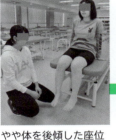
やや体を後傾した座位

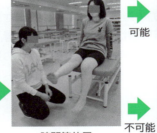
膝関節伸展
MMT3

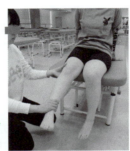
膝関節伸展位で抵抗
MMT4または5

可能／不可能

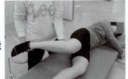
側臥位での膝関節伸展
MMT2

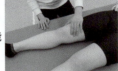
筋収縮の触知
MMT1

MMT0
不可能

MMTの場合は徒手抵抗，HHDの場合はベッドの柱にベルトを結び固定する

検査側の膝関節を伸展させる

図2　大腿四頭筋のHHDによる測定

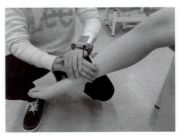
簡易的に計測可能
圧迫法

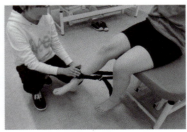
信頼性が高い
牽引法

MMTの場合は抗重力活動が可能で膝関節が完全に伸展できる場合をMMT3以上，完全に伸展できない場合をMMT2，筋収縮のみをMMT1，筋収縮なしをMMT0とする（表1）。HHDは最大筋収縮時の数値を記載する

超音波画像診断装置ではベッド上の背臥位で測定する（図3）

表1　MMT

グレード	基準
5 Normal	運動範囲全体にわたって動かすことができ，最大の徒手抵抗に抗して最終運動域を保持できる。
4 good	運動範囲全体にわたって動かすことができ，中等度～強度の徒手抵抗に抗して最終運動域を保持できる。
3 Fair	運動範囲全体にわたって動かすことができるが，徒手抵抗には抗することができない。
2 Poor	重力の影響を除いた肢位でなら，運動範囲全体，または一部に渡って動かすことができる。
1 Trace	筋収縮が目に見える，または触知できるが，関節運動は起こらない。
0 Zero	筋収縮・関節運動はまったく起こらない。

図3　大腿四頭筋の超音波診断装置による測定

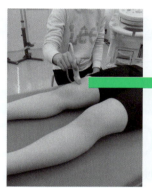
背臥位による測定
Bモード

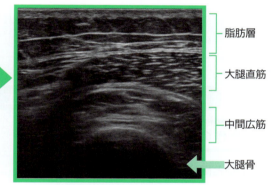
超音波診断装置による画像

決まりごと

MMTでは体幹をやや後傾させた端座位となる。検査側の膝関節を0°まで伸展し，可能であればMMT3とする。検査側下肢を膝関節0°（軽度屈曲位）まで持ち上げ，下腿部遠位に抵抗をかけて中等度の抵抗に抗せたらMMT4，最大の抵抗に抗せたらMMT5とする。MMT3以下は，除重力運動となる側臥位で膝関節の伸展が可能だったらMMT2，背臥位で大腿四頭筋の収縮がみられたらMMT1，収縮なしはMMT0とする。

HHDを用いた測定には2種類あり，手で押さえながら測定する圧迫法か，ベルトで引っ張って測定する牽引法がある（図2）。ベルトはベッドなどの柱に固定したほうが検査値の信頼性が高い。

対象者と測定環境の注意点

HHDによる測定はMMTの肢位で測定することが基本である。しかし，麻痺のため単関節の運動が困難であっても総合的な下肢筋力として記載する場合もある。また，最大限の努力を要求するため，言語指示を十分理解できていないとその筋力値の正確性が低くなる。

圧迫法は測定値が30 kgを超える場合は再現性が担保されないとされ，付属するベルトでの牽引法が推奨される。

検査の概要

MMT：DanielsやKendallら[1]によって開発され，特殊な機器なしに徒手によって筋力を判定する検査法である。

HHD：MMTが順序尺度で検査の信頼性が低いという指摘から，HHDは数値化できることから近年幅広く使用されている。

超音波画像診断装置：筋力と筋厚に関連性が指摘[2]されたことから，筋萎縮の程度の把握を含めて超音波画像診断装置での測定が実施される。また，筋厚と高齢者のサルコペニアの関連性も指摘されている[3]。

信頼性と妥当性

MMTは順序尺度であり，信頼性と妥当性に乏しい[4]。ただし，変形性関節症でのICCは0.98など，検査者による信頼性は高い[5]。

HHDの信頼性は測定する筋や肢位によって異なるが，股関節と膝関節周囲の筋のICC (2, 1) は0.76～0.95と報告[6]もあり，信頼性は高い。しかし，脳性麻痺では級内相関係数0.42～0.73と中等度の報告もある[7]。

超音波画像診断装置はプローブの押圧によって筋厚が変化するため[8]，一定の圧で検査することが要求される。このため診断における信頼性はやや劣るが，検査者が一定の場合の信頼性は高い一方，検査技術が必要である。

関連機能とチェックポイント

代償動作の把握

筋力が弱いと関節運動を遂行するために，代償動作がみられる。検査者はその動作を把握しておく必要がある。例えば股関節屈曲ではさまざまな代償動作がみられ，代表的な代償動作として縫工筋の力で股関節屈曲をすると，股関節の外転・外旋を伴う（図4）。

図4　代償動作の把握（股関節屈曲）

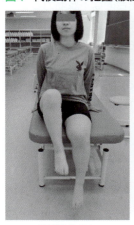
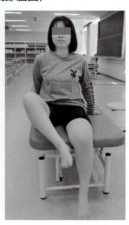

代償動作なし　　　　縫工筋による代償

超音波画像診断装置での測定

検査者のプローブの押圧によって図のように筋厚は変化するため，脂肪層の組織が押しつぶされない程度の圧力で測定を行う（図5）。

図5　超音波診断装置での測定

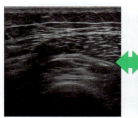
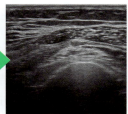

通常の測定　　　同一部位によるプローブの押圧による変化

機器の当て方

HHDは測定する軸に対して垂直に当てる。機器を垂直に当てない，またはしっかり固定しないと数値が低くなるので注意する（図6）。

図6 HHDの機器の当て方

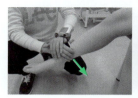 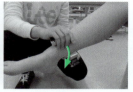

正しい当て方　　　　　誤まった当て方

機器は運動方向に対して直角にあて，相手の力に負けないようにしっかり支える

筋の触診

正確に筋の触診をする技術は必要不可欠である。例えば，大腿四頭筋は4つの筋から成り立つため，どの筋が弱くなっているのか，萎縮しているのか，硬くなっているのか確認する（図7）。

図7 筋の触診

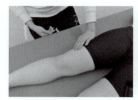 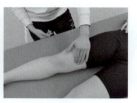

外側広筋　　　　　内側広筋

大腿四頭筋は4つの筋を集合体であり，1筋ずつ触診を行うことで筋収縮の程度を確認する

解釈と使用

　MMTの検査すべてを本項で記載できないので，詳細な方法は『新・徒手筋力検査法』[1]を参照されたい。

　HHDの数値を比較するときに，単純な力（N，kgf）またはトルク（Nm：力×距離）を比較するのか，対象者の体重で正規化（Nm/kg）が必要なのかなど比較したい筋力または関節トルクに応じて計測や単位を考える必要がある。

　超音波診断装置による筋厚は筋力と相関がある報告も多いが，筋によっては研究結果が異なり，筋厚が厚いから筋力が強いとは単純にいえない。筋萎縮の程度は周径で測定するよりも1つの筋ごとの測定が可能であるため，必要とする検査を実施して総合的に判断するとよい。

参考文献

1) 津山直一，中村耕三（訳）：新・徒手筋力検査法 原著第9版，Helen JH, Dale A, Marybeth B著: Techniqus of manual examination and performance testing. 協同医書，東京，2014.
2) 甲斐義浩，ほか: 下肢周径の測定値と下肢筋力および筋組織厚の関連. 理学療法科学, 23(6): 785-788, 2008.
3) Wang J, et al.: Ultrasound measurements of gastrocnemius muscle thickness in older people with sarcopenia. Clin Interv Aging, 30(13): 2193-2199, 2018.
4) Fan E, et al.: Inter-rater reliability of manual muscle strength testing in ICU survivors and simulated patients. Intensive Care Med, 36(6): 1038-1043, 2010.
5) Youdas JW, et al.: Usefulness of the Trendelenburg test for identification of patients with hip joint osteoarthritis. Physiother Theory Pract, 26(3): 184-194, 2010.
6) Thorborg K, et al.: Hip- and knee-strength assessments using a hand-held dynamometer with external belt-fixation are inter-tester reliable. Knee Surg Sports Traumatol Arthrosc, 21(3): 550-555, 2013.
7) Verschuren O, et al.: Reliability of hand-held dynamometry and functional strength tests for the lower extremity in children with cerebral palsy. Disabil Rehabil, 30: 1358-1366, 2008.
8) 福元喜啓，ほか: 超音波画像診断装置を用いた骨格筋の量的・質的評価. 理学療法学, 42(1): 65-71, 2015.

（松田雅弘）

第2章 **2 心身機能・身体構造** バランス能力を評価しよう

22 PBS, ECAB

PBS：Pediatric Balance Scale, ECAB：Early clinical assessment of balance

Pediatric Balance Scale（PBS）

目的	特徴	対象と年齢
学齢期の児の姿勢変換に必要な機能的バランス能力を評価する。	日常生活でもよくみられる14の動作を行ってもらい，それぞれ0～4の5段階評価で点数をつける。いくつかの項目は秒数も計測する。	軽度～中等度（重度）の運動障害をもつ学齢期の児（5～15歳）。

注意点	測定時間	信頼性と妥当性
静止座位・立位保持が困難な児には適応できない。いくつか評価に必要な物品がある。	約15分	あり

方法

児は椅子に座った状態から評価を始める。座位は床に足をつけた状態で股関節と膝関節が90°屈曲位となる高さが望ましい。評価者は項目ごとに児に指示を出し，児はそれに従う。

① 座位から立位
② 立位から座位
③ 移乗
④ 補助なしの立ち上がり
⑤ 補助なしでの着座
⑥ 閉眼での立位保持
⑦ 閉脚での立位保持
⑧ 継ぎ足での立位保持
⑨ 片脚立位保持
⑩ 360°方向転換（左右）
⑪ 立位保持のまま肩越しに左／右後方を見る
⑫ 立位で床のものを拾う
⑬ 台（段差）踏みかえ
⑭ 上肢の前方リーチ
14項目を順に行っていく。

決まりごと

● 各項目で児に指示する内容，使用する物品が定められている。
● 多くの項目は3回試行し，そのうち最もよかった試行を評価するが，なかには平均をとるものや1試行で評価するものがあるので評価表に従う。
● それぞれ0～4の5段階評価で，最低得点は0点，最高得点は56点満点である。

検査の概要

Franjoineらによって BBS の小児版として2003年に開発された[1]。機能的なバランス能力を数値で評価できること，評価に特別な器具が必要ないことが利点であるが，一方で小児には多くみられる頭上へのリーチが含まれないこと，歩行中のバランスの評価がないことが欠点であるとされている。また，現在日本語版はなく，Ries らは他言語に翻訳して使用するには注意が必要だと述べている[2]。実際，一部物品や評価基準がインチ表記になっているので，使用の際には考慮する必要がある。

対象者と測定環境の注意点

● 以下の物品が評価のために必要である。高さが可変なベンチ，背もたれと手すりがついた椅子，ストップウォッチ（秒針のある時計でも可），2.5 cm（1インチ）幅のマスキングテープ，15 cm（6インチ）の台，黒板消し，定規，小さな目印になるもの（付箋など）。
● 転倒の危険が高いので，実施の際には評価者以外にもう1名補助者がいることが望ましい。転倒した際に怪我をしないよう，ある程度スペースを確保して実施する。

信頼性と妥当性

開発時に40名の健常児で行ったパイロットスタディでは再テスト法による信頼性はICC（3，1）＝0.850と高く，その後の軽度から中等度運動障害をもつ児でのTest-retest法による信頼性はICC（3，1）＝0.998と非常に高かった。さらに検者間信頼性もICC（3，1）＝0.997と高いことが実証された。また，別の脳性麻痺児における研究[3]で，GMFMとも直線的な相関を示している（r＝0.087，p＝0.01）。

Early Clinical assessment of Balance（ECAB）

目的	特徴	対象と年齢
より低年齢のあらゆるレベルの脳性麻痺児のバランス能力を評価する。	静的（臥位，座位，立位）と動的（座位での運動中，立位での運動中）活動中の頭部制御を含めた全身のバランス能力を簡単かつ安全に調べることができる。	1.5〜5歳の脳性麻痺児（12歳まで適応可）。

注意点	測定時間	信頼性と妥当性
対象児童のGMFCSレベル，麻痺の状態によって，開始する項目や得点のつけ方が異なる。	15分以内（GMFCSレベルによってばらつきあり）	あり

方法

PART1（頭と体幹の姿勢制御）とPART2（座位と立位の姿勢制御）の2つの項目からなる。PART1は膝の上に座らせるところから，PART2は椅子座位から開始する。

PART 1（頭と体幹の姿勢制御）
① 頭部の立ち直り－側方（左右）
② 頭部の立ち直り－伸展（腹臥位からの頭部挙上）
③ 頭部の立ち直り－屈曲（引き起こし反応）
④ 体幹の回旋（左右の寝返り）
⑤ 座位の平衡反応
⑥ 保護伸展反応－側方（座位）
⑦ 保護伸展反応－後方（座位）

PART 2（座位と立位の姿勢制御）
① 背もたれのない，足を床に着けた椅子座位保持
② 座位からの立ち上がり
③ 閉眼立位保持
④ 閉脚立位保持
⑤ 360°方向転換（左右）
⑥ 立位補助がない状態で台の踏み替えを行う

決まりごと

PART1（36点満点）とPART2（64点満点）の2つの項目からなり，合計100点になっている。採点は児の能力を最もよく表すものを選択するが，悩む場合はより低いほうを選択する。項目によっては左右の評価，秒数を計測するものもある。PART1は基本的に評価者の観察が主で，児への指示はない。PART 2では児への指示が記載され，児は事前に練習することが可能である。

対象者と測定環境の注意点

GMFCSレベルがⅢ〜Ⅴの児はPART1から評価する。GMFCSレベルがⅠとⅡの児はPART2から評価を始め，PART 1は満点とする。児が片麻痺だった場合には4番目の項目より評価を開始し，1〜3は満点とする。基本的にはできない項目が出るまで評価を継続する。ストップウォッチと踏み台（高さ指定なし），椅子が必要である。

検査の概要

カナダとアメリカの合同研究としてMcCoyらを中心に2014年に開発された[4, 5]。あらゆるレベルの脳性麻痺児に使えるよう，Movement Assessment of Infants（MAI）の7項目とPBSの6項目の計13項目で構成されている。こちらもPBS同様日本語版がないため，使用時には注意が必要である。

信頼性と妥当性

McCoyらによる脳性麻痺児410名を対象とした研究で，GMFCSレベル・年齢では各レベル・年齢層ごとに点数に有意な差が確認できたこと，一方で性差はなかったことを確認している。またGMFM66-B&Cとr＝0.97（p＜0.001）と高い相関が得られたことを報告している。さらに，同グループの追研究では2年にわたり708名の児を継時的にECABで計測し，GMFCSのレベルごとのバランス能力の成長曲線も算出している[6]。

解釈と使用

特に脳性麻痺（CP）の児は筋緊張障害や姿勢制御異常を起こし，どちらも機能的なバランス能力に影響を及ぼすことがいわれている[7]。以前は小児PTがバランスの検査を行うときにはバランス反応や姿勢観察が主であった。しかし，Saetherらのレビューによると，近年はよりバランス能力を数値化し，変化を評価できるようにすべきだという声が高まっており，実際にFunctional Reach Test（FRT）やTimed up and Go（TUG）など成人で使用されているものや，今回紹介したPBSなどさまざまな評価法が小児のバランス能力評価に用いられている[8]。今回挙げたもの以外にもDewarらによるKids-BESTestやKids-Mini-BESTestといったものもある[9, 10]が，いずれにしても日本語版がないため，今後は国内でも日本語版を作成し妥当性の検討を行っていく必要がある。

参考文献

1) Franjoine MR, et al.: Pediatric balance scale: a modified version of the berg balance scale for the school-age child with mild to moderate motor impairment. Pediatr Phys Ther, 15(2):114-128, 2003.
2) Ries LG, et al.: Cross-cultural adaptation and reliability analysis of the Brazilian version of Pediatric Balance Scale(PBS). Rev Bras Fisioter, 16(3): 205-215, 2012.
3) Vrettos S, et al.: The relationship between functional balance and functional grosss motor skills in children with cerebral palsy. Brain Dev, 26: S38-S39, 2004.
4) McCoy SW, et al.: Development and validity of the early clinical assessment of balance for young children with cerebral palsy. Dev Neurorehabil, 17(6): 375-383, 2014.
5) Early Clinical Assessment of Balance Version 2(10/15/12). (https://canchild.ca/system/tenon/assets/attachments/000/000/464/original/moveplay_ECAB_ scoresheet_updated.pdf).
6) LaForme Fiss A, et al.: Developmental Trajectories for the Early Clinical Assessment of Balance by Gross Motor Function Classification System Level for Children With Cerebral Palsy. Phys Ther, 99(2): 217-228, 2019.
7) Gan SM, et al.: Psychometric properties of functional balance assessment in children with cerebral palsy. Neurorehabil Neural Repair, 22(6): 745-753, 2008.
8) Saether R, et al.: Clinical tools to assess balance in children and adults with cerebral palsy: a systematic review. Dev Med Child Neurol, 55(11): 988-999, 2013
9) Dewar R, et al.: Reproducibility of the Kids-BESTest and the Kids-Mini-BESTest for Children With Cerebral Palsy. Arch Phys Med Rehabil, 100(4): 695-702, 2019.
10) Dewar R, et al.: Reproducibility of the Balance Evaluation Systems Test (BESTest) and the Mini-BESTest in school-aged children. Gait Posture, 55: 68-74, 2017.

（古谷槙子）

第2章 **2 心身機能・身体構造** 乳幼児の発達を評価しよう

23 遠城寺式・乳幼児分析的発達検査法

目的	特徴	対象と年齢
乳幼児の発達を検査する。	乳幼児の発達6項目（移動運動，手の運動，基本的習慣，対人関係，発語，言語理解）を短時間で評価することができる。	0歳〜4歳7カ月の乳幼児や発達遅滞が疑われる児。

注意点	測定時間	信頼性と妥当性
対象児が検査しやすいように環境設定に配慮する。	15〜30分	妥当性あり

方法

暦年齢相当から検査を始めるが，適当と思われる段階から始めてもよい。

・・・

採点の仕方を図1に示す。

決まりごと

- 検査用紙は慶應義塾大学出版会にて購入し使用する。
- 短時間で検査できるようにあらかじめ必要な用具を準備しておく。
- 説明が伝わりにくければ，「遠城寺式・乳幼児分析的発達検査法　九州大学小児科改訂新装版」[1]に記載されている方法や判定をよく読み，主意を変えずに説明する。

対象者と測定環境の注意点

保護者への聴き取りもしくは保護者同席のもと直接観察で行われる。そして，対象児が検査しやすいように環境設定に配慮する。検査時は，ただ検査項目ができるかどうかを判断するのではなく，運動パターンや母子関係などもみていくとよい。

検査の概要

遠城寺式・乳幼児分析的発達検査法は，九州大学医学部小児科において発案され，1960年（昭和35年）に発行され，2009年に改訂されている[1]。移動運動，手の運動，基本的習慣，対人関係，発語，言語理解の6項目に課題が分かれており，通過率が原則として60〜70%であるものが選択されている。

信頼性と妥当性

3つの発達検査法との相関関係をみることによって，妥当性が確認されている[1]。

図1 遠城寺式乳幼児分析的発達検査の採点方法

グラフ欄の暦年齢の線上に、対象児の年齢相当位置に点をうつ。
（例：1歳0カ月以上、1歳2カ月未満の場合はすべての中間点に点をうつ）

合格の1つ上の問題が不合格、その上が合格、さらにその上に1つ加えて点をうつ
→ 連続で点をうつ

合格が3つ以上続いたら続いて最上の声…
合格が3つ連続したとき
→ 合格の一番上の検査問題に点をうつ

合格の1つ上の問題が不合格、その上が合格、さらにその上に1つ加えて点をうつ
→ 連続合格の上に2つ加えて点をうつ

暦年齢 (年:月)	移動運動	手の運動	基本的習慣	対人関係	発語	言語理解
1:9	ボールを前にける	積木を横に二つ以上ならべる	ひとりでパンツをはいてズボンをはく	おもちゃをうまく使えないとき(かんしゃくを)自分で命令を実行する(「おもちゃをもってらっしゃいなど」)	「もうひとつ」、「もうすこし」がわかる
1:6	ひとりで一段ごとに足をそろえながら階段をあがる	鉛筆でぐるぐるまるをかく	排尿を予告する	困難なことに出会うと助けを求める	絵本を見て三つのものの名前を言う	目、口、耳、手、足、腹を指示する(4/6)
1:4	走る	コップからコップへ水をうつす	パンツをはかせると両足をひろげる	絵本を見てひとつのものの名前を言う	絵本を読んでもらいたがる
1:2	靴をはいて歩く	積木を二つ重ねる	自分の口もとをひとりでふく	簡単な命令を実行する(「おいで、ちょうだいなど」)	3語言える
1:0	2〜3歩あるく	コップの中の小物をとり出そうとする	お菓子のつつみ紙をとって食べる	ほめられると同じ動作をくり返す	2語言える	要求を理解する(3/3)(おいで、ちょうだい、ねんね)
0:11	座った位置から立ちあがる	なぐり書きをする	スプーンで食べようとする	父や母の後追いをする	ことばを一語、正しくまねる	要求を理解する(1/3)(おいで、ちょうだい、ねんね)
0:10	つたい歩きをする	おもちゃの車を手で走らせる	コップを自分で持って飲む	人見知りをする	音声をまねようとする	「バイバイ」や「おつむてんてん」のまねをする
0:9	つかまって立ちあがる	びんのふたを、あけたりしめたりする	泣かずに欲求を示す	身ぶりをまねする(イナイイナイバーなど)	さかんにおしゃべりをする(喃語)	「いけません」と言うと、ちょっと手をひっこめる
0:8	ものにつかまって立っている	おもちゃのたいこをたたく	コップなどを両手で口に持っていく	おもちゃをとられると不快を示す	タ、ダ、チャなどの音声が出る
0:7	ひとりで座って遊ぶ	親指と人さし指でつかもうとする	顔をふこうとするといやがる	鏡を見て笑いかけたり話しかけたりする	マ、バ、パなどの音声が出る
0:6	腹ばいで体をまわす	おもちゃを一方の手から他方に持ちかえる	コップから飲む	親しみと怒った顔がわかる	おもちゃなどに向かって声を出す
0:5	寝がえりをする	手を出してものをつかむ	ビスケットなど自分で食べる	鏡に映った自分の顔に反応する	キャーキャー言う	母の声と他の人の声をききわける
0:4	横向きに寝かせると寝がえりをする	ガラガラを振る	おもちゃを見ると動きが活発になる	人を見ると笑いかける	声を出して笑う
0:3	首がすわる	おもちゃをつかんでいる	スプーンから飲むことができる	あやされると声を出して笑う	泣かずに声を出す(アー、ウブ、など)	人の声でしずまる
0:2	あおむけにして体をおこすとき頭を保つ	手をさわるとにぎる	満腹になると乳首を舌で押し出したり顔をそむけたりする	人の顔をじいっと見つめる	いろいろな泣き声を出す
0:1	腹ばいで頭をちょっとあげる	手を口に持っていってしゃぶる	空腹時に抱くと顔を乳の方に向けてほしがる	人の声がする方に顔を向ける	元気な声で泣く	大きな音に反応する
0:0	あおむけでときどき左右に首の向きをかえる	手にふれたものをつかむ		泣いているとき抱き上げるとしずまる		

運動		社会性		言語	
移動運動	手の運動	基本的習慣	対人関係	発語	言語理解

©1977 遠城寺 宗徳 発行所 慶應義塾大学出版会 （文献1より一部改変引用）

解釈と使用

　本検査法は，① 各機能別に評価・分析できる，② 0歳から適応できる，③ 1枚の検査用紙を使用することで，経時的に発達を把握できる，④ 折れ線グラフで視覚的に保護者などに提示しやすい，⑤ 短時間で検査が可能である，という特徴がある。

　通常，3または4段階，暦年齢より下回った発達段階を示すとき，発達遅滞があると考えられる。ただし，厳密な発達指数を計算することはできない。

　暦年齢と発達が相関しているかだけではなく，項目間にばらつきがないかをみることも重要である。「なぜばらつきがあるのか」，「なぜその項目のみが遅延しているのか」を考えながらリハビリテーションをすすめていく。また，保護者の聴き取りと実際の発達に乖離がないかをみることで，今後のリハビリテーション方針などを説明するときに役立たせることができる。

参考文献

1)　遠城寺宗徳, ほか: 遠城寺式・乳幼児分析的発達検査法　九州大学小児科改訂新装版. 慶應義塾大学出版会, 2009.

（阿部広和）

第2章 **2** 心身機能・身体構造 　粗大運動を定性的に評価しよう

24 正常運動発達（粗大運動）

目的	特徴	対象と年齢
個々の姿勢，運動パターンを観察し，児の運動発達段階を把握する。	定性的な評価により各姿勢における月齢，年齢ごとの正常・異常な状態を拾い上げられる。	新生児〜学童期

注意点	測定時間	信頼性と妥当性
運動発達には個人差があることに留意する。定性的な評価である。児の体調，評価時の環境，観察者の技量が結果に影響を与える。	30分以内	定性的な観察による

方法

出生から1歳までの新生児期，乳児期の運動機能は著しく大きな変化を遂げるが，その変化には原則的な法則がある。①順序性，②方向性，③連続性，③異速性が一般的であり，それらには個人差がある。

定量的評価は正常な児の暦年齢に対応した運動発達段階の発達指標（マイルストーン）まで到達しているか否かを判定し，発達年齢や指数など数値で表記できる方法である。

運動発達評価には「定性的評価（質的）」と「定量的評価（量的）」がある。

定性的評価は児が示す自発的な個々の姿勢，運動パターンを観察し，分析する。

運動発達をとらえるための評価方法は種類が多く，全体的な発達をみる検査方法で全体像を把握した後，詳細な検査を実施し，いくつかの検査方法で得られた結果を解釈する。

決まりごと

児の興味を引くために，母親が児に声をかけたり，おもちゃを提示することは許容するが，身体を直接誘導したことで生じた運動は結果から除外する。

評価結果の考察

ヒトは人種，性別にかかわらず一定の順序で発達するが，定型発達の順序から逸脱した発達がみられる場合には，広義の発達障害が生じていると考察できる。

関連機能とチェックポイント

姿勢に焦点をあてて，各月齢の特徴的な運動をまとめた．原始反射と合わせて学習すると正常運動発達の流れが理解しやすくなる．各月齢で獲得する運動の詳細については，成書を確認してもらいたい．

新生児期～12カ月

背臥位

● 新生児期

胎児姿勢の続きで四肢体幹は屈曲優位の姿勢である．頭部の位置は正中で保持されず，一方に回旋した位置で安定する．口への刺激によって生じる探索反射は頭部の回旋活動を賦活する．

チェックポイント

非対称性緊張性頸反射（asymmetrical tonic neck reflex：ATNR）は優位にみられるが，異常な筋緊張が生じる，あるいは頸部体幹の伸展（強い反り返り）がみられる場合は，経過観察あるいは発達支援のアプローチが必要である．

● 1～2カ月

頭部の回旋運動は活発になり，ATNRが最も顕著にみられる．ATNRにより伸展した上肢が視界に入ることで自分の手を眼で確認する最初の機会となる（ハンドリガード，図1）．

図1　ハンドリガード

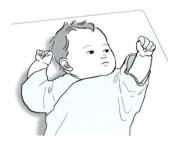

● 3～4カ月

頭部を正中位で保持し，左右対称な姿勢で，四肢を正中線に近づけることが増える（正中位指向，図2）．手と手を触れ合わせることや，左右の足裏を擦り合わせる運動（foot to foot）がみられる．膝を立てて床を蹴りながら体幹を回旋することで側臥位までの寝返りをする．

チェックポイント

ATNRによる非対称性姿勢が少なくなる時期にもかかわらず，頭部の向きによって四肢の運動が制御される傾向にある場合は経過観察あるいは発達支援のアプローチが必要である．

図2　正中位指向

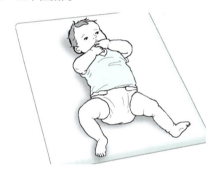

● 5～7カ月

殿部と下肢をもち上げて自分の手で足を触って遊び，足を口にもっていく（bottom lifting，図3）．両足を床につけて殿部を床からもち上げる運動（ブリッジ動作）も可能となる．これらの動作の延長で腹臥位へ完全な寝返りをする（roll over）．

図3　bottom lifting

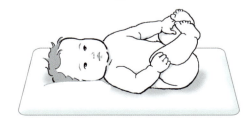

腹臥位

● 新生児期
緊張性迷路反射（tonic labyrinthine reflex：TLR）が優位にみられ，顔を一方に向けて腹臥位を保持できる。顔が下向きになったとき，短時間だが顔を床から挙上させる。下肢を交互にキッキングさせるが完全に伸展はしない。

● 1〜2カ月
頸部を回旋しながら45°程度まで伸展させる。下肢は床に大腿前面がつき，膝関節の伸展も増大する。

チェックポイント
頭部の挙上は頸部・体幹の伸筋群を賦活させる。上肢への荷重を促し，注視や追視の発達にも有効である。

● 3〜4カ月
迷路性や視覚性の立ち直り反応，頸部体幹の伸筋群の発達により，頭部を45〜90°で保持できる。肩甲帯のコントロールが発達するため前腕で体重を支持することが可能になる（on elbows, puppy position, 図4）。

チェックポイント
on elbowsから一側前腕に体重移動することで腹臥位から側臥位までの寝返りが可能になる。

図4　on elbows, puppy position

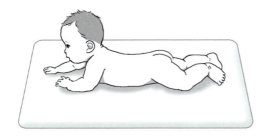

● 5〜6カ月
腹部を床につけたまま頭部を挙上し，四肢を伸展外転させる動作（air plane position, pivot prone, 図5）と手掌支持（on hands）を繰り返す。

チェックポイント
on elbows → on hands → 側方へのリーチ → pivot turn → 腹這い → 後方移動 → 四つ這い位の順で動作を獲得する。

図5　air plane position

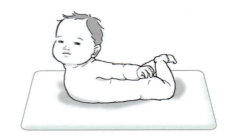

● 7カ月以降
on handsの姿勢から股関節・膝関節を屈曲させて殿部を浮かせる。重心位置は前後方向から上下方向へ移っていく。肩甲帯，骨盤帯周囲の支持性が向上することで四つ這い位を獲得し，片側手掌や膝への荷重が可能になると交互性の四つ這い移動が可能となる。

座位

● 新生児期〜2カ月
座位をとらせても保持できない。未頸定であるが肩を支えて座らせると瞬間的に頭部を直立させる。背臥位から引き起こすと自発的に頭部をもち上げようとする。

● 3〜4カ月
頸定を獲得すると背臥位から引き起こすときに体幹に頭部がついてくる。自力での座位は不可能だが，両手を前方について体を支えようとする。

チェックポイント
引き起こしたときに頭部と体幹に連動した屈曲運動がみられない場合は，頸定や座位の獲得に時間がかかる可能性がある。

● 5〜6カ月
体幹は前傾して両手を前方について体を支えて

いれば短時間の保持は可能だが，バランスを崩したときに立ち直ることはできず倒れる。

● 7カ月以降

手の支えがなくても座位を保持することができるようになり。体幹を回旋させながらリーチすることが可能となる。座位-四つ這い位の姿勢変換（起座動作，sit up）が自分でできるようになる。

チェックポイント

上肢の使用，体幹と骨盤を回旋させて体重移動を繰り返すことで移動すること（shuffling）が多い場合は，歩行の開始が遅れる可能性があるので，経過観察あるいは発達支援のアプローチが必要である。

立位

● 新生児期〜1カ月

腋窩を支持して立位をとらせると，陽性支持反射によって両下肢を伸展させて体重を支える（初期立位，図6）。前方に傾けると交互に一側下肢を屈伸させて歩くような運動をする（自動歩行，図7）。

● 2〜3カ月

反射統合により初期立位と自動歩行はみられなくなる。

● 4〜6カ月

腋窩を支持して立位をとらせると，数秒下肢を伸展させて荷重することができる。介助立位で床に足をつけたままにすると，自発的に膝を屈伸させて弾むような動作（jumping stage, bounding movement）をするようになる。

チェックポイント

立位で下肢を伸展しているとき，尖足位のままになってしまう場合は経過観察あるいは発達支援のアプローチが必要である。

● 7〜9カ月

四つ這いから台によじ登るようにつかまって立ち上がる。両膝立ちあるいは片膝立ちで立ち上がれるようになり，手で身体を支えながら立つ，しゃがむことができるようになる。家具につかまって伝い歩きが可能になる。

チェックポイント

四つ這いで両足を同時に蹴って前進すること（バニーホッピング）が多い場合には，経過観察あるいは発達支援のアプローチが必要である。

● 10〜12カ月

一人で立つことができるようになる。そのときの下肢は股関節を外転・外旋させて支持基底面を広くした位置にある（wide base）。上肢は

図6　初期立位

図7　自動歩行

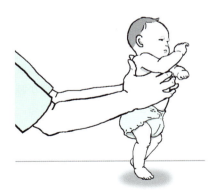

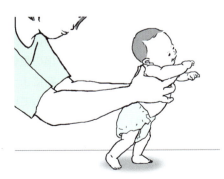

肩関節屈曲, 肘関節屈曲位（high guard, 図8）で重心位置が高く, 前方に倒れ込むように数歩, 歩くことができるようになる（始歩）。

図8　high guard

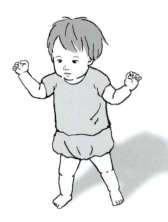

図9　階段昇降

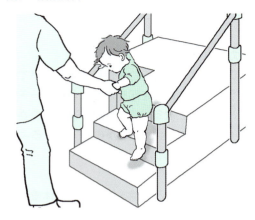

幼児期（1〜6歳）

前述したように運動機能の獲得時期には個人差があるが, 幼児期に獲得する粗大運動の発達は生活環境による影響を受けやすく, 運動経験によって獲得年齢は異なる場合がある。

幼児期前半（1〜3歳）

歩行は歩数, 歩行距離が伸びていくが, 歩行初期はスピードのコントロールができず転ぶことが多い。下肢の支持性が増すことで歩隔は徐々に狭くなり, 上肢の位置もhigh guard, middle guard, low guardと1歳6カ月頃までに徐々に下がってくる。階段昇降は片手つなぎで昇降（図9）できるのは, 1歳〜1歳6カ月頃である。2歳では手をつながなくても, 1段ずつ足をそろえて昇降することができ, 3歳で両足を交互に出して階段を昇るようになる。これら以外には, 走る（1歳6カ月）, ボールを蹴る（1歳9カ月）, ボールを片手で投げる・ジャンプ（2歳）, 片足立ち2〜3秒（3歳）といった平衡機能の発達により, さまざまな運動を獲得する。

幼児期後半（4〜6歳）

幼児期前半よりも平衡機能が発達することで運動が円滑に行えるようになり, 4歳で片足ケンケン, 片足立ち4秒, スキップができるようになる。また, 運動の停止や方向転換が可能になり, 5歳で走り幅跳び, 6歳で縄跳びを獲得する。

学童期（6〜11歳）

乳幼児期の粗大運動の発達を基礎に, 加齢に伴って筋力, 持久力, 瞬発力が直線的に発達するため, 短距離走, 持久走, ジャンプ, 遠投などの運動能力が向上する。また, 平衡機能, 筋力, 骨関節機能の発達により運動を制御する能力も発達し, マット運動や跳び箱, 高跳びやハードル走などタイミングやリズムを必要とする, より複雑な運動が実施可能となる。近年, 学童期の運動能力低下が指摘されており, これは住環境の整備や家族構成の変化など社会的背景の変容によって幼児期の遊びを通した運動経験が減少していることに関連していると考えられる。

発達全体をみる検査方法

- **遠城寺式・乳幼児分析的発達検査法**
  →p.127参照
- **日本版DENVER Ⅱ（デンバー発達判定法）**
  0〜6歳が対象であり，粗大運動，言語，微細運動-適応，個人-社会の4領域のそれぞれの項目に25％，50％，75％，90％の通過年齢がわかるように記載されており，判定の結果によって「正常」「疑い」「判定不能」を評価する。
- **津守式乳幼児精神発達質問紙**
  0〜12カ月，1〜3歳，3〜7歳までの3種類の質問紙を使用する。質問紙に記載された行動項目を日常生活で行うことがあるか養育者に聴き取りし，その結果から得られた発達年齢と生活年齢（暦年齢）から発達指数を算出する。
- **新版K式発達検査**
  0歳〜成人が対象である。姿勢・運動，認知・適応，言語・社会の3領域と全領域のそれぞれについて検査で得られた得点を計算し，換算表から発達年齢，発達指数を算出する。
- **日本版ミラー幼児発達スクリーニング検査（JMAP）**→p.154参照

運動発達をみる検査方法

- **Milani-Comparettiの運動発達評価表**
  自発運動（姿勢調節能力，自動運動）と誘発反応（反射，反応）において相互の促通関係，抑制関係を示した評価チャートに，0〜2歳まで記録する。
- **ジョンソン運動発達年齢テスト（MAT）**
  4カ月〜6歳を対象とした上肢と下肢に分かれた運動年齢テストは，評価で算出された運動年齢と暦年齢を比較して運動指数を算出する。
- **粗大運動能力尺度（GMFM）**→p.170参照
- **リハビリテーションのための子どもの能力低下評価方法（PEDI）**→p.253参照
- **子どものための機能的自立度評価法（WeeFIM）**
  成人用のFIM（Functional Independence Measure）をもとに開発され，6ヵ月〜7歳程度の子どもの能力低下を評価する方法である。運動項目が13項目，認知項目が5項目あり，各項目は介助量によって1〜7点で採点される。直接観察あるいは養育者への聴き取りにて評価する。

参考文献

1) 細田多穂，監修：正常運動発達　胎児期・新生児期から歩行獲得まで. 小児理学療法学テキスト，改訂第3版，4-12，南江堂，2018.
2) 細田多穂，監修：発達・運動発達の評価と正常運動発達. 小児理学療法学テキスト，改訂第3版，15-23，南江堂，2018.
3) 大城昌平，編：発達の見方と発達検査の進め方. リハビリテーションのための人間発達学，第2版，17-22，メディカルプレス，2015.
4) 大城昌平，編：身体の運動機能と構造の発達と障害. リハビリテーションのための人間発達学，第2版，132-137，メディカルプレス，2015.
5) 木原秀樹：乳児の発達の見かた. 270動画でわかる赤ちゃんの発達地図，第2版，26-132，メディカ出版，2014.
6) 千住秀明，監修：正常姿勢反射と運動の発達. こどもの理学療法，第2版，30-50，神陵文庫，2010.
7) 日本理学療法士協会：理学療法ガイドライン 脳性麻痺. 第1版，2011.
8) 大城昌平，編：幼児期前期・後期の発達. リハビリテーションのための人間発達学，第2版，60，メディカルプレス，2015.
9) 大城昌平，編：学童期の発達. リハビリテーションための人間発達学，第2版，74，メディカルプレス，2015.
10) 上田礼子：幼児期後期. 生涯人間発達学，第2版，96，三輪書店，2006.
11) 上田礼子：学童期. 生涯人間発達学，第2版，140，三輪書店，2006.

（成瀬健次郎）

第2章 **2** 心身機能・身体構造 巧緻運動を評価しよう

25 定型運動発達（巧緻運動）

目的	特徴
巧緻動作の発達を評価する。	観察による質的評価である。発達過程を念頭に置きながら，巧緻動作をリーチング，把握，手内操作，両側協調などの要素に分けて観察する。

注意点

巧緻運動は関連する他の機能と相互に影響し合いながら発達する点に留意する。また，発達には個人差があることに留意する。

評価の概要

手の運動発達プロセスを質的に評価する際によく参照される指標として，Erhardtの「発達過程のクラスター」が挙げられる[1]。ここではこの指標を土台にしながら，代表的な手の運動であるリーチング，把握，手内操作，両側協調といった各要素について観察する。

関 連 機 能 と チ ェ ッ ク ポ イ ン ト

リーチング

各姿勢におけるリーチングの発達過程を図1に示す。リーチングは，視覚的にとらえた対象物に向けて手を伸ばす運動であり，目と手の協調を評価する際の主要な観察事項となる。リーチングを観察する際には上肢の運動だけでなく，姿勢，運動企画，視覚情報に基づく予測的な運動制御などについても質的に評価する必要がある。

図1　各姿勢におけるリーチングの発達過程

1カ月	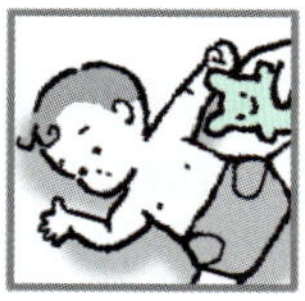 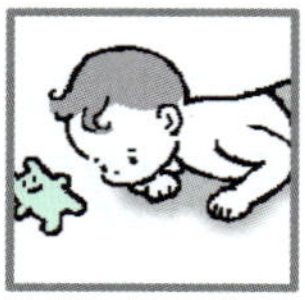	［背臥位］全身的な伸展運動に付随するランダムな運動で，刺激とは関係ない。 ［腹臥位］両肩・胸・屈曲した両上肢で体重を支持する。
2カ月	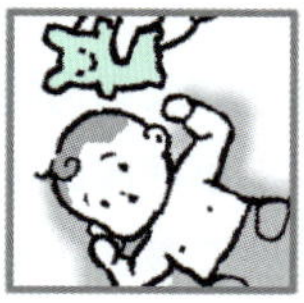 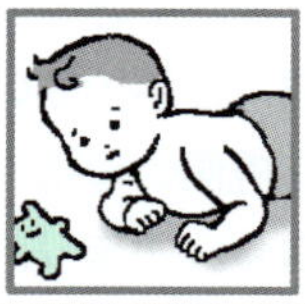	［背臥位］刺激に反応して上肢の運動が活発になる，またはランダムな運動が止まる。 ［腹臥位］胸・屈曲した両上肢で体重を支持する。
3カ月	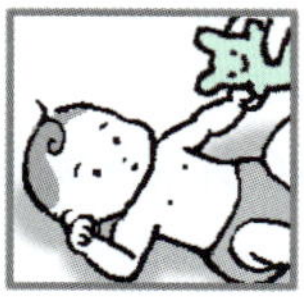 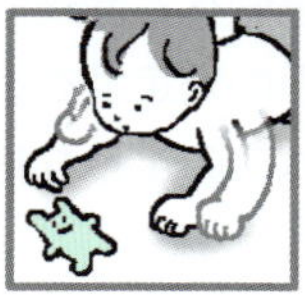	［共　通］肘・手・手指が屈曲している。 ［背臥位］支持面に肩を押しつけて安定を得ており，側方へのみ同側の手を伸ばす。 ［腹臥位］頭部の制御は限定的で体重移動は起こらず，手を伸ばすことができない。
4カ月	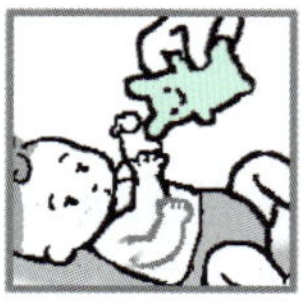 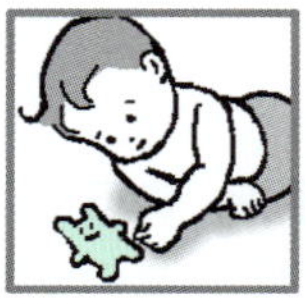	［共　通］手指が部分的に伸展する。 ［背臥位］肘が部分的に伸展し，尺側が先行して両側の手背から手を伸ばす。 ［腹臥位］両手を伸ばすが上肢の伸展が制限されており成功しない。 　　　　　体重移動が生じ，側臥位に寝返る。
5カ月	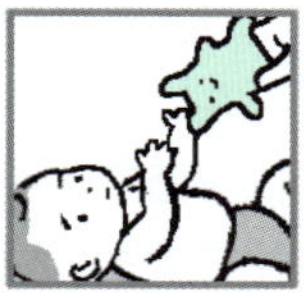 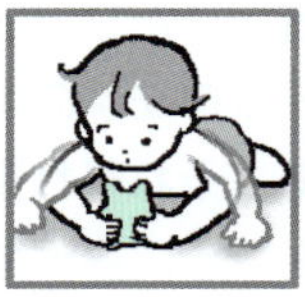	［共　通］手を伸ばしきれず，なんとか調整して対象物を取り込む。 ［背臥位］両側でぎこちなく手を伸ばし，一側の手が対象物を把持すると，対側の手もそれに沿う。 ［腹臥位］胸で体重を支持し，両手を前方へ滑らせながら伸ばすか，体重を一側上肢と胸に移して対側の手を伸ばす。
6カ月	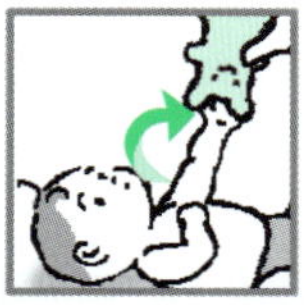 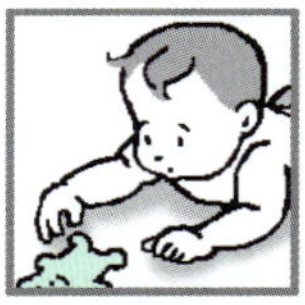	［背臥位］肘は完全伸展し，一側で円を描くように手を伸ばす。 　　　　　手は掌背屈中間位だが，手を伸ばしすぎたり，手指を過伸展したりする。 ［腹臥位］一側前腕で体重を支持し，対側の手を伸ばす。
7〜8カ月	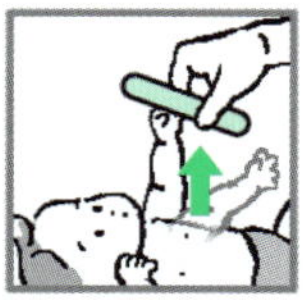 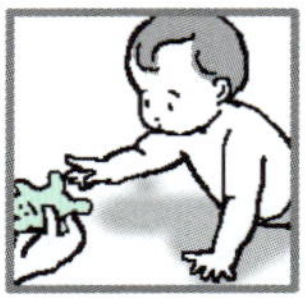	［背臥位］一側の手で対象物に向けて直接手を伸ばす。 　　　　　MP関節が過伸展する。 ［腹臥位］伸展した一側上肢で体重を支持し，対側の手を伸ばす。
10カ月	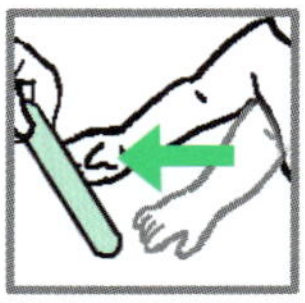	［座　位］手は背屈位をとり，手指は過度に伸展する。
12カ月	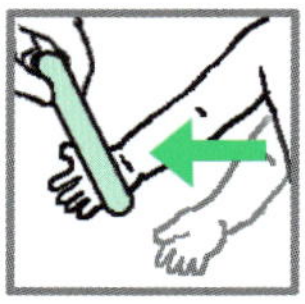	［座位］把握を容易にするために随意的に回外する。

（文献1を参考に作成）

把握

棒，立方体，小球の3つの把握における発達過程を図2に示す。大まかには，支持（support）から握り（grasp），つまみ（pinch）へと発達が積み重なっていく。さらに，つまみは側腹つまみ，指腹つまみ，指尖つまみの順に発達し，徐々に小さな物品を巧みに扱えるようになっていく[2]。

初期の把握は反射に支配されており，触覚刺激によって対象物を握り込む様子がみられる。随意性の把握は3カ月ごろから生じるが，このころの把握では，尺側の中指〜小指のみが参加し，母指の対立はなく，手関節は掌屈している。手で体重を支える経験に伴って徐々に手のアーチが形成され，5カ月ごろには手掌全体での把握ができるようになり，以降，手関節の背屈および手内筋の発達による母指の対立とともに，橈側の母指〜中指が把握の中心を担うようになる。つまり，把握に参加する手指は尺側から橈側へと発達的に偏移し，それに伴って尺側は手の安定性を担うようになる。手での体重支持はこのような把握の発達を促進する役割をもつ[3]。

手内操作

幼児期になると，把握やリリースの発達を土台に，より巧緻な手内操作が可能になる。把握後に手の中で物品を操作する能力は，①手指－手掌間の移動（transition），②指腹を用いて物品の位置を調節するシフト（shift），③手の中で物品を転がしたり裏返したりする回転（rotation）の3つの要素に大別される[4, 5]。このうち，①の要素は，積木やコインを手掌から手指，あるいはその逆方向に片手のみで動かす課題，②の要素は，ペンをつまんだ後に母指と示指・中指の交互運動によってペン先を指先に近づけたり遠ざけたりする課題，③の要素は，サイコロを手の中で自在に転がす課題などを用いて，それぞれ質的に評価できるだろう。ほかにも，手内操作の発達を調べる課題としてさまざまなものが提案されている[6]。

両側協調

手を使う行為や活動の大半で，両手の参加がみられる。すでに3カ月時点の背臥位姿勢では，下肢を屈曲して両足を身体の正中線上に近づけながら，両手を握り合わせる様子が頻繁に観察される（図3）[3]。また，乳児が最初に対象物にリーチするころには，もっぱら両手を使う傾向があり，片手での独立したリーチングはそのあとに獲得される[7]。4カ月ごろには，対象物を正中線上で両手一緒に扱うようになり[8]，5〜6カ月になると，対象物を手から手へと持ち替えて探索するようになる[9, 10]。

図3 正中線志向を基盤にした両側協調の始まり

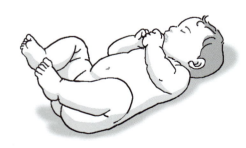

図2 把握の発達過程

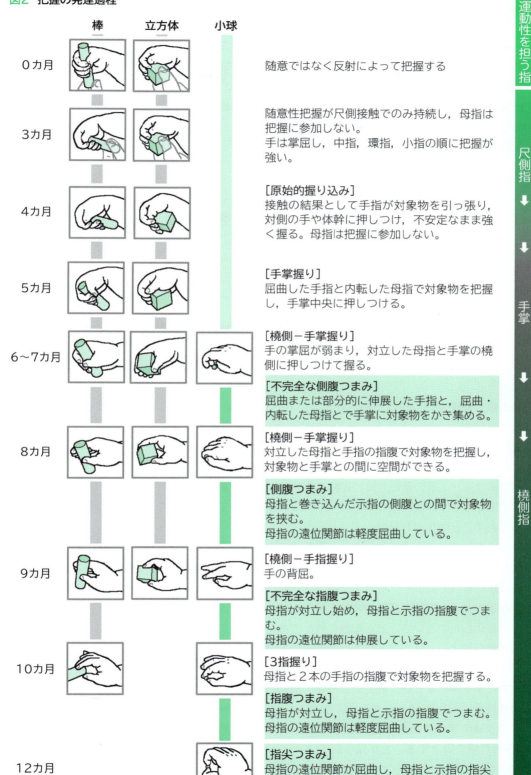

（文献1を参考に一部引用して作成）

より詳細な評価の視点

手は，人間が環境と相互作用するための重要な接点であり，行為や活動を遂行するための器官であると同時に，環境を探索し識別するための知覚器官でもある[11]。手の運動機能はそれ単体で発達するのではなく，ほかのさまざまな要因と密接に関連している。例えば，手の使用は，筋骨格系や知覚系以外にも，動機づけや課題への集中，自己効力感などの影響を受ける[12]（図4）。また，巧緻運動は，指折りによる数的理解[13]や言語表出[14]などの認知機能とも発達的につながっている。

図4　児の手の使用に影響する要因

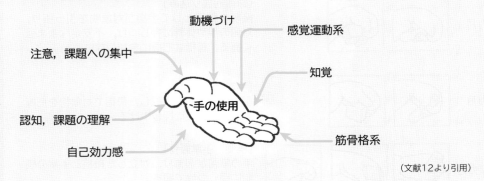

（文献12より引用）

リーチング

上肢の動きがランダムで目的性を欠いているようにみえる新生児であっても，頭頸部と体幹がしっかりと支えられていれば，不十分ながらも対象物に手を伸ばそうとする[15]。同様に，自分では座ることができない6カ月児でも，姿勢保持の十分なサポートがあるときには，これがないときと比較してリーチング時の運動の質が向上する[16]。このように，上肢の運動の質と姿勢とは密接な影響関係にあるため，どのような姿勢で，またはどのような姿勢の介助下でリーチングを評価しているのかを，評価者は常に意識しておくことが欠かせない。

リーチング時の手の運動経路は，最初のころはぎこちなく，対象物に直線的に迫ることができない（図5）[17]。加えて，リーチングの発達過程は，個人差が大きく多様であることが知られている[18]。従って，特にリーチングが未発達な児の動作分析を行う際には，手がどのような経路を経て対象物に接近したのか，その経路が治療経過に伴ってどのように変化したかということを記録に残しておくと，その児の運動学習プロセスについての理解が深まり，ほかの運動を評価する際の参照枠になるかもしれない。

また，リーチングは視覚情報に基づいて予測的に制御される。例えば，動いている対象物に手を伸ばすとき，乳児は目標物の最初の位置ではなく，手と対象物とがちょうど合う位置に向けてリーチする[19]。加えて，対象物の形や大きさに応じて，乳児はリーチング時の手の構えを予測的に変化させる。その精度は，5～6カ月児に比べて，9～13カ月児で向上することが知られている[20]。大まかな手の形の予測的制御が早期に可能になり，そのあとに，つまみ動作などで要求される細かな手指の開き具合を調整できるようになっていく[21]。

図5 ある児のリーチング時の手の運動経路（矢状面）

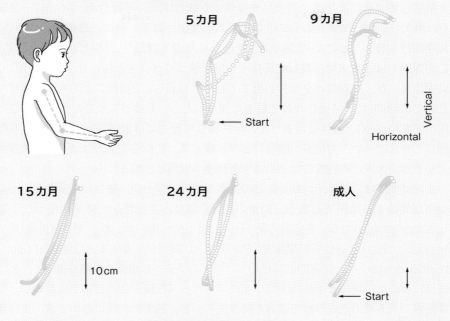

発達に伴って，リーチングはより円滑で直線的になっていく。

（文献17より引用）

把握

寝返りや四つ這いで要求される身体各部の分離運動が発達するにつれて，手にも機能的分化が生じる[22]。具体的には手内の縦線を基軸とした橈側指-運動性，尺側指-安定性の分化と，横線を基軸とした手指-つまみ，手掌-構え（アーチ形成）の分化という2種が挙げられる。巧緻運動の評価では，実際に運動を担う橈側指に注意が払われることが多いが，これを支えているのは薬指～小指の尺側指がもたらす安定性であるため[23]，尺側指が動作時に軽く屈曲しているか，橈側指と尺側指の運動が連動していないか，尺側指に物品を把持したまま橈側指の運動が行えるかといった事項を評価しておくことも重要といえる。

より細かな物品をつまむためには，母指の対立に加えて，遠位関節を屈曲させた指尖つまみが要求される。このような高度なつまみの獲得を評価する際には，対象物を把握する際の一貫性という視点が役立つかもしれない。実際に，13～14カ月児の指尖つまみでは，それまでの乳児に比べて一貫した把握パターンがみられるようになる[24]。一方で，つまみの発達に比べると，リリースの発達には長い時間がかかる。例えば，小球を小さな容器へと適切にリリースできるようになるのは15カ月ごろとされる[1]。また，2歳ごろには積木で塔を作ることができるようになるが，この年齢であっても積木を置く際に下方に押し付けてしまったり，リリースの際に力加減を調節できずに塔が不安定になったりする[25]。

手内操作

前述したように，手の中で物品を操作する能力は，①移動（transition），②シフト（shift），③回転（rotation）の3つの要素に大別される。特に，③の要素については，片手だけを使って小さいペグの上下をひっくり返す課題[22-26]などが提案されている。この課題では，大人は一貫して母指～中指を使ってペグを回転させる方法を用いたが，幼児の多くが，胸部にペグを押し当てて回転させるなど2種類以上の方法を混ぜて使った。この傾向は3～4歳にかけて顕著に減少したが，6歳であっても大人と同じ方法を用いる割合は80％程度に留まった。手内操作の発達には分離運動以外にも，運動の順序立てやスピード，力加減の調整などが影響する。これらの能力は幼児期に飛躍的に向上するが，大人と同程度になるのは学童期後半以降とされる[8]。

また幼児期は，鉛筆，ハサミなどの文房具や，スプーン，箸などの食具といった道具使用が発達する時期でもある。鉛筆の把握形態は，手全体を一体的に使った手掌握り（palmar grasp）から，手指回内握り（digital pronate grasp），静的3指握り（static tripod grasp），近位指節間関節（PIP関節）が局所的に動く動的3指握り（dynamic tripod grasp）へと発達的に変化し[27, 28]，スプーンも類似の道筋を辿る（図6）。3指握りになると，母指と示指の間にウェッブスペースが確保されるようになるが，なかには側腹つまみ様の把握形態で道具を使う児もいる。鉛筆の使用においては，正確性とスピードはトレードオフの関係にあり，正確性のほうが先行して向上する[29, 30]。一方，ハサミや箸になると，開閉動作や高度な手の機能的分化が要求されるため，使用はさらに難しくなる。

図6　鉛筆の把握形態の発達過程

1～1.5歳		［手掌握り］ 手全体で握りしめ，上肢全体が1つのユニットとして動く。
2～3歳		［手指回内握り］ 手関節は軽度尺側偏移し，前腕が1つのユニットとして動く。
2～3歳		［静的3指握り］ 母指，示指，中指をぎこちなく近づけて，鉛筆の上方を把握する。手が1つにユニットとして動く。
4.5～6歳		［動的3指握り］ 母指，示指，中指の遠位指節を用いて，正確な対立位で鉛筆の下方を把握する。PIP関節が細かく局在的に動く。

（文献1を参考に一部改変して作成）

道具使用は，手による直接的な対象物への働きかけとは異なり，道具を介した間接的な対象への働きかけとなるため[31]，利用できる感覚情報は少なくなる。従って，評価の際には道具使用時の運動学的側面だけでなく，触覚や固有受容覚などの知覚的側面や，手による直接的な対象物操作の質を併せて確認しておく必要がある。

両側協調

　両側協調は，大まかには両手同時動作から両手交互動作，両手分担動作へと発達する。このうち，一方の手でハサミや鉛筆を使用し，他方の手で紙を繰ったり押さえたりするなど，左右の手を相補的に扱う両手分担動作は3歳以降に顕著に発達する[8]。特に幼児期以降は，生活上の両側協調の問題は両手分担動作において顕在化しやすいが，その基盤となる両手同時動作や両手交互動作の評価を疎かにしないよう，留意すべきである。これに関連して，上肢の運動が正中線を越えて対側の空間に広がる正中線交叉[32]や，動作に伴う体幹回旋の評価も併せて行う必要がある。なお，利き手の方向性は3歳ごろに明確になり，9歳ごろまでに確立される[33]。両側協調に代表される身体両側の機能的統合は利き手の発達的土台でもあるため[34]，観察の際には，上に挙げた種々の水準における両側動作，および利き手と非利き手の双方の役割分担の質を含めた総合的な評価を行うことが重要となる。

参考文献

1) Erhardt RP 著, 紀伊克昌 訳: 手の発達機能障害. 医歯薬出版, 1988.
2) 山西葉子: 乳児期後期（7〜12カ月）. 子どもの感覚運動機能の発達と支援, 大城昌平, ほか 編, p46-71, メディカルビュー社, 2018.
3) Alexander R, et al. 著, 高橋智宏 監訳: 機能的姿勢—運動スキルの発達. 協同医書, 1997.
4) Exner CE: The zone of proximal development in in-hand manipulation skills of nondysfunctional 3-and 4-year-old children. The American J Occup Ther, 44(10): 884-891, 1990.
5) Exnet C: 操作スキル. ハンドスキル: 手・手指スキルの発達と援助, Smith JC, et al. 編, 奈良進弘, ほか 監訳, p45-61, 協同医書, 1997.
6) Raja K, et al.: Assessment of in-hand manipulation: Tool development. International Journal of Health & Allied Sciences, 5(4): 235-246, 2016.
7) Rochat P: Self-sitting and reaching in 5-to 8-month-old infants: The impact of posture and its development on early eye-hand coordination. J Mot Behav, 24(2): 210-220, 1992.
8) Pehoski C: 乳幼児期と子どものものの手指操作. 子どもの手の機能と発達　治療的介入の基礎, 原著第2版, Henderson A, et al. 編著, 園田徹, ほか 監訳, p139-157, 医歯薬出版, 2010.
9) Karniol R: The role of manual manipulative stages in the infant's acquisition of perceived control over objects. Developmental Review, 9(3): 205-233, 1989.
10) Rochat P: Object manipulation and exploration in 2- to 5-month-old infants. Developmental Psychology, 25(6): 871-884, 1989.
11) Henderson A, et al. 編著, 園田　徹, ほか 監訳: 手の知覚機能. 子どもの手の機能と発達 治療的介入の基礎, 原著第2版, p61-87, 医歯薬出版, 2010.
12) Eliasson AC: Improving the use of hands in daily activities: aspects of the treatment of children with cerebral palsy. Phys Occup Ther Pediatr, 25(3): 37-60, 2005.
13) Fischer U, et al.: Counting on fine motor skills: links between preschool finger dexterity and numerical skills. Dev Sci, 21(4): e12623, 2018.
14) LeBarton ES, et al.: Fine motor skill predicts expressive language in infant siblings of children with autism. Dev Sci, 16(6): 815-827, 2013.
15) von Hofsten C: Eye-hand coordination in the newborn. Developmental Psychology, 18(3): 450-461, 1982.

16) Hopkins B, et al.: Facilitating postural control: Effects on the reaching behavior of 6-month-old infants. Dev Psychobiol, 40(2): 168-182, 2002.

17) Konczak J, et al.: The development toward stereotypic arm kinematics during reaching in the first 3 years of life. Exp Brain Res, 117(2): 346-354, 1997.

18) Thelen E, et al.: The transition to reaching: Mapping intention and intrinsic dynamics. Child Dev, 64(4): 1058-1098, 1993.

19) von Hofsten C: Predictive reaching for moving objects by human infants. Journal of Experimental Child Psychology, 30(3): 369-382, 1980.

20) von Hofsten, et al.: Preparation for grasping an object: a developmental study. J Exp Psychol Hum Percept Perform, 14(4): 610-621, 1988.

21) 浅野大喜: 乳児期初期(1〜6カ月). 子どもの感覚運動機能の発達と支援, 大城昌平, ほか 編, p34-45, メジカルビュー社, 2018.

22) 岩崎清隆: 目と手の協調の発達. 人間発達学, 岩崎清隆, ほか 著, p47-79, 医学書院, 2010.

23) 高畑脩平, ほか, 編著: 乳幼児期の感覚統合遊び. クリエイツかもがわ, 2016.

24) Hirschel A, et al.: Environmental support and the development of grasp in infants. American Journal of Occupational Therapy, 44(8): 721-727, 1990.

25) Gesell A, et al.: The first five years of life, Harper & Row, 1940.

26) Pehoski C: In-hand manipulation in young children: rotation of an object in the fingers. Am J Occup Ther, 51(7): 544-552, 1997.

27) Schneck CM, Henderson A: Descriptive analysis of the developmental progression of grip position for pencil and crayon control in nondysfunctional children. Am J Occup Ther, 44(10): 893-900, 1990.

28) Dennis JL, et al.: Pencil grasp and children's handwriting legibility during different-length writing tasks. Am J Occup Ther, 55(2): 175-183, 2001.

29) 奥住秀之, ほか: 児童の道具操作における速度・正確性トレードオフの発達変化. Anthropological Science(Japanese Series), 115(1): 37-40, 2007.

30) 中島そのみ, ほか: 線引き課題における筆記用具の把持形態と操作性の発達的関係に関する予備的研究. 作業療法, 21(2): 109-117, 2002.

31) 小西紀一: 対象操作機能と適応反応. 感覚統合研究, 10: 17-24, 2004.

32) Stilwell JM: The development of manual midline crossing in 2-to 6-year-old children. Am J Occup Ther, 41(12): 783-789, 1987.

33) McManus IC et al.: The development of handedness in children. British Journal of Developmental Psychology, 6(3): 257-273, 1988.

34) Ayres AJ, et al.: Sensory integration and praxis tests. Sensory integration theory and practice(Fisher A et al. Eds), p203-233, 1991.

（萩原広道）

第2章　**2 心身機能・身体構造**　認知と言語の発達を評価しよう

26 認知・言語の発達

目的	特徴	対象と年齢
認知と言語の発達を評価する。	発達過程を念頭に置きながら，自己の理解，他者の理解，言語の理解などの諸側面について評価する。	―

注意点	信頼性と妥当性
検査の数値や発達水準にばかり注目するのではなく，検査場面での様子なども併せて，個人間・個人内の強み・弱みを総合的に把握するように努める。	―

方法

- 評価したい機能を明確にする。
- 検査または課題を選定する。
- 発達の理論や検査時の文脈を考慮しつつ慎重に解釈する。

検査の概要

包括的な発達検査

認知・言語を含め，発達水準を包括的に測定する際に用いられる検査の例を表1に示す。これらの検査は，児の発達水準についての情報を組織的に集められるよう開発されており[1)]，そのうちの多くでは，個人間での位置だけでなく，個人内の強み・弱みといった発達の特徴・特性を把握することができる。

認知の検査

認知とは，「環境について知ること」を意味し，広義には，知覚，注意，記憶，学習，判断，思考などの心的活動全体を指す[18)]。認知過程についてはさまざまな理論モデルが提唱されている。例えば，知能の場合，KABC-ⅡやWISC-Ⅳ知能検査で参照される「CHC理論モデル」（図1）[19, 20)] 以外にも，Guilfordの「知能構造モデル」[21, 22)] や，Gardnerの「多重知能理論モデル」[23)] などがある。

特定の障害に焦点化した検査も多数ある。例え

ば，「自閉症スクリーニング質問紙（ASQ）日本語版」[24)] や，「乳幼児期自閉症チェックリスト修正版 M-CHAT」[25, 26)] などの検査は，自閉スペクトラム症に特異的とされるコミュニケーションおよび行動の様式の程度について評価できるようになっている。

検査の活用

検査から得られる情報は，対象児（およびその周囲の人々）が抱える"生活への困り感"，すなわち生活の障害を把握したり，支援計画の修正・変更の必要性や方向性を定めたりするときの有用な手がかりになりうる[27)]。検査所見を治療・援助に活用するためには，それぞれの検査がもつ理論的背景や，下位検査の内容，検査から得られる指標の意味などについての理解が必要となるため，理学療法士や作業療法士自身がこれらの検査を実施する機会は少ないとしても，検査について一定の知識を有しておくことは重要である。

表1　発達水準を包括的に測定する検査の例

	検査名	対象年齢	評価領域
発達全般	遠城寺式乳幼児分析的発達検査法[2](p.127)	0歳0カ月〜4歳7カ月	**3分野6領域**：運動（① 移動運動，② 手の運動）/社会性（③ 基本的習慣，④ 対人関係）/言語（⑤ 発語，⑥言語理解）
	新版K式発達検査2001[3]	0歳0カ月〜成人	**3領域**：① 姿勢・運動/② 認知・適応/③ 言語・社会
	DENVER Ⅱ，デンバー発達判定法[4]	0歳0カ月〜6歳0カ月	**4領域**：① 粗大運動/② 言語/③ 微細運動—適応/④ 個人—社会
	KIDS乳幼児発達スケール[5]	0歳1カ月〜6歳11カ月	**9領域**：① 運動/② 操作/③ 理解言語/④ 表出言語/⑤ 概念/⑥ 対子ども社会性/⑦ 対成人社会性/⑧ しつけ/⑨ 食事
	JMAP 日本版ミラー幼児発達スクリーニング検査[6](p.154)	2歳9カ月〜6歳2カ月	**5領域**：① 基礎能力/② 協応性/③ 言語/④ 非言語/⑤ 複合能力
認知と言語	日本版WPPSI-Ⅲ知能検[7]	2歳6カ月〜7歳3カ月	**3指標＋1得点**：① 言語理解/② 知覚推理/③ 処理速度/④ 語い総合得点
	日本版WISC-Ⅳ知能検査[8](p.78)	5歳0カ月〜16歳11カ月	**4指標**：① 言語理解/② 知覚推理/③ ワーキングメモリ/④ 処理速度
	日本版DN-CAS認知評価システム[9]	5歳0カ月〜17歳11カ月	**4尺度**：① プランニング/② 注意/③ 同時処理/④ 継次処理
	日本版KABC-Ⅱ[10]	2歳6カ月〜18歳11カ月	**8尺度**：認知尺度（① 継次，② 同時，③ 計画，④ 学習）/習得尺度（⑤ 語彙，⑥ 読み，⑦ 書き，⑧ 算数）
	田中ビネー知能検査Ⅴ[11]	2歳〜成人	**4領域**：① 結晶性/② 流動性/③ 記憶/④ 論理推理
言語	日本語マッカーサー乳幼児言語発達質問紙「語と身振り」[12]	0歳8カ月〜1歳6カ月	**6領域**：ことば（① 理解のはじまり，② 指示理解，③ はなしはじめ，④ 語彙）/行為と身振り（⑤ 身振り，⑥ 物のみたて）
	日本語マッカーサー乳幼児言語発達質問紙「語と文法」[13]	1歳4カ月〜3歳0カ月	**8領域**：ことば（① 表出語彙，② ことばの使い方）/文と文法（③ くっつき，④ 助詞，⑤ 助動詞，⑥ 語結合，⑦ 最大文長，⑧ 文の複雑さ）
	PVT-R 絵画語い発達検査[14]	3歳0カ月〜12歳3カ月	**1領域**：（名詞と中心とした語の理解）
	LCスケール 増補版[15]	0歳〜6歳	**3領域**：① 言語理解/② 言語表出/③ コミュニケーション
	新版 構音検査[16]	就学前幼児〜	**6項目**：① 会話の観察/② 単音/③ 音節/④ 音/⑤ 文章/⑥ 構音類似運動
	CARD 包括的領域別読み能力検査[17]	小学1年生〜小学6年生	**7指数**：① 語彙指数/プロセス指数（② 下位プロセス，③ 上位プロセス）/ドメイン指数（④ 音韻経路，⑤ 単語の活性化，⑥ 統語，⑦ 読解）

図1　CHC理論にもとづく知能構造のモデル

知能

流動性知能 Gf：新しい問題の解決や推論にかかわる心的操作
結晶性知能 Gc：経験や教育により蓄積された言語的または文化的知識
認知的処理速度 Gs：自動的かつ効率的な課題の処理
視空間能力 Gv：視覚的情報の生成，保持，検索，変換
短期記憶 Gsm：新たな情報についての短時間保持
長期貯蔵と検索 Glr：新たな情報の長時間保持および他の情報と関連づけた検索
聴覚的処理 Ga：聴覚刺激の弁別など聴覚的情報の選択的制御
決断 / 反応速度 Gt：単純または複雑な刺激に対する素早い判断や応答
量的知識 Gq：経験や教育による量的または数的知識
読み書き Grw：経験や教育による読み書きの技能および知識

10の因子によって知能を説明している。
なお，より高次な一般因子 g を置くか否かは議論が分かれるが，
日本版 WISC-Ⅳの標準化データでは g を置くモデルが選択された[28]。

（文献19，20より改変引用）

関連機能とチェックポイント

認知の発達

数多ある認知の各領域のなかでも，以下では「自己の理解」と「他者の理解」という2つの領域について，幼児初期までの発達を概観する。これらの領域は，運動 – 認知 – 言語を架橋するという意味で理学療法士，作業療法士の専門性とのつながりが深く，治療・援助計画を立案する際にも有用と考えられる。

自己の理解

- さまざまな経験は，自己身体への理解を深めると同時に自他の分化を促す。
- 自己と他者を区別し，他者に積極的に働きかけるようになる。
- 他者から見た自己を理解するようになる。

他者の理解

- 6カ月ごろには，児は目標をもった他者の行動に対して理解を示す。

- 「共同注意」，「三項関係」は指さしや言語の発達につながる。
- 自己と他者では，欲求や好みが異なることを理解する。
- 利他的行動が現れる。
- 自他の違いの理解から嘘をつけるようになる。

言語の発達

- 言語は認知，運動機能を基盤に発達する。
- 言葉を話す前から，言語の音韻的側面につながる学習をしている。
- 音韻
  ・音の知覚は胎児期から始まる。母親の声を聴き分ける。
  ・母語への知覚は子音よりも早期に感受性が高まる。
- 発声
  ・定頸に伴い多様な音が出せるようになる。
  ・クーイングや笑い声が現れる。
  ・規準喃語
  ・会話様喃語とよばれるジャーゴン

- 単語の意味
  - 名詞様の語の発達が先に現れ，動詞や形容詞などは遅れて発達する。
  - 児独自の意味体系がある。日常生活の文脈に根差した意味を評価する。
  - 絵カードや写真により語彙を測定できるのは3歳以降である。

より詳細な評価の視点

　注意，記憶，知能などの認知機能や，音韻，文法，語用などの言語機能のそれぞれがどのような発達過程を経るかについては，学術領域において，いまだ決着をみないさまざまな議論が展開されている。これらの議論の歴史的展開や，各機能の詳細な発達過程については他書に譲る。

自己の理解

　生後間もないころの児は，自己の運動や感覚に随伴する刺激に対して選好性をもっている。例えば，新生児の頬を絵筆でなでるのと同じタイミングで，その顔の映像を見せると，触覚-視覚のタイミングがずれた映像や，顔が上下逆さまになった映像を見せたときよりも長い注視時間を示す[29]。そして，2～3カ月ごろには，自分の手を眼前にかざして眺めたり，両手を正中で合わせたりするなどの自己身体に対する探索を盛んに行うようになる[30]。自己身体に向けた運動では，運動感覚と触れる側・触れられる側の触覚が同時に起こる（double touch）のに対して，例えば他者から触れられたときには，後者の触覚しか生じない[31]。このような経験は，自己身体への理解を深めると同時に自他の分化を促す。

　5カ月ごろの児は，むしろ自己の運動に随伴しない刺激を明確に好むようになる[32]。さらに，自己と他者を区別し，他者に対して積極的に働きかけるようになる。実際に，4カ月の時点で，自分自身のリアルタイム映像を見るときよりも，自分の動きを他者がリアルタイムに模倣する映像を見るときのほうが，発声や微笑などの社会的行動の表出が多くなる[33]。

　このような原初的な自己理解を基盤として，2歳前には鏡映像的な自己理解ができるようになる[34,35]。つまり，一人称的な視点を離れて，「他者から見た自己」を理解する萌芽がみられる。このような自己理解の発達は，児の額などにさりげなくシールや口紅をつけた後に鏡を見せ，自分の額に手を触れるかを調べるルージュタスクによって確かめられる（図2）。また，「いま，ここ」を離れ，時間的な恒常性をもった自己の理解は，3歳以降に発達する[36,37]。このように，自己の理解の発達は，自他の弁別，自己の環境への位置づけ，鏡映像的自己の同定，永続的自己の理解，そしてメタ的な自己の理解へと展開していく[38]。

図2　ルージュタスク

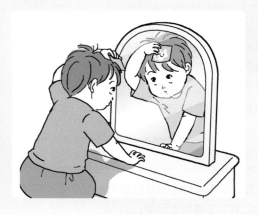

他者の理解

　他者を理解する能力の萌芽は，発達のかなり早い段階からすでに始まっている。例えば新生児は，知らない人の顔よりも母親の顔のほうに選択的に注意を向ける傾向がある[39]。同様に，生物らしい動き[40]やアイコンタクトをしてくれる他者[41]に対しても選好性がある。しかし，これらの反応は人間を含めた生物全体に対する好みに留まっており，他者の（見えない）心の理解にはまだ至っていない[42]。

　6カ月ごろになると，児は目標をもった他者の行動に対して理解を示すようになる[43]。しかも，この理解は対象物へのリーチングなど，児自身の目標志向的行動の発達と関係している[44, 45]。さらに9～10カ月ごろには，他者と自己がともに同じ対象に注意を向ける「共同注意」をはじめ，自己-対象-他者の間でやりとりをする「三項関係」[46]の発達が著しくなる（図3）。三項関係の発達は，指さしや言語の発達の基盤になる。

　1歳半ごろになると，自己と他者の欲求や好みが異なることを理解し，他者に合わせた行動を選択できるようになる[47]。また，同じ時期には，トラブルに陥った他者に対して目標を達成できるように手助けするなどの利他的行動がみられるようになる[48]。このような行動は前述のルージュタスクの成績と関連しており，自己とは異なる意図をもった主体として他者を認知することと，自己を対象化することとの発達には共通の基盤があると想定される[49]。加えて，3～5歳ごろにかけて，自己と他者の知識状態が異なることを理解するようになる[50]。幼児期における他者の理解は，大まかには欲求や好み，知識状態，表情と矛盾する情動といった内容の順序で発達し[51]，自他の違いが理解できるからこそ嘘をつく姿もみられるようになっていく[52]。

言語の発達

　言語と認知とは互いに切り離すことのできない関係にある。とりわけ，初期言語の発達を扱う場合には，言語を独立したものと考えるのではなく，他の認知機能や運動機能などを基盤として立ち上がってくるものだと認識する視点が欠かせない（図4）[53]。そのうえで，特に言語の発達に焦点を当てて評価を行うならば，表2 [54, 55]のような領域区分に基づくことになるだろう。以下では，このうち「音韻」と「単語の意味」の発達を取り上げて概説する。

図3　三項関係の成立

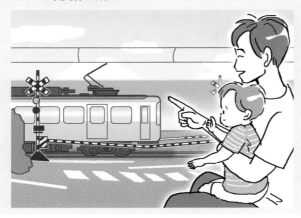

図4 「わかることがら」の上に成立する
「わかることば」と「いえることば」

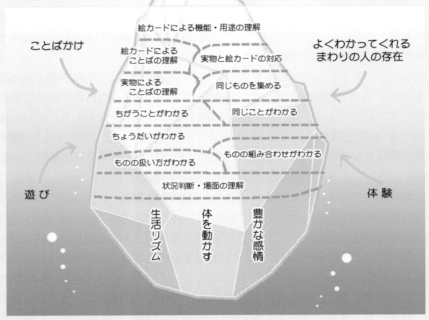

評価および治療・援助のいずれにおいても，
言語の基盤となる他の領域のことを念頭に置く必要がある。

（文献53より引用）

表2 言語の発達を評価する際の領域区分

領域		評価項目の例
言語の基盤	社会的コミュニケーション（表出）	アイコンタクト，指さし，手渡し（giving）や提示（showing）などの身振り，発声
	社会的コミュニケーション（理解）	他者の視線の追従，他者の表情理解，他者の指さしの理解（共同注意）
	一般的認知	ふり遊び，音声や身振りの模倣，カテゴリー化（特定の規則に従った対象物のグループ分け），物品の操作，記憶
	口腔機能	摂食に必要な口唇・顎・舌や手指の分離運動
	聴覚	聴覚刺激への反応，言語音と環境音の弁別
	視覚	視覚刺激への反応，形態や色の識別，奥行き知覚，眼球運動
言語の本体	音韻（理解・表出）	音韻・韻律の弁別や模倣，音素の分解・結合・操作，流暢性
	意味（理解・表出）	語と意味の結合，動作による命名，語から推測した行動選択，語彙（品詞や幼児語・成人語の分布），あいさつ
	文法（理解・表出）	形態素（語尾活用など），助詞・助動詞，語の配列や文の構造
	語用（理解・表出）	文脈に応じたことば，言外の意味，談話や語り
	読み書き	文字−音の変換，チャンク化（文字のまとまり），文字の種類（ひらがな，カタカナ，漢字，アルファベット），読解，思考の言語化
言語の環境		発達に応じた養育者の働きかけ，メディアの視聴時間や頻度

（文献54，55を参考に著者作成）

音韻

　音の知覚は胎児期から始まっており，胎児は自分の母親の声を聴き分けることができる[56]。また，子音の弁別能は新生児期が最も高いと考えられている。6〜8カ月児は，日本と米国のいずれの乳児も/r/と/l/の音の差異を弁別することができるが，9カ月ごろを境目に，これら2音の聴き分けが日本の乳児にとっては難しくなる一方で，米国の乳児には一層容易になる[57]。すなわち，乳児期のうちに，音韻の知覚は母語の音韻体系に最適化されるようになる。なお，母音については，子音よりも早期に感受性の変化が生じる[58]。さらに，前言語期である16カ月ごろには，イントネーションやアクセントなどの韻律的特徴を手がかりにした語彙学習もできるようになる[59]。

　発声については，2〜3カ月ごろになると，定頸に伴って多様な音が出せるようになり，特に他者とのやりとり場面において，クーイング（「アーアー」などの母音）や笑い声が聴かれるようになる。6〜7カ月ごろには規準喃語（「ババババ」など連続的な子音-母音）が，10カ月以降には会話様喃語と呼ばれるジャーゴン（種々のアクセントやイントネーションからなる音の連なり）が発せられるようになり，母語に応じた明確な構音が可能になっていく[60]。このように，児は言葉を話せるようになる以前から，言語の音韻的側面につながる学習を進めている。従って，対象児が言葉を話さない場合であっても，音そのものを介した他者とのやりとりという視点で評価を進めることは重要だろう。

単語の意味

　一般的に，初期の語彙はモノの名前からなる名詞が中心的で，動詞や形容詞などは名詞に比べると遅れて発達する[61]。しかし，児にとっての"語-意味"の関係が，大人にとってのそれと一致しているとは限らず，児には独自の意味体系がある可能性がある（図5）[62]。また，1歳代では，単語が発話できるようになる以前に，その語を関連する身振りによって表現したり（「動作による命名」[63]），動作・文脈に関連する幼児語によって表現したりする時期がある[64]。例えば，「ボール」と言えるようになるよりも前に，「ポーン」，「ポーンテンノ」などと発話することがある。これらのことから，児の単語を

図5　子どもにとっての言葉と意味

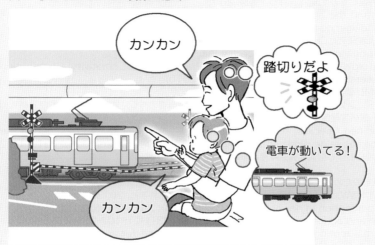

評価する際には，その児自身にとっての語やその意味を推論することが要求される。絵カードや写真を使うだけで語彙の程度を測定できるようになるのはおよそ3歳以降であり，少なくともそれまでは日常生活の文脈に根差した意味の理解・表出の評価（実物を使う，実際のやりとりのなかで評価するなど）を行うほうが望ましい。

認知・言語の発達について，的を絞って評価の視点を概説した。発達的評価においては，現在の発達をとらえることを通して，過去の発達，そして未来の発達をひとつの流れとして結びつけることが重視される。それは単に時間的な順序を並べるということではなく，どのような機序によって対象児の発達過程が展開されてきたか，あるいは今後展開されると予想されるかを見極めるとともに，今みられる姿にはどのような発達的意義があるかを汲むということをも含んでいる。従って，「○○ができることは△歳の発達に相当する」というように機能の水準と年齢区分とを対応づけるだけでは発達的評価としては不十分であるということを，自戒も込めて強調しておきたい。

参考文献

1) 岩﨑清隆, ほか: 発達障害の作業療法 実践編, 第2版, 三輪書店, 2015.
2) 遠城寺宗徳: 遠城寺式・乳幼児分析的発達検査法 九州大学小児科改訂新装版, 慶應義塾大学出版会, 2009.
3) 生澤雅夫, ほか: 新版K式発達検査2001, 京都国際社会福祉センター, 2002.
4) Frankenburg WK 著, 日本小児保健協会 編訳: DENVER II: デンバー発達判定法, 第2版, 日本小児医事出版社, 2009.
5) 三宅和夫 監修: KIDS（キッズ）乳幼児発達スケール, 発達科学研究教育センター, 1991.
6) Miller LJ 著, 日本感覚統合学会 編訳: JMAP 日本版ミラー幼児発達スクリーニング検査, パシフィックサプライ, 1989. ※発行年要確認
7) Wechsler D 著, 日本版WPPSI-III刊行委員会 編訳: WPPSI-III知能検査, 日本文化科学社, 2017.
8) Wechsler D 著, 日本版WISC-IV刊行委員会, 編訳: WISC-IV知能検査, 日本文化科学社, 2010.
9) Naglieri JA, et al. 著, 前川久男, ほか, 編訳: 日本版DN-CAS認知評価システム, 日本文化科学社, 2007.
10) Kaufman AS, et al. 原著, 日本版KABC-II制作委員会 日本版制作: 日本版KABC-II, 丸善出版, 2013.
11) 田中教育研究所 編, 杉原一昭, ほか 著: 田中ビネー知能検査V, 田研出版, 2003.
12) 小椋たみ子, ほか: 日本語マッカーサー乳幼児言語発達質問紙「語と身振り」手引, 京都国際社会福祉センター, 2004.
13) 綿巻 徹, ほか: 日本語マッカーサー乳幼児言語発達質問紙「語と文法」手引, 京都国際社会福祉センター, 2004.
14) 上野一彦, ほか: PVT-R絵画語い発達検査, 日本文化科学社, 2008.
15) 大伴 潔, ほか: LCスケール: 言語・コミュニケーション発達スケール, 増補版, 学苑社, 2013.
16) 今井智子, ほか: 新版 構音検査, 千葉テストセンター, 2010.
17) 奥村智人, ほか: CARD 包括的領域別読み能力検査, 株式会社ウィードプランニング, 2014.
18) 子安増生 編: よくわかる認知発達とその支援, ミネルヴァ書房, 2005.
19) McGrew KS: CHC theory and the human cognitive abilities project: Standing on the shoulders of the giants of psychometric intelligence research. Intelligence, 37(1): 1-10, 2009.
20) 三好一英, ほか: 海外における知能研究とCHC理論. 筑波大学心理学研究, 40: 1-7, 2010.
21) Guilford JP: The nature of human intelligence. McGraw-Hill, 1967.
22) Sternberg RJ, et al.: Guilford's structure of intellect model and model of creativity: Contributions and limitations. Creativity Research Journal, 13(3-4): 309-316, 2010.
23) Gardner H 著, 松村暢隆 訳: MI: 個性を生かす多重知能の理論, 新曜社, 2001.
24) 大六一志, ほか: 自閉症スクリーニング質問紙(ASQ)日本語版の開発. 自閉性障害のある児童生徒の教育に関する研究 第7巻, 国立特殊教育総合研究室分室一般研究報告書: 19-34, 2004.
25) Robins DL et al.: The Modified Checklist for Autism in Toddlers: An initial study investigating the early detection of autism and pervasive developmental disorders. J Autism Dev Disord, 31(2): 131-144, 2001.
26) 神尾陽子, ほか: 1歳6ヵ月健診における広汎性発達障害の早期発見についての予備的研究. 精神医学, 48(9): 981-990, 2006.
27) 橋本 浩: 子どもの心を診る医師のための発達検査・心理検査入門, 中外医学社, 2017.
28) 日本版WISC-IV刊行委員会: 日本版WISC-IV テクニカルレポート #8, 日本文化科学社, 2013.
29) Filippetti ML et al.: Body perception in newborns. Curr Biol, 23(23): 2413-2416, 2014.
30) Rochat P: Self-perception and action in infancy. Exp brain Res, 123(1-2): 102-109, 1998.
31) Rochat P, et al.: Differential rooting response by neonates: Evidence for an early sense of self. Early Development and Parenting, 6(3-4): 105-112, 1997.

32) Bahrick LE, et al.: Detection of intermodal proprioceptive–visual contingency as a potential basis of self-perception in infancy. Developmental Psychology, 21(6): 963-973, 1985.

33) Rochat P, et al.: Who's in the mirror? Self–other discrimination in specular images by four- and nine-month-old infants. Child dev, 73(1): 35-46, 2002.

34) Amsterdam B: Mirror self-image reactions before age two. Dev Psychobiol, 5(4): 297-305, 1972.

35) 田中友香理: 乳児期の運動主体感の発達過程とその社会的機能. 京都大学大学院教育学研究科紀要, 62: 15-27, 2016.

36) Povinelli DJ, et al.: Self-recognition in young children using delayed versus live feedback: Evidence of a developmental asynchrony. Child dev, 67(4): 1540-1554, 1996.

37) Miyazaki M, et al.: Delayed intermodal contingency affects young children's recognition of their current self. Child Dev, 77(3): 736-750, 2006.

38) Rochat P: Five levels of self-awareness as they unfold early in life. Conscious cogn, 12(4): 717-731, 2003.

39) Bushneil IWR et al.: Neonatal recognition of the mother's face. British Journal of Developmental Psychology, 7(1): 3-15, 1989.

40) Simion F et al.: A predisposition for biological motion in the newborn baby. Proceedings of the Nati acad Sci, 105(2): 809-813, 2008.

41) Farroni T et al.: Eye contact detection in humans from birth. Proc Nati acad Sci USA, 99(14): 9602-9605, 2002.

42) 森口佑介: おさなごころを科学する: 進化する乳幼児観, 新曜社, 2014.

43) Woodward AL: Infants selectively encode the goal object of an actor's reach. Cognition, 69(1): 1-34, 1998.

44) Sommerville JA et al.: Action experience alters 3-month-old infants' perception of others' actions. Cognition, 96(1): B1-B11, 2005.

45) Kanakogi Y, et al.: Developmental correspondence between action prediction and motor ability in early infancy. Nat Communi, 2: 341, 2011.

46) やまだようこ: ことばの前のことば　ことばが生まれるすじみち1, 新曜社, 1987.

47) Repacholi BM, et al.: Early reasoning about desires: evidence from 14-and 18-month-olds. Dev psychol, 33(1): 12-21, 1997.

48) Warneken F, et al.: Altruistic helping in human infants and young chimpanzees. Science, 311(5765): 1301-1303, 2006.

49) 赤木和重: 1歳児は教えることができるか: 他者の問題解決困難場面における積極的教示行為の生起. 発達心理学研究, 15(3): 366-375, 2004.

50) Wellman HM et al.: Meta-analysis of theory-of-mind development: The truth about false belief. Child Dev, 72(3): 655-684, 2001.

51) Wellman HM, et al.: Scaling of theory-of-mind tasks. Child Dev, 75(2): 523-541, 2004.

52) Lee K: Little liars: Development of verbal deception in children. Child Dev Perspect, 7(2): 91-96, 2013.

53) 中川信子: ことばをはぐくむ: 発達に遅れのある子どもたちのために, ぶどう社, 1986.

54) 小椋たみ子, ほか: 乳幼児期のことばの発達とその遅れ: 保育・発達を学ぶ人のための基礎知識, ミネルヴァ書房, 2015.

55) 石井恒生: 言葉の発生の基盤: 言語はどこから来るのか. 学習・言語心理学: 支援のために知る「行動の変化」と「言葉の習得」, 郷式　徹, ほか 編著, p121-134, ミネルヴァ書房, 2019.

56) Kisilevsky BS, et al.: Effects of experience on fetal voice recognition. Psychol Sci, 14(3): 220-224, 2003.

57) Kuhl PK, et al.: Infants show a facilitation effect for native language phonetic perception between 6 and 12 months. Dev Sci, 9(2): F13-F21, 2006.

58) 麦谷綾子: 音韻発達①: 知覚の発達. よくわかる言語発達, 改訂新版, 岩立志津夫, ほか編, p36-37, ミネルヴァ書房, 2017.

59) Curtin S, et al.: Mapping novel labels to actions: How the rhythm of words guides infants' learning. Journal of Experimental Child Psychology, 112(2): 127-140, 2012.

60) 小椋たみ子: 音韻発達②: 表出の発達. よくわかる言語発達, 改訂新版, 岩立志津夫, ほか 編, p38-39, ミネルヴァ書房, 2017.

61) 小椋たみ子, ほか: 日本語マッカーサー乳幼児言語発達質問紙の開発と研究, ナカニシヤ出版, 2016.

62) 萩原広道, ほか: 初期言語における意味の全体性と可塑的変化: 子どものことばに品詞構造はあるか？. ベビーサイエンス, 18: 14-24, 2018.

63) 岡本夏木: 子どもとことば, 岩波書店, 1982.

64) 小林春美: アフォーダンスが支える語彙獲得. 言語, 21(4): 37-45, 1992.

（萩原広道）

第2章 **2 心身機能・身体構造** 認知，言語，感覚運動を評価しよう

27 JMAP

JMAP：Japanese Miller Assessment for Preschoolers（日本版ミラー幼児発達スクリーニング検査）

目的	特徴
幼児期の発達障害などの児のスクリーニング。	JMAPには，認知面，言語面の検査に加え，感覚運動機能〔平衡機能，協調運動機能，運動行為（praxis）機能など〕を評価する項目が多く含まれている。その検査結果より，発達障害児にみられやすい運動の問題をとらえられる。さらに，運動に関係する触覚，立体覚などの体性感覚機能を評価できる。

対象と年齢	注意点	測定時間
2歳9カ月～6歳2カ月	JMAP実施の際には検査者は研修を受けることが望ましい。結果の解釈において発達障害児の感覚運動機能，認知機能の特性に関する知識が求められる。	検査内容は幼児にも取り組みやすいように工夫され，30～40分で施行可能である。

JMAPとは

JMAP[1]はアメリカの作業療法士Millerが開発したMiller Assessment for Preschoolers（MAP）の日本での再標準化版である。2歳9カ月～6歳2カ月を対象としており，幼児期の発達障害などの児のスクリーニングを目的として開発された。JMAPは児の発達を認知面，言語面，感覚運動機能面から多面的にとらえられるように構成されている。

信頼性と妥当性

これまでの研究で，高機能自閉スペクトラム症児，注意欠如・多動症児にはJMAPの感覚運動項目で高頻度に問題がみられ[2-4]，JMAPによってこれらの児の感覚運動の問題を的確にとらえられることがわかっている。

検査内容

JMAPは26の項目からなり，その検査項目スコアから総合点と5つの領域指標別スコアで表す。領域指標のスコアを算出する。

JMAPには「基礎能力指標」，「協応性指標」，「言語指標」，「非言語指標」，「複合能力指標」の5つの領域指標がある。「基礎能力指標」は空間内の自分の位置や運動の感覚，触知覚，基礎的な運動能力を，「協応性指標」は粗大運動，巧緻運動，口腔運動機能に関連した協応動作能力を，「言語指標」は言語能力を，「非言語指標」は視覚的記憶，順序，視覚化，知的操作能力を，「複合能力指標」は感覚−運動能力と同時に視空間の情報の処理能力を評価する。このなかで，「基礎能力指標」，「協応性指標」，「複合能力」には体性感覚の識別機能やバランス，協調運動，運

動行為機能を評価する検査が含まれている。図1のような触覚識別能力をみる検査や，図2のようなバランスや協調運動をみる検査，図3のように手の協調運動をみる検査，図4のように運動行為機能，視覚運動能力をみる検査などがある。

JMAPは6カ月ごとに区切られた7つの年齢群が設定され，それぞれに検査項目と標準値が用意されている。

図1　手指判別

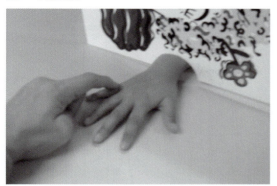

図2　線上歩行

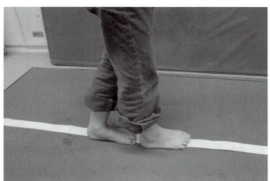

図3　積み上げ

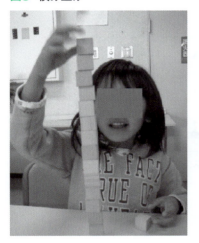

図4　肢位模倣

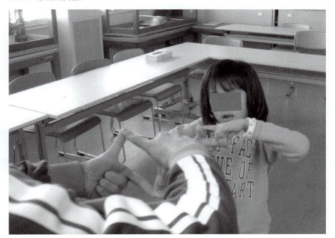

採点と解釈

　結果は各年齢群ごとの標準データに基づいてスコアリングする。
　まず，検査項目ごとにそれぞれのスコアがレッド（5％タイル以下），イエロー（6～25％タイル），グリーン（26％タイル以上）の3段階のいずれになるのかが評定される（図5）。
　次に各項目のスコアを元に総合点および各領域ごとのスコアが算出される。結果表記にはパーセンタイルスコアが用いられている（図6）。総合点，各尺度ごとにパーセンタイル値が示され，5％タイル以下は「危険」（明らかなリスク），6～25％タイルは「注意」（リスクがある可能性），26％タイル以上を「標準またはそれ以上」（正常域）と判定する。
　総合点および各領域ごとのスコアに基づき，何らかの発達の問題がある可能性や，さらに詳細な評価が必要か否かを検討する。臨床現場では，領域ごとのスコアの偏りをとらえ，介入や支援に役立てているセラピストもいる。例えば，図6の結果が示された児の場合，基礎的な感覚-運動能力，協調運動，視覚-運動能力に問題があるととらえ，協調運動面や視覚-運動面を伸ばすための課題設定を行うことがある。

図5 JMAPの項目ごとの採点

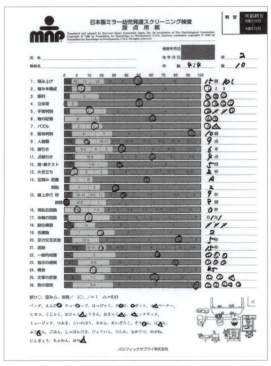

各項目ごとにグリーン，イエロー，レッドの評定がなされる。

図6 JMAPの結果表記

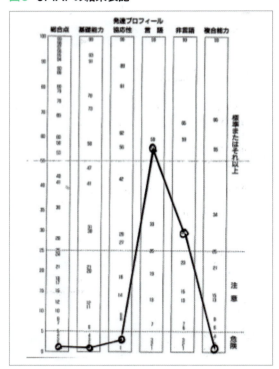

総合点と各尺度スコアがパーセンタイル値で示される。

参考文献

1) 土田玲子，ほか：日本版ミラー幼児発達スクリーニング検査とJMAP簡易版, Miller LJ 原著, パシフィックサプライ, 大阪, 2003.
2) 岩永竜一郎，ほか：高機能自閉症児の感覚運動障害について. 小児の精神と神経, 36(4): 327-332, 1996.
3) Iwanaga R, et al.: Comparison of sensory-motor and cognitive function between autism and Asperger syndrome in preschool children. Journal of Autism and Developmental Disorders, 30(2): 169-174, 2000.
4) Iwanaga R, et al.: Characteristics of the sensory-motor, verbal and cognitive abilities of preschool boys with attention deficit/ hyperactivity disorder combined type. Psychiatry Clin Neurosci, 60(1): 37-45, 2006.

（岩永竜一郎）

第2章 2 心身機能・身体構造　感覚統合機能，行為機能を評価しよう

28 JPAN感覚処理・行為機能検査
JPAN：Japanese Playful Assessment for Neuropshychological Abilities

目的
日本感覚統合学会が開発した日本独自の感覚統合と行為機能を評価するための検査である[1]。

特徴
児と検査者が1対1で行う個別検査で，姿勢・平衡機能，体性感覚機能，行為機能，視知覚の検査が含まれている。

測定時間
全項目実施の場合，2～3時間を要する。JPANの中の8項目によるJPAN short version[2]は短時間で実施できる。

対象と年齢
対象年齢は3～10歳である。臨床現場では，自閉スペクトラム症，注意欠如・多動症，発達性協調運動症などの児の感覚統合機能や行為機能の問題に対して行われる。

注意点
JPAN実施には検査者は研修を受ける必要がある。結果解釈には発達障害児の感覚運動機能に関する知識が必要。

信頼性と妥当性
検査としての信頼性，妥当性などが十分である[3,4]。

JPANの内容

JPANには，姿勢・平衡機能の検査6項目，体性感覚機能の検査7項目，行為機能の検査15項目，視知覚の検査4項目，合計32項目の検査が含まれている。JPANの概要について評価領域ごとに説明する。

①姿勢・平衡（バランス）機能

姿勢・平衡機能を静的バランス，動的バランス，抗重力姿勢運動，姿勢背景運動などのアセスメントとして，片足立ち検査（図1），足跡の上を落ちないように歩く検査（図2），正座して姿勢を崩さず上体を回旋する検査（図3）などがある。

図1　片足立ち検査
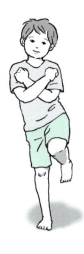

図2　足跡の上を落ちないように歩く検査
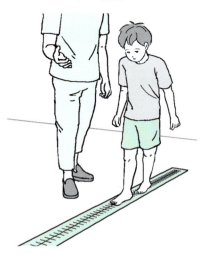

図3　姿勢を崩さずに上体を回旋する検査
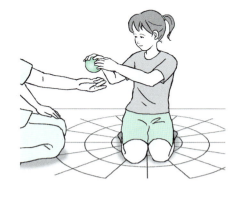

②体性感覚識別機能

触れたことに気付くことができるかをみる検査（図4），スポンジの硬さを触って当てる検査（図5）など，体性感覚識別機能の検査がある。

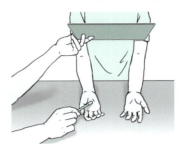

図4　わずかに触れたことに気付くことができるかをみる検査

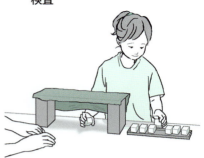

図5　スポンジの硬さを触って当てる検査

③運動行為機能

JPANでは，運動行為機能を全身的な運動の組み立て，物の構成，口腔運動，両手動作，連続的な運動行為など，さまざまな側面から評価できるように検査項目が用意されている（図6～9）。写真の中のモデルのポーズを模倣する検査（図6），提示された連続的な動きを再現する検査（図7），全身を素早く効果的に動かす検査，息の量を調整する検査（図8），積み木の組み立て検査（図9），さまざまな姿勢の人物を描く課題，両手を左右に素早く交差する検査（図10）など，多様な運動行為機能検査が含まれている。

図6　写真の中のモデルのポーズを模倣する検査

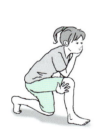

図9　積み木の組み立て検査

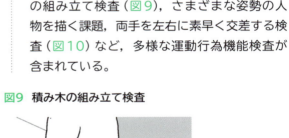

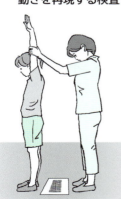

図7　提示された連続的な動きを再現する検査

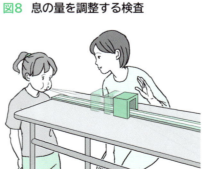

図8　息の量を調整する検査

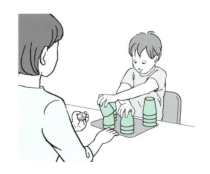

図10　両手を素早く交差する検査

④ 視知覚・目と手の協調

JPANには，視知覚や視覚-運動機能をみる検査が含まれている．視知覚をみる検査には絵の中から特定の形を探し出す検査（図11），図と地の判別機能をとらえるもの，写真から三次元空間での位置関係をつかむ検査（図12），線を正確に引く目と手の協調の検査（図13）がある．

図11 絵の中から特定の形を探し出す検査

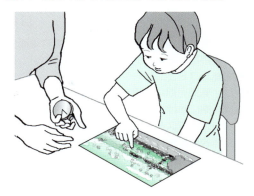

図12 写真から三次元空間での位置関係をつかむ課題

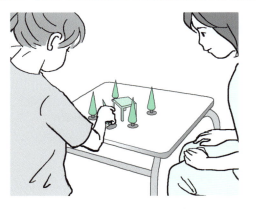

図13 線を正確に引く目と手の協調の検査

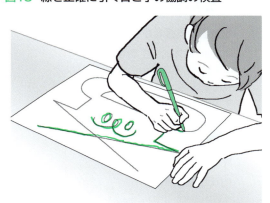

JPANの採点と解釈

JPANの検査結果は，検査に添付されている解析ソフトを使って算出する．ソフトに児のスコアを入力すると，項目ごとにパーセンタイルスコアによる判定結果が表記される．そして，総合判定と4つの領域ごと（① 姿勢・平衡機能，② 体性感覚識別，③ 運動行為機能，④ 視知覚・目と手の協調）のスコアはSD値で表される．評価者は，4つの領域ごとのスコアや，個々の検査スコアをとらえることで対象児の感覚統合機能や行為機能を把握し，効果的な介入を検討する．

☞ p.328，331，336，342，347，350 参照

参考文献

1) 日本感覚統合学会：JPAN感覚処理・行為機能検査（Japanese Playful Assessment for Neuropsychological Abilities; JPAN），パシフィックサプライ株式会社，大阪，2011．
2) 加藤寿宏，ほか：JPAN感覚処理・行為機能検査-Short Version-の開発．感覚統合研究，15: 25-32, 2015．
3) 加藤寿宏，ほか：JPAN感覚処理・行為機能検査の信頼性．感覚統合研究，15(1): 19-24, 2015．
4) 加藤寿宏，ほか：JPAN感覚処理・行為機能検査における4領域の構成概念妥当性．感覚統合研究，15(1): 3-9, 2015．

（岩永竜一郎）

第2章 **3 活動** 食事，更衣を観察から評価しよう

1 食事・更衣

目的・特徴

食事は，乳幼児期から成人期にわたり療育場面においてニーズとして挙がることが多い。生命維持のための栄養摂取から社会的交流など，食事という作業がもつ意味は非常に幅広い。また，感覚運動機能や認知機能，コミュニケーション能力など，必要とされる能力も多様である。
更衣は，乳幼児期には養育者との関係性の中で動作を学習し，達成感を得ながら習熟していく。学齢期から成人期にかけては，制服やファッションなどの社会文化的影響を受けることに特徴がある。
いずれもライフステージごとに多角的な視点による評価が必要であり，セラピストは対象者と家族の生活を具体的に解決していくことが求められる。

方法

表1 方法・評価の視点

養育者や支援者からの聴取	実際の場面の観察
● 主訴（具体的な生活場面） ● 生育歴（各スキルの獲得時期など） ● 生活習慣 ● 食事方法・介助方法 ● 好き嫌い ● 食事や更衣への興味や自発的行動	● いつ（時間・所要時間） ● どこで（病院・施設・園・学校・自宅） ● 誰と（家族・職員・友人） ● 何を（食事内容・衣服の種類） ● どのように（動作・道具・介助方法）
評価バッテリー ● PEDI（p.253） ● Vinland-Ⅱ（p.212） ● WeeFIM ● KIDS	**遊びや模擬場面の観察** ● 感覚運動機能 ● 目と手の協調 ● 両手の協調動作 ● 道具操作 ● 注意機能 ● 対人交流

目標設定

COPM（p.204），ADOC-S（p.207），GAS（p.210）を使用するとよい。

リスク・注意点

食事：誤嚥，嘔吐，窒息，アレルギー，不快感など
更衣：骨折，脱臼，褥瘡，不快感など
● 特に重症心身障害児・者においてはリスクマネジメントが重要である。より良い支援のためには多職種連携が必要であり，医師，看護師，理学療法士，作業療法士，言語聴覚士，介護士，管理栄養士などと密に情報共有を行う。

● 養育者の声かけや介助などには日常の営みが垣間見える。セラピストは養育者が何気なく行っている行動を注意深く観察し，疑問に感じたことなどから養育者へのインタビューを進めるとリアルな日常の情報を得やすい。
● 自助具はインターネットにて「ユニバーサルデザイン　食器」などで検索すれば，参考になるものが多く見つけられる。

図1 障害のない児が各能力を習得する時期

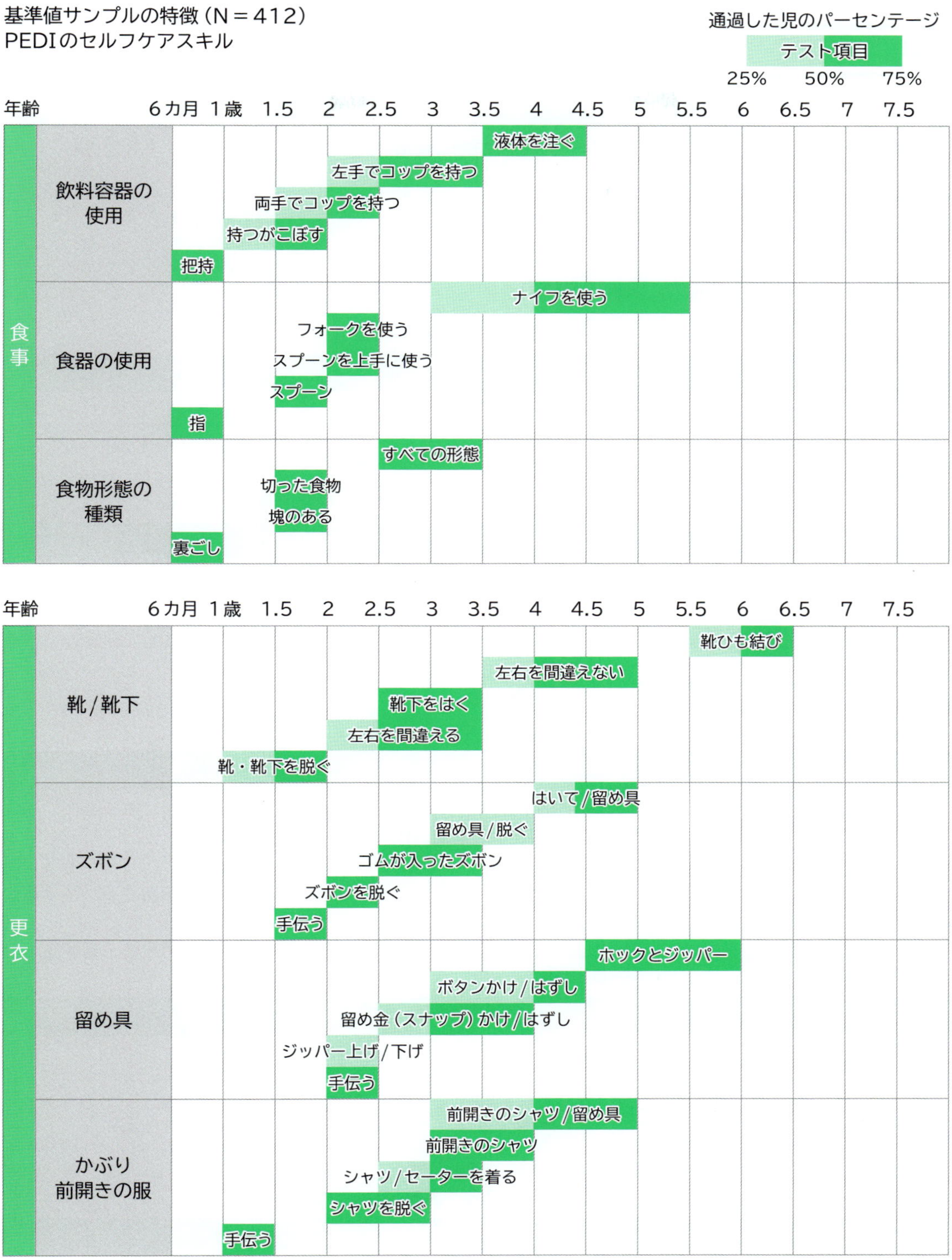

基準値サンプルの特徴（N＝412）
PEDIのセルフケアスキル

通過した児のパーセンテージ

テスト項目

25%　　50%　　75%

年齢　　6カ月 1歳　1.5　2　2.5　3　3.5　4　4.5　5　5.5　6　6.5　7　7.5

食事

飲料容器の使用
- 液体を注ぐ
- 左手でコップを持つ
- 両手でコップを持つ
- 持つがこぼす
- 把持

食器の使用
- ナイフを使う
- フォークを使う
- スプーンを上手に使う
- スプーン
- 指

食物形態の種類
- すべての形態
- 切った食物
- 塊のある
- 裏ごし

年齢　　6カ月 1歳　1.5　2　2.5　3　3.5　4　4.5　5　5.5　6　6.5　7　7.5

更衣

靴/靴下
- 靴ひも結び
- 左右を間違えない
- 靴下をはく
- 左右を間違える
- 靴・靴下を脱ぐ

ズボン
- はいて/留め具
- 留め具/脱ぐ
- ゴムが入ったズボン
- ズボンを脱ぐ
- 手伝う

留め具
- ホックとジッパー
- ボタンかけ/はずし
- 留め金（スナップ）かけ/はずし
- ジッパー上げ/下げ
- 手伝う

かぶり前開きの服
- 前開きのシャツ/留め具
- 前開きのシャツ
- シャツ/セーターを着る
- シャツを脱ぐ
- 手伝う

（文献1より引用）

第2章 評価方法の実際

3 活動

関連機能とチェックポイント（チェックリスト）

食事

機能的側面（対象者の能力）	
☑ 口腔機能	取り込み，口唇閉鎖，舌の運動，咀嚼，食塊形成，嚥下，むせ，流涎，食べこぼし，感覚過敏
☑ 上肢機能	筋力，筋緊張の異常，関節可動域，巧緻運動，感覚機能，両手動作，利き手，非利き手の補助，代償動作
☑ 姿勢保持	座位保持能力，頭頸部-体幹のアライメント，筋緊張の異常
☑ 認知機能	食べ物の認識，注意の持続性・転導性，視空間認知
習慣的側面	
☑ 食事方法	経口摂取，経管，胃瘻
☑ 道具	スプーン，フォーク，箸，手づかみ，コップや皿の形状，自助具
☑ 学習	未学習，誤学習，意欲，興味，偏食，異食，過食，拒食，離席，落ち着き
環境的側面	
☑ 物理的環境	机，椅子，座位保持装置，自宅，教室，食堂，配置，環境音
☑ 人的環境	介助者の特徴，介助方法，声かけ，雰囲気

更衣

機能的側面（対象者の能力）	
☑ 粗大運動機能	筋力，筋緊張の異常，関節可動域，感覚機能，バランス，両手動作，利き手，非利き手の補助，代償動作
☑ 巧緻運動機能（対象の操作）	ボタン，ファスナー，ネクタイ，リボン，靴ひも，裾をたぐる，整える
☑ 認知機能	衣服の認識，前後左右など衣服の向き，手順，注意の持続性・転導性，視空間認知
習慣的側面	
☑ 方法	自分で行う，準備・整え・向きなど一部介助，全介助
☑ 衣服の種類	上衣（かぶり・前開き・上着），下衣（ズボン・スカート・パンツ・オムツ），その他（靴・靴下・タイツ・ストッキング・帽子・装具）
☑ 学習	未学習，誤学習，意欲，興味，感覚過敏，こだわり（特定の衣服や素材・ファッション）
環境的側面	
☑ 物理的環境	自宅，教室，施設，椅子，手すり，自助具
☑ 人的環境	介助者の特徴，介助方法，声かけ，雰囲気

参考文献

1) 里宇明元, ほか 訳: PEDI リハビリテーションのための子どもの能力低下評価法. p227-229, 医歯薬出版, 2003.
2) 岩﨑清隆, ほか: 発達障害と作業療法(実践編). p82-134, 三輪書店, 2001.
3) 辛島千恵子: 発達障害をもつ子どもと成人, 家族のためのADL. p1-43, 三輪書店, 2008.
4) 山根　寛, ほか: 食べることの障害とアプローチ. p36-55, 三輪書店, 2002.

（草野佑介）

第2章 3 活動　書字の能力を評価しよう

2 書字

目的・特徴

書字は，学齢期の児の支援ニーズとして最も多い項目の一つである。書字には文字の種別（ひらがな，カタカナ，漢字），文字列の長さ（単音，単語，文章），特殊音節（拗音，促音，撥音，長音）の有無，音読みと訓読みの区別，英語表記など多様な要素が含まれるため，困難さを抱えている児の臨床像は多岐にわたる。そのため，書字能力の評価に加え，書字に関連する認知機能・感覚運動機能の評価，また，書字の基盤にある読字について評価しておくことが必要である。
書字と読字は，「共通する発達的基盤」と「異なる発達的背景」が存在する。本項では書字のみに焦点を当てて紹介するが，読字の概要を理解していることも必要不可欠である。

方法

Step1：本人・養育者・支援者からの聴取
- 書字の困難さに関する具体的なエピソード
- 周辺症状の聞き取り
- 過去に受けてきた検査結果や支援内容
- チェックリスト
  - ▶ Learning Disabilities Inventory – Revised[1]（LDI-R）
  - ▶ 読み書きに関する臨床症状チェックリスト[2]
- 得意なこと，興味関心

Step2：書字・読字の能力を評価できる検査
- 改訂版 標準 読み書きスクリーニング検査[3]（STRAW-R）
- 小・中学生の読み書き理解[4]（URAWSS Ⅱ）
- Kaufman Assessment Battery for Children Second Edition[5]（K-ABC Ⅱ）習得度検査

読字の能力のみを評価できる検査
- 特異的発達障害 診断・治療のための実践ガイドラインのひらがな音読検査[2]
- 包括的領域別読み能力検査[6]
- 多層指導モデルMIM 読みのアセスメント・指導パッケージ[7]

Step3：書字に関連する認知機能・感覚運動機能の評価
視覚情報処理の評価
- Wide-range Assessment of Vision-related Essential Skills[8]（WAVES）
- Rey-Osterrieth複雑図形検査[9]
- Developmental Eye Movement Test[10]（DEM）
- Northeastern State University College of Optometry Oculomotor Test[11]（NSUCO）

音韻処理の評価
- 読み書き困難児のための音読・音韻処理能力の簡易スクリーニング検査[12]（ELC）

姿勢運動の評価
- JPAN感覚処理・行為機能検査[13]
- Movement Assesment Battery for Children Second Edition[14]（MABC-2）

書字の発達段階

幼児の識字率（図1）[15]

図1 幼児の識字率

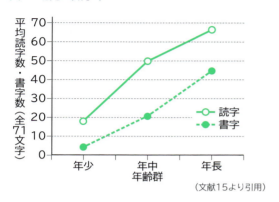

（文献15より引用）

文字習得のプロセス（表1）[16, 17]

表1 文字習得の発達プロセス

年齢	発達の様相
4歳以前	書くことを楽しむ
4〜5歳	模写ができる
5〜6歳	想起して文字を書ける
6歳以降	伝達手段として文書を書ける

（文献16, 17より引用改変）

就学時には平仮名をほぼすべて読み，平仮名の60％を書くことができる。

関連機能とチェックポイント

図2 書字に関連する機能

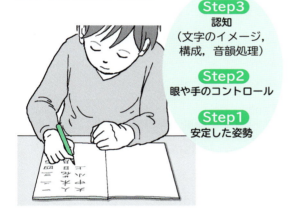

Step3 認知（文字のイメージ，構成，音韻処理）
Step2 眼や手のコントロール
Step1 安定した姿勢

Step1：安定した姿勢

「中枢から末梢へ」という発達の方向性に基づくと，目や手をスムーズに操作するためには安定した姿勢平衡機能が必要となる。JPANに含まれる「姿勢」の項目で評価可能である（p.157参照）。

Step2：目や手のコントロール

文字のイメージを記憶・定着させるためには，手の運動覚の情報（一連の手順の記憶）が重要である。安定した運動覚のフィードバックを得るためには，目や手の安定した操作が必要である。JPANに含まれる「行為」や「体性感覚」の項目（p.158参照）や，WAVESに含まれる「目と手の協応」の項目（p.90参照）で評価可能である。

Step3-1：文字のイメージ・構成

視知覚・視覚性記憶など視覚関連スキルの評価が必要となる。加えて，空間の認識（自己中心座標の生成），文字の大きさの決定（大脳基底核の役割），運動覚を通した文字の一連の手順の記憶（小脳に蓄えられる）など広範囲な機能が必要になり[18]，基盤となっている感覚運動面の評価を行う必要がある。

Step3-2：音韻処理

書字を行うためには，頭の中に浮かんだ音を文字に変換する必要がある。つまり，音の集合体から一文字ずつの音を意識できる力（音韻意識）である。ELCに含まれる削除課題，逆唱課題により評価可能である。

解釈と使用（反応性，研究論文での用いられ方）

　感覚統合理論を体系化したAyresは，読み書きを感覚統合の最終産物と位置付けている[19, 20]。つまり，人間発達における高次機能であり，あらゆる機能を基盤として発達する。そのため，読字・書字の問題はあらゆる機能の問題を想定して評価する必要がある。

　また，書字の遂行能力は，覚醒レベル，動機付けの影響を大きく受ける。そのため，書字の機能的側面に加えて，どのような環境で（「誰と」，「いつ」，「どこで」，「どのように」，「何を」，「なぜ」）書字を行っているか，その児にとっての「書字の意味」も合わせて評価することが重要である。

☞ p.335, 341 参照

参考文献

1）上野一彦, ほか: LDI-R LD判断のための調査票. 日本文化科学社, 2008.

2）稲垣真澄 編集代表, 特異的発達障害の臨床診断と治療指針作成に関する研究チーム 編: 特異的発達障害診断・治療のための実践ガイドライン—わかりやすい診断手順と支援の実際—. p16-23, 診断と治療社, 2010.

3）宇野 彰, ほか: 改訂版 標準読み書きスクリーニング検査—正確性と流暢性の評価—(STRAW-R). インテルナ出版, 2017.

4）河野俊寛, ほか: 小中学生の読み書き理解 URAWSSⅡ. 株式会社atacLab, 2017.

5）Kaufman AS, et al. 原著, 日本版KABC-Ⅱ制作委員会 訳編: 日本版KABC-Ⅱマニュアル, 丸善出版, 2013.

6）奥村智人, ほか: CARD包括的領域別読み能力検査ガイドブック. 第3版, ウィードプランニング, 2014.

7）海津亜希子: 多層指導モデルMⅠM「読みのアセスメント・指導パッケージ」. 学研, 2010.

8）奥村智人, ほか: 『見る力』を育てるビジョン・アセスメント WAVES. 竹田契一 監, 学研, 2014.

9）Osterrieth PA: Le test de copie d'une figure complexe. Arch Psychol, 30: 206-356, 1944.

10）Tassinari JT, et al.: Developmental Eye Movement Test: reliability and symptomatology. Optometry, 76(7): 387-399, 2005.

11）Maples WC, et al.: Interrater and test-retest reliability of pursuits and saccades. J Am Optom Assoc, 59(7): 549-552. 1988.

12）加藤醇子, ほか: ELC 読み書き困難児のための音読・音韻処理能力の簡易スクリーニング検査. 図書文化社, 2016.

13）日本感覚統合学会: JPAN感覚処理・行為機能検査. パシフィックサプライ株式会社, 2011.

14）Henderson SE, et al.: Movement Assessment Battery for Children - Second Edition. Pearson, 2007.

15）島村直己, ほか: 幼児のひらがなの習得—国立国語研究所の1967年の調査と比較を通して—. 教育心理学研究, 42(1): 70-76, 1994.

16）柴崎正行: 幼児は平仮名をいかにして覚えるか. 保育の科学-知っておきたい基本と新しい理論の創造のために, 村井潤一, ほか 編, p187-199, ミネルヴァ書房, 京都, 1987.

17）石川侑香, ほか: 平仮名学習入門期の書字について～読み・聴写・視写の比較から～. 愛媛大学教育学部紀要, 54(1): 69-72, 2007.

18）Ogawa K, et al.: Brain mechanisms of visuomotor transformation based on deficits in tracing and copying. Japanese Psychological Research, 52(2): 91-106, 2010.

19）Ayres AJ, ほか 編, 佐藤 剛 監: エアーズ研究論文集: 感覚統合の理論と実際. p145-157, 協同医書, 1988.

20）Ayres AJ 著, 宮前珠子, ほか 訳: 感覚統合と学習障害. p185-191, 協同医書, 1978.

（高畑修平）

第2章 3 活動　機能的な筋力測定をしよう

3 FTSST, LSUT, 1RMSTS

FTSST：five-times-sit-to-stand test　LSUT：lateral step up test　1RMSTS：1 repeated maximum stand to sit

目的
総合的な筋力を評価することは，バランスや歩行などの運動機能の総合的な評価にもつながる。

特徴
特殊な機器を用いないで，総合的な筋力の測定が簡易的に可能である。

対象と年齢
立位・立ち上がり動作が可能なすべての疾患と年齢

注意点
転倒のリスクがあるので，監視などのリスク管理が必要である。

測定時間
どの筋力測定も数分で可能

信頼性と妥当性
あり

方法

Five-times-sit-to-stand test（FTSST）（図1）
- 椅子に端座位となる（大腿の半分を座面に接地，足底が床面に接地した状態で股関節を約90°屈曲位，膝関節中心から10 cm後方に外果がくるように位置させる）。
- 5回できるだけ速く立ち座りを行い，その時間を計測する。
- 測定の終了は対象者の背中が椅子の背もたれに接地したときとする。対象者が一人で立ち座りを行えない場合は，介助者が両上肢を持ち測定を行う。

図1　FTSST

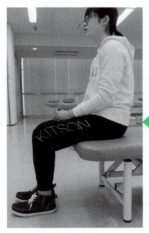
測定開始肢位

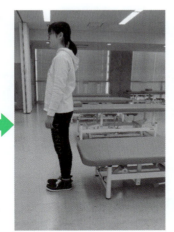
できるだけ速く立ち座りを5回行う。

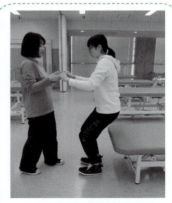
必要最低限の介助
介助あり

Lateral step up test（LSUT）[1]（図2）
- ステップのアップダウンは，GMFCSレベルⅠとⅡは21 cm，GMFCSⅢは12 cmとする。
- 台の横に立位になり，非テスト側を台の上に持ち上げ，テスト側の下肢を台に乗せて床へ戻す回数を数える。左右実施する。
- 30秒間できるだけ多くの回数を繰り返す。または一定時間の回数を計測する。

図2　LSUT

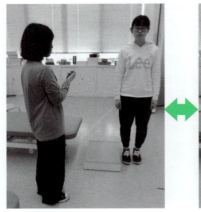
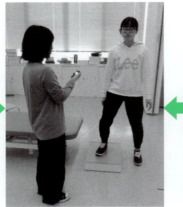

測定開始肢位　　　　　非テスト側下肢から台の上に乗せる。

1 repeated maximum stand to sit（1RMSTS）（図3）
- 1RMSTSの1RMは最大限の力で1回可能な回数のことである。
- 測定開始姿勢は端座位とする（椅子の高さは両膝関節が90°屈曲位の高さ）。
- 快適速度，上肢は自由で2回試行し，足踏みすることなく立てた最大挙上量を測定する。

図3　1RMSTS

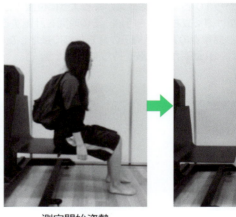

測定開始姿勢
リュックにはおもりを入れて立ち上がり，可能なおもりを計測する。

検査の概要

運動機能や筋力を測定する方法はさまざまあるが，どの検査法も時間を要する。座位・立位が自立している（または一部介助）GMFCSレベルⅠ～Ⅲの児に対して臨床的に簡便で，かつ特殊な機器を必要としない検査法の検討がされてきた。今回挙げたどの検査法もこの特徴に該当し，総合的な運動能力を計測または予測するのに優れている。

信頼性と妥当性

FTSSTにおけるテスト再現性は0.91，検者間信頼性は0.88やテスト再現性は0.95，検者間信頼性は0.99と高い値である[3,4]。LSUTはGMFM88のD，Eの項目との相関がr=0.656，functional mobility measures r= -0.567 to 0.721と高く，明らかにGMFCS（Ⅰ>Ⅱ，Ⅱ>Ⅲ，Ⅰ>Ⅲ）で違いがみられた[5]。LSUTは級内相関係数0.94である[6]。1RMSTSの脳性麻痺児を対象とした検者内信頼性は0.95，検者間信頼性は0.94である[7,8]。

決まりごと

1RMSTSはリュックに軽いおもりを入れて3〜4回立ち上がり動作を行い，5分間のウォーミングアップ後に検査者によるデモを行う。負荷は体重の30％から開始し，1〜4kg単位で増減させる。試行間隔は2分間とする[2]。

対象者と測定環境の注意点

周辺に支持したりする物がなく，広い場所が必要である。FTSSTと1RMSTSは高さが調整できる椅子かベッド，または被検査者に適する椅子の高さを準備する。LSUTは12cmまたは21cmの台を準備する。
FTSSTでは，対象者が一人で立ち座りを行えない場合は，介助者が両上肢を持ち測定を行うことも可能である。

関連機能とチェックポイント

単純な筋力評価ではなく，特殊な機器を用いないで，総合的な筋力を評価することは運動機能の総合的な評価やバランス能力の評価と相関が高い。そのため，対象となる児童の日常生活や活動の評価につなげることを目的として行う。

FTSSTとTUGとの相関関係は，r=0.552（p＜0.01）で，BBSとの相関関係はr=－0.561（p＜0.01）で中等度の相関関係を示した[3]。FTSSTをGMFCSレベル別にみると，レベルⅠ：11.68秒，レベルⅡ：17.64秒，レベルⅢ：29.15秒だった。これは軽度〜中等度の脳性麻痺児で，機能的なバランス能力テストと相関している。脳性麻痺児におけるFTSSTでは，おもりを背負っての立ち上がり運動の1RMや股関節屈曲・伸展・外転筋力，膝関節や足関節の筋力と相関関係がある[4]。LSUTはGMFCSⅠ〜Ⅲの脳性麻痺児の機能能力の予測にも役立つ[5]。GMFM-88とLSUTはr=0.656，30秒間の立ち上がり回数とはr=0.442と中等度以上の相関があり，GMFCSⅠ〜Ⅲの児童の簡便な評価方法として優れている[9]。

参考文献

1) Scholtes VA, et al.: Effectiveness of functional progressive resistance exercise strength training on muscle strength and mobility in children with cerebral palsy: a randomized controlled trial. Dev Med Child Neurol, 52(6): e107-113, 2010.
2) Kusumoto Y, et al.: Impact of loaded sit-to-stand exercises at different speeds on the physiological cost of walking in children with spastic diplegia: A single-blind randomized clinical trial. Res Dev Disabil, 57: 85-91, 2016.
3) Kumban W, et al.: Five-times-sit-to-stand test in children with cerebral palsy: reliability and concurrent validity. Neuro Rehabilitation, 32(1): 9-15, 2013.
4) Wang TH, et al.: Reliability and validity of the five-repetition sit-to-stand test for children with cerebral palsy. Clin Rehabil, 26(7): 664-671, 2012.
5) Chrysagis N, et al.: Validity evidence of the Lateral Step Up (LSU) test for adolescents with spastic cerebral palsy. Disabil Rehabil. 35(11): 875-880, 2013.
6) Verschuren O, et al.: Reliability of hand-held dynamometry and functional strength tests for the lower extremity in children with cerebral palsy. Disabil Rehabil, 30(18): 1358-1366, 2008.
7) Gan SM, et al.: The reliability study and comparison of sit-to-stand repetitive maximum capacity in children with cerebral palsy and children without disability. Formosan Journal of Physical Therapy, 27(6): 292–302, 2002.
8) Liu CC, et al.: The relations between the sit-to-stand functional muscle strength and walking capacity in children with mild spastic diplegia. Formosan Journal of Physical Therapy, 29(3): 176–183, 2004.
9) Chrysagis N, et al.: Validity and clinical utility of functional assessments in children with cerebral palsy. Arch Phys Med Rehabil, 95(2): 369-374, 2014.

（松田雅弘）

第2章 3 活動 　脳性麻痺児の粗大運動能力を評価しよう

4 GMFM

GMFM : Gross Motor Function Measure（粗大運動能力尺度）

目的
脳性麻痺児の粗大運動能力の変化を評価する[1]。

特徴
健常5歳児であれば達成可能な粗大運動課題88項目から構成されており，各項目を0〜3の4段階の判定基準により評価する。

対象と年齢
脳性麻痺児（実施方法と採点方法に若干の違いはあるが，ダウン症児に対する妥当性も示されている）。対象年齢に制限はない。

注意点
実際に使用する前にマニュアル[2]を読み込んで，評価の練習をする必要がある。

信頼性と妥当性
あり[3-6]

測定時間
児の指示理解度と重症度（重症であれば測定する項目が減少する）によって大きな違いがあるが，88項目の評価には40〜80分が必要である。1週間以内であれば数回に分けて評価してもよい。研究目的でなく臨床現場での使用の場合，2回目以降の評価はセラピストが必要と判断する項目のみの評価でよいので，評価時間は5〜10分で行うことが可能である。また，順序尺度であるGMFM-88[3]をラッシュ分析により間隔尺度化したGMFM-66[3]では66項目に減り，その簡略版であるGMFM-66-IS (item set method)[4]やGMFM-66-B&C (basal and ceiling method)[5]の測定時間は20〜30分である。

方法

各項目を児が実際に行うのを観察し，0〜3の4段階の判定基準の中から最も適したものを決定する。マニュアルには，判定基準と開始肢位と指示事項が明記されている。子どもは3回まで試行が許される。GMFM-88では，領域（A：臥位と寝返り，B：座位，C：四つ這いと膝立ち，D：立位，E：歩行・走行とジャンプ）ごとにパーセンテージを計算し，全5領域のパーセンテージを平均したものが総合点となる。

GMFM-66では，66項目の結果をThe Gross Motor Ability Estimator (GMAE-2) というプログラムソフト（CanChildのwebsiteから無料でダウンロード可能）に入力することで，5歳の健常児の粗大運動能力を100とした場合の各脳性麻痺児の粗大運動能力を表すGMFM-66得点とその95%信頼区間およびItem map（項目難易度マップ）を獲得できる。

GMFM-66-ISでは，項目23，67，85の結果を基に1〜4のItem set (15から39項目が含まれる) の中の1つを実施する。

GMFM-66-B&Cでは，年齢とGMFCSレベルによって決まる開始項目から始め，3つの「3」が続いた項目を「底」，3つの「0」が続いた項目を「天井」として，底と天井の間の項目の評価を行う。

GMFM-66-ISまたはGMFM-66-B&Cの評価結果をGMAE-2に入力することで，GMFM-66得点を獲得できる。

決まりごと

実際にGMFMを使って評価を行う前に数名の脳性麻痺児および健常児で評価を行い，GMFM評価に習熟している評価者の結果と比較して，評価の信頼性を高める必要がある。英語版ではあるが，Shop CanChild (https://www.canchild.ca/en/shop，2019年3月27日閲覧) にてGross Motor Function Measure Training Videoを購入することができる。

対象者と測定環境の注意点

対象者は脳性麻痺児/者であり，年齢制限はない。実施には，約20 cmの間隔をあけて平行にひいた2本の直線（1本は幅約2 cm，長さ約6 m），床に描いた直径約60 cmの円，ベンチ（大，小），標準的な段差の手すりのついた5段の階段，キャスター付きの椅子などの器材が必要である。

検査の概要

1989年に最初の論文が発表され，GMFM-88のマニュアル初版が1990年に，第2版が1993年に出版された。その後，2002年にGMFM-66とGMAEを含んだマニュアル初版が出版され，2013年にGMAE-2を含んだ第2版が出版された。そして，2019年にはGMAE-3を含みアンドロイド端末でも使用できるGMFM App+が販売された。

信頼性と妥当性

GMFM-88は，検者間および検者内信頼性と，構成概念妥当性と反応性が証明されている。GMFM-66は，テスト－再テストの信頼性，Item Map上で示された66項目の難易度の信頼性，主観的妥当性，構成概念妥当性，反応性が証明されている。GMFM-66-ISは，1回の測定および反復測定において66項目すべてを測定したGMFM-66との一致度が証明されている。加えて，GMFM-66-ISとGMFM-66-B&Cのテスト－再テスト信頼性，66項目すべてを測定したGMFM-66との併存妥当性，両方の短縮版の同等性が証明されている。

関連機能とチェックポイント

GMFMは，実際の動作を観察して評価する必要がある。また，動作の質を問題とせず，動作ができるかどうかを量的に評価する。そのため，いかなる代償動作を使っていても動作が遂行できれば得点を獲得できる。微妙な判断が必要な場合は，ビデオを撮影して詳細な評価が必要な場合がある。

解釈と使用

　2～21歳までのGMFCSレベルごとの粗大運動能力の発達曲線（図1）[7, 8]がGMFM-66得点を使って示されている。GMFCSレベルⅢでは7歳11カ月，レベルⅣとⅤでは6歳11カ月で粗大運動能力がピークになり，成人になるにつれて能力低下が生じる。この粗大運動能力の発達曲線を基に仮想コントロール群を作成し，治療介入効果を示す取り組みがある[9]。加えて，1～8歳児においてある時点のGMFM-66得点から何カ月か経過後の予想GMFM-66得点（自然な成長による得点増加を反映する）を求めることができるWebsite（http://gmfmer.ca/ [2019年3月24日閲覧]）が公開されている[10]。この予想GMFM-66得点と治療介入後の実際のGMFM-66得点を比較することで，治療介入の効果を検証することができる。また，2～12歳までのGMFCSレベルごとのパーセンタイル値が示されており[11]，同じGMFCSレベルで同じ年齢の脳性麻痺児集団の中でどの程度の粗大運動能力であるのかを知ることができるとともに，粗大運動能力の発達経過をモニターすることができる。そのほか，6歳以上のGMFCSレベルⅠまたはⅡの脳性麻痺児のGMFM測定項目よりも高いレベルの運動技能を評価するThe Challenge[12, 13]がある。加えて，5歳以上のGMFCSレベルⅠ～Ⅲで歩行可能な脳性麻痺児の運動の質を評価するQuality FM[14, 15]も開発されている。Quality FMは，GMFMの立位および歩行・走行とジャンプの項目を使い，アライメント，協調性，分離運動，安定性，体重移動の5つの属性を評価する。

図1　脳性麻痺児の運動発達曲線

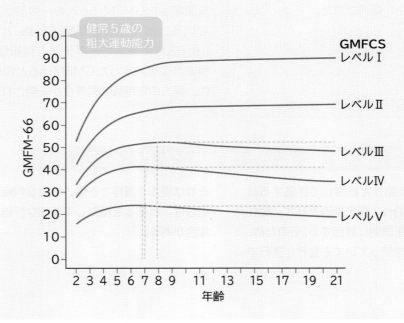

☞ p.269，274，284，296，309，393 参照

参考文献

1) CanChild: Gross Motor Function Measure (GMFM). (https://canchild.ca/en/resources/44-gross-motor-function-measure-gmfm).
2) Russell DJ, et al. 著: GMFM 粗大運動能力尺度　脳性麻痺児のための評価的尺度, 近藤和泉, ほか 監訳, 医学書院, 2000.
3) Russell DJ, et al.: Gross motor function measure (GMFM-66 & GMFM-88) user's manual, 2nd Edition, Mac Keith Press, 2013.
4) Russell DJ, et al.: Development and validation of item sets to improve efficiency of administration of the 66-item Gross Motor Function Measure in children with cerebral palsy. Dev Med Child Neurol, 52(2): e48-54, 2010.
5) Brunton LK, et al.: Validity and reliability of two abbreviated versions of the Gross Motor Function Measure. Phys Ther, 91(4): 577-588, 2011.
6) 藪中良彦: 粗大運動能力尺度 (GMFM), EBOT時代の評価法. 作業療法ジャーナル, 38(7): 603-610, 2004.
7) Rosenbaum PL, et al.: Prognosis for gross motor function in cerebral palsy: Creation of motor development curves. JAMA, 288(11): 1357-1363, 2002.
8) Hanna SE, et al.: Stability and decline in gross motor function among children and youth with cerebral palsy aged 2 to 21 years. Dev Med Child Neurol, 51(4): 295-302, 2009.
9) Yabunaka Y, et al.: Evaluating the effect of intensive intervention in children with cerebral palsy using a hypothetical matched control group: a preliminary study. Am J Phys Med Rehabil, 90(2): 128-136, 2011.
10) Marois P, et al.: Gross Motor Function Measure evolution ratio: Use as a control for natural progression in cerebral palsy. Arch Phys Med Rehabil, 97(5): 807-814, 2016.
11) Hanna SE, et al.: Reference curves for the Gross Motor Function Measure: Percentiles for clinical description and tracking over time among children with cerebral palsy. Phys Ther, 88(5): 596–607, 2008.
12) Holland Bloorview Research Institute: The Challenge, (https://research.hollandbloorview.ca/Outcomemeasures/Challenge).
13) Wright FV, et al.: Evaluation of the Reliability of the Challenge when used to Measure Advanced Motor Skills of Children with Cerebral Palsy. Phys Occup Ther Pediatr, 38(4): 382-394, 2018.
14) Holland Bloorview Research Institute: Quality FM, (https://research.hollandbloorview.ca/outcomemeasures/qualityfm/aboutqualityfm).
15) Wright VF, et al.: The Quality FM: Reliability and discriminant validity of a new measure of quality of gross motor movement in ambulatory children with cerebral palsy. Dev Med Child Neurol, 56(8): 770-778, 2014.

（藪中良彦）

第2章 3 活動　歩行機能とバランス能力を評価しよう

5 TUG
TUG：Timed Up and GoTest

目的	特徴
バランス能力，予測的姿勢制御，機能的な歩行能力を評価する。	成人に使用するTUGを，児に適応できるように修正した方法を用いる。椅子に座っている姿勢からスタートし，3m先の壁に触れてから再び椅子に座るまでの時間を計測する。

対象と年齢	測定時間	信頼性と妥当性
おおよそ3歳以上で口頭指示が理解でき，歩行可能な児。	5分程度	あり

方法

- 椅子から立ち上がり，3m先の壁に貼ってある絵を触って，再び椅子に座るまでの時間を測定する。準備するものはストップウォッチと椅子（背もたれあり，肘掛なし）。椅子から3m先の壁のちょうど児の胸の高さのところに星などの目印となる絵を貼る。0m地点は椅子の前脚とし，3m地点は壁とする（図1）。

- 開始肢位は椅子の背にもたれず，手は大腿部に置いた姿勢とする。その際，両足が床につくようにして，膝と股関節の角度は90°とする。

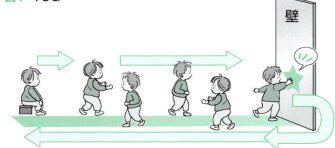

図1　TUG

- 「スタート」の合図からではなく，児の殿部が座面から離れた時点から，再び殿部が座面についた時点までの時間を計測する。動いている時間のみ計測する。

- 説明と口頭指示は以下のとおり行う。
「このテストは，あなたが立ち上がって，歩いて，絵に触ってそれから戻ってきて座るまでの時間を測ります。できるだけ速く歩いてもらいますが，走ってはいけません。ストップウォッチで時間を測ります。このテストは練習を1回と本番を2回，計3回行います。私が"スタート"と言ったら立ち上がり，歩いて，絵に触ってそれから戻ってきてここに座ってください。"スタート"と言うまで待っていてください。これは競争ではありません。走らずに歩かなければなりません。それでははじめます。よーい，スタート。……絵に触るのを忘れないで，……戻ってきて，……座ってください。」

決まりごと

測定値は本番2回の平均を計算する。

対象者と測定環境の注意点

児が日常歩行するときに使用している装具や歩行補助具があればそれを使用する。戻ってきて椅子に座る際，勢いよく座ることが多いので後方への転倒に注意が必要である。

信頼性と妥当性

脳性麻痺児における評価尺度の特性は多くの研究で検証されている。再テスト信頼性[2-5]において，時間間隔は論文により同日から1週間と幅があるが，級内相関係数で0.98から0.99，測定誤差が0.97である。GMFCSレベルによる違い[2,3,6,7]（GMFCSレベルⅠ<Ⅱ，Ⅰ<Ⅲ，Ⅱ<Ⅲ）によって構成概念妥当性が，GMFMとの相関[2,3,8]（r＝0.5から0.89），Functional Reach Testとの相関[3]（$r^2=$ 0.77），Berg Balanceテストとの相関[3]（$r^2=0.88$）によって基準関連妥当性が検証されている。反応性[9]はGMFMの変化（$r^2=$0.71）との相関によって検証されている。また，最小可検変化量（minimal detactable difference：MDD）は1.40から8.74，臨床的に重要な最小変化量（minimal clinically important difference：MCID）は0.22から5.31であった[10]。

検査の概要

小児リハビリテーション分野におけるTUGの評価尺度の特性を検証する論文は数多く発表されている。臨床上トレーニングや特別な器具，費用をかけることなく簡便に評価を実施できる利点がある[1]。歩行やバランス能力の障害がある脳性麻痺児のリハビリテーションにおいては必須の評価法である。

参考文献

1) Himuro N, et al.: Easy-to-use clinical measures of walking ability in children and adolescents with cerebral palsy: a systematic review. Disabil Rehabil, 39(10): 957-968, 2017.
2) Williams EN, et al.: Investigation of the timed 'Up & Go' test in children. Dev Med Child Neurol, 47(8): 518-524, 2005.
3) Gan SM, et al.: Psychometric properties of functional balance assessment in children with cerebral palsy. Neurorehabil Neurol Repair, 22(6): 745-753, 2008.
4) Dhote SN, et al.: Reliability of "Modified timed up and go" test in children with cerebral palsy. J Pediatr Neurosci, 7(2): 96-100, 2012.
5) Besios T, et al.: Comparative reliability of the PEDI, GMFM and TUG Tests for children with cerebral palsy. J Phys Ther Sci. 25(1): 73-76, 2013.
6) Hassani S, et al.: Assessment of strength and function in ambulatory children with cerebral palsy by GMFCS level and age: a cross-sectional study. Crit Rev Phys Rehabil Med. 23(1-4): 1-14, 2011.
7) Hassani S, et al.: One-minute walk and modified Timed Up and Go test in children with cerebral palsy: performance and minimum clinically important differences. Dev Med Child Neurol, 56(5): 482-489, 2014.
8) Chrysagis N, et al.: Validity and clinical utility of functional assessments in children with cerebral palsy. Arch Phys Med Rehabil, 95(2): 369-374, 2014.
9) de Campos AC, et al.: Measuring changes in functional mobility in children with mild cerebral palsy. Dev Neurorehabil, 14(3): 140-144, 2011.
10) Carey H, et al.: Reliability and Responsiveness of the Timed Up and Go Test in Children With Cerebral Palsy. Pediatr Phys Ther, 28(4): 401-408, 2016.

（樋室伸顕）

第2章 3 活動　歩行能力を評価しよう

⑥ 1MWT, 6MWT, 10mWT
1MWT：1 minutes walk test, 6MWT：6 minutes walk test, 10mWT：10m walk test

1MWT

目的	特徴	対象と年齢
機能的な歩行能力・運動耐容能を評価している。	対象者に1分間できるだけ速く歩行してもらい，1分間の歩行距離を測定する。	脳性麻痺児に適応できる。

注意点	測定時間	信頼性と妥当性
1分間できるだけ速く歩行してもらうようにわかりやすく説明する。歩行時に使用した装具や歩行補助具は必ず記録する。	安静座位5分後に1分間の歩行を行うため短時間で測定できる。	あり

方法

- 20mの楕円形トラックを使用する（図1）。ただし，設置できない場合は，20mの直線コースを往復するのでもかまわない。
- トラックのスタート地点に椅子を置き安静座位を5分間とらせる。
- 対象者には，1分間トラックを走らずにできるだけ速く歩くように説明する。口頭の説明だけで理解できない場合は，測定者がトラックを1周して見本をみせる。
- 距離は1m単位で記録する。測定機器はストップウォッチのみでよい。

図1　1MWT

対象者と測定環境の注意点

対象者には日常生活で使用している自身の靴や装具や歩行補助具（クラッチ杖・歩行器）を使用して歩行してもらう。ただし，評価の目的によっては，裸足などで評価してもかまわない。再現性を高くするために必ず使用している装具や歩行補助具は，歩行距離とともに記載する。コースは施設の条件によって変更してもよいが，必ず同一条件で測定する。

検査の概要

1MWTは，McDowellらによって妥当性が検討された評価法である[1]。この評価法は脳性麻痺を対象に使用されており，ほかの疾患での先行研究は見当たらない。そのため，ほかの疾患で用いてもよいが信頼性・妥当性がないことに留意する。

信頼性と妥当性

この1MWTは，脳性麻痺児の粗大運動能力を評価するGross Motor Function Measure（GMFM）と相関が認められた[1, 2]。そして，GMFCSレベルが低下するごとに有意に歩行距離が低下した[1]。また，1MWTと酸素消費を評価するNet O_2 cotsに二次相関がある[3]。脳性麻痺児を対象としたTest-retest法において，級内相関係数（ICC）は0.94であった[4]。

解釈と使用

GMFCSレベルⅠ～Ⅲの脳性麻痺児（8歳1カ月～19歳）を対象にした研究において，効果量を0.5とした場合のminimum clinically important difference（MCID）は3.8～5.6 mであった[5]。1MWTは，特別な機器が必要なく比較的短時間で脳性麻痺児の歩行機能評価・運動耐容能を評価することが可能である[6]。また，MCIDも示されており，臨床場面においても効果判定しやすい評価法である。

6MWT

目的	特徴	対象と年齢
機能的な歩行能力・運動耐容能を評価している。	30mの直線コースを6分間歩行してもらい，その歩行距離を測定する。	健常児・神経筋疾患・脳性麻痺児・小児がんなど多岐にわたる。

注意点	測定時間	信頼性と妥当性
児に行う場合，テストの理解度やモチベーションにより大きく左右される可能性がある。神経筋疾患や脳性麻痺の場合，歩行時に使用した装具や歩行補助具は必ず記録する。	安静座位5分後に6分間の歩行を行うため短時間で測定できる。	あり

方法

児を対象とした場合も，アメリカ胸部学会（American Thoracic Society：ATS）のガイドラインをもとに6MWTが行われている[7]。わが国では，日本呼吸ケア・リハビリテーション学会が出版している「呼吸リハビリテーションマニュアル-運動療法-第2版」にATSのガイドラインをもとに6MWTの詳細が説明されている[8]。基本的な注意事項は表1のとおりである。ASTのガイドラインでは歩行路は30mとなっている（図2）。ストップウォッチやカウンター（回数計），小さなコーンなどを準備すれば簡単に計測することができる。

第2章 評価方法の実際

3 活動

表1　6MWTの概要

コース	30mのコースを準備し両端にコーンを設置する（図2）。3m間隔で目印を入れることが推奨されている。両端のコーンを方向転換する距離は含めないこと。
試験前	テスト前2時間は強い運動を避ける。スタート地点付近に対象者を10分間座らせる。
説明	この試験の目的は，6分間できるだけ距離を長く歩くことです。この片道を今から往復します。6分間は長いですが，努力してください。途中で息切れがしたり，疲労するかもしれません。必要ならペースを落としたり，立ち止まったり休んでもかまいません。壁にもたれかかって休んでもかまいせんが，できるだけ速く歩き始めてください。 コーンで方向転換し往復歩行します。コーンを素早く回り，往復してください。これから私が実際にやってみます。見ていてください。
1分後	「うまく歩けていますよ。残り時間はあと5分です」
2分後	「その調子を維持してください。残り時間はあと4分です」
3分後	「うまく歩けてますよ。半分が終了しました」
4分後	「その調子を維持してください。残り時間はもうあと2分です」
5分後	「うまく歩けてますよ。残り時間はもうあと1分です」
残り15秒	「もうすぐ「止まってください」といいます。私がそういったらすぐに立ち止まってください。私があなたのところに行きます」
終了	「止まってください」
歩行を中断	「もし必要なら壁にもたれかかって休むこともできます。大丈夫と感じたらいつでも歩き続けてください」

（文献8より引用）

図2　6MWTのコース

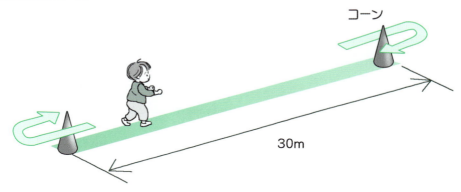

検査の概要

6MWTは，運動耐容能を評価するもので呼吸器疾患・心疾患患者など臨床で広く用いられている評価法であり，ATSのガイドラインをもとに行われている[7]。多くの論文は，歩行能力や運動耐容能を評価するために歩行距離（6MWD）のみを記載していることが多い。しかし，運動負荷量を決定するために心拍数も評価しておくとよい。

信頼性と妥当性

Bartelsらのシステマティック・レビューによると，小児慢性疾患に対する6MWTの22論文のうちATSのガイドラインとおりに行われているのは1つであった[9]。特に声かけは子どもの場合，継続的に行われないとパフォーマンスが持続しないため，ガイドラインを遵守していない場合が多く，測定手順にばらつきがあり信頼性・妥当性ともに不十分であった。

解釈と使用

　信頼性・妥当性の項目で示したように，小児慢性疾患における6MWTの信頼性・妥当性は十分に検証されていないのが現状である。そのため，臨床で使用する際の解釈には十分に注意する。そして，可能な限りASTのガイドラインに則り測定を行うようにする。また，ASTのガイドラインに従えない場合は，「6MWTの記録用紙」（図3）のように環境設定なども記載し，必ず測定条件を合わせることが必要である。

図3　6MWTの記録用紙

6MWTの記録用紙

評価日：　　　　年　　　月　　　日

患者氏名：＿＿＿＿＿＿＿　患者ID：＿＿＿＿＿＿＿　性別：＿＿＿＿＿＿＿

年齢：＿＿＿歳＿＿＿カ月　身長：＿＿＿＿cm　体重：＿＿＿＿kg

装具等の使用：あり or なし　＿＿＿＿＿＿＿＿＿＿＿＿＿＿＿＿＿＿＿

歩行補助具の使用：あり or なし　＿＿＿＿＿＿＿＿＿＿＿＿＿＿＿＿＿

環境設定

コースの長さ （両端の距離）	テスト前の 休息時間	ASTガイドライン どおり説明したか	テスト中の 声かけ
m	分	はい or いいえ	ASTガイドライン or 適宜・持続的に声かけ

	テスト前	テスト後
拍数	＿＿＿＿＿＿	＿＿＿＿＿＿
SpO₂	＿＿＿＿＿＿ %	＿＿＿＿＿＿ %

周回カウンター：□ □ □ □ □ □ □ □ □ □ □ □ □ □

結果：＿＿＿＿＿周（×＿＿＿m）＋ 途中で終了した距離＿＿＿＿m

　　　　＝＿＿＿＿＿m

（文献8を参考に作成）

10mWT

目的	特徴	対象と年齢
機能的な歩行能力（パフォーマンス）を評価している。	14～20mを歩行してもらい，その中間の10mのタイムを計測する。	健常児・神経筋疾患・脳性麻痺児・小児がんなど多岐にわたる。

注意点	測定時間	信頼性と妥当性
児に行う場合，テストの理解度やモチベーションにより大きく左右される可能性がある。神経筋疾患や脳性麻痺の場合，歩行時に使用した装具や歩行補助具は必ず記録する。	5分以内で測定を行うことができる。	あり

方法

10mWTは，歩行の加速期と減速期の影響を除くために，10mの前後に2～5mの予備区間が必要になる。

16mのコースでは，0m・3m・13m・16mの地点にテープを貼り，3m地点から13m地点の10mを測定する。

歩行速度は最大速度と快適速度[2]で行われている。測定者は最大速度の場合，対象者に「走らずにできるだけ早く歩いてください」と説明し，快適速度の場合は「いつものように歩いてください」や「学校の廊下を歩くように歩いてください」と説明する。対象者が理解できないときは，測定者がデモンストレーションを行ってもかまわない。先行する足部が10m歩行の開始地点（3m地点）を越えたときに計測を開始し，先行する足部が終了地点（13m地点）を越えたときに計測を終了する（図4）。

図4 10mWT

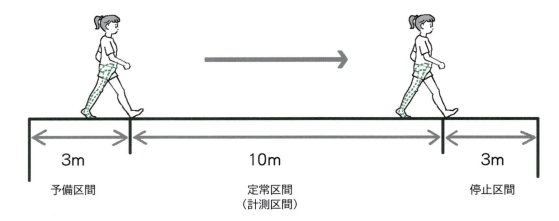

対象者と測定環境の注意点

対象者には日常生活で使用している自身の靴や装具や歩行補助具（クラッチ杖・歩行器）を用いて歩行してもらう。ただし，評価の目的によっては，裸足などで評価してもかまわない。また，テスト中の声かけは行う場合と行わない場合がある。再現性を高くするために必ず使用している装具，歩行補助具や声かけの有無は，タイムとともに記載する。記録は測定タイム(秒)，もしくは歩行速度（m/秒）で記録される。測定回数は，先行研究によって異なる。また2回の測定の平均値なのか，最速値なのかも記述しておくことで信頼性を担保する必要がある。

検査の概要

10mWTは歩行機能を評価するのに最も簡便なテストの一つである。

信頼性と妥当性

Pereiraらは，2～12歳までの各年齢の10mWT（快適速度）を測定した[10]。5～12歳の健常児における10mWT（快適速度）の平均値は9.32～10.49秒であった。

脳性麻痺児GMFCSレベルⅠ～Ⅲにおける10mWT（快適速度）は，GMFM-88（領域DとE）と相関が認められた（r＝0.638，p<0.01）[2]。脳性麻痺児GMFCSレベルⅠ～Ⅲを対象とした再テスト法において，10mWT（最大速度）の級内相関係数（ICC）は0.59～0.78，MDC95％は1.7～12.2秒であり[11]，測定誤差が大きいため使用には注意が必要である。

参考文献

1) McDowell BC, et al.: Validity of a 1 minute walk test for children with cerebral palsy. Dev Med Child Neurol, 47: 744-748, 2005.
2) Chrysagis N, et al.: Validity and clinical utility of functional assessments in children with cerebral palsy. Arch Phys Med Rehabil, 95(2): 369-374, 2014.
3) Kerr C, et al.: Oxygen Cost Versus a 1-Minute Walk Test in a Population of Children With Bilateral Spastic Cerebral Palsy. J Pediatr Orthop, 27(3): 283-287, 2007.
4) McDowell BC, et al.: Test-retest reliability of a 1-min walk test in children with bilateral spastic cerebral palsy (BSCP). Gait Posture, 29(2): 267-269, 2009.
5) Hassani S, et al.: One-Minute Walk and modified Timed Up and Go tests in children with cerebral palsy: Performance and minimum clinically important differences. Dev Med Child Neurol, 56: 482-489, 2014.
6) Himuro N, et al.: Easy-to-use clinical measures of walking ability in children and adolescents with cerebral palsy: a systematic review. Disabil Rehabil, 39(10): 957-968, 2017.
7) Crapo RO, et al.: ATS statement: Guidelines for the six-minute walk test. Am J Respir Crit Care Med, 166: 111-117, 2002.
8) 日本呼吸ケア・リハビリテーション学会，ほか: 呼吸リハビリテーションマニュアル－運動療法－ 第2版. 照林社, 2012.
9) Bartels B, et al.: The Six-Minute Walk Test in Chronic Pediatric Conditions: A Systematic Review of Measurement Properties. Phys Ther, 93(4): 529-541, 2013.
10) Pereira AC,et al.: Timed motor function tests capacity in healthy children. Arch Dis Child, 101(2): 147-151, 2016.
11) Thompson P, et al.: Test-retest reliability of the 10-metre fast walk test and 6-minute walk test in ambulatory school-aged children with cerebral palsy. Dev Med Child Neurol, 50: 370-376, 2008.

(阿部広和)

第2章 3 活動　歩行効率を評価しよう

7 PCI

PCI：Physiological Cost Index（生理的コスト指数）

目的	特徴	対象と年齢
単位距離当たりのエネルギー消費を示す。	歩行により増加した分の心拍数を歩行速度で除すことにより，容易に歩行効率を示すことができる。	疾患は問わずすべての年齢。

注意点	測定時間	信頼性と妥当性
心拍数変動には自律神経系も関与するので念頭に置く。	15～20分	報告により異なる。

方法

① 心拍計を装着し，3分程度背もたれのある椅子に座る。 → ② その後2分間程度，安静時心拍数を計測する。 → ③ 歩行路を歩かせ，そのときの歩行距離（または歩行時間）と心拍数を計測する。 → ④ 算出式を用いてPCIを計算する。

決まりごと

図1　PCIの算出式

$$PCI\ (beats/m) = \frac{歩行時心拍数\ (beats/min) - 安静時心拍数\ (beats/min)}{歩行速度\ (m/min)}$$

PCIでは歩行時の心拍数が定常状態であることが条件になっている[1-4]。先行研究では歩行時の心拍数が±5 beats/minであることを定常状態の基準としている[1, 2]。

対象者と測定環境の注意点

① 計測の2時間前は飲食を原則禁止とする[2, 3]。
② 計測に対する精神的な緊張，室温によっても心拍数は変動する。計測が初めてである場合や前回の計測から間が空いた場合は，歩行路に慣れるためにあらかじめ練習したほうがよい[4]。計測環境は静音であり，周りに人が少ないことが望ましい。
③ 歩行路には円形[5, 6]，楕円形（図2a）[1, 8]，8の字（図2b）[2, 9]，または四辺形の平坦な歩行路[7]が用いられている。

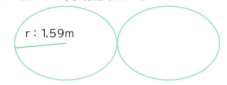

図2　歩行路
a　広い8の字歩行路（20 m）
　　r：1.59m

b　細長い8の字歩行路（12 m） 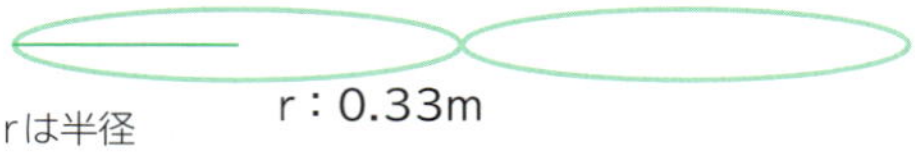
　　r：0.33m

rは半径
細長く短い歩行路はカーブが急である。典型的発達者では，歩行が減速しやすく，PCIが大きくなるとされている[2]。
（文献2より改変引用）

信頼性と妥当性

信頼性：intraclass correlation coefficients（ICC）は典型的発達者において0.774[3]と比較的高い値が報告されているものの，脳性麻痺児では0.44〜0.89[6, 7]とその範囲が広く，報告により差がある。また，smallest detectable difference（SDD）のパーセンテージ（%）も，典型的発達児において24〜81%[6, 10, 11]，脳性麻痺児において70〜130%[6, 7, 12]と研究により結果が異なる。歩行効率指標にはほかに，酸素摂取量を歩行速度で除すことにより算出されるoxygen cost（EO_2）がある[3, 4]。EO_2のSDDは典型的発達青年において16.5%[3]，脳性麻痺児においては32.6%[6]であることを考慮すると，PCIでのSDDは大きく，またその範囲が広いため，一概に信頼性があるとは言い難い。

妥当性：EO_2とPCIとの相関は典型的発達者において非有意[2, 13]である一方，脳性麻痺児では有意な相関があり妥当性があるとされている[13]。

関連機能とチェックポイント

各変数のチェック

PCIの算出式には，歩行時心拍数，安静時心拍数，および歩行速度の3つの変数が含まれる。PCIはこの3変数のいずれにも影響を受けるので，PCIの値が変化したとき，どの変数の変化に起因したものなのかを確認する必要がある。

歩行時心拍数の動態

図3 非定常状態である心拍数動態

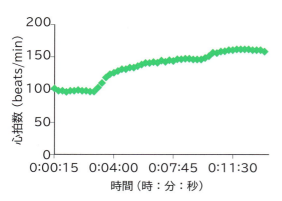

歩く速さは一定でも，心拍数は上昇し続けている場合，その歩行速度は負荷が大きいことを示している。歩行中の心拍数の変動が±5 beats/minを超えるような非定常状態である場合，PCIを算出することはできないとされる[3, 8]。

（文献8より改変引用）

その他の指標

PCIの分子は歩行時心拍数から安静時心拍数を減じた値であり，正味のエネルギー消費を示している。しかし，安静時心拍数の再現性が低いことが原因となり，この正味のエネルギー消費も再現性が低くなることが知られている[6, 7]。そのため，安静時心拍数を減じないで歩行効率を示すことができるTotal Heart Beat Index（THBI）[3, 7, 9]やTotal Cost Index（TCI）[1]などの指標も算出できるようにデータを計測することを勧める。なお，THBIは脳性麻痺児において再現性が高く，ICCが0.92，SDDは16.2%であり[7]，下肢等尺性筋力[14]，片足立ち時間[15]，最大1歩距離[15, 16]，GMFMのE領域[16]，歩行速度[15]，歩幅[15]などと有意な相関があることが示されている。

解釈と使用

　PCIとよく似た指標であるenergy expenditure index（EEI）[6, 17]において，典型的発達児における歩行速度やEEIの値が年齢帯別に示されているので，そのデータを参考値として活用できる（図4，表1）。なお，脳性麻痺児においてPCIのSDD（％）は0.5（69.3）であるとされ[6]，minimum detectable change（MDC）は0.22～0.50とGMFCSレベルにより異なる値が示されている[18]。一定期間の観察や介入の前後などでPCI値が変化したとしても，その値がSDD（％）やMDCを超えない場合は真の差であるとみなすことはできない[3, 18]。

図4　PCIと歩行速度の合成図

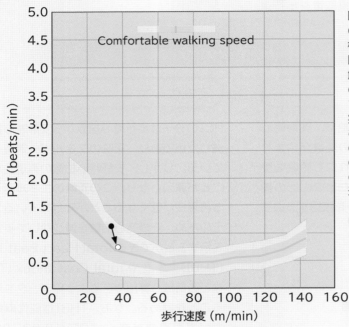

図中の実線は典型的発達児の平均値，薄いグリーンは2標準偏差を表している。この図の上に，脳性麻痺児が下肢筋力トレーニングを行った際のPCIと歩行速度の変化をプロットした（実施前が黒丸，実施後が白丸）。図に書き込むことにより，PCIの変化の理由が心拍数の減少にあるのか，歩行速度の増大にあるのか，また典型的発達児との違いがどの程度なのかが理解しやすくなる。なお，原典ではPCIではなくEEIの値として示されている。

（文献17より改変引用）

表1　年齢帯別の自己選択速度とPCI

年齢（歳）	歩行速度（m/min）	PCI（beats/min）
6-8	65±8.4	0.48±0.15
9-11	70±11.1	0.47±0.11
12-14	76±11.8	0.47±0.11
15-18	76±8.7	0.45±0.14
6-18	70±11	0.47±0.13

平均値±標準偏差。原典ではPCIではなくEEIの値として示されている。心拍数を用いるEEIの算出式は，PCIの算出式と同じである。

（文献17より改変引用）

☞ p.271，388参照

参考文献

1) Bratteby Tollerz LU, et al.: Reliability of energy cost calculations in children with cerebral palsy, cystic fibrosis and healthy controls. Acta Paediatr, 100 (12) : 1616-1620, 2011.

2) Graham RC, et al.: The reliability and validity of the physiological cost index in healthy subjects while walking on 2 different tracks. Arch Phys Med Rehabil, 86 (10) : 2041-2046, 2005.

3) Hood VL, et al.: A new method of using heart rate to represent energy expenditure: the Total Heart Beat Index. Arch Phys Med Rehabil, 83 (9) : 1266-1273, 2002.

4) 内山 靖, ほか: 臨床評価指標入門―適用と解釈のポイント. 協同医書, 東京, 2003.

5) Kusumoto Y, et al.: Impact of loaded sit-to-stand exercises at different speeds on the physiological cost of walking in children with spastic diplegia: A single-blind randomized clinical trial. Res Dev Disabil, 57: 85-91, 2016.

6) IJzerman MJ, et al.: Feasibility of the physiological cost index as an outcome measure for the assessment of energy expenditure during walking. Arch Phys Med Rehabil, 83 (12) : 1777-1782, 2002.

7) 木元 稔, ほか: 痙性両側麻痺型脳性麻痺児におけるPhysiological Cost IndexとTotal Heart Beat Indexの再現性. 理学療法科学, 24 (5) : 653-658, 2009.

8) Boyd R, et al.: High- or low- technology measurements of energy expenditure in clinical gait analysis? Dev Med Child Neurol, 41 (10) : 676-682, 1999.

9) Plasschaert F, et al.: The effect of simulating weight gain on the energy cost of walking in unimpaired children and children with cerebral palsy. Arch Phys Med Rehabil, 89 (12) : 2302-2308, 2008.

10) Butler P, et al.: Physiological cost index of walking for normal children and its use as an indicator of physical handicap. Dev Med Child Neurol, 26 (5) : 607-612, 1984.

11) Nene AV: Physiological cost index of walking in able-bodied adolescents and adults. Clin Rehabil, 7 (4) : 319-326, 1993.

12) Nene AV, et al.: Simultaneous multiple operations for spastic diplegia. Outcome and functional assessment of walking in 18 patients. J Bone Joint Surg Br, 75 (3) :488-494, 1993.

13) Bowen TR, et al.: Variability of energy-consumption measures in children with cerebral palsy. J Pediatr Orthop, 18 (6) : 738-742, 1998.

14) Kimoto M, et al.: Relationship between walking efficiency and muscular strength of the lower limbs in children with cerebral palsy. J Phys Ther Sci, 31 (3) : 232-235, 2019.

15) Kimoto M, et al.: The association between the maximum step length test and the walking efficiency in children with cerebral palsy. J Phys Ther Sci, 29 (5) : 822-827, 2017.

16) 木元 稔, ほか: 痙性両側麻痺型脳性麻痺児の歩行効率と関連する運動機能―粗大運動機能, 反復横とび, 最大1歩距離での検討. 理学療法ジャーナル, 45 (2) : 179-183, 2011.

17) Rose J, et al.: The energy expenditure index: a method to quantitate and compare walking energy expenditure for children and adolescents. J Pediatr Orthop, 11 (5) : 571-578, 1991.

18) Thomas SS, et al.: Variability and minimum detectable change for walking energy efficiency variables in children with cerebral palsy. Dev Med Child Neurol, 51(8): 615-621, 2009.

(木元 稔)

第2章 3活動　手指の粗大な器用さを評価しよう

8 BBT
BBT : Box and block test

目的	特徴	対象と年齢
手指の粗大な器用さを評価する。	2.5cm角の木製のブロックを隣り合った箱から箱へ1分間でいくつ移動できるかを測定する。	疾患は問はずすべての年齢

注意点	測定時間	信頼性と妥当性
ブロックが固まっていると取りにくいため，測定前にブロックを適度にばらばらに配置する。	約5分	あり

方法

測定姿位は端座位。 → 測定者は実施者の正面に座わる。 → 利き手，非利き手の順に1回測定する。一側ずつ15秒の練習，1分間の本番の順に行う。 → 測定側に位置する箱から非測定側に位置する箱に1つずつブロックを移動させ，1分間でいくつのブロックを移動させることができるのかを計測する。

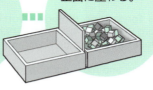

決まりごと

①指が箱の中央の仕切りを越えること
②同時に2つのブロックを移動させた場合は1つとしてカウントすること
③指が中央の仕切りを越えてから床やテーブルにブロックが落ちた場合はカウントするため実施者が落ちたブロックを拾わないこと
④仕切りを越えずにブロックを落とした場合はカウントしないこと
などを（3つのブロックで）見本を見せて説明する。

対象者と測定環境の注意点

原文では「開始時に箱の横に両手をつける」と記載があるが，脳卒中患者や上肢の麻痺の強い者では行えない。測定姿位は細かく規定されていないが，椅子やテーブルの高さ，背もたれの有無などによって成績が変わる可能性があるため，測定者は対象ごとに測定環境が一定になるように注意する。

検査の概要

1985年にMathiowetzらによって開発された上肢の機能評価法で，150個の2.5cm角の木製ブロックを隣り合った箱から箱へ1分間でいくつ移動させることができるかを測定する[1,2]。端座位で測定するため，歩行不可能な者の上肢機能まで幅広く計測が可能である。

信頼性と妥当性

gross manual dexterity（手指の粗大な器用さ）の測定としてBBTは使用され，高齢者や脳卒中など，多くの対象に実施されている。健常者における再検査法による信頼性は0.937〜0.976，検者間信頼性（相関で見ているが）の相関係数は1.000，0.999と高かった[1]。

関連機能とチェックポイント

体幹機能

動作中に座位バランスは崩れないか。開始姿位と比べて姿勢は崩れないか。

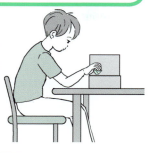

眼と上肢の協調運動（目と手の協応）

視線と操作する手の動きは一致しているか。予測的に次の運動方向に視線を移しているか。課題中の目と手の協調運動は一定か。

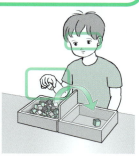

上肢の協調運動

肩関節，肘関節，手関節はスムーズに動かせているか。動作速度はどの程度か。反対側の上肢に力が入ったり，動きはないか。

握り動作，つまみ動作

握りとつまみ動作はどの段階か。繰り返す動作は一定か。

解釈と使用

　脳性麻痺児の半数が上肢の障害をもっているといわれるなかで[4]，利き手の粗大な器用さ（利き手のBBT）は非利き手の握力とともに上肢能力の関連因子であるといわれている[5]。BBTは装具の効果検証[6]やバーチャルリアリティによる介入効果[7]などの症例報告や，課題特異的アプローチ[8]やCI療法[9]，上肢免荷トレーニング[10]などの介入研究の指標としても使用されている。また，頸部[11]や上肢[12]の整形外科的手術後の機能変化としても用いられている。

参考文献

1) Mathiowetz V, et al. Adult norms for the Box and Block Test of manual dexterity. The American Journal of Occupational Therapy. 1985; 39(6): 386-391.
2) Mathiowetz V, et al. Box and block test of manual dexterity: norms for 6-19 year olds. Can J Occup Ther. 1985;52(5):241-245.
3) 楠本泰士．平成27年度フランスベッド・メディカルホームケア研究助成報告書．
4) Arnould C, et al.: Hand functioning in children with cerebral palsy. Front Neurol. 2014 9;5:48.
5) Arnould C, et al.: Hand impairments and their relationship with manual ability in children with cerebral palsy. J Rehabil Med. 2007;39(9):708-714.
6) Goodman G, et al.: The effects of a short thumb opponens splint on hand function in cerebral palsy: a single-subject study. Am J Occup Ther. 1991;45(8):726-731.
7) Dinomais M, et al.. A new virtual reality tool for unilateral cerebral palsy rehabilitation: two single-case studies. Dev Neurorehabil. 2013;16(6):418-422.
8) Song CS: Effects of Task-oriented Approach on Affected Arm Function in Children with Spastic Hemiplegia Due to Cerebral Palsy. J Phys Ther Sci. 2014;26(6):797-800.
9) Geerdink Y, et al.: Motor learning curve and long-term effectiveness of modified constraint-induced movement therapy in children with unilateral cerebral palsy: a randomized controlled trial. Res Dev Disabil. 2013;34(3):923-931.
10) Keller JW, et al.: Weight-supported training of the upper extremity in children with cerebral palsy: a motor learning study. J Neuroeng Rehabil. 2017 30;14(1):87.
11) Lee CK, et al.. Clinical Outcomes of Correcting Cervical Deformity in Cerebral Palsy Patients. World Neurosurg. 2016; 96:500-509.
12) Louwers A, et al.. Effects of Upper-Extremity Surgery on Manual Performance of Children and Adolescents with Cerebral Palsy: A Multidisciplinary Approach Using Shared Decision-Making. J Bone Joint Surg Am. 2018 Aug 15;100(16):1416-1422.

（楠本泰士）

第2章 **3 活動** 脳性麻痺児の歩行遂行能力を評価しよう

⑨ ABILOCO-Kids

目 的
脳性麻痺児の歩行遂行能力を評価する。

特 徴
親が回答する質問紙による評価法である[1]。Rasch分析によって，得点は順序尺度を間隔尺度へ変換できる。

対象と年齢
6歳以上の脳性麻痺児。

注意点
児の困難さを親が評価する。

測定時間
1〜2分

信頼性と妥当性
あり

方法

親が回答する質問紙による評価法（表1）。

表1 日本語版ABILOCO-Kidsの質問項目

エスカレーターに一人で乗ること
階段で足を交互に出して上ること
後ろ歩きすること
健康な子どもと同じスピードで数分間歩くこと
階段で足を交互に出して下りること
向きを変えなくてはならなくても正確に走ること
不安定なものを持って歩くこと(例えば，液体で満たされたグラスなど)
5 m以下の距離を室内の家具などにつかまって歩くこと
狭い場所で方向を変えたり歩いたりすること
手すりにつかまらずに階段を上り下りすること

決まりごと

10個の質問項目に対して，「不可能＝0点」，「難しい＝1点」，「簡単＝2点」の3段階で回答してもらう。「不可能」は児がその動作を遂行することができない場合，「難しい」は児がその動作を遂行することができるが困難さがある場合，「簡単」は児がその動作をたやすく遂行できる場合，「？」は児がそれをしているところを親が見たことがない場合となる。質問内容の動作が過去3カ月間に見られなかった場合は無回答として扱い，「？」の回答欄にチェックする。ただしその動作が不可能なため見たことがないのであれば「不可能」と回答しなければならない。合計点を算出し，0から20点で得点される。

対象者と測定環境の注意点

評価用紙は10通りあり，それぞれ10個の質問項目は同じであるが，質問の並び方がランダムに入れ替わっている。これは系統的な誤差を避けるためであり，新しく評価する際は10通りの評価用紙の順番通りに次の1枚を選択して使用しなければならない。

検査の概要

2008年にCatyらによって開発された脳性麻痺児の移動能力を評価する質問紙式評価尺度である[1]。ICFの活動（activity）を評価する。子ども自身が評価するよりも親が評価することで妥当性に優れ，正確な評価が可能である。歩行に特化した短時間で実施できる評価法であり，Rasch分析によって間隔尺度化することで統計解析の検出力を向上させることができる。また，システマティックレビュー[2]によって脳性麻痺児の移動能力評価法として信頼性と妥当性に優れ，臨床的に簡便に実施できることが明らかになっている。

20点満点の素点はWebサイト（http://rssandbox.iescagilly.be/abiloco-kids.html）上でオンライン解析により間隔尺度化することができる。ただし，ベルギーの児を対象としたデータを元に作成された英語版とフランス語版のものなので，原則的に日本の児には適応できない。参考程度の使用が無難である。

信頼性と妥当性

日本語版ABILOCO-Kids[3]は逆翻訳法により作成され，信頼性と妥当性はGMFCSレベルⅠ～Ⅲの脳性麻痺児116人を対象として検証されている。Rasch分析により0～20点の合計得点は，-4.97～2.11のlogitスコアへ変換でき間隔尺度化が可能で，それを元にItem Map（項目難易度マップ）を作成できる。さらに，再テスト信頼性（ICC=0.96，測定の標準誤差0.56，最小可検変化量1.55），Rasch分析と主成分分析による構造的妥当性，GMFCSレベルによる違いによる構成概念妥当性，クロンバックのα係数，項目と合計間の相関による内的一貫性，差異項目機能分析による異文化間妥当性が確認されている。

英語版とフランス語版はGMFCSレベルⅠからⅤまでを対象として信頼性と妥当性を検証しRasch分析をしているが，日本語版はレベルⅠからⅢのみを対象として評価尺度の特性を検証している。レベルⅣとⅤへの適応は不明である点に注意が必要である。

解釈と使用

リハビリテーション室内での歩行機能評価との関連を検証した研究[4]に使用されている。また，間隔尺度化が可能なことから縦断研究での使用が期待される。

日本語版ABILOCO-Kidsの入手は筆者まで直接お問い合わせいただきたい。

参考文献

1) Caty GD, et al.: ABILOCO-Kids: a Rasch-built 10-item questionnaire for assessing locomotion ability in children with cerebral palsy. J Rehabil Med, 40(10): 823-830, 2008.
2) Himuro N, et al.: Easy-to-use clinical measures of walking ability in children and adolescents with cerebral palsy: a systematic review. Disabil Rehabil, 39(10): 957-968, 2017.
3) Himuro N, et al.: Cross-cultural validation study of the Japanese version of the ABILOCO-Kids in ambulatory children with cerebral palsy using Rasch analysis. Phys Occup Ther Pediatr, in press.
4) Chong J, et al.: Relationship between walk tests and parental reports of walking abilities in children with cerebral palsy. Arch Phys Med Rehabil. 92(2): 265-270, 2011.

（樋室伸顕）

第2章 **3 活動**　日常生活の移動能力を評価しよう

10 FMS

FMS：Functional Mobility Scale（機能的移動能力評価尺度）

目的	特徴
脳性麻痺児の日常生活上での機能的な移動能力を，補助具の使用を考慮して分類する。	移動能力（3種類の具体的な距離，5 m，50 m，500 mを歩く能力）を移動補助具の使用に応じて，6段階で評価する[1]。この距離はそれぞれ家，学校，地域での移動能力を表す。児の機能としての移動能力ではなく，環境によって異なる移動補助具を使用するかもしれないという，より日常生活を反映した評価尺度である。

対象と年齢	注意点	測定時間	信頼性と妥当性
4歳から18歳の脳性麻痺児。	FMSは日常での遂行能力を評価する。「やればできること」，あるいは「できるであろうこと」ではなく，そのときに実際に「していること」を採点しなければならない。	2～3分程度	あり

方法

児または親に半構造化インタビューをして評価する。実際の日常生活を反映した回答をしてもらうために，下記のような質問の仕方をする。
「お子さんは家の中の短い距離をどのように移動しますか？」（5 m）
「お子さんは学校の教室内や教室間をどのように移動しますか？」（50 m）
「お子さんはショッピングセンター内のような長い距離をどのように移動しますか？」（500 m）

決まりごと

家，学校，地域それぞれでの移動能力を「6＝すべての床面で独歩できる」，「5＝平らな床面で独歩できる」，「4＝杖を使う（1本か2本）」，「3＝クラッチを使う」，「2＝歩行器を使う」，「1＝車椅子を使う」の6段階で評価する（図1）。「C＝這う」，「N＝適応なし」の採点もある。

対象者と測定環境の注意点

距離はあくまで目安であり，環境が最も重要である。

検査の概要

2004年にHarveyらによって開発された信頼性と妥当性に優れた脳性麻痺児の移動能力の評価法である[1-3]。複数のシステマティックレビューにより，脳性麻痺児の移動能力評価法として信頼性と妥当性に優れ，臨床的に有用であることが明らかになっている[4-6]。また，臨床上トレーニングや特別な器具，費用をかけることなく簡便に評価を実施できる利点がある[6]。

信頼性と妥当性

日本語版FMS[7]は逆翻訳法により作成され，GMFCSとの相関（$r^2 = -0.71$から-0.75）により基準関連妥当性と，評価者内信頼性（カッパ係数が0.72から0.87）が確認されている。

図1 日本語版Functional Mobility Scale

 採点 6

すべての床面で独歩できる
凹凸なグラウンドやカーブなどを含むすべての床面や，人ごみの中を歩くとき，歩行補助具を必要とせず，誰かの助けを必要としない。

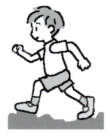

 採点 5

平らな床面で独歩できる
歩行補助具や誰かの手助けを必要としない*。階段は手すりが必要。
＊もし支えのために家具，壁，フェンスなどを使用するならば，4が適切である。

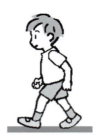

採点 4

杖を使う（1本か2本）
誰かの手助け不要。

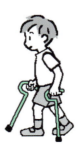

 採点 3

クラッチを使う
誰かの手助け不要。

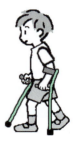

 採点 2

歩行器を使う
誰かの手助け不要。

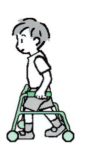

採点 1

車椅子を使う
トランスファーの際は立てるかもしれない。誰かに支えられたり，歩行器などを使えば数歩足を出すかもしれない。

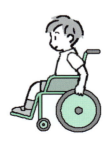

歩行距離	採点：現在の機能を最もよく表している数字（1〜6）を選んでください
5 m	
50 m	
500 m	

 採点 C

這う
家で移動するときは這う（5m）

 採点 N

N＝適応なし
例えばその距離をすべて移動できない（500m）。

関連機能とチェックポイント

1から4の違いは明らかだが，5と6の違いは難しいかもしれない。5mでは，階段で手すりが必要な児は5，手すりや手助けを必要としない児は6と採点される。50mでは，特に学校で不整地や不揃いの段差を含むすべての床面を歩くことができる児は6，そういった床面では手助けを必要とするが平らな床面では手助け

なく歩ける児は5と採点される。500mでは，荒れたグラウンドや縁石，段差，人ごみなどを含むすべての場所を手助けなしに歩くことができる児は6，平らな床面であれば長い距離を歩けて人ごみを歩くのは困難な児は5と採点される。

解釈と使用

　FMSでは経時的変化を追うこと，また，整形外科的介入による移動能力の変化を明らかにすることができる[8, 9]。さらに臨床的に重要な最小変化量の算出により，1レベルの変化が臨床上意味のある変化であることが明らかとなっている[10]。

　日本語版FMSは筆者のresearchmapページ上から無料でダウンロードできる。ダウンロードできない場合は筆者まで直接お問い合わせていただきたい。

☞ p.395 参照

参考文献

1）Graham HK, et al.: The Functional Mobility Scale(FMS). J Pediatr Orthop, 24(5): 514-520, 2004.
2）Harvey AR, et al.: Reliability of the Functional Mobility Scale for children with cerebral palsy. Phys Occup Ther Pediatr, 30(2): 139-149, 2010.
3）Harvey AR, et al.: Does parent report measure performance? A study of the construct validity of the Functional Mobility Scale. Dev Med Child Neurol, 52(2): 181-185, 2010.
4）Adair B, et al.: Psychometric properties of functional mobility tools in herediatary spastic paraplegia and other childhood neurological conditions. Dev Med Child Neurol, 54(7): 596-605, 2012.
5）Ammann-Reiffer C, et al.: Measurement properties of gait-related outcomes in youth with neuromuscular diagnoses: a systematic review. Phys Ther, 94(8): 1067-1082, 2014.
6）Himuro N, et al.: Easy-to-use clinical measures of walking ability in children and adolescents with cerebral palsy: a systematic review. Disabil Rehabil, 39(10): 957-968, 2017.
7）Himuro N, et al.: The criterion validity and intra-rater reliability of the Japanese version of the Functional Mobility Scale in children with cerebral palsy. Res Dev Disabil. 68: 20-26, 2017.
8）Harvey AR, et al.: The Functional Mobility Scale: ability to detect change following single event multilevel surgery. Dev Med Child Neurol, 49(8): 603-607, 2007.
9）Harvey AR, et al.: Longitudinal changes in mobility following single-event multilevel surgery in ambulatory children with cerebral palsy. J Rehabil Med, 44(2): 137-143, 2012.
10）Ammann-Reiffer C, et al.: Measuring change in gait performance of children with motor disorders: assessing the Functional Mobility Scale and the Gillette Functional Assessment Questionnaire walking scale. Dev Med Child Neurol, 61(6): 717-724, 2019.

（樋室伸顕）

第2章 **3 活動** 脳性麻痺児の歩行パターンを評価しよう

11 Rodda分類，EVGS

EVGS：Edinburgh visual gait score

Rodda分類

目的	特徴	対象と年齢
脳性麻痺児の歩行パターンを分類する。	脳性麻痺児の歩行パターンの特徴をつかむことができる。	脳性麻痺GMFCSレベルⅠ～Ⅲ。

注意点	測定時間	信頼性と妥当性
このパターンに含まれない歩行パターンも存在する。	測定部位数にもよるが，5～20分で測定可能である。	あり

方法

脳性麻痺児・者の歩行を矢状面から観察し分類する。また，リハビリテーション中は対象者がセラピストや両親に見られていることを認識し，いつもと異なる歩行パターンを呈する場合もある。そのため，リハビリテーション室の入退出時などを評価する必要がある。

決まりごと

● 歩行パターンの分類は，「痙直型片麻痺」（表1）と「痙直型両麻痺」（表2）に分かれる。
● それぞれのタイプで最も当てはまる歩行パターンに分類する。
● 「痙直型両麻痺」の場合は左右で異なる可能性がある。その場合は，（Group asymmetric gait）とし，「Group V：右Apparent gait・左Jump gait」などと記載する。

対象者と測定環境の注意点

歩行パターンを分類するものであるが，すべての児がこの歩行パターンに分類されるとは限らない。また矢状面からの評価であるため，必ず前額面からの歩行パターンも評価しながら，水平面（骨盤の回旋運動など）を捉える必要がある。

Rodda分類の概要

Roddaらによって提唱された脳性麻痺児の歩行パターンの分類である[1]。分類することによって脳性麻痺児・者の歩行パターンに対する管理アルゴリズムの基本を把握することができる。

信頼性と妥当性

Rodda分類は，検者内・検者間ともに中等度以上の信頼性がみられている。また，脳性麻痺児34名（68下肢）に対して1年間の横断的研究を行った結果，34下肢は変化しなかったが，34下肢には変化がみられた[2]。

第2章 評価方法の実際

3 活動

表1 Rodda分類：痙直型片麻痺

	Type 1 Drop foot	Type 2A True equinus	Type 2B True equinus/ Recurvatum knee	Type 3 True equinus/ Jump knee	Type 4 Equinus/ jump knee Pelvic rotation, hip flexed, adducted, internal rotation
タイプ					
股関節	中間位 -	中間位 -	中間位 or 屈曲位 -	中間位 or 屈曲位 -	屈曲・内転・内旋位 大腰筋・内転筋群
膝関節	伸展位 - -	伸展位 - -	過伸展 - -	屈曲位 ハムストリングス （大腿直筋）	屈曲位 ハムストリングス （大腿直筋）
足関節	背屈＜0° -	背屈＜0° 下腿三頭筋	背屈＜0° 下腿三頭筋	背屈＜0° 下腿三頭筋	背屈＜0° 下腿三頭筋
装具	継ぎ手付き AFO	継ぎ手付き AFO	継ぎ手付き AFO	継ぎ手付き AFO	固定式AFO Ground Reaction AFO （背屈固定式AFO）

AFO：ankle-foot orthosis

（文献1から一部改変引用）

表2 Rodda分類：痙直型両麻痺

	Group Ⅰ True equinus	Group Ⅱ jump gait	Group Ⅲ apparent equinus	Group Ⅳ crouch gait	Group Ⅴ asymmetric gait
タイプ					右　　左
股関節	中間位 -	屈曲位 or 中間位 （大腰筋）	屈曲位 大腰筋	屈曲位 大腰筋	
膝関節	伸展位 -	屈曲位 ハムストリングス （大腿直筋）	屈曲位 ハムストリングス （大腿直筋）	屈曲位 ハムストリングス （大腿直筋）	左右で Group Ⅰ-Ⅳを 記載する
足関節	背屈＜0° 下腿三頭筋	背屈＜0° 下腿三頭筋	背屈＝0° 下腿三頭筋	背屈＞0° -	
装具	継ぎ手付きAFO	継ぎ手付きAFO	固定式AFO	Ground Reaction AFO （背屈固定式AFO）	

AFO：ankle-foot orthosis

（文献2から一部改変引用）

Edinburgh visual gait score(EVGS)

目的	特徴	対象と年齢
脳性麻痺児・者をビデオで撮影し歩行パターンを評価する。	脳性麻痺児・者の歩行をビデオで撮影し，体幹・骨盤・股関節・膝関節・足関節の17項目を評価する。	歩行能力を有する脳性麻痺児・者。

注意点	測定時間	信頼性と妥当性
再現性を高めるために対象者の衣服やビデオ撮影時に留意する。	ビデオ撮影は約10分，歩行パターンの評価は約15分を要する。	あり

方法

- 対象者の歩行を前額面と矢状面から撮影する。
- 矢状面は全長9mの歩行路の中間3mを撮影する。
- 前額面は，カメラ位置から離れた最終の2m付近のデータを使用する。
- カメラは膝関節または股関節の高さに設定する（図3）。

図3 歩行路とカメラ位置

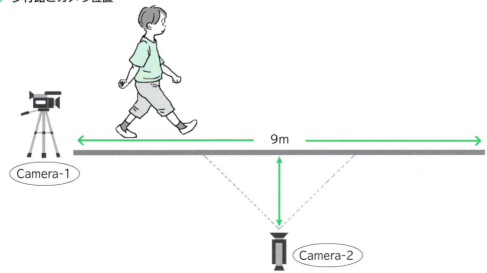

決まりごと

- EVGSのガイドラインでは，部位にマーカーを付けると角度評価の精度が改善するため推奨されている（表3）。
- 採点は，「0＝正常」，「1＝正常からの中等度の逸脱」，「2＝正常からの著明な逸脱」の3段階で，Edinburgh visual gait score chart（表4）に採点していく。
- 合計点数は68点で，点数が増加するほど異常歩行と解釈する。
- ビデオはスローモーションにしたり繰り返し再生してもよい。また市販のソフトやフリーソフトを使用して角度を測定してもかまわない。

表3 Edinburgh Gait Score Guidelines[3)]

中等度や著明という用語は，明確に定義することができない。そして，それらの判断は，臨床家の歩行評価に一部で依存することになるであろう。正常範囲と逸脱の程度についての指標を提供するため，角度範囲が採点表に記入されている。それらの指標は，歩行解析データから得られた正常範囲を基にしている。「正常」は正常平均の±1.5標準偏差内の角度を示している。「正常からの中等度の逸脱」は正常平均の1.5から4.5標準偏差間の角度を示している。「平均からの著明な逸脱」は正常平均の4.5標準偏差以上の角度である。

この点数表では，立脚中期は遊脚の足部が立脚の足部を通過したときの歩行サイクルの時点とする。歩行パターンの変動がみられる場合，最も頻出するパターンを選択する。一貫性がない場合，すべての特徴を点数化し，最大合計点数と最小合計点数を記録する。得点用紙に装具の使用を記録し，「その他」として，装具，靴もしくは歩行補助具を記述する。

患者の準備	角度評価の精度を改善するために，以下の提案をする。 ・上前腸骨棘(ASIS)にマークを付ける。 ・骨盤横断面の推定をよりよくするために，Rotation blocksが応用可能である(Hillman et al. 1998)。 ・膝蓋骨の周囲を描き，脛骨結節の中心にマークを付ける。 ・踵骨の後方表面の両側と中央に線を引き下ろす。
点数化	点数化は，立脚相と遊脚相のセクションに分類される。適切な説明に〇をつける。 0＝正常 1＝正常からの中等度の逸脱 2＝正常からの著明な逸脱

足	立脚相	**1. 初期接地** 踵部は通常最初に接地する。「足趾」は，足部の中足指節関節の遠位部とされている。踵部と足趾の同時接地は，「フラットフット」接地を意味する。
		2. 踵挙上 もし立脚相中に踵接地がなければ，踵挙上はないことになる(「踵接地なし」)。通常，踵挙上は反対側(遊脚側)の足部上昇から足接地の間に起こる。「早期」の踵挙上は，立脚足部の踵挙上が反対側の足部上昇より先行することを示す。「遅延」の踵挙上は，反対側の足接地もしくはその後に踵挙上が起こった場合とされる。「前足部接地なし」は，立脚相中に前足部が接地しない踵足というまれな場合とされる。
		3. 最大足関節背屈 接地初期のわずかな底屈から立脚終期の背屈にかけて，据えられた後足部の上で脛骨の正常な前方移動がある。立脚相中の後足部と脛骨骨幹の間の最大背屈角度を記述する。病的歩行において，踵接地の欠如は足部の過度な底屈もしくは過度な膝関節屈曲のどちらかによって起こりうる。そのため，脛骨-後足部の角度は，床上の足部の位置に関係なく分析される。
		4. 後足部の内反・外反 前額面において，正常な後足部は中間位あるいはごくわずかに外反位である。推奨値は以下のとおりである。 0＝0°〜5°外反 1＝6°〜15°外反もしくは1°〜10°内反 2＝15°以上の外反もしくは10°以上の内反 (正常データはない)
		5. 足部の回旋 正常な足部は膝関節の向き(歩行中の膝頭の向き)に対してわずかに外旋している。
	遊脚相	**6. 遊脚相におけるクリアランス** 足趾を含む足部全体は，遊脚相中に足部を通過させ，接地しない。「なし」は，遊脚期中に足部の一部と床が継続的に接地する場合に記録される。また，足部全体と床の間で，短いが遊脚相の一部で明確なクリアランスの期間があることを「減少」は表す。「十分」もしくは正常なクリアランスは，遊脚相のすべてにおいて足部が接地しないときである。しかしながら，正常なクリアランスは非常にわずかである。「高いステップ」は，床から足部を過度に持ち上げていることを表している。高いステップに続いてクリアランスの減少がみられたときは，両方に〇をつけ，この特徴の組み合わせには2点を与える。
		7. 最大足関節背屈 遊脚相では，足関節は通常ほぼ中間位であるが，ごくわずかな底屈(5°)は許容範囲である。

表3のつづき

膝	立脚期	**8. 立脚中期における膝関節の向き** 歩行中，膝関節は通常前方を向いている。立脚相の大部分で膝関節が向いている位置を記録する。内旋または外旋があるが，膝蓋骨全体が見えるときは1点，膝蓋骨が部分的に見えなくなるような回旋がある（外旋もしくは内旋，膝蓋骨の一部が見える）ときは2点である。
		9. 立脚相の最大伸展 膝関節は立脚終期で完全伸展に達する。病的歩行において，膝関節は立脚期をとおしてより屈曲が残存したり，引き止められた脛骨の上を大腿骨が前進するような過伸展が起こりうる。
	遊脚相	**10. 遊脚終期** 膝関節は，踵接地する直前に通常わずかに屈曲している。
		11. 遊脚相における最大膝関節屈曲 正常範囲は50〜70°である。
股	立脚相	**12. 立脚相における最大股関節伸展** 立脚相では，通常股関節は中間位から20°の間で伸展する。
	遊脚相	**13. 遊脚相における最大股関節屈曲** 正常の屈曲は25°〜45°である。
骨盤	立脚相	**14. 立脚中期での傾斜** 骨盤はふつう荷重応答期に反対側（遊脚側）がわずかに下制しており，立脚終期で同じ高さになる。立脚中期での位置を評価する。「挙上」と「下制」は，反対側のASISと相対的に，立脚側のASISの位置を評価する。
		15. 立脚中期での骨盤回旋 立脚中期では骨盤はおおよそ回旋中間位で，立脚側の5°後方回旋（後退）と10°の前方回旋（突出）の間である。
体幹	—	**16. 立脚相における矢状面での最大位置** 体幹は立脚相と遊脚相中に直立している。推奨値は以下のとおりである。 0＝垂直から5°前屈もしくは後屈 1＝5°以上の後屈もしくは6°から15°の前屈 2＝15°以上の前屈
		17. 最大側方シフト 体幹は，立脚側に向かって立脚相中に約25 mm側方に偏位している。過度の胸部側方シフトもしくは側屈は，観察を記録するときに考慮されるべきである。「減少」は，体幹が遊脚側に傾斜したままの場合を表している。

（原著者の承諾を得た上で逆翻訳法により筆者が作成した日本語訳[3]。日本語版の信頼性・妥当性は現在検証中）

対象者と測定環境の注意点

関節部位が特定しやすいように，対象者の衣服をできるだけ工夫する。また，普段の歩行パターンを評価するために，対象者がリラックスできる環境設定をして，撮影前に歩行路を2〜3往復してもらう。

評価の概要

Readらによって考案された，脳性麻痺児・者の歩行パターンを評価するシステムである[3]。歩行をビデオ撮影し，二次元的に歩行を分析する。三次元動作解析には高価な装置が必要であるが，市販のビデオカメラを用いて評価でき，臨床において有用である。

表4 Edinburgh visual gait score chart[3]

立脚相					
	屈曲		正常	伸展	
足	2	1	0	1	2
1. 初期接地			踵接地	フラットフット	つま先接地
2. 踵挙上	前足部接地なし	遅い	正常	早い	踵接地なし
3. 最大足関節背屈	背屈過大 （>40°背屈）	背屈増加 （26°-40°背屈）	正常 （5°-25°背屈）	背屈減少 （10°底屈- 4°背屈）	底屈著明 （>10°底屈）
4. 後足部の内反・外反	重度外反	中等度外反	中間位/ わずかな外反	軽度内反	重度内反
5. 足部の回旋	膝の向きより 外旋著明 （40°以上）	膝の向きより 中等度外旋 （21°-40°）	膝の向きより わずかに外旋 （0°-20°）	膝の向きより 中等度内旋 （1°-25°）	膝の向きより 内旋著明 （25°以上）
膝					
8. 膝関節の向き	外旋，膝蓋骨の 一部がみえる	外旋，膝蓋骨の すべてがみえる	中間位 膝蓋骨が正面	内旋，膝蓋骨の すべてがみえる	内旋，膝蓋骨の 一部がみえる
9. 立脚相での 最大伸展	重度屈曲 （>25°）	中等度屈曲 （16°-25°）	正常 （0°-15°屈曲）	中等度過伸展 （1°-10°）	重度過伸展 （>10°）
股					
12. 立脚相の 最大伸展	重度屈曲 （>15°）	中等度屈曲 （1°-15°屈曲）	正常 （0°-20°伸展）	中等度過伸展 （21°-35°伸展）	過伸展著明 （>35°）
骨盤					
14. 立脚中期での 傾斜角	下降著明 （>10°）	中等度下降 （1-10°）	正常 （0-5°上昇）	中等度上昇 （6-15°）	上昇著明 （>15°）
15. 立脚中期での 回旋	後退著明 （>15°）	中等度後退 （6°-15°）	正常 （5°後退-10°突出）	中等度突出 （11°-20°）	重度突出 （>20°）
体幹					
16. 矢状面での 最大位置	前傾著明	中等度前方傾斜	正常な直立位	中等度後方傾斜	該当せず
17. 最大側方 移動量	著明	中等度	正常	減少	該当せず
遊脚相					
	屈曲		正常	伸展	
足	2	1	0	1	2
6. 遊脚相での クリアランス		高いステップ	十分	減少	なし
7. 最大足関節背屈	背屈過大 （>30°背屈）	背屈増加 （16°-30°背屈）	正常 （15°背屈-5°底屈）	中等度底屈 （6°-20°底屈）	底屈著明 （>20°底屈）
膝					
10. 遊脚終期	重度屈曲 （>30°）	中等度屈曲 （16°-30°）	正常 （5°-15°屈曲）	中等度過伸展 （4°屈曲- 10°伸展）	重度過伸展 （>10°伸展）
11. 遊脚相の 最大屈曲	重度増加 （>85°屈曲）	中等度増加 （71°-85°屈曲）	正常 （50°-70°屈曲）	中等度減少 （35°-49°屈曲）	重度減少 （<35°屈曲）
股					
13. 遊脚相の 最大屈曲	増加著明 （>60°屈曲）	増加 （46°-60°屈曲）	正常 （25°-45°屈曲）	減少 （10°-24°屈曲）	減少著明 （<10°屈曲）

（原著者の承諾を得た上で逆翻訳法により筆者が作成した日本語訳[3]。日本語版の信頼性・妥当性は現在検証中）

信頼性と妥当性

膝関節・足関節の項目が，股関節・体幹・骨盤よりも信頼性が高いとされている[3, 4]。体幹・骨盤は衣服を着ているため，測定誤差が出やすいと考えられている。そのため，評価や解釈時に注意が必要である。またEVGSは，GMFCSレベルや歩行能力を評価するThe Gillette Functional Assessment Questionnaire（FAQ）と相関し[5]，EVGSと歩行分析のゴールドスタンダードである三次元歩行分析とも相関がみられた[4, 6]。また，EVGSの臨床上意味のある最小重要差（the minimal clinically important difference：MCID）はFAQとの相関から2.4点と算出されている[5]。

Rodda分類とEVGSの解釈と使用

　わが国における矢状面の歩行パターン分類として，「尖足歩行」，「かがみ肢位・クラウチ歩行」がある。しかしこれらの表現は，股関節・膝関節・足関節の特定の部位を指すことが多い。Rodda分類におけるCrouch gaitの足関節は背屈位と定義されているが，わが国におけるクラウチ歩行の足関節は背屈位と底屈位のどちらでも表現されている。そのため，セラピストにより定義がそれぞれ異なっている可能性があるため注意が必要である。解釈に齟齬がないようにするため，「Rodda分類におけるCrouch gait」などと記載することが望ましい。

　Rodda分類は，あくまで脳性麻痺児の歩行パターンを分類するものである。この分類で全体像を把握しながら，EVGSなどで詳細に評価を行い，運動力学，筋力，感覚評価，関節可動域や痙縮（各評価のページ数を記載）などの評価も合わせて行う。対象者の異常歩行パターンの原因を特定できるようにするEVGSは，整形外科手術や選択的脊髄後根切断術の効果判定としても使用されている[7, 8]。

参考文献

1) Rodda J, et al.: Classification of gait patterns in spastic hemiplegia and spastic diplegia: a basis for a management algorithm. Eur J Neurol, 8(Suppl 5): 98-108, 2001.
2) Rodda JM, et al.: Sagittal gait patterns in spastic diplegia. J Bone Joint Surg Br, 86(2): 251-258, 2004.
3) Read HS, et al.: Edinburgh Visual Gait Score for Use in Cerebral Palsy. J Pediatr Orthop, 23(3): 296–301, 2003.
4) Del Pilar Duque Orozco M, et al.: Reliability and validity of Edinburgh visual gait score as an evaluation tool for children with cerebral palsy. Gait Posture, 49: 14-8, 2016.
5) Robinson LW, et al.: The Edinburgh visual gait score – The minimal clinically important difference. Gait Posture, 53: 25-28, 2017.
6) Robinson LW, et al.: The relationship between the Edinburgh Visual Gait Score, the Gait Profile Score and GMFCS levels I-III. Gait Posture, 41(2): 741-743, 2015.
7) Gupta S, et al.: Responsiveness of Edinburgh Visual Gait Score to Orthopedic Surgical Intervention of the Lower Limbs in Children with Cerebral Palsy. Am J Phys Med Rehabil, 91(9): 761–767, 2012.
8) Romei M, et al.: Evolution of gait in adolescents and young adults with spastic diplegia after selective dorsal rhizotomy in childhood : A 10 year follow-up study. Gait Posture, 64: 108-113, 2018.

（阿部広和）

第2章 3 活動　歩容を数値化しよう

12 GPS
GPS : The Gait Profile Score

目的	特徴	対象と年齢
歩容の異常を数値化する。	三次元動作解析機から得られた下肢関節角度データを統合することにより，単一の数値で歩容の異常を表すことができる。	疾患は問わず全ての年齢。

注意点	測定時間	信頼性と妥当性
数値を解釈するためには，他の運動学的・運動力学的データも参考にすること。	20～40分	あり

方法

3次元動作解析機を使用する。 → Plug-in-Gaitモデル[1]に準じて身体にマーカーを貼付する。 → 歩行中の下肢関節角度を算出する。 → スプレッドシートや動作解析ソフトを用いてGPSを算出する*。

* Web上にExcelで作成されたスプレットシートがアップロードされている[2]ので，それを利用して算出できる。そのほか，プログラミングを行うことが可能であれば数値解析ソフトウェアであるMATLABや動作解析ソフトであるVisual3D (C-Motions社製) などを使用し算出することも可能である。

決まりごと

GPSの算出式（図1）[3, 4, 5]

図1　Gait Profile Scoreの算出式

$$GVS_i = \sqrt{\frac{1}{T}\sum_{t=1}^{T}(x_{i,t} - x_{i,t}^{-ref})^2}$$

$$GPS = \sqrt{\frac{1}{N}\sum_{i=1}^{N} GVS_i^2}$$

GVS_i = Gait Variable Scores
i = GVS算出に含める運動学的変数を示す数（股関節屈曲角度，足関節背屈角度など）
t = 歩行周期における特定の時点
T = 歩行周期における時点の総数
$x_{i,t}$ = 被験者の歩行周期における特定の時点(t)で計算した運動学的変数(i)の値
$x_{i,t}^{-ref}$ = 参照群の歩行周期における同時点変数の平均値

GPS = Gait Profile Scores
GVS_i = Gait Variable Scores
i = 用いた運動学的変数
N = GPSの算出に含めた運動学的変数の合計数

（文献4, 5より改変引用）

対象者と測定環境の注意点

脳性麻痺児を対象とした報告が多い。AFO[6]，ボトックス[7]，整形外科的手術[8]，リアルタイムフィードバック[9]など，さまざまな治療効果の検証にも用いられている。GPSは歩行速度との相関が弱いため[3]，介入前後に歩行速度が変化してもそれ自体がGPSへ与える影響は小

さいと予測される．そのほか，成人年齢以上の対象者が多いものの，ダウン症候群[10]やエーラス・ダンロス症候群での報告もされている[11]．GPSは主に，歩容の異常がない典型的発達児の平均データ（参照データ）と比較した被験者（患者）の歩容逸脱程度を数値化する．参照データが異なることにより，被験者のGPSに大きな違いが生じるかどうかについての検証はなされていない．一方，後述するGait Deviation Index (GDI)[12]では，参照データの違いによる影響をそれほど受けないとされている[3, 13]．

信頼性と妥当性

痙性麻痺型の脳性麻痺児において，GPS（両下肢）はICCが0.88（95%IC：0.80-0.95），標準誤差（standard error of measurement：SEM）が0.09，smallest detectable changeが0.25であったとされている[14]．一方，下肢関節のGVSは，ICCが0.22〜0.78と関節によっては低い値となっており，関節ごとのばらつきが多い[14]．
GPSは後述するGillette Gait Index (GGI)の平方根（$\rho = 0.79$）やGDI（$r = -0.995$）と有意な相関があり妥当性があるとされている[3]．

関連機能とチェックポイント

Movement Analysis Profile（図2）[3]

GPSの算出において被験者のデータ（gait vector）と典型的発達児の平均データ（gait vector）におけるRMSの差が個々の関節ごとに算出されており，原典[3]においてその値はGait Variable Score (GVS) と表記されている．左右各下肢のGVSを組み合わせた運動分析表を，Bakerら[3]はMovement Analysis Profile (MAP) とよび，個々の関節における運動の逸脱を視覚的に理解しやすいようにした（GPSとMAPとは，いかにも洒落が効いたネーミングである）．GPSに変化がみられた場合はこのMAPも活用し，下肢全体に変化が生じたのか，それとも個々の関節で異なる変化を生じたのかを確認することをお勧めする．

図2 Movement Analysis Profile

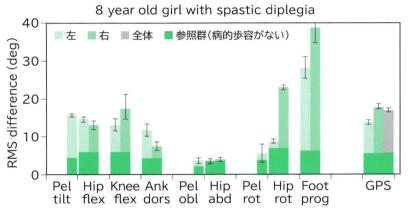

それぞれの棒は各運動学的変数と対応している．棒の高さは，病的歩容がない参照群と特定の者の歩行周期における平均差（RMSの差）を示す．

（文献3より改変引用）

開発までの経緯と他の指標との比較[16]

　歩容評価のための計測は，三次元動作解析機などを用いることにより比較的容易に可能である。しかし，例えば骨盤，股関節，膝関節，足関節といった複数の関節運動を，それぞれ3平面で分析するには多大な時間と労力を要する。これらの課題を解決するために，歩容に関連するデータをまとめ，単一の数値で示す指標が開発されてきた。代表的な指標にはGillette Gait Index（GGI）[15]やGait Deviation Index（GDI）[12]，そして今回紹介したGPSがある。以下にそれぞれの特徴を発表された順序で説明する。

　GGI（原典ではNormalcy Index）は，歩容の特徴をはじめて単一指標で表した画期的な指標である。多変量解析の手法を用いて算出されるものであり，被験者（患者）の歩容データと典型的発達児から平均的な参照データを作成し，両者の違いを数量化している[12]。しかしながら，GGIは参照データ作成におけるさまざまな問題点が指摘されており[3,12]，また主な対象が脳性麻痺児に限られるという欠点も指摘されている[3]。

　GGIの欠点を補うために開発されたのがGDIである[12]。GDIの優れた点は，参照元となる15の歩容特徴を特異値分解により客観的に抽出したことである。また，GDIの値はzスコア化されているのも特徴である。例えば，ケースAのGDIは90，ケースBでは85であったとする。GDIは100よりも10ポイント低くなるごとに，典型的発達児の平均的な歩容からは1標準偏差ずつ離れていることを示すので，ケースAの場合は典型的発達児の平均から1標準偏差分，ケースBでは1.5標準偏差分の逸脱がある歩容であると解釈できる。このように，その数値を感覚的に理解しやすいのもGDIがもつ魅力の一つである。

　GDIは広く用いられている指標であるものの課題は残る。GDIの開発過程において用いられた元データは，Plug-in-gaitモデル[1]を用いて計測されているため，このモデル以外を用いた場合，GDIを算出することはできない。また，GDIはその算出過程が複雑であり，比較の元となる15の歩容特徴のそれぞれが一体何であるのかは示されていない。従って，GPSにおけるMAPとは異なり，GDIが変化したとき，どこの関節のどのような運動が典型的なものに近づいたか，もしくは逸脱したかを判断することはできない。

　そのほかの点も含め，GGI，GDI，およびGPSの特徴を表にまとめた（表1）。

表1　GGI，GDI，およびGPSの特徴

	GGI	GDI	GPS
参照する変数の特徴	16変数（関節データと空間時間的変数）	15の歩容特徴（関節角度など）	9の歩容特徴（関節角度）
参照変数の選択方法	欠点あり	客観的	客観的
参照データの違いによる影響	大きい[16]	小さい[12]	ー
算出方法	複雑	複雑	比較的単純
典型的発達児の値	15.7[14]	100以上[11]	5.3°[4]
データ解釈	ー	難しい	易しい
数値を解釈するうえでの課題	関節運動の異常か，空間時間的変数の異常かが判断しにくい	どの下肢関節のどのような運動に異常があるのか，判断しにくい	MAPを活用することにより，関節ごとに異常の程度を判断できる
対象疾患	主に脳性麻痺児[3,15]	さまざまな疾患[15]	さまざまな疾患[15]

解釈と使用

　GPSの単位は度（°）である．典型的発達児では中央値（四分位数）が5.1°（1.8°），GMFCSレベルⅠでは8.1°（2.4°），レベルⅡでは10.4°（4.2°），レベルⅢでは13.9°（4.3°）であったことが示されている[4]．Minimally clinically importance difference（MCID）は1.6°であるとされ[4]，経時的変化や介入効果の判定に利用できる．

参考文献

1) Kadaba MP, et al.: Measurement of lower extremity kinematics during level walking. J Orthop Res, 8(3): 383-392, 1990.
2) Richard Baker: GPS, MAP AND GDI CALCULATORS. (https://wwrichard.net/resources/gps-map-and-gdi-calculators/, 2019年2月6日閲覧).
3) Baker R, et al.: The gait profile score and movement analysis profile. Gait Posture, 30(3): 265-269, 2009.
4) Baker R, et al.: The minimal clinically important difference for the Gait Profile Score. Gait Posture, 35(4): 612-615, 2012.
5) C-Motion: Tutorial: Gait Profile Score and Movement Analysis Profile Pipeline. (http://www.c-motion.com/download/examples/GaitProfileScore/GPS_Equations.pdf, 2019年3月14日閲覧).
6) Skaaret I, et al.: Impact of ankle-foot orthoses on gait 1 year after lower limb surgery in children with bilateral cerebral palsy. Prosthet Orthot Int, 43(1): 12-20, 2018.
7) Hastings-Ison T, et al.: Onabotulinum toxin-A(Botox) for spastic equinus in cerebral palsy: a prospective kinematic study. J Child Orthop, 12(4): 390-397, 2019.
8) Thomason P, et al.: Single Event Multilevel Surgery in children with bilateral spastic cerebral palsy: a 5 year prospective cohort study. Gait Posture, 37(1): 23-28, 2013.
9) Van Gelder L, et al.: Real-time feedback to improve gait in children with cerebral palsy. Gait Posture, 52: 76-82, 2017.
10) Galli M, et al.: Use of the Gait Profile Score for the Quantification of Gait Pattern in Down Syndrome. J Dev Phys Disabil, 27(5): 609-615, 2015.
11) Celletti C, et al.: Use of the Gait Profile Score for the evaluation of patients with joint hypermobility syndrome/Ehlers-Danlos syndrome hypermobility type. Res Dev Disabil, 34(11): 4280-4285, 2013.
12) Schwartz MH, et al.: The Gait Deviation Index: a new comprehensive index of gait pathology. Gait Posture, 28(3): 351-357, 2008.
13) Schwartz M, et al.: A multi-centre evaluation of two comprehensive gait pathology indices using clinical samples. 13th Annual Meeting of the Gait and Clinical Movement Analysis Society, 2008.
14) Rasmussen HM, et al.: Gait Deviation Index, Gait Profile Score and Gait Variable Score in children with spastic cerebral palsy: Intra-rater reliability and agreement across two repeated sessions. Gait Posture, 42(2): 133-137, 2015.
15) Schutte LM, et al.: An index for quantifying deviations from normal gait, Gait Posture, 11(1): 25-31, 2000.
16) Galli M, et al.: Advanced methods for gait analysis data processing. Advanced technologies for the rehabilitation of gait and balance disorders, Sandrini G, (Eds), p235-251, Springer International Publishing, New York, 2018.
17) McMulkin ML, et al.: Intersite variations of the Gillette Gait Index. Gait Posture, 28(3):483-487, 2008.

（木元　稔）

第2章 **4 参加** （作業の満足度と遂行度を評価しよう）

1 COPM

COPM：Canadian Occupational Performance Measure（カナダ作業遂行測定）

目 的	特 徴	対象と年齢
作業遂行に対するクライエントの満足度と遂行度を測定する（10段階）。	クライエント中心の個別的な成果指標である。	特に制限はない

注意点	測定時間	信頼性と妥当性	評価者
半構成的面接によって行われるため，面接者のスキルによって結果が左右される可能性がある。	30〜40分	あり	基本的に作業療法士であるが，理学療法士が使用した報告も散見される。

方法

① クライエントの特定
クライエントと作業療法士の半構成的面接によって行われるが，特に発達領域の場合には，「誰」をクライエントとするのかを決める。COPMの対象は年齢や障害による制限はないが，作業療法を必要とする人である。児自身がクライエントになる場合もあるが，意思決定への参加が難しい場合は家族が代弁者となる。また学校でのコンサルテーションなどでは教員や校長先生がクライエントになることもある。

② 問題の決定
クライエントを特定できたら，そのクライエントが「したい」，「する必要がある」，「することが期待されている」作業を，セルフケア，生産活動，レジャーの範囲から特定していく（図1）。保護者や教員がクライエントになる場合は，児に「できるようになってほしい」作業を挙げていく。

③ 重要度の評定
②で特定されたすべての作業に対して，クライエントが感じている重要度を10段階で評定する。マニュアルに付属する評定カードを用いるとよい。作業はクライエント個々によって異なる。

④ 採点
③で挙がった作業の優先順位を5つ以内で決定する。重要度を参考にするが，必ずしも順位が高い順とは限らず，クライエントとよく話し合って決める。そして現段階の遂行度と満足度をクライエントに10段階で採点してもらう。遂行度とは，現在クライエントが各作業についてどれくらいうまくできているかであり，満足度は現在どれくらい満足しているかである。遂行度と満足度をそれぞれ合計し，作業の数で除した平均遂行度，平均満足度を算出する。

⑤ 再評価
特定された作業に介入した後，適宜再評価を行う。再評価は初期評価で特定された作業の遂行度と満足度のみ評定してもらう。再評価時に2点以上の変化があれば臨床上意味があるとされている。

図1 COPM

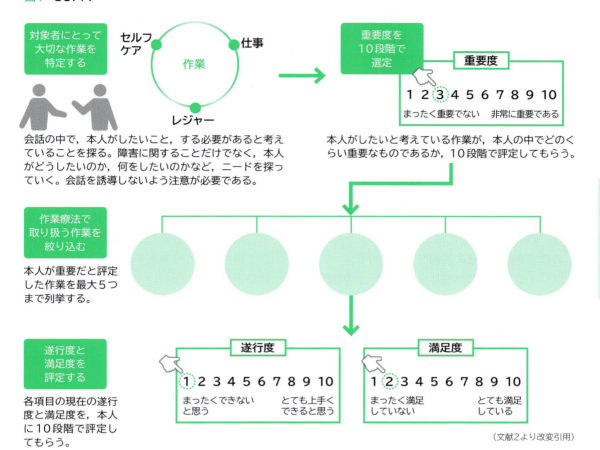

（文献2より改変引用）

検査の概要

COPMは作業遂行と結び付きのあるカナダモデル（Canadian Model of Occupational Performance-Engagement：CMOP-E）を基盤に開発されている。CMOPでは，人を中心に，人は作業を介して環境と交わると考えられており，人は環境から影響を受けるが，人は作業を行うことを通して環境に影響を与えるといった，人と作業と環境の相互作用の関係が概念化されている。

信頼性と妥当性

成人を対象とした研究では，遂行度と満足度に関する信頼性は0.84〜0.92，妥当性についても17の研究で確認されている。

対象者と測定環境の注意点

- ポイントは,作業ができるできないではなく,作業に関わること(engagement)を強調することで,機能障害や作業遂行能力に過度に依存することなく,すべてのクライエントに適応が可能とされている。
- 単に作業を特定するだけでなく,クライエントが感じている作業をすることの意味や目的についても聴き出し,共有する。
- クライエントの中には,目標設定や評定は専門家にしてもらうものと考えている場合もあり,COPM導入時には,クライエント中心の概念や作業療法の説明を丁寧に行う。
- クライエント自身が感じる作業遂行上の問題を特定するので,COPMで挙がった問題について評価者が「できそうもない」と先入観をもつことは面接の阻害因子になる。
- 初期評価時に遂行度や満足度で高い評定がされた場合には,クライエントがCOPMを誤って理解している可能性があるので再度確認する。
- 児をクライエントとする場合,8歳以下への適用はまだ検討されていない。しかし,現時点では年齢や必要とされる能力などにカットオフは存在しないので,実施できるかどうか迷う場合は,とりあえず一度行ってみるのがよい。

☞ p.312, 334, 346, 358, 394 参照

参考文献

1) Law M, et al: Canadian Occupational Performance Measure. 5th edition, CAOT Publications, 2014.
2) 友利幸之介: リハビリテーションにおける目標設定. 脳卒中リハビリテーション, 1(4): 4-23, 2019.

(友利幸之介)

第2章 4 参加　作業選択して，支援計画をつくろう

2 ADOC-S
ADOC-S：Aid for Decision-making in Occupation Choice for School

概要
ADOC-S（Aid for Decision-making in Occupation Choice for School）は，特別な支援を必要とする児童生徒の活動と参加レベルの目標を，支援者や児も含めて，みんなで話し合って決めるためのiOS（iPad/iPhone用）アプリである（図1）。

特徴
児の日常生活における作業場面が描かれている68枚のイラストを選んでいくことで，支援の合意目標やその優先順位を決める。児の障害よりも，活動や参加レベルを中心に話し合いを行う。また話し合いの内容を参考に，専門職や教員はExcelで個別・教育支援計画書を作成することができる。

対象
児，保護者，教員など支援に関わる人たち。対象疾患や年齢制限などは規定されていない。児を対象とする場合は「やりたいこと」や「興味があること」などを，また，保護者や教員を対象とする場合は，児に「できるようになってほしいこと」，「困っていること」を聞いていく。特に教員の場合には，困っていることの先にある，その児に「届けたい教育」を実現するための支援を行う（p.364事例参照）。

図1　ADOC-S　使用場面

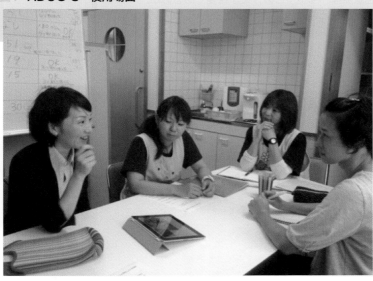

保護者，保育士，作業療法士で目標設定を行っている。
（許可を得て目隠しなしで掲載）

ユーザー
作業療法士，理学療法士，教員など，誰でも使用可能である。

使用場面
あらゆる場面で使用可能である。例えば，通所サービス開始にあたり保護者へのアセスメントを行うとき，学校訪問中に教員から児の支援内容を相談されるとき，サービス担当者会議で各専門職や保護者が同席しているとき，など。

使用時間
ケースによって大きく異なるが，15～60分。

入手方法
アプリはAppストアからダウンロードする。イラストが描かれたペーパー版はホームページから無料でダウンロードできる。

方法

① 基本情報入力と話し合いの参加者の決定（図2b）
対象となる児の基本情報や，話し合いに参加する人を入力する。記録はアプリ内に保存される。

② 作業選択（図2c）
次に児にとって重要な作業を，国際生活機能分類子ども版（ICF-CY）の「活動と参加」の領域に準じて作成された68枚のイラストから選択する。重要な作業とは，できなくて困っている作業，できるようになりたい作業，できるようになってほしいと期待している作業を指す。68枚以外の作業が挙がった場合には，そのほかの項目を追加することができる。また，重要度は1～4段階で設定可能である。対象が保護者1名の場合は保護者の重要度に合わせて1～4段階で決めてもよい。複数名が目標設定に参加している場合は，1人1票で投票制にしてもよい（皆が多く投票した作業がより重要ということになる）。注意点は，「なぜ」この作業が重要であるのか，背景となる悩みや希望などをしっかり汲み取ることである。

③ 優先順位の決定（図2d）
先に選択された作業において，最大3つまでを支援の目標とする。その際，重要度の高い作業から先にディスプレイされるようになっている。

図2　ADOC-S アプリ

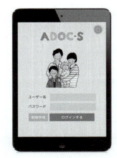

a　ログイン

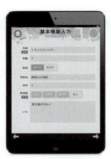

b　基本情報

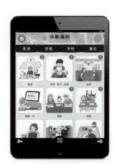

c　活動選択

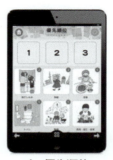

d　優先順位

④ 短期・長期目標の設定（図2e）
まず短期目標は，目標となった作業について「いつまでに」，「どこで」，「どのように」というカテゴリーから選択肢を選ぶことによって具体化させる。例えば「着替え」の作業を選択した場合，「Aさんは，今学期中に（いつ），保育園・幼稚園で（どこで），時間内に（どのように），着替えができるようになる」というように，下線部の箇所をいくつかの選択肢から選び目標を具体化する。また，長期目標についても，学習指導要領の道徳科の項目を参考にした目標例が用意されている。例えば，「のびのびと楽しい生活を送る」，「感謝の気持ちを大切にできる」，「友達と仲良く助け合って生活する」などがあり，イメージに近しいものを皆で話し合って決めておく。

図2つづき

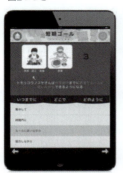 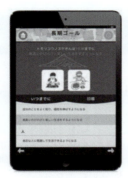 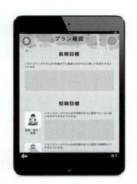

e　短期目標と長期目標

⑤ 支援プランの作成（図3）
支援プランはiPad/iPhone上でも作成できるが，基本的にはWindowsアプリを経由して，Excel上で作成する。個別支援計画書・教育支援計画書の見本のフォーマットが用意されている。

図3　計画書作成（Excel）

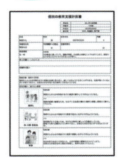

☞ p.364 参照

参考文献
1) Tomori K, et al: Development of a Tablet Application for Collaborative Goal-setting in School-based Occupational Therapy: The Aid for Decision-Making in Occupation Choice for Schools (ADOC-S). Journal of Occupational Therapy Schools & Early Intervention, 0(0): 1-14, 10.1080/19411243.2019.1636748

（友利幸之介）

第2章 **4 参加** 個別的な目標の達成度をアウトカムとして用いる

③ GAS
GAS：Goal Attainment Scaling（目標達成スケール）

目的	特徴	対象と年齢
個別的に設定された目標の達成度を測定する（−2〜＋2の5段階）。	個々のクライエントの目標に対する介入前後の変化を測定できる。またゴール達成スコアを算出することで，介入効果を数値化できる。	特に制限はない。

注意点	測定時間	信頼性と妥当性	評価者
評価者が目標の段階づけを行うが，その予測によって結果が左右される。	30分程度	あり（ただし注意は必要）。	特に規定はなく，リハビリテーションを中心にさまざまな領域で使用されている。

図1 GASの例

目標	目標1 友達との関わり	目標2 先生との関わり	目標3 クラブ・係活動・新たな活動
とても期待未満 -2	友達と交流することに強い不安があり友達との交流は拒否的な状況。特定の先生と過ごす。	慣れている先生と過ごすことはできるが，母親が側にいないと不安な状態。	登校できるようになっているが，クラスの活動やそのほか学校の活動に参加できていない。
やや期待未満 -1	特定の友達とAさんができる活動であれば，不慣れな場所でも遊ぶことができる。	半日慣れている先生と過ごし，困ったことを相談することができる。	間接的（作ったものを届けるなど）ではあるが，友達と接点のある活動に参加できる。
期待ライン 0	学校内で同級生と活動を通して，交流する機会をもてる。	学校で困ったことがあったときに，声かけがあればD先生に相談できる。	Aさんが友達と交流する活動（クラスの枠を超えた活動）に参加できる。
やや期待以上 1	クラスの活動に特定の友達とであれば，一部参加できる。	D先生にも声かけにて相談ができ，半日過ごすことができる。＊声かけがなくても相談できる。	自発的に友達と交流できる活動に参加できる。
とても期待以上 2	自発的に友達と交流しようとする姿勢がみられる。	D先生など慣れた先生がいれば自発的に相談でき，1日過ごせる。	生活のなかに毎日1つ以上，友達と一緒にできる活動がある。

（文献2より引用）

方法

① 目標の決定
　支援の目標をクライエントとともに3つ程度決定する。このプロセスは，「カナダ作業遂行測定（COPM）」や「作業選択意思決定支援ソフト―学校版（ADOC-S）」などのツールを用いてもよい。各目標は，「SMART」（表1）のチェックリストを参考にしながら，具体的に立案することが推奨されている。基本的に観察可能な行動レベルの目標を設定する。また目標を5W1H（表2）の観点から具体化しておくと，その後の段階づけが容易になる。

210

表1 SMART

S	Specific：具体的
M	Measurable：測定可能
A	Attainable：達成可能
R	Relevant：本人に関連がある
T	Timely：適時

表2 5W1H

WHO	誰が対象者か？　個人か？　集団か？
WHY	何のために？ 活動を通してどのような価値観を実現したいのか？
WHERE	どこで？
HOW	どのようにするのか？
WHAT	介入後に何の活動ができるのか？
WHEN	いつ目標を達成するか？

② 段階づけ

①で特定された目標を段階づける。現在のレベルを-2とし（-1，-2，-3とする場合がある），介入後に現実的に達成可能と予測されるレベルを0とする。0を基準に，予測よりも少し高いレベルを+1，かなり高いレベルを+2とする。逆に，予測より少し低いレベルを-1とする。これらの段階づけは，介入するセラピストのほか，介入に関与しないセラピストや他職種，熟達者と一緒に設定し，最後にクライエントに確認することが推奨されている。各作業の重要度を1〜3の範囲で設定した後，公式をもとにTスコアを算出する。計算はインターネット上で計算用のファイルがいくつか無料配布されているので，ダウンロードして用いるとよい。臨床的には，1人のクライエントの前後比較で用いるのであれば，Tスコアを算出せず，-2〜+2の評定だけで済ませることも多い。

$$\text{Overall GAS} = 50 + \frac{10 \sum (w_i x_i)}{\sqrt{(0.7 \Sigma w_i^2 + 0.3 (\Sigma w_i)^2)}}$$

③ 再評価

介入後に再評価を行う。評価は目標の観察を行い，事前に設定した-2〜+2に当てはまるものを選択し，介入前と比較する。Tスコアを算出した場合，50点より高ければ予測以上の成果であり，50点以下であれば予測以下の成果を意味する。

注意点

- GASは介入前の目標の段階づけによって，成果が異なってくるので，その精度や再現性についての批判があることは確かだが，個別的な行動レベルの目標を数値化できるメリットは大きい。実際に，機能的自立度尺度（FIM）やBarthel Index（BI）よりも高い感度を有するという報告もある。
- 現実的な目標を立てること，クライエントと何が重要な目標であるかをよく話し合うこと，設定した目標について合意を得ること，クライエントを積極的に参加させることなどがポイントとされている。
- Tスコアは一見間隔尺度のようだが，順序尺度として扱うのが妥当である。
- 信頼性は0.65〜0.97と幅がある。妥当性は標準的な尺度との中程度か弱い相関関係が認められている。

☞ p.358，367 参照

参考文献

1) Krasny-Pacini A, et al.: Goal Attainment Scaling in rehabilitation: a literature-based update. Ann Phys Rehabil Med, 56(3): 212-230, 2013.
2) 仲間知穂，ほか: 保育所等訪問支援における巡回型学校作業療法. 作業療法, 37(4): 427-433, 2018.

（友利幸之介）

第2章 **4 参加** 適応行動を評価する

4 Vineland-Ⅱ 適応行動尺度
VABS-Ⅱ：Vineland Adaptive Behavior Scales, Second Edition

目的	特徴	対象と年齢
児の適応行動（生活能力）を評価する。	半構造化面接方式で実施する。	0〜92歳

注意点	測定時間	信頼性と妥当性
保護者または近親者および評価対象者をよく知る者が回答する。	20〜60分	あり

方法

評価対象者の日常をよく知っている成人に対する面接によって実施される。 ▶ 方法は，面接者が質問項目を見ながら，なるべく自然な形で全体的な話題から詳細な情報へと移行していく会話形式で行われる。

決まりごと

①面接フォームマニュアル，面接フォーム記録用紙，筆記用具を用意する。
②面接者は記録用紙に記載された順序で，対象者の活動や生活に関する一般的な質問を投げかけ，続いて特定の質問を展開していくことで，特定の情報を引き出す。
③回答に対し，採点基準をもとに項目ごとに得点をつけていく。

検査の概要

Sparrowによって1984年にVineland適応行動尺度第1版が開発され[1]，それを大幅に改訂したものがVineland-Ⅱ適応行動尺度である。日本語版は辻井らによって1,300人を超えるサンプルにもとづいて標準化され，2014年に刊行された[2]。日本版Vineland-Ⅱ適応行動尺度は0歳から92歳の幅広い年齢帯で，同年齢の一般の人の適応行動をもとに，発達障害，知的障害，精神障害の人たちの適応行動の水準を客観的に数値化できることが特徴である。

対象者と測定環境の注意点

半構造化面接による実施のため，面接者と回答者のラポールの形成が重要となる。面接者は質問内容を説明し，また，必要に応じて回答者に詳しい説明を求めることが必要である。質問に対して正しい回答や間違った回答があるわけではないことを強調し，できる能力を評価するのではなく，実際にしている行動について評価する。

信頼性と妥当性

日本語版を作成した辻井らによって，尺度の内的整合性，再検査信頼性が確認されていて，妥当性については因子構造の確認や，CBCLとの強い相関が確認されている[2]。
総合点の内的整合性（α係数）は，年齢別に算出されており，0.80〜0.97と高いことが確認されている。総合点の再テスト信頼性（級内相関係数）は0.81と報告されている。妥当性については，CBCL/4-18との相関分析において，適応行動総得点とCBCL総合点の間に有意な負の相関関係（r＝－0.39），不適応行動指標とCBCL総合点との間に有意な正の相関関係（r＝0.64）が確認されている。

関連機能とチェックポイント

適応行動とは？

適応行動とは，個人的，社会的充足に必要な日常生活の能力のことを指す。よって，適応行動を評価するということは，普段生活している環境でその個人が実際にどのように生活しているかについて知ることである。

適応行動評価の意義

DSM-5（2013）では，知的能力障害は知的機能と適応機能の両方を含む障害とされていて，「重症度のレベルはIQの値ではなく適応機能にもとづく」と定義されている[3]。よってIQに加えて適応行動の評価も重要であり，Vineland-Ⅱは医療分野のみならず，教育や福祉分野でも支援計画立案のために有用な情報を提供してくれる評価ツールである。

解釈と使用

コミュニケーション領域，日常生活スキル領域，社会性領域，運動スキル領域の4つの適応行動領域から構成されていて，それぞれに2～3の下位領域がある（表1）。得られた結果から採点マニュアルの手順に従い計算することで，領域標準得点とそれらを総合した適応行動総合点が算出され，標準化データをもとにしたパーセンタイル順位として表すことができる。また領域標準得点から領域間の対比較が可能である。下位領域では「v評価点」が算出され，領域内における発達の凹凸がわかるようになっている。

わが国では，知的障害児や発達障害児を対象にVineland-Ⅱを使用した調査が行われており，軽度知的障害児では読み書きスキル能力の低さからコミュニケーション領域の得点が低いこと，重度知的障害児では適応機能を構成するすべての領域の得点が低く，下位領域では「読み書き」，「地域生活」，「遊びと余暇」，「微細運動」の得点が顕著に低いことが報告されている。また自閉スペクトラム障害児では，知的能力に問題がない場合でも，「コミュニケーション」や「社会性」領域の得点が顕著に低いことが示されている[2]。

表1　Vineland-Ⅱ 適応行動尺度の構成

領域	下位領域
コミュニケーション領域	受容言語，表出言語，読み書き
日常生活スキル領域	身辺自立，家事，地域生活
社会性領域	対人関係，遊びと余暇，コーピングスキル
運動スキル領域	粗大運動，微細運動
適応行動総合点	

☞ p.361 参照

参考文献

1) Sparrow SS, et al.: The Vineland Adaptive Behavior Scales. Circle Pines, MN: American Guidance Service, 1984.
2) 辻井正次, ほか 監: Vineland-II適応行動尺度. 日本文化科学社, 2014.
3) American Psychiatric Association: Diagnostic and Statistical Manual of Mental Disorders: Dsm-5, 5th ed, Amer Psychiatric Pub Inc, 2013.

（浅野大喜）

第2章 **5** 環境因子 住環境と生活を考えよう

1 在宅生活評価

特徴

Rosenbaumは[1]，F-Wordsにおいて環境因子はFamily Factors（家族要因）と表現していることから，小児疾患の住宅環境を考えるうえでは，家庭環境を含め家族全体を考慮する必要がある。家屋構造についても知っておく必要がある。

目的	対象と年齢	注意点
医療的ケア児・者において，住環境を評価・整備する。	児，家族，住環境	プライバシーには十分注意する。

チェックポイント

1日や1週間のスケジュール

訪問看護や訪問介護（居宅介護）のサービスを調整するためには，どんな生活をしていて，どこにどれくらいの支援が必要かを把握しておく必要がある。そのため，1日および1週間のスケジュールを把握しておきたい（具体例はp.303のケースを参照）。また，生活している空間や誰といるのかも把握しておきたい。

見通し

身体状況，ご家族の状況により生活環境が変わる。そのため，治療方針の把握，どのように発達（機能低下）しそうか，家族の身体状況や発達（親の年齢，兄弟の発達など）を見通しておくことで，必要なタイミングで対応しやすくなる。

日常生活活動の視点で評価する

そこで，訪問リハビリテーションをしながら意識している具体的な視点を，日常生活活動（移動，休息，活動（遊びや食事），入浴，睡眠，排泄）に分けて考えてみる（図1）。

【住宅とは】

日常生活における住宅の役割[2]
①：日常生活動作を行う場
②：家族との交わりの場
③：休息の場
④：余暇活動の基盤の場

住宅が具備すべき機能[2]
Ⅰ：安全性
Ⅱ：保健性
Ⅲ：利便性
Ⅳ：快適性

【具体的な視点】

《物理的環境》
①構造的環境　：エレベーター，段差・階段，手すり，スペースの広さ
②安全性　　　：移動方法，移動経路，見やすさ，動きやすさ
③生活環境　　：ベッド，姿勢の種類，衛生面，明るさ，気候

《人的・制度的・社会システム環境》
④負担度　　　：介助方法，介助者の体調，介助者の生活リズム，
⑤家族への配慮：希望・要望，家族構成，生活リズム，部屋の配置
⑥制度　　　　：補装具，日常生活用具，住宅改修，居宅介護

《個人因子》
⑦個別性への配慮：疾患特性，運動能力，医療的ケア，性格，好き嫌い
⑧快適性　　　：バイタル，表情，緊張，呼吸，発作
⑨今後の見通し：発達，老化・機能低下，治療方針

図1 住環境

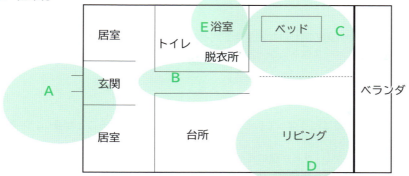

【日常生活活動】

屋外移動（玄関前の階段・段差，エレベーターなど）に関するポイント（図1A）

物理的	・バギーや車椅子などをどこに置くか ・階段の上り下り方法はどうか ・バギーや車いすの大きさはどうか（例：エレベーターや廊下での取り回しなどを考慮） ・児を家においてバギーを片づけに行けるか（例：呼吸状態が不安定な場合や発作が多い児では，長時間，目を離せないため，動きやすいように通路の整備や動線の安全性，状況把握に配慮が必要になる） ・悪天候のとき，医療機器を含めて，濡れずに，安全に移動できるか
人的	・もう一人療育者や介助者が必要か（例：療育者が1人で呼吸器を持ちながら抱っこで移動するのは危険） ・療育者がもう1人いるときの役割分担，安全に移動できるか ・介助方法はどうか（成長や療育者の身体状況に応じて複数人介助の方法を検討） ・屋根の有無やスロープや昇降機などをつけられるか（制度は利用できるか） ・介助者を増やせるか（制度で調整できるか）
個人因子	・呼吸器の回路の固定方法はどうか ・運動能力はどうか（医療的ケア児は，気管切開や中心静脈栄養でも独歩が可能になる方もいるので見通しておく） ・身体状況はどうか（呼吸や発作の特徴は）

屋内移動（玄関や廊下，部屋間移動）に関するポイント（図1Aに含まれる点あり）（図1B）

物理的	・玄関のスペースはどうか（医療的ケアがあると大きいバギーを使っていることが多い） ・乗り降り方法はどうか（医療物品など荷物の乗せ降ろしが必要か） ・車椅子やバギーごと部屋まで入ることが必要か（人工呼吸器を利用していると，休息場所まで移動する場合もあり，タイヤを拭くためのスペースやタイヤカバーを付けるなど衛生面での工夫も必要になる） ・廊下や扉の開口幅は確保できるか
人的	・屋外移動と同様
個人因子	・成長に伴い，骨粗鬆症など骨がもろくなるので移動距離などに注意 ・運動能力などに合わせてＡＤＬの工夫（靴の着脱，上着の着脱はできるか（動作しやすい工夫が必要か））

普段の休息に関するポイント（図1C）

物理的
- 休息場所はどこか
- 室温や湿度，明るさ，家族や兄弟の関わりなど生活空間としてはどうか
- 座位保持装置などを置けるスペースはあるか

人的
- ポジショニングはどうか（安定している，介助負担は）
- この空間でいる時間，生活リズムはどうか

個人因子
- 医療機器，ケア物品などの配置はどうなっているか（看護師が調整してくれることが多い。呼吸器の回路内の結露は問題になる）
- 発達的にはそこの場所で良いか（ベッドが壁にくっついていると同じ方向からの刺激しか入らないことによる左右差がでてくる可能性がある。床上の刺激はどうか）
- 運動能力はどうか（呼吸器をつけていても寝返りやずり這いで動けるようになる児もいる）
- 動いたときの安全性はどうか（呼吸器回路の工夫，カニューレ抜去を起こさずに活動範囲を確保する方法は）

活動（遊びや食事）に関するポイント（図1C，D）

物理的
- 活動場所はどこか（休息場所と活動場所を分けられるか）
- 活動時に目が行き届くか
- 介助に必要な空間があるか

人的
- 介助方法はどうか
- 家族はいつ食事しているか
- 補助具や介助者で工夫できることはあるか。

個人因子
- 活動方法はどうか（例：食事では，経口摂取か注入か。注入方法はどうか（ポンプ，滴下，手押し）など）
- どのくらいの時間が必要か
- 誰と行うか
- 姿勢はどうか（ベッド，座位保持）
- ギャッジアップ，介助座位をどのくらいの時間保持できるか。（自立できそうであれば，椅子やテーブルなどの環境を工夫する。未熟であれば座位保持装置を検討する）

入浴ポイント（図1C，D，E）

物理的
- どこで，どんな方法で入浴するか（浴室，リビング，台所のシンク，小さいプール）
- 脱衣する場所，廊下，入浴場所の室温はどうか
- 移動ルートの安全性はどうか
- 医療的ケアが多い場合は，医療機器の移動方法，置き場所はどうか

人的
- 浴室以外での方法はどうか（大きめのプール，介護用の入浴用品，訪問入浴，部屋の温度，お湯の出し入れ）
- 浴室以外での入浴の介助方法で工夫できることはないか
- 他の家族への配慮はどうか

個人因子
- 浴室での入浴が継続できるか（体の成長に伴い検討する）
- 呼吸器で入るか，アンビューバッグで入るか。
- 気持ちよさそうか
- プライバシーはどうか
- 運動能力により，浴室での入浴方法を考える

睡眠に関するポイント（図1C）

物理的	・休息と同様 ・部屋の明るさはどうか（夜中の緊急的なケアに備えての部屋の明るさ）
人的	・姿勢変換の療育者への負担はどうか。（夜中の姿勢変換の負担） ・一緒に寝ているのは誰か（本人のみでなく，一緒に寝ることが多い家族の睡眠の質も考慮する） ・日中の活動を含め，睡眠リズムはどうか（昼夜逆転すると家族の生活リズムに関わる）
個人因子	・呼吸器自体の影響はどうか（呼吸器の音，モニター画面の明かり） ・姿勢変換はどの程度必要か。 ・変形や側弯などで姿勢保持に影響が出ていないか（栄養状態などによる褥瘡などはないか） ・ベッドの大きさはどうか ・歩行できるようになっても夜は呼吸器を使うことが多いので，睡眠時の様子を確認する

排泄に関するポイント（図1C，D）

物理的	・医療的ケア（導尿・浣腸など）のためのスペースはどうか
人的	・医療的ケアの負担はどうか（床とベッドどちらが行いやすいか） ・排泄空間におけるプライバシーはどうか。他の家族への配慮（衛生面など）はどうか
個人因子	・排泄のリズムはどうか ・導尿，浣腸など医療的ケアは必要か ・トイレトレーニングを行えそうか（呼吸器をつけていて寝たきりでも，知的な発達が進み，尿をためることができるようになる児もいる運動能力がよければトイレでの方法も考える） ・トイレの環境はどうか（自力でしやすいような工夫，便器の前に台をおく，手すりなど）

解釈とまとめ

　小児疾患，特に重症心身障害児・者や医療的ケア児・者において，住環境に特化して評価・整備することはあまり行われていないと思われる。野村[2]らは，住環境整備とは「居住者の住環境に対するニーズを把握したうえで，心身の状態に合わせたハード（物理的環境）とソフト（人的・制度的・社会システム環境）を構築することによって，住環境を個人的に，社会的に整えていくことを指す」としている。

　小児疾患において住宅評価法がないなかで，筆者が訪問時に意識していることを中心にまとめた。住宅構造や環境の評価のみにならず，身体や運動および活動の評価と同時に，家族を含めた生活全般の情報収集，個別性や今後の見通し，家族の生活に関する希望を含めて評価整備をしていく必要がある。特に制度を利用する際には，ハード面では家族全体がどう変化していくかで住宅改修を考え，ソフト面ではスケジュールを把握することで適切な支援を受けやすくなる。

参考文献

1) Rosenbaum P, et al: The 'F-words' in childhood disability: I swear this is how we should think! Blackwell Publishing Ltd,Child: care, health and development, 38, 4, 457-463. 2011.
2) 野村　歓，ほか: OT・PTのための住環境整備論第2版. P.2-5, 三輪書店, 2012.

（中野弘陽）

第2章 **5 環境因子**　親の養育行動を評価しよう

2 **PNPS**

PNPS：Positive and Negative Parenting Scale（肯定的・否定的養育行動尺度）

目的	特徴	対象と年齢
親の養育行動を包括的に評価する。	親の養育行動を客観的に把握できる質問紙で，トドラー版と標準版がある。	1歳6カ月〜高校生

注意点	測定時間	信頼性と妥当性
対象児の父親または母親が回答する。	10分	あり

方法

対象児の年齢によって，1歳6カ月〜3歳までのトドラー版と，3歳〜高校生までの標準版を使い分ける。　　　親に質問紙を手渡して，肯定的養育に関する質問20項目，否定的養育に関する質問15項目に対して，「ない・ほとんどない（1点）」，「たまにある（2点）」，「よくある（3点）」，「非常によくある（4点）」の4段階で答えてもらう。

決まりごと

質問紙に答える際の教示，「ご家庭での子どもとの接し方についてお尋ねします。それぞれの項目について保護者様自身がどのくらいの頻度でその行動をとるかを，選択肢の中から選んで，〇をつけてお答えください。子どもとの接し方には各家庭でさまざまなスタイルがあり，絶対的に正しいとか間違っているという基準はありませんので，ありのままをお答えください」を理解していただき，回答を求める。
回答が得られたら，検査者はマニュアルをもとに採点する。

検査の概要

伊藤らによって，過去にすでに使われていたいくつかの養育行動評価尺度を参考に開発され，標準化された[1]。養育行動の否定的側面と肯定的側面の双方を包括的に評価できることが特徴である。二次因子構造となっており，一次因子として肯定的行動と否定的行動，二次因子として肯定的行動の下位に「関与・見守り」，「肯定的応答性」，「意思の尊重」の3因子，否定的行動の下位に「過干渉」，「非一貫性」，「厳しい叱責・体罰」の3因子が設定されている。

対象者と測定環境の注意点

評価にあたり，各質問項目に書かれている養育行動の頻度を答えること，またその養育行動が正しい，または間違っているという絶対的な答えはないことを十分に理解してもらう必要がある。

信頼性と妥当性

PNPSを開発した伊藤らによって，因子構造，尺度の内的整合性が確認されており，妥当性については二次因子モデルの妥当性，構成概念妥当性が確認されている[1]。肯定的および否定的養育行動のα係数はいずれも0.84と報告されている。

関連機能とチェックポイント

養育行動を客観的に評価し，結果を親と共有することで，子育てについて親自身の気づきを促すことができる。また，子育て支援の目標設定に役立てることや，児や親のメンタルヘルスの

スクリーニングとして活用したり，ペアレント・プログラムの介入効果の検証に使用することもできる。

解釈と使用

　伊藤らによって実施されたPNPSの結果と，「子どもの強さと困難さアンケート（SDQ）」による児の行動との関連を調べた研究では，肯定的養育は児の向社会的行動との関連が強いが，児の情緒的問題行動との相関は弱いこと，また否定的養育，なかでも厳しい叱責・体罰は向社会的行動との関連は弱いが，行為の問題と相関が強いことが明らかとなっている。

　発達障害児の親の養育行動については，肯定的養育行動の下位因子である「関与・見守り」の得点が有意に低く，否定的養育行動の下位因子である「厳しい叱責・体罰」の得点が有意に高いことが報告されている[2]。また，児の問題行動との関連については，「関与・見守り」養育行動は児の問題行動を抑制する傾向があり，逆に「厳しい叱責・体罰」は問題行動を促進する効果をもつことが報告されている。

第2章 評価方法の実際

5 環境因子

参考文献

1) 伊藤大幸, ほか: 肯定的・否定的養育行動尺度の開発: 因子構造および構成概念妥当性の検証. 発達心理学研究, 25(3): 221-231, 2014.
2) 足立匡基, ほか: 親の肯定的・否定的養育行動と発達障害児の向社会的行動および内在化・外在化問題との関連. 発達研究: 発達科学研究教育センター紀要, 30: 157-162, 2016.

（浅野大喜）

第2章 **5 環境因子** 家族の思いを評価しよう

③ **MPOC**
MPOC : Measure of Processes of Care

目的
児が受けている医療に対して親がどのように感じているかを評価する。

対象と年齢
MPOC-56とMPOC-20の対象者は病気や障害がある児の親。MPOC-SPは病気や障害がある児に関わっている医療者。児の疾患や障害，年齢は問わない。

特徴
医療者による家族を中心とした姿勢や行動を親が評価する質問紙評価法である[1]。56個の質問項目からなるMPOC-56[2]，それを20個の質問項目に短縮した簡易版であるMPOC-20[3]，医療者が自分自身どれくらい家族を中心として行動しているか評価するMPOC for Service Providers (MPOC-SP)[4] の3種類ある。MPOCは国際的に広く使用されていて，現在MPOC-56は7言語，MPOC-20は20言語，MPOC-SPは15言語で使用でき[5]，そのすべてに日本語版が存在する。

測定時間
MPOC-56で15〜20分程度，MPOC-20で5分程度，MPOC-SPで10分程度。

信頼性と妥当性
あり

方法
親に質問紙を配布し，記入してもらうことで評価する。

質問紙はカナダのマクマスター大学にあるCanChild研究センターのWebサイト上からPDFファイルをダウンロードする。料金はMPOC-56，MPOC-20，MPOC-SPともに＄99（2019年3月現在）[5]。

決まりごと

MPOC-56とMPOC-20の質問は，「過去1年間に，あなたのお子さんと関わっているスタッフは……」もしくは「過去1年間に，あなたのお子さんが利用している施設では……」，MPOC-SPは「過去1年間に，あなたはどれくらい……」もしくは「過去1年間に，あなたやあなたが働く施設ではどれくらい……」ではじまり，質問項目がどれくらいあてはまるか7段階（7＝「非常によくあてはまる」，6＝「よくあてはまる」，5＝「まあまああてはまる」，4＝「あてはまる」，3＝「たまにあてはまる」，2＝「ごくたまにあてはまる」，1＝「まったくあてはまら

ない」）で回答する。もし質問にあてはまるような経験がない場合や不明の場合は0＝「該当なし」と回答する。MPOC-56とMPOC-20は，質問項目が5つの領域，「励ましと協力」，「全般的な情報提供」，「子どもに関する情報提供」，「対等で包括的な関わり」，「尊重と支え」に分けられる（表1）。MPOC-SPは27個の質問項目が「思いやり」，「全般的な情報提供」，「子どもに関する情報提供」，「敬意ある対応」の4領域に分けられる（表2）。得点はそれぞれの領域ごとに平均を算出し，1.00から7.00の範囲で得点する。合計得点は使用しない。

表1　MPOC-56とMPOC-20の質問項目の数と例

領域	質問項目数		質問項目の例
	MPOC-56	MPOC-20	
励ましと協力	16	3	治療方法の選択について十分な説明をしてくれますか？
全般的な情報提供	9	5	施設や住んでいる地域で受けられる他のサービスについての情報を与えてくれますか？
子どもに関する情報提供	5	3	お子さんが受けている治療について説明してくれますか？
対等で包括的な関わり	17	4	スタッフの少なくともひとりは長い期間あなたたちと関わってくれていますか？
尊重と支え	9	5	忙しさを感じさせずにあなたと話す時間を十分にもってくれますか？

MPOC；Measure of Processes of Care

表2　MPOC-SPの質問項目の数と例

領域	質問項目数	質問項目の例
思いやり	10	親や子どもに前向きな意見を言ったり励ましたりしていますか？
全般的な情報提供	5	子どもの障害／病気があるという事実を受け入れ，乗り越えていけるように親を支えていますか？
子どもに関する情報提供	3	親に検査や評価の結果を伝えていますか？
敬意ある対応	9	親にとって大切なことを話す機会をつくっていますか？

MPOC-SP：Measure of Processes of Care for Service Providers

対象者と測定環境の注意点

MPOC-56とMPOC-20は，特定の医療者個人を評価するものではなく，施設から受けている医療全般を評価する。しかし，質問には医療者の態度や言葉を評価する内容の項目があり，回答する親が担当の医療者に気を使ってしまう可能性がある。客観的な評価のためには，匿名性や回答者の特定がされないことを保証するなどの工夫が必要である。

検査の概要

1995年にCanChild研究センターのKingらによって開発された家族の思いを評価する質問紙式の評価尺度である[1]。家族を中心とした医療を評価できる信頼性と妥当性に優れた評価尺度であり，医療者の態度や言動，施設で提供しているプログラムを評価することができる。誰でも理解しやすい平易な言葉で構成された質問項目からなり，評価者によるインタビューなどを必要とせず，臨床場面だけでなく郵送式の調査にも使用可能である。

信頼性と妥当性

日本語版MPOC-56[6]，MPOC-20[6]，MPOC-SP[7]の信頼性・妥当性を検証した研究によって異文化間妥当性が確認されており，質問項目の内容は日本の療育環境に適している。日本語版MPOC-56とMPOC-20は，内的一貫性（クロンバックのα係数が0.76〜0.94）と再テスト信頼性（級内相関係数がMPOC-56で0.80〜0.89，MPOC-20で0.76〜0.87）が確認されている。また，妥当性として，施設から受けている医療に対する満足度と正の相関，ストレスと負の相関によって併存的妥当性が，さらに因子分析によって5領域の構成概念妥当性が確認されている。日本語版MPOC-SPは，内的一貫性（クロンバックのα係数が0.70〜0.89）と再テスト信頼性（級内相関係数が0.68〜0.95）が確認されている。各質問項目と領域間の相関と領域間の相関によって構成概念妥当性が確認されている。さらに職種による違いがあることが明らかとなっている。

解釈と使用

MPOCとMPOC-SPを用いることで，実施しているプログラムや介入を親と医療者の双方向から評価することができる。また，縦断的調査に使用可能で，疾患や障害の制限はない。

世界的に共通して，「全般的な情報提供」は低く，「尊重と支え」は高く評価される傾向がある。また，施設間での差は「全般的な情報提供」と「子どもに関する情報提供」の領域でみられる[8]ことから，情報提供のあり方が家族を中心とした関わり（Family-Centered Services）の重要なポイントであると考えられる。

MPOC-20とMPOC-SPを使ってNeonatal Intensive Care Unit（NICU）に入院している子どもの親と担当理学療法士を比較した研究[9]では，親は子どもに関する情報を多く提供されているが，理学療法士は十分に提供できていないと感じており，親と理学療法士のFamily-Centered Servicesの感じ方にはギャップが存在した。

参考文献

1) King S, et al.: The Measure of Processes of Care: A means to assess family-centred behaviours of health care providers. Hamilton, ON: McMaster University, Neurodevelopmental Clinical Research Unit, 1995.
2) King S, et al.: Parents' perceptions of caregiving: development and validation of a measure of processes. Dev Med Child Neurol 38(9): 757-772, 1996.
3) King S, et al.: Evaluating health service delivery to children with chronic conditions and their families: development of a refined Measure of Processes of Care(MPOC-20). Children's Health Care, 33(1): 35-57, 2004.
4) Woodside J, et al.: Family-centered service: developing and validating a self-assessment tool for pediatric service providers. Children's Health Care, 30(3): 237-252, 2001.
5) Shop CanChild: (https://www.canchild.ca/en/shop, 2019年3月27日閲覧).
6) Himuro N, et al.: Measurement of family-centred care: translation, adaptation and validation of the Measure of Processes of Care(MPOC-56 and -20) for use in Japan. Child Care Health Dev, 39(3): 358-365, 2013.
7) Himuro N, et al.: Measurement of family-centered care in the neonatal intensive care unit and professional background. J Perinatol, 35(4): 284-289, 2015.
8) King GA, et al: Evaluation family-centred service using a measure of parents' perceptions. Child Care Health Dev, 23(1): 47-62, 1997.
9) Miyagishima S, et al.: Family-centered care for preterm infants: parent and physical therapist perceptions. Pediatr Int, 59(6): 698-703, 2017.

（樋室伸顕）

4 足底挿板，短下肢装具作製に必要な評価

第2章 5 環境因子　装具作製前に身体の評価をしよう

目的	特徴	対象と年齢
適した下肢装具（足底挿板，短下肢装具）の提供。	複数の評価法の組み合わせによる総合的な評価。	疾患は問わずすべての年齢。

注意点
立位姿勢だけでなく，片脚立位や背臥位のアライメント評価も行う。
関節可動域も複数の方法を組み合わせて計測する

測定時間
30分〜1時間

装具作製前後に必要な複数の評価ポイント

医師の指示のもと理学療法士が装具作製に立ち会う機会が多くある。足底挿板（インソール），短下肢装具作製時に必要な評価を解説する。

装具作製前評価

立位アライメント評価（表1）

前額面で頭部，体幹，骨盤の相対的な位置関係，各部位の左右差，股関節内転・外転，膝蓋骨正面の向き（内向き，前向き，外向き），膝関節内反・外反，下腿正面の向き（内向き，前向き，外向き），足関節内反・外反，踵骨の内側への傾斜（pronation）・外側への傾斜（supination），つま先の向き（内向き，前向き，外向き），too many toes signの有無の確認を行う。
矢状面では，頚椎・胸椎・腰椎の前弯・後弯の状況，重心線に対する頭部・胸郭・骨盤の位置，骨盤の前傾・後傾，膝関節（伸展位，屈曲位，過伸展），足関節（底屈，背屈）を確認する。
水平面では，頭部・胸郭・骨盤の回旋，肩の前突・後退，股関節内旋・外旋を確認する。

表1 立位アライメント

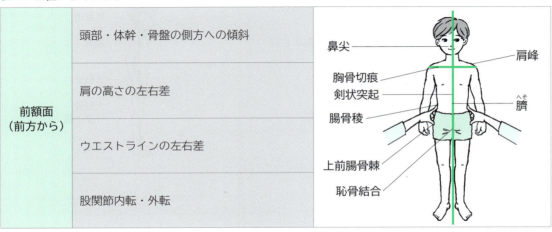

前額面 （前方から）	頭部・体幹・骨盤の側方への傾斜
	肩の高さの左右差
	ウエストラインの左右差
	股関節内転・外転

前額面 （前方から）	膝蓋骨正面の向き（内向き，前向き，外向き） knees facing inwards, forwards, outwards	
	膝関節内反・外反	
	下腿正面の向き（内向き，前向き，外向き）	
	足関節内反・外反	
	つま先の向き（内向き，前向き，外向き）	
前額面 （後方から）	頭部・体幹・骨盤の側方への傾斜	
	肩甲骨の高さの左右差	
	ウエストラインの左右差	
	股関節内転・外転	
	膝関節内反・外反	
	踵骨の傾斜 内側（pronation）・外側（supination）	
	leg-heel angle（LHA，下腿軸と踵の角度）	
	too many toes signの有無	
矢状面	頸椎・胸椎・腰椎の前弯・後弯の状況	
	重心線に対する頭部・胸郭・骨盤の位置	
	骨盤の前傾・後傾	
	膝関節（伸展位，屈曲位，過伸展）	
	足関節（底屈，背屈）	
水平面	頭部・胸郭・骨盤の回旋	
	肩の前突・後退	
	股関節内旋・外旋	

片脚立位アライメント評価（表2）

片脚立位では，頭部，体幹の位置，骨盤の傾斜と側方偏位，股関節内外旋，膝蓋骨正面の向き，つま先の向きの確認をする。

表2　片脚立位アライメント

前額面	頭部・体幹の位置	
	骨盤の傾斜と側方偏位	
	股関節内旋・外旋	
	膝蓋骨正面の向き（内向き，前向き，外向き）	
	膝関節内反・外反 knees facing inwards, forwards, outwards	
	下腿正面の向き（内向き，前向き，外向き）	
	足関節内反・外反	
	つま先の向き（内向き，前向き，外向き）	

歩容（表3）

ランチョ・ロス・アミーゴ方式の歩行周期による観察による歩行分析（Observational Gait Analysis）を行う。歩行周期の中で正常からの逸脱がある部分を運動学的に考察する。
また異常歩行（abnormalities of gait and mobility：ICD10 R26歩行および移動の異常を参照）の確認、うちわ歩行（in-toeing gait），そとわ歩行（out-toeing gait）などの確認も行う。

表3　歩容

歩行分析	ランチョ・ロス・アミーゴ方式による歩行周期	
つま先の向き	正中（normal gait） うちわ歩行（in-toeing gait）， そとわ歩行（out-toeing gait）	

背臥位での下肢アライメント評価（表4）

股関節屈曲・膝関節屈曲位から股関節伸展・膝関節伸展位に他動的に動かし，動きの中での股関節内旋・外旋，股関節内転・外転，下腿内捻・外捻，つま先内向き・外向きの変化を確認する。

表4　背臥位での下肢アライメント

股関節・膝関節屈曲位	股関節内旋・外旋	屈曲位から伸展位に他動的に動かし，動きの中で各部位がどのように変化するか評価する。
	股関節内転・外転	
	下腿内捻・外捻	
	つま先内向き・外向き	
股関節・膝関節伸展位	股関節内旋・外旋	
	股関節内転・外転	
	下腿内捻・外捻	
	つま先内向き・外向き	

関節可動域（表5）

関節可動域は日本整形外科学会のものに加え，腹臥位での股関節内旋・外旋（歩行時の股関節アライメント），thigh-foot角（大腿軸-足軸角：下腿の内捻・外捻）を計測し，歩行時の下肢内旋・外旋に強い影響を与えている箇所を判定する。

下肢の筋短縮については膝窩角（popliteal angle），足関節背屈（膝関節伸展位と膝関節屈曲位）を計測し，ハムストリングス，腓腹筋，ヒラメ筋の評価を行う。

表5　関節可動域

股関節内旋・外旋 （腹臥位）	p.99図3参照
thigh-foot角 （大腿軸-足軸）	p.100図7参照
膝窩角 （popliteal angle）	p.99図5参照
足関節背屈	膝関節屈曲位での足関節背屈DKF p.115参照
	膝関節伸展位での足関節背屈DKE p.114参照

足部の評価（表6）

足趾と足関節の随意運動，内転中足（metatarsus adductus）の評価，（踵二等分線：heel bisector line），足部アーチ（内側縦アーチ，外側縦アーチ，横アーチ）の非荷重時と荷重時の評価，フットプリンターでの評価，皮膚状態・足爪の評価を行う。

表6　足部の評価

足趾の随意運動（屈曲・伸展）	
足関節の随意運動（底屈・背屈，内返し・外返し）	
内転中足の評価 （踵二等分線：heel bisector line）	
足部アーチの評価	内側縦アーチ非荷重時と荷重時
	外側縦アーチ非荷重時と荷重時
	横アーチ非荷重時と荷重時
フットプリンターでの評価	足底での荷重分布
皮膚状態の評価	骨突出部位や荷重部位の皮膚の肥厚，発赤，色素沈着，胼胝など
足爪の評価	巻爪，陥入爪，割れ，爪周囲の発赤など

上記の評価を総合的に判断し，目的に合わせた適切なインソールや靴（市販のインソール，市販のハイカットシューズ），または装具（足底挿板，靴型装具，プラスチック製AFO，金属支柱付きAFO，カーボン支柱付きAFO）を選択する。

ダウン症やいわゆる発達障害などをもち，低緊張を呈し，足部から下腿のアライメントが崩れているケースについては，程度によっては市販のインソールやハイカットシューズでの対応が可能となる。しかし，極端な左右差がある場合や重度の扁平足，LHAの大きな傾きがある場合は，医師の処方によりインソールや靴型装具の作製が必要となる。

脳性麻痺などの痙縮を伴う運動障害がある場合は，観察による歩行分析が重要となる。

正常からの逸脱が歩行周期のどの部分で生じるか，どのような逸脱がみられるか，逸脱の原因となる関節や筋はどこなのかを各種アライメント評価や関節可動域測定，筋緊張評価，足部の評価を合わせて行うことで，適切な装具の選択を行うことができると考えられる。

その他の情報収集として，使用場面が自宅なのか，幼稚園・保育園や学校なのか。屋内用なのか屋外用なのか。脱ぎ履きを自分で行うのか介助者が行うのかなどの情報も必要となる。

装具仮合せと完成時の評価

装具の形状，装具のサイズ，装具の適合（フィッティング）を確認する。装具の使用により目的を達成できたかを立位アライメント，片脚立位アライメント，歩容を評価して確認する。20〜30分程度装着し足底での荷重分布の確認，皮膚状態の確認（発赤の有無），疼痛の確認を行う。1回の使用時間も短時間（30分程度）での足部チェックから開始し，トラブルが発生しないことが確認できてから使用時間を徐々に延長する。幼児から学童にかけては足のサイズ変化が大きいので6カ月に1度程度のサイズ評価も継続して行う。

参考文献

1) 日本義肢装具学会, 監修, 飛松好子, ほか編集: 装具学 第4版. 医歯薬出版, 2013.
2) 松澤　正, ほか: 理学療法評価学 第6版. 金原出版, 2018.
3) 日本リハビリテーション医学会, 監修: 脳性麻痺リハビリテーションガイドライン 第2版. 金原出版, 2014.
4) 全国肢体不自由児施設運営協議会, 編: 障害児の包括的評価表マニュアルーJASPERの実践的活用法. 2006.
5) Bower E, 著, 上杉雅之, 訳: 脳性まひ児の家庭療育 原著第4版. 医歯薬出版, 2014.
6) Kirsten Gotz‐Neumann 著, 月城慶一, ほか訳: 観察による歩行分析. 医学書院, 2005.
7) 厚生労働省: 補装具費の種目, 購入等に要する費用の額の算定等に関する基準. 平成30年3月23日厚生労働省告示第121号, 2018.
8) 日本足の外科学会 編: 足の外科学会用語集 第3版. 2017.
9) Hoppenfeld S, 著, 野島元雄, 監訳: 図解 四肢と脊椎の診かた. 医歯薬出版, 1984.
10) 入谷誠, ほか: 足部の内, 外反が下肢アライメントに及ぼす影響. 理学療法学, 16: 323-330, 1989.
11) Bleck EE: Metatarsus adductus: classification and relationship to outcomes of treatment. J Pediatr Orthop, 1983.

（樋口　滋）

第2章 **5 環境因子** 車椅子選択のために総合的な評価をしよう

5 車椅子の評価

目的	特徴	対象と年齢
適した車椅子の提供。	複数の評価法とハンドリングによる評価。	疾患は問わずすべての年齢

注意点	測定時間	信頼性と妥当性
心身機能・構造だけでなく，車椅子を使用してどのように活動し，どのように参加するのかを想定して評価を行う。	30分〜1時間程度	一部評価にあり

方法

車椅子は補装具の一つであり，適合した車椅子を作製するためには医師による医学的判定と処方が必要となる。小児分野では，医師の指示のもとセラピストが関わることも多い。
患者，利用者に適した車椅子を提供するために必要なセラピストの介入と，使用する評価方法について時系列に沿って解説する。

関連機能とチェックポイント

作製ニーズの発生

車椅子の作製ニーズの発生は大きく以下の4つに分けられる。① 初めての作製，② 成長または変形・拘縮の進行による不適合，③ 耐用年数超過による更新，④ もう一台必要になった時（屋内用・屋外用や自宅用・学校用）。
ニーズの発生元は本人，家族，学校教諭，施設職員，医師，看護師，セラピストなど多岐にわたる。

情報収集

作製ニーズを把握したのち，情報収集を開始する。車椅子の使用目的と用途（活動性の向上，姿勢保持機能の向上，食事場面での課題解決，呼吸の困難さの軽減など），使用環境（自宅，学校，施設，屋内，屋外，車載の有無など）により必要な機能や構造が決まってくる。

理学療法評価

全体像と健康状態（PEDI，LIFE），筋緊張（MTS，MAS），変形・拘縮評価（X線画像評価，側弯，ROM計測，JASPER変形・拘縮スコア），運動機能評価（GMFCS，GMFM）を行う。

現在使用している車椅子の評価

現在使用している車椅子がある場合，その車椅子の評価を行う。車椅子の機能，姿勢保持の機能（クッション類，ベルト類），付属品の種類。身体寸法（座底長，座位殿幅，座位下腿長，肩幅など）と車椅子寸法（シート奥行き，座シート幅，フット・レッグサポート長さ，背シート幅など）の計測（図1）。
車椅子上での座位アライメント評価，前額面，矢状面，水平面での頭部，肩，体幹，骨盤，大腿，下腿のアライメントを評価する〔Seated postural control measure（SPCM），

図1

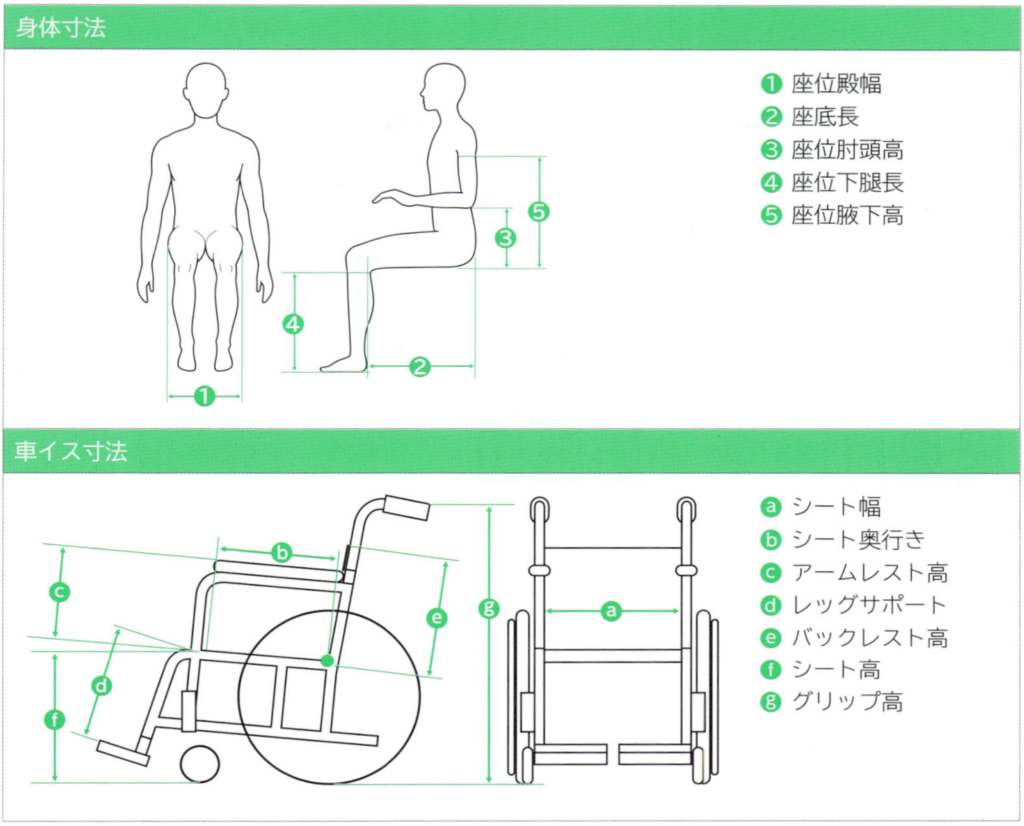

身体寸法

❶ 座位殿幅
❷ 座底長
❸ 座位肘頭高
❹ 座位下腿長
❺ 座位腋下高

車イス寸法

ⓐ シート幅
ⓑ シート奥行き
ⓒ アームレスト高
ⓓ レッグサポート
ⓔ バックレスト高
ⓕ シート高
ⓖ グリップ高

（公益財団法人テクノエイド協会http://www.techno-aids.or.jp/taisdoc/leaf_whch/leaf_whch2.shtmlより引用）

Alignment Section など〕。
全体的な適合・不適合のチェックと不適合が生じている箇所のリストアップを行う。

座位姿勢評価

関節可動域計測（JASPER変形・拘縮スコア）をもとに，どのような座位姿勢が可能か仮説を立て，マット評価で骨盤の可動性を確認し，従重力位での座位姿勢イメージを固める。その後抗重力位での座位（車椅子を想定した端座位）で座位保持能力（アライメント，バランス反応，Hoffer分類：JSSC版，level of sitting scale：LSS）や特徴的な姿勢の崩れ，各部位への荷重状況（大腿，骨盤，背部）を評価する（表1）。介助方向や介助量についても評価を行う。

新たに作製する車椅子の座位姿勢を検討し，イメージを固める

座位姿勢評価をもとに，車椅子の目的と用途に適した座位姿勢を検討する。介助部位，介助方向，介助量を変化させ，姿勢の変化を確認する。姿勢の変化に伴い，各部位の荷重状況の変化も評価する（触診による評価または簡易な圧測定器による評価）。

車椅子フレームの背-座角やリクライニング角度，ティルト角度の評価を行う。

可能であれば複数のセラピスト（ハンドリング，ハンドリング補助，外部からの観察）による座位姿勢における適切な構えの検討（ポスチュアリングミーティング ☞ p.306参照）を実施する。人数の確保が難しい場合は，姿勢矯正用鏡などを使用して姿勢の変化を確認する。

表1 Hoffer座位能力分類の評価基準

座位能力 1	座位能力 2	座位能力 3
手の支持なしで座位可能 端座位にて手の支持なしで30秒間座位保持可能な状態。	**手の支持で座位可能** 身体を支えるために，両手または片手で座面を支持して，30秒間座位保持可能な状態。	**座位不能** 両手または片手で座面を支持しても，座位姿勢を保持できず，倒れていく状態。

(特定非営利活動法人日本シーティング・コンサルタント協会https://seating-consultants.org/study/assessment/hohherjssc/ より引用)

作製業者の選択

複数の作製業者から選択できる場合は，作製方法や扱える商品，アフターフォローの状況などから適した業者を選択する。そのとき，本人，家族との関係性の築きやすさも考慮する。

座位姿勢と車椅子のイメージを共有する

本人，家族，業者，教員，医師，看護スタッフ，支援スタッフなど関係するチーム全員で，新しい座位姿勢と新しい車椅子のイメージを共有する。

デモンストレーションの実施

新しい車椅子が既製品であれば業者を通じて試乗車を手配し，デモンストレーションを実施する。

採寸

採寸は業者のみに任せず，検討した座位姿勢になるように連携と意思疎通を行う。オーダー表や採寸表を相互に確認し，抜けや漏れがないように相互にチェックを行う。

付属品の選定

付属品は姿勢保持に関わる部分，乗り心地に関わる部分，本人の使い勝手に関わる部分，介助者の使い勝手に関わる部分，安全性や利便性に関わる部分がある。車椅子の使用目的と用途，また使用環境に適したものを選定する。
ここまでで得た情報や寸法などのデータ，選択した機能や付属品などを医師に伝え，処方の参考にしてもらう。

デザインの選定

車椅子フレームやシート類，クッションカバーなどの色や柄を選定する。本人や家族に主体的に選択してもらうように配慮する。

意見書と処方箋，見積書とマスターカードを作成し申請する

医学的判定に必要な意見書と車椅子処方箋は医師が作成し，処方箋と採寸表をもとに業者が見積書とマスターカードを作成する。
申請は本人または家族が行う。

仮合せ

申請が受理され支給券が発行されると，工場での車椅子の作製が始まる。「仮合わせ」は完成前の最終チェックとなるため，漏れがないように注意して丁寧に行う。仮合わせは必要に応じて複数回実施することもある。

基本的には車椅子フレームが完成した状態で，姿勢保持に関連するクッション類やパッド類，ベルト類の仮合せを行うが，車椅子フレームの寸法などに不安がある場合（収納スペースの問題や自家用車での運搬，折りたたみ時の寸法など）はフレームの仮合せが行えるように業者に依頼しておく。

車椅子上の座位姿勢の評価，身体寸法・車椅子寸法の確認，付属品の確認，乗車後の本人の皮膚状態の確認，サイズ感（使用環境に適しているか，取り回しや操作性，車載や収納）の確認を行う。

不都合な部分がある場合は，修正を依頼し再度仮合せを行う。問題がない場合は業者に完成を依頼する。

完成・納品

納品時は仮合せと同様のチェックを実施した上でフレームのガタつき，ブレーキの効き具合，ベルトの長さ，パッド類の位置，外傷につながりそうな箇所の確認と対策を行う。

可能であれば本人とともに，主に使用する介護者も納品に立ち会ってもらい，使用方法のレクチャーを受けてもらう。

納品後のチェックポイント

納品後もチェックは継続する。特に納品直後は皮膚トラブルや外傷が発生しやすいのでこまめにチェックや聞き取り（姿勢の崩れや変化のチェック，皮膚トラブルの有無のチェック，不具合の確認，「使えている」かどうか，「使用感」はどうか）を行う。

18歳以下の場合は半年〜1年ごとにサイズのチェックを実施する。

また，カバー，ベルト，タイヤ，キャスター，クッションなど消耗する部品の劣化のチェックも行う。

より知りたい方は参考文献を参照されたい。

参考文献

1) 澤村誠志，ほか 監，日本車椅子シーティング協会 編: 車いす・シーティングの理論と実践，はる書房，2014.
2) 光野有次，ほか: シーティング入門，中央法規出版，2007.
3) Bengt Engström 著，高橋正樹，ほか 訳: からだにやさしい車椅子のすすめ―車椅子ハンドブック，三輪書店，1994.
4) Eva Bower 著，上杉雅之 訳: 脳性まひ児の家庭療育，原著第4版，医歯薬出版，2014.
5) 新田 収，ほか: 小児・発達期の包括的アプローチ　PT・OTのための実践的リハビリテーション，文光堂，2013.
6) 日本肢体不自由児協会編集委員会: 障害児の医療・福祉・教育の手引き (医療編・教育編)，日本肢体不自由児協会，2006.
7) 江草安彦 監，岡田喜篤，ほか 編: 重症心身障害療育マニュアル　第2版，医歯薬出，2005.
8) 伊藤 利之，ほか 編: 補装具費支給事務ガイドブック (平成30年度告示改正対応版)，テクノエイド協会，2018.
9) 厚生労働省: 補装具費の種目，購入等に要する費用の額の算定等に関する基準，平成30年3月23日厚生労働省告示第121号，2018.
10) 厚生労働省社会・援護局: 障害者の日常生活及び社会生活を総合的に支援するための法律に基づく補装具費の種目，購入等に要する費用の額の算定等に関する基準に係る完成用部品の指定について，障発0331第6号　平成27年3月31日，2015.
11) 全国肢体不自由児施設運営協議会，編: 障害児の包括的評価表マニュアル―JASPERの実践的活用法，2006.
12) Debra Field, et al.: Clinical tools that measure sitting posture, seated postural control or functional abilities in children with motor impairments: a systematic review . Clinical Rehabilitation, 27: 994-1004, 2013.
13) Fife SE, et al.: Development of a clinical measure of postural control for assessment of adaptive seating in children with neuromotor disabilities. Phys Ther, 71: 981-993, 1991.
14) Field DA, et al.: Responsiveness of the Seated Postural Control Measure and the Level of Sitting Scale in children with neuromotor disorders. Disabil Rehabil Assist Technol, 6: 473-482, 2011.

（樋口 滋）

第2章 **5 環境因子** 座位保持能力に見合った補助装置を選定しよう

⑥ 座位保持装置

目的

自力での座位保持が困難な対象者に，適切な外的支持を行うことで安定した座位保持を実現し，対象者の活動および発達を促進する補助装置。

種類

モジュラー型
モールド型
シート張り調整型

対象と年齢

疾患を問わず，一般的な椅子に支持なしで座ることが困難な対象者。

特徴

座位姿勢において支持を適切に過不足なく行うことで，休息や活動の拡大を図る。自力での座位保持が困難であるために，その後の発達に必要となる要因が得られずにいる対象者を支援できる。座位保持の機会を保つことにより身体活動量が確保され，生理的機能や筋骨格系の機能維持につながる。

方法

対象者により重症度や臨床像，身体各部位の形状や寸法が異なっているため，座位保持装置の作製や調整にはそれぞれの特徴に合わせた個別対応が求められる。その内容は心身機能・身体構造はもちろん，活動や参加，背景因子に関わる面まで詳細な評価を必要とする。

適合の良くない座位保持装置を使用し続けると，局所的な圧迫により褥瘡などの皮膚トラブルを引き起こすリスクが増加するため，乗車後に支持部と接触していた皮膚に持続する発赤や変色がないかをチェックする。

適合が良好であっても，必要以上に乗車し続けることは同一姿勢保持の強制につながり苦痛を生じさせかねない。対象者の様子を評価したうえで適正な使用時間を設定する。

健康な成人であっても，端座位において座り直しにより除圧を行っても15分程度で座圧が元に戻る[1]とされるため，乗車中もこまめに除圧を行う必要があることを主な使用者または介助者に情報提供する。また，リクライニング機構やティルト機構などを用いて，体圧の分散を図る必要性も併せて考慮する。

作製を決めてから完成するまでには時間を要するため，時間に余裕のある作製スケジュールを心掛ける。

納品後に生じた問題に対するアフターフォローの範囲も作製業者に確認する[2]。

成長による体格の変化，成人期以降における肥満や変形の進行などに対して再調整を適宜行い，調整が困難な場合は修理や新規作製を検討する。

修理や新規作製にあたっては，補装具費支給制度の申請先である自治体によって再申請までの期間などが異なるため，事前に想定している申請が可能であるかを確認する。

種類

- モジュラー型：あらかじめ規格に沿って作製された部品の寸法や角度を変えながら組み合わせることで，対象者の必要としている支持を実現する。
- モールド型：採型・採寸により身体の曲面形状に合わせた身体支持部（バックサポートやシートなど）を成形することで，対象者の必要としている支持を実現する。
- シート張り調整型：左右のフレームに渡したシートやベルトを張り出したり，たわませたりしながら背面の支持を実現する。場合によってはインナーパッドを配置し，身体の側方が支持面となるようにすることもある。
- それぞれの種類の利点を組み合わせて作製する場合もある（図1，2）。

図1　モジュラー型とモールド型の組み合わせ

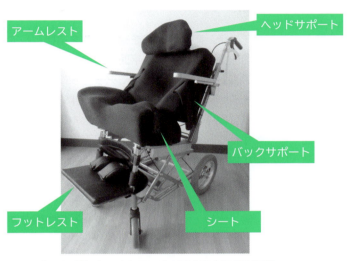

a　モジュラー型フレームにモールド型身体支持部を搭載

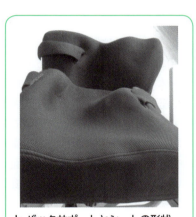

b　バックサポートとシートの形状
モールドの形状から左凸の脊柱側弯と右側への風に吹かれた股関節変形に合わせていることがわかる（ヘッドサポートを外して上方から撮影）

図2　シート張り調整型とモールド型の組み合わせ

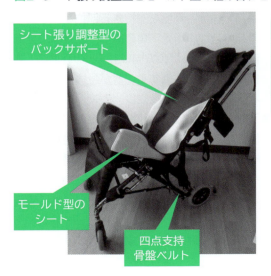

対象者の状況
- 背臥位姿勢，座位姿勢ともに全身的な伸展が強く，はさみ脚肢位が顕著になる。脊柱側弯はなく，胸郭変形などもみられない。
- 座位姿勢においては，股関節の深屈曲位を保持することで安定する。

- バックサポートは張り調整になっており，骨盤後面から腰椎部にかけてはインナーパッドにより左右対称に側方支持が形成されている。
- シートは骨盤の前方滑りに対してエッジ（段差）を設けている。
- 座位姿勢で全身の強い伸展とそれに伴う両股関節の内転がみられるため，両大腿間を盛り上げてモールドし，骨盤を強く固定できる四点支持骨盤ベルトにより対応している。

作製する前の評価

- 作製したものの，乗車方法が煩雑，小回りが利かないなどの理由から利用されなくなっていくことを避けるため，作製前に使用する環境とニーズを評価する。
- 実際に使用する場所，保管する場所，移動する際の動線などを確認し，サイズや重量が適切かどうかを評価する。
- 事前に対象者の日常生活を想定して，必要となる部品を確認しておく（カットアウトテーブルや人工呼吸器搭載台，点滴ポールなど）。
- 身体支持部との接触空間では熱がこもりやすく，発汗の多い対象者では乗車することで不快感につながる場合もある。身体支持部に保冷剤を入れるスペースを作ったり，接触空間に湿気を排気するファンを取り付けたりする必要性を検討する。

作製に向けた座位機能の評価

- セラピストが対象者を抱っこして座位姿勢保持に必要な支持を評価する（図3）。
- 身体が大きく抱っこが難しい対象者では，介助座位において必要な支持を評価する。
- 可能な限り左右の坐骨に均等に荷重しながら両側の上前腸骨棘および上後腸骨棘を結ぶ面を指標として，前額面，矢状面，水平面において対象者の骨盤を中間位に近づけるように調整する。

図3　抱っこによる座位姿勢の検討

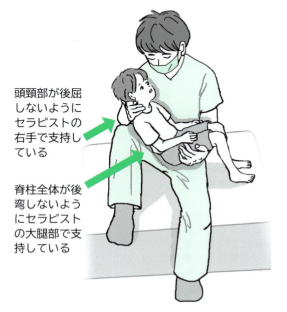

頭頸部が後屈しないようにセラピストの右手で支持している

脊柱全体が後弯しないようにセラピストの大腿部で支持している

※骨盤，体幹，頭部が同一直線上に位置するように全身的なバランスがとれた座位姿勢を検討する

- その後，両側の肩峰を結んだ線を指標として前額面，矢状面，水平面において体幹が骨盤の直上に位置するようにアライメントを調整する。肩甲骨のアライメントが非対称である場合には指標が傾くことに注意する。
- さらに前額面，矢状面，水平面において頭部が体幹の直上に位置するようにアライメントを調整する。
- アライメント調整は可能な範囲で行い，骨盤・体幹・頭部にアライメント不良が残存する場合は，それを許容したうえで全身のバランスが保てる座位姿勢を検討する。
- 骨盤の前傾角度や股関節の屈曲角度をゆっくりと変化させ，体幹および頭部の空間保持コントロールが可能な範囲を評価する。
- 頭部・体幹・骨盤を支持する部位となる後頭隆起付近や肩甲骨下角の直下，仙骨部，坐骨部を中心に，「どの方向に」，「どの程度の」支持が必要かを評価することが身体支持部の形状を考えるうえで役立つ。
- 下肢については股関節および膝関節が90°屈曲位で足関節は底背屈中間位，足底全接地を目指すが，可動域制限を有する場合は過度な矯正は避け，下腿から足底を支持するサポートを後方へ引き込めるような形状にする（図4）。
- 全身的な伸展が強い対象者では，骨盤を強く固定することで座位姿勢が安定する場合があ

る。その際には骨盤が前方に突出する向きに相対するようにして骨盤パッドおよびベルトを取り付ける。
- 上肢を軽く持ち上げた際に上部体幹や頭部の安定性が向上する場合は，カットアウトテーブルや腕置きなどを取り付けて上肢の重さを除去する。
- 上肢活動の向上を使用目的とする場合は，骨盤・体幹・頭部のアライメント調整がリーチ範囲の拡大や重心移動のスムーズさなどにつながるかを評価する。

図4 下肢の後方への引き込みへの対応

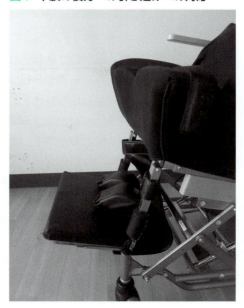

・膝関節の伸展制限が存在するため，シートの前縁部は後方に傾斜している。
・後方に偏位する踵部が衝突しないように保護カバーをたわませて後方に逃がすスペースをつくっている。
・足部の凹足変形に合わせて足底全体を支持するクッションを配置している。

関連機能とチェックポイント

- 座位姿勢におけるアライメントを調整することにより，体幹・頸部・頭部が協調的に運動しやすい状態になることが想定される。その結果として上肢機能のほかに，呼吸機能や嚥下運動，眼球運動のコントロールなどの向上が想定される。
- 対象者が行っている日常生活全般に目を向け，座位保持装置の使用でADLやQOLの向上が見込める動作に関しては，積極的に活用して前後の変化について評価する。

解釈と使用

作製の実際

- 座位機能の評価結果に基づいて作製された座位保持装置の仮合わせを行い、生活場面での仮使用を繰り返しながら調整を行っていく。
- 身体支持部の形状は可能な限り身体との接触面を広くとるトータルコンタクトを基本とする。しかし，アテトーゼ型脳性麻痺などで体動が激しい対象者ではトータルコンタクトは固定の強い姿勢となりやすいため[3]，シート張り調整型の適応を検討する。
- フィッティングの段階では座位保持装置に乗車した後，対象者の身体と座位保持装置との間に手掌を差し入れて支持面が広く保たれているかを評価する。
- 支持面となるべき場所に空間が生じている場合は，空間の形状に合わせたクッションを盛り足し，支持面となるべき場所で接触圧が強すぎる場合はクッションを削る，当該部位を柔らかい素材に置き換えることなどで対応する。
- 対象者の股関節屈曲の可動域に対して過度な屈曲を強制している場合，大腿骨の遠位端に荷重が集中し骨折のリスクが増加するため，坐骨にしっかりと荷重されているか手掌を差し入れて評価する。
- ヘッドサポートは体幹に対する頭部のアライメントを適切に支持する役割を果たす。良好なアライメントに支持ができていると，呼吸が深くなり全身的なリラックスが得られる。
- ヘッドサポートの形状は後頭隆起を挟むようにサポートし，必要に応じて頸部を支持するネックサポートまで一体化した形状にする。
- 乗車直後は全身的に良好なアライメントを保ち，表情が穏やかであっても，時間経過とともにアライメントの崩れや表情の変化がみられることがある。一定の間隔で乗車姿勢を前方，側方，上方から写真撮影して経時変化をとらえる。
- 上肢活動の向上を使用目的とする場合，予測された上肢動作の変化がみられるか，机を取り付ける高さは適切かなどについて評価する。

座位保持装置の効果

脳性麻痺[4]

- 「座位姿勢コントロール機能に好影響を与えるので，座位保持装置の使用は勧められる（推奨グレードA：行うよう強く勧められる）。」
- 「前傾したシートは上肢機能を高めるので勧められる（推奨グレードA：行うよう強く勧められる）。」
- 「粗大運動能力が高い児では，特別な座位保持装置の使用は行ってもよいが，上肢機能に関して十分な科学的根拠がないことに留意する必要がある（推奨グレードC1：行うことを考慮してもよいが，十分な科学的根拠はない）。」
- 「歩行不能児においては，後傾したシートが坐骨結節下の圧力を減少させるので勧められる（推奨グレードB：行うよう勧められる）。」

デュシェンヌ型筋ジストロフィー[5]

- 「長距離歩行が困難となったら，車椅子の作製を検討する。移動と良好な座位姿勢保持の継続のため，車椅子・電動車椅子・座位保持装置を目的や環境に合わせて使用する（推奨グレードA：行うように強く推奨する，エビデンスレベル[4]）。」

参考文献

1) 繁成　剛, ほか: 姿勢保持装置の概要. 小児から高齢者までの姿勢保持 工学的視点を臨床に活かす, 第2版, p2-11, 医学書院, 2012.
2) 大須田祐亮: 重症心身障害児. 小児理学療法学テキスト　改訂第2版, 細田多穂 監, 田原弘幸, ほか 編, p206-216, 南江堂, 2014.
3) 金子断行: シーティングを考える. 小児の装具療法, MEDICAL REHABILITATION, 179: 57-63, 2015.
4) 中村純人: 座位保持装置, シーティングシステムの効果は？. 脳性麻痺リハビリテーションガイドライン　第2版, 日本リハビリテーション医学会 監, p150-151, 金原出版, 2014.
5) 「デュシェンヌ型筋ジストロフィー診療ガイドライン」作成委員会 編, 日本神経学会, ほか 監: どのような装具, 福祉用具, 環境整備が有効か. デュシェンヌ型筋ジストロフィー診療ガイドライン2014, p50-52, 南江堂, 2014.

（大須田祐亮）

第2章 **6 個人因子** コミュニケーションと交流技能を評価しよう

1 ACIS
Assessment of Communication and International Skills

目的	特徴	対象と年齢
意味のある社会的集団の中でのコミュニケーションと交流の遂行技能を観察によって評価する。	身体性，情報の交換，関係の3領域を観察により測定する。	特定の診断や障害に限定されない。成人を基本とするが，3〜4歳以降の児にも適用可能。

注意点	測定時間	信頼性と妥当性
実際の環境，もしくは可能な限り実際の環境に似せた環境で観察する。	20〜60分程度（観察時間：15〜45分＋評価時間：5〜20分）	あり

方法

観察する環境（活動）を選定するために面接する。 ▸▸▸ 対象の生活に関連があり，意味のある活動を選択する。 ▸▸▸ 活動を観察する。 ▸▸▸ 4点法で評定する。

決まりごと

- 観察中，セラピストは活動の参加者，リーダー，観察者などになれる。
- 介入する際には，どの技能を支援しているかに注意を払う。
- 検査者は観察中記録してもよい。
- 2つの得点で迷った場合は低い点をつける。
- 項目が観察されなかった場合は，N/Sと記入する。
- 各項目の技能は，進行中の社会的行為を支援する（4点）から，社会的行為の受け入れがたい遅延あるいは崩壊を引き起こす（1点）の4点法で採点する。

対象者と測定環境の注意点

コミュニケーションと交流行動は社会的環境の影響を大きく受けるため，ACISを実施する際は，観察する場面の作業形態と社会的集団について十分に考慮する。また，検査の実施には人間作業モデル[1]の概念を理解しておくことが望ましい。

検査の概要

人間作業モデルを理論的背景にし，1998年にForsythらによって開発された[2]。測定する観察状況には，オープンな状況，複数の人がそれぞれの活動を行う場面，共同して作業する場面，1対1の場面があり，それぞれ，自然場面，生活役割を模した場面，生活役割に無関係な場面が設定でき，幅広い文脈で実施することができる。例えば，自然場面でのオープンな状況であれば，職場でのお昼休憩での同僚との交流，生活役割のシミュレーション場面での共同集団であれば，作業療法室で行われる調理プログラムでの，ほかのクライアントとの交流場面などである。

信頼性と妥当性

52名の作業療法士が，117名の対象者にACISを実施した244の評価結果を多相Rasch分析コンピュータプログラムで分析し，良好な内部妥当性と構成概念妥当性，検者内，検者間の信頼性が確認された。

関連機能とチェックポイント

ACISの評定項目（3領域20項目）

身体性	情報の交換	関係
接触する	はっきりと発音する	協業する
見つめる	主張する	従う
ジェスチャーをする	尋ねる	焦点を当てる
位置を変える	かみ合う	関係をとる
正しく向く	表現する	尊重する
姿勢をとる	声の調子を変える	
	披露する	
	話す	
	持続する	

解釈と使用

　ACISの使用者用手引きでは，ACISは今のところ成人を評価するためのみに作成されているが，近年わが国では児への適用が試されている。最初の試みは2006年で，有川らが2名の発達障害児を対象に複数の場面でACISを実施した結果，主訴に関連する評定結果が確認され，児への適用の可能性を指摘している[3]。また，2017年には伊藤らにより，感覚統合療法の効果測定指標の一つにACISが用いられ，発達障害児のACIS合計得点の％換算値は介入後に有意に上昇しており，特に情報の交換領域で改善がみられたことが報告されている[4]。

参考文献

1) Gary Kielhofner 編著, 山田　孝 監訳: 人間作業モデル 理論と応用, 改訂第4版, 協同医書, 2012.
2) Forsyth K, et al. 著, 山田　孝 訳著: A User's Guide to the Assessment of Communication and Interaction Skills(ACIS) Version4.0(コミュニケーションと交流技能評価使用者用手引 第2版). 日本作業行動学会, 2003.
3) 有川真弓, ほか: 軽度発達障害児のACISによる評価の試み. 作業行動研究, 9(1-2): 63-64, 2006.
4) 伊藤 祐子, ほか: 感覚統合療法の効果に関する研究報告　意志およびコミュニケーションと交流技能に着目して. 日本感覚統合学会研究大会プログラム抄録集, 35: 37, 2017.

（有川真弓）

第2章 **6** 個人因子 〔 問題行動を評価しよう 〕

2 CBCL
CBCL：Child Behavior Checklist（児の行動チェックリスト）

目的	特徴	対象と年齢
児の問題行動を評価する。	養育者が回答する。	2〜3歳用と4〜18歳用がある。

注意点	測定時間	信頼性と妥当性
日常生活での困りごとについて評価してもらう。	15〜20分	あり

方法

養育者に質問紙を手渡して記入を求める。

養育者は児の氏名，年齢，生年月日などの一般情報を記入する。

現在から過去6カ月の児の行動について，0：あてはまらない，1：ややまたはときどきあてはまる，2：よくあてはまる，の3段階で質問項目に答える。

回答が得られたら検査者は質問用紙を回収し，スコアリング表をもとに採点する。

決まりごと

養育者が，最近6カ月の児の行動について答える。

対象者と測定環境の注意点

CBCLはネガティブな側面に対する質問で構成されていて，養育者によって評価されるため，養育者の願望が反映されることなく日常生活での困りごとをありのままに評価してもらうことが重要である。

検査の概要

CBCL/4-18は1991年に，CBCL/2-3は1992年にAchenbachによって作成された[1,2]。CBCLは現在，85言語に翻訳され世界中の多くの研究で使用されている。CBCL/2-3日本語版は，1999年に中田らによって[3]，CBCL/4-18日本語版は2001年に井潤らによって作成，標準化された[4]。CBCL/2-3日本語版は100の質問項目，CBCL/4-18は113の質問項目で構成されている。

信頼性と妥当性

日本語版を作成した中田ら，井潤らによって，尺度の内的整合性，再テスト信頼性ともに問題ないことが確認されている。
CBCL/2-3の内的整合性は，内向尺度 $\alpha = 0.82$，外向尺度 $\alpha = 0.87$，総得点の再テスト信頼性は0.92と報告されている。CBCL/4-18の内的整合性については，近年の報告によれば，内向尺度 $\alpha = 0.87$，外向尺度 $\alpha = 0.88$，総合 $\alpha = 0.89$ と報告されている[5]。

チェックポイント

CBCL/2-3

CBCL/2-3は，依存分離，引きこもり，不安神経質，発達，睡眠・食事，攻撃，注意集中，反抗の8つの下位尺度があり，そのうち依存分離，引きこもり，不安神経質の3つの合計を内向尺度，攻撃，注意集中，反抗の3つの合計を外向尺度としている（図1）。

CBCL/4-18

CBCL/4-18は，引きこもり，身体的訴え，不安抑うつ，社会性の問題，思考の問題，注意の問題，非行的行動，攻撃的行動の8つの下位尺度があり，そのうち引きこもり，身体的訴え，不安抑うつの合計を内向尺度，非行的行動，攻撃的行動の合計を外向尺度としている（図2）。

尺度構成

各下位尺度と上位尺度である内向尺度，外向尺度，総得点はすべてT得点（平均50，標準偏差10として換算したもの）として算出される。

図1 CBCL/2-3 日本語版の尺度構成

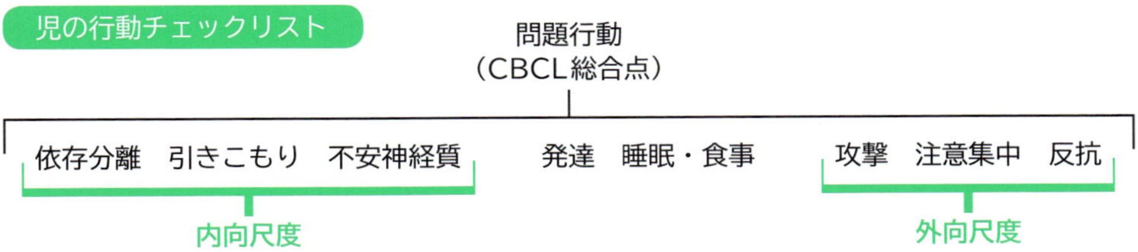

図2 CBCL/4-18 日本語版の尺度構成

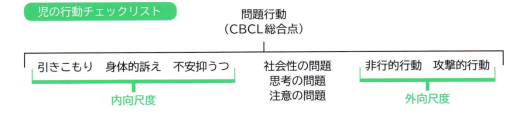

解釈と使用

　得られた上位尺度のT得点が60点未満であれば正常域，60〜63点は境界域，64点以上は臨床域とされる。つまり臨床域であれば問題行動があると判断される。下位尺度は67点未満が正常域，67〜70点は境界域，71点以上が臨床域となる。

　内向尺度，外向尺度はそれぞれ内在化（internalizing）問題行動，外在化（externalizing）問題行動に相当する。内在化問題行動とは，不安や抑うつなど他人に対してよりも本人の内部に問題を生じさせるタイプの問題行動を指し，外在化問題行動とは，自分の行動をコントロールできずに周囲の人に厄介を与えるタイプの問題行動を意味する。

　これまで，脳性麻痺児や知的障害児，発達障害児を対象として多くの研究がなされており，定型発達児と比較して問題行動が多いことが示されている[6-10]。脳性麻痺児では外向尺度に比べて内向尺度の得点が高く，知的障害児では外向尺度の得点が高いことが報告されている[11]。

☞ p.283 参照

参考文献

1) Achenbach TM: Manual for the Child Behavior Checklist/4-18 and 1991 Profile. Department of Psychiatry, University of Vermont, 1991.
2) Achenbach TM: Manual for the Child Behavior Checklist/2-3 and 1992 profile. Department of Psychiatry, University of Vermont, 1992.
3) 中田洋二郎，ほか: 幼児の行動チェックリスト（CBCL/2-3）の日本語版作成に関する研究. 小児の精神と神経，39(4): 305-316, 1999.
4) 井潤知美，ほか: Child Behavior Checklist/4-18日本語版の開発. 小児の精神と神経，41(4): 243-252, 2001.
5) Hosokawa R, et al.: Effect of socioeconomic status on behavioral problems from preschool to early elementary school – A Japanese longitudinal study. PLoS ONE, 13(5): e0197961, 2018.
6) Brossard-Racine M, et al.: Behavioural problems in school age children with cerebral palsy. Eur J Paediatr Neurol,16(1): 35–41, 2012.
7) Dekker MC, et al.: Emotional and behavioral problems in children and adolescents with and without intellectual disability. Journal of Child Psychology and Psychiatry, 43(8): 1087-1098, 2002.
8) Sprenger L, et al.: Impact of ADHD symptoms on autism spectrum disorder symptom severity. Research in developmental disabilities, 34(10): 3545-3552, 2013.
9) Hartley SL, et al.: Prevalence and risk factors of maladaptive behaviour in young children with autistic disorder. Journal of Intellectual Disability Research, 52(10): 819-829, 2008.
10) Tseng MH, et al.: Emotional and behavioral problems in preschool children with autism: Relationship with sensory processing dysfunction. Research in Autism Spectrum Disorders, 5(4): 1441-1450, 2011.
11) 浅野大喜，ほか: 脳室周囲白質軟化症および知的障害児の行動特徴－CBCLを用いた検討－. 理学療法学，43(5): 361-367, 2016.

（浅野大喜）

第2章 **6 個人因子** 児の得意，不得意を把握しよう

③ SDQ

SDQ：Strengths and Difficulties Questionnaire（子どもの強さと困難さアンケート）

目的	特徴	対象と年齢
児の行動特徴を把握する。	保護者または教師が回答する。	対象年齢3〜4歳児用と4〜16歳児用がある。

注意点	測定時間	信頼性と妥当性
児の得意，苦手を知り，支援に役立てるために行うという趣旨を事前に評価者に説明しておく。	5〜10分	あり

方法

保護者または教師に質問紙を手渡して記入を求める。 ▶▶▶ 評価者は児の行動に関する25の質問に対して，「あてはまる」，「ややあてはまる」，「あてはまらない」の3段階で回答する。

決まりごと

①質問用紙を評価者に手渡し，記入を求める。
②評価者は，普段の児の行動について質問項目に3段階で答える。
③回答が得られたら検査者は質問用紙を回収し，サブスケールスコアと合計点を算出する。

対象者と測定環境の注意点

事前に児の得意な部分，苦手な部分を知るという目的を説明し，理解を得ておく必要がある。

信頼性と妥当性

保護者用の日本語版を作成したMatsuishiらによって，尺度の信頼性が確認されている[1]。また妥当性についてはCBCLとの高い相関関係が確認されている[2]。

検査の概要

Goodmanによって1997年に開発されたdifficulties（困難さ）とstrengths（強さ）を含む25の質問項目からなる質問紙評価である[3]。英国を中心にヨーロッパで広く用いられている。またSDQは世界各国の言語に翻訳され，SDQのホームページ（https://sdqinfo.org）で公開されており，文言を変更しないという条件で使用が許可されている。SDQは2016年の時点で100以上の国から発表された4000以上の研究論文で使用されている。日本語版は，保護者用（3〜4歳と4〜16歳），教師用（4〜16歳），自己評価用（11〜17歳）の4種類があり，厚生労働省のホームページ（https://www.mhlw.go.jp/bunya/kodomo/boshi-hoken07/h7_04d.html）で，保護者用の標準値が公開されている[2]。

関連機能とチェックポイント

SDQは，「行為」，「多動・不注意」，「情緒」，「仲間関係」，「向社会性」の5つのサブスケールから構成されている。また，「向社会性」を除いた4つのサブスケールの合計点によってTotal Difficulties Score（TDS）が算出される（図1）。

図1 SDQの構成

行為（5項目）
多動・不注意（5項目）
情緒（5項目）
仲間関係（5項目）
向社会性（5項目）

4つの尺度の合計点
＝
Total Difficulties Score
（TDS）

解釈と使用

「行為」，「多動・不注意」，「情緒」，「仲間関係」，「向社会性」のそれぞれのサブスケールスコアの合計点を算出し，カットオフ値が示された評価表（表1）をもとに，支援の必要性について「Low Need：ほとんどない」，「Some Need：ややある」，「High Need：大いにある」を判定する。また，「向社会性」を除いた4つのサブスケールスコアの合計点であるTDSによって全体的な支援の必要性を判定する。

SDQは，質問項目が比較的少なく簡便に使用できるため発達障害児のスクリーニングとしても有用である[4, 5]。

わが国の定型発達児を対象とした調査では，男児のほうが女児よりも問題行動が多いこと，また世帯収入や母親の教育歴が問題行動と関連していることが示されている[2, 6]。

表1 各尺度スコアのカットオフ値（4〜12歳）

	Low Need		Some Need		High Need	
	スコア	exact %	スコア	exact %	スコア	exact %
Total Difficulties Score	0-12	80.6	13-15	9.9	16-40	9.5
情緒	0-3	84.3	4	7.2	5-10	8.5
行為	0-3	84.3	4	8.6	5-10	7.1
多動・不注意	0-5	83.6	6	6.8	7-10	9.7
仲間関係	0-3	90.1	4	5.5	5-10	4.4
向社会性	6-10	71.2	5	15.5	0-4	13.3

☞ p.350 参照

参考文献

1) Matsuishi T, et al.: Scale properties of the Japanese version of the Strengths and Difficulties Questionnaire(SDQ): A study of infant and school children in community samples. Brain & Development, 30(6): 410-415, 2008.
2) Goodman R, et al. : Comparing the Strengths and Difficulties Questionnaire and the Child Behavior Checklist : is small beautiful ? Journal of Abnormal Child Psychology, 27(1): 17–24, 1999.
3) Goodman R.: The Strengths and Difficulties Questionnaire: A research note. Journal of Child Psychology and Psychiatry, 38(5): 581-586, 1997.
4) Øvergaard KR, et al.: Attention-deficit/hyperactivity disorder in preschoolers: the accuracy of a short screener. Journal of the American Academy of Child & Adolescent Psychiatry, 57(6): 428-435, 2018.
5) Iizuka C, et al.: Comparison of the strengths and difficulties questionnaire(SDQ) scores between children with high-functioning autism spectrum disorder(HFASD) and attention-deficit/hyperactivity disorder(AD/HD). Brain and Development, 32(8): 609-612, 2010.
6) Minatoya M, et al.: Associated factors of behavioural problems in children at preschool age: the Hokkaido study on environment and children's health. Child: care health and development, 43(3): 385-392, 2017.

（浅野大喜）

第2章　**6** 個人因子　児の意志を確認しよう

4 PVQ

PVQ：Pediatric Volitional Questionnaire（小児版意志質問紙）

目的	特徴	対象と年齢
観察によって児の動機づけ（意志）に関する情報を収集する。	価値，興味，個人的原因帰属を反映する行動14項目を観察により測定する。児の言語技能や認知技能に依存しないで評価ができる。	認知または運動の問題，言語的な困難さをもつ2〜7歳の児。大きな発達上の遅れがある若者にも適用可能。

注意点	測定時間	信頼性と妥当性
観察は児にとって比較的慣れた場面であること，2つ以上の種々の活動が組み込まれていること。観察場面はなるべく対象者にとって自然な文脈を選択する。	観察時間は一般に10〜30分であるが，特定の制限時間はない。評価時間は5〜20分。	十分には検討されていない。

方法

2つ以上の観察する環境（活動）を選定する。 ▶ MOHOに慣れ親しんだセラピストが活動を観察する。 ▶ 4点法で評定する。 ▶ 必要に応じて質的なコメントを加える。 ▶ 環境を評価する。

決まりごと

項目が観察されなかった場合は，N/Aと記入する。

対象者と測定環境の注意点

検査の実施には人間作業モデル[1]の概念を理解しておくことが望ましい。技能ではなく意志を測定することを意図していることに注意する。1日のうちの別な時間や複数の環境で観察することが望ましい。

検査の概要

人間作業モデルを理論的背景にし，1998年にGeistらによって成人版意志質問紙から開発された[2]。観察場面としては，教室，家，プレイルーム，作業療法室，地域などが含まれ，観察される行動には，自由遊び，日常生活活動，学校での勉強などが含まれる。観察された行動を評定するために，各項目の概念的定義の概要が用意されている。環境が児の意志にどのような影響を与える可能性があるかを把握するために空間，対象物，社会的環境，作業形態を記録する。

信頼性と妥当性

1998年にGeistがRasch分析を用いて検討した。またAndersonは身体障害児を含むサンプルにRasch分析を用いて検討した。結果として，児の意志的行動を解釈するための妥当性があることが示された。

第2章 評価方法の実際

6 個人因子

チェックポイント

PVQの評定項目（14項目）

1	好奇心を示す	8	問題を解決しようとする
2	動作を始める	9	効果を生み出そうとする
3	課題に向かう	10	技能を練習する
4	好みを示す	11	挑戦を求める
5	新しいことを試みる	12	環境を組織化したり，修正したりする
6	関わり続ける	13	完成に向けて活動を続ける
7	熟達の楽しみを表現する	14	想像力を用いる

解釈と使用

　感覚統合療法（sensory integration therapy：SIT）の効果測定指標としてPVQを用いた研究が報告されている。4歳から6歳の発達障害児8名を対象にした分析では，多くの対象児で値の上昇はみられたものの，SIT実施前後でPVQの平均％換算値に有意差は認められていないが，SIT実施前％換算値が低い2事例では，大きな上昇が認められ，SIT場面でも意志の表出が難しい重度の事例では，PVQでSITの効果を測定できる可能性が示されている[3]。

参考文献
1) Gary Kielhofner 編著, 山田　孝 監訳: 人間作業モデル 理論と応用, 改訂第4版, 協同医書出版, 2012.
2) Basu S, et al. 著, 山田　孝 訳: The User's Guide to the Pediatric Volitional Questionnaire (PVQ) Version2.0 (小児版意志質問紙手引書 第3版), 日本人間作業モデル研究所, 2018.
3) 有川真弓, ほか: 発達障害児に対する感覚統合療法の効果　小児版意志質問紙(PVQ)を用いた検討. 作業行動研究, 20(特別号): 33-34, 2016.

（有川真弓）

第2章 6 個人因子　作業を自己評価してもらおう

5 COSA
COSA：Child Occupational Self Assessment（小児版作業に対する自己評価）

目的	特徴
毎日の作業に対する作業有能性と重要性（価値）を評価する。	対象者自身が作業有能性と作業の重要性に対する自分の認識を声に出し，作業療法の目標と戦略を決めるうえでの役割を担うようにつくられている。児の反応を促すために，評定の選択肢を示すハッピーフェイスや星印を用いている。

対象と年齢	注意点	測定時間	信頼性と妥当性
特定の診断や障害に限定されない8～13歳の児。	重度の認知的障害がある児，自分の利点と弱点を洞察することが欠けている児には実施が不適切な場合がある。	対象者の評定時間20～30分。結果の話し合い15分。	あり

- COSA実施に必要な考慮点があるか確認する。
- 適切な環境をつくる。
- COSAの目的を説明する。
- 対象をCOSAに向ける（対象者が自己評価する）。
- 結果を話し合う。
- 作業療法介入のための優先順位を確立する。

決まりごと

書くことが困難な児の場合は評価者が記録してもよい。また，読むことが困難な児の場合には評価者に読んでもらって回答してもよい。一度に完了できない場合には何回かに分けて実施してもよい。対象者に合わせてチェックリスト様式版とカード分類版の2種類から選択できる。チェックリスト様式版を使用するとき，視覚的に注意を向けることが困難な場合には，視覚的ガイドシートを使用することができる。

対象者と測定環境の注意点

クライエントの代わりに親や教師などの他人がCOSAに答えることは適切ではない。回答結果について作業療法士とクライエントが話し合う時間を確保しておく。COSAの文章の説明に「意図された意味」を用いることができるが，それ以上の情報を与えることは避ける。

検査の概要

人間作業モデル[1]を理論的背景にし，2005年にKellerらによって開発されたクライエント中心の評価法である[2]。クライエント自身が日々の作業に対する作業有能性と価値（重要性）に対する考えを自己評価する。各項目の有能性と価値を続けて評定しても，価値を評定する前にすべての項目の有能性を評定してもよい。作業有能性と価値の差はクライエントの満足度を示し，作業療法でのクライエントによる優先順位の決定に用いられる。また，効果測定にも用いることができる。8〜13歳の児が対象であり，それ以下の重度の認知的障害があると実施は困難である。

信頼性と妥当性

6〜17歳までの520人の障害児に実施したCOSAの結果をWinstepソフトを用いて，Partical Credit Rating Scale Rasch Model分析した結果，COSAは良好な内容的妥当性，構造的妥当性，感受性，一般性をもっていた。COSAに対するほとんどの児の反応は，日常活動の作業有能性および価値の指標として有効であることが示された[3]。6〜12歳の52人の児を対象に7〜14日間隔でCOSAを2回実施したところ，再テストの信頼性は良好であり，児の能力に対する自己認識および毎日の活動に与えられた価値は短期間でほぼ一致していたことが示された[4]。

チェックポイント

COSAの評定項目（25項目）

1	自分の体をきれいにしておく	14	クラスの友達と一緒に何かをする
2	自分で服を着る	15	クラスのルールを守る
3	手伝ってもらわずに自分で食べる	16	授業で時間内に自分の課題を終える
4	自分で何かを買うことができる	17	宿題をやりとげる
5	自分の用事をやりとげる	18	必要なときに先生に質問する
6	十分な時間眠る	19	他人に自分の考えをわかってもらう
7	自分が好きなことをする時間が十分にある	20	困ったときに別のやり方を考える
8	自分のものを大事にする	21	難しくてもがんばってやり遂げる
9	ある所から別の所へと移る	22	ムカついたりイライラしたり，悲しいとき，不安なとき，怖いときに気持ちを落ち着けることができる
10	自分がしたいことを選ぶ		
11	自分がしていることに集中する	23	自分の体を使ってしたいことをする
12	家族と一緒に何かをする	24	自分の手を使って何かができる
13	友達と一緒に何かをする	25	やっていることは，すぐに疲れないで，やり遂げる

解釈と使用

　発達障害作業療法の領域では，目標を設定する際に，課題の改善や目標に対する考え
を明確に述べることが難しい児の意見よりも，保護者などの意見を頻繁に取り入れてき
た[5, 6]。しかし，クライアントが作業療法の目標と方法とを決定するうえで，積極的な
パートナーとなることを尊重し，そのための情報を提供し，これを可能にする過程と，
定義されるクライアント中心の原則を重視し，児でも明確に意見を述べることができ，
作業療法士との対話を促がすような評価法が必要であるとの考えから，COSAの日本
版が作られた[7]。日本版作成の過程では，逆翻訳を用いた表面的妥当性，再検査信頼性，
内部一貫性，構成概念妥当性が検討されている[7, 8]。再検査信頼性は作業有能性尺度が
r＝0.78，価値尺度がr＝0.76でともに1％水準で有意な相関が認められた。内部一貫
性は有能性尺度がα＝0.86，価値尺度がα＝0.92であった。構成概念妥当性は，探
索的因子分析を行い，22項目で因子負荷量0.35以上を示した。第1因子から第4因子
の因子寄与率は，第1因子「挑戦的作業」因子27.00％，第2因子「動機づけられた作業」
7.00％，第3因子「日常生活課題」6.15％，第4因子「期待された課題」5.46％であっ
た。COSAを用いて肥満症や2型糖尿病の疾患をもつ児の日常生活活動に対する作業有
能性と価値が検討されている[9]。また，COSAの臨床での活用では，発達障害の事例が
報告されている[10-12]。

参考文献

1) Gary Kielhofner 編著, 山田　孝 監訳: 人間作業モデル 理論と応用, 改訂第4版, 協同医書, 2012.
2) Keller J, et al. 著, 山田　孝 監訳: A User's Guide to Child Occupational Self Assessment(COSA) Version2.1(小児版・作業に関する自己評価使用者手引書). 日本作業行動学会, 2005.
3) Kramer JM, et al.: Validity evidence for the Child Occupational Self Assessment. Am J Occup Ther, 64(4): 621-632, 2010.
4) Ohl AM, et al.: Test-Retest Reliability of the Child Occupational Self-Assessment(COSA). Am J Occup Ther, 69(2): 1-4, 2015.
5) McGavin H: Planning rehabilitation: A comparison of issue for parents and adolescents. Physical and occupational therapy in pediatrics, 18(1): 69-82, 1998.
6) Pollock N, et al.: Occupational performance needs of school-aged children with physical disabilities in the community. Physical and occupational therapy in pediatrics, 18(1): 55-68, 1998.
7) 有川真弓, ほか: 「小児版・作業に関する自己評価」の構成概念妥当性と信頼性の検討. 作業療法, 29(2): 130-138, 2010.
8) 有川真弓: 日本語版「小児版・作業に関する自己評価(Child Occupational Self Assessment: COSA)」の言語的妥当性. 作業行動研究, 13(3): 182-188, 2009.
9) 吉岡和哉, ほか: 肥満症や2型糖尿病のある子どもに対する作業療法の可能性　小児版・作業に関する自己評価(COSA)の比較から. 作業行動研究, 19(3): 125-132, 2015.
10) 久留宮なぎ砂, ほか: 人と関わる大事さを語れなかった広汎性発達障害児に対し, 母子関係を促し学童役割を獲得した作業療法アプローチ: 小児版作業に関する自己評価(COSA)を使用して. 日本発達系作業療法学会誌, 3(1): 62-69, 2015.
11) 小林昭典, ほか: 能力に対する自己認識に変化がみられた広汎性発達障害児の一事例　小児版・作業に関する自己評価を通して. 作業行動研究, 17(1): 26-35, 2013.
12) 小林昭典: 人に認められたいという思いが強い広汎性発達障害児の自己評価について　小児版・作業に関する自己評価(COSA)を使用して. 作業行動研究, 15(4): 200-202, 2012.

（有川真弓）

第2章 **7** 総合的な評価　日常活動への参加を評価しよう

1 PEM-CY

PEM-CY：Participation and Environment Measure for Children and Youth

目的

家庭，学校，地域社会での重要な日常活動への関わり（参加）と，その関わりに影響を与える環境を評価する。

特徴

参加と環境を「家庭」，「学校」，「地域」の3場面に分けて評価する。また，参加の頻度のみでなく，関わりの程度・親の希望も併せて評価する。環境は物理的環境のみでなく情報や制度面の環境も含める。

注意点

親（保護者）への聴き取り調査である。児本人や学校教員における検者間信頼性は明らかとなっていない。

対象と年齢

疾患は問わない。学齢期（6〜18歳）の児を対象する。

測定時間

約20分

信頼性と妥当性

あり

方法

評価票を用いて，親（保護者）へ頻度・関与度・親の希望・環境に関する質問をする。

スコア化① 参加
頻　　度：まったくない＝0点〜毎日＝7点
関与度：ほとんど関与していない＝1点〜
　　　　とても関与している＝5点
親の期待：変化を望んでいない＝0点，
　　　　変化を望んでいる＝1点

スコア化② 環境
環境：通常困難にする＝1点〜通常助けとなる
　　　＝3点
サービスと環境資源：
　　　不十分かつ利用不可能＝1点〜十分かつ
　　　利用可能＝3点

レーダーチャート化・パーセント化する[1]
（can childで無料ソフトを入手可能[2]）

対象者と測定環境の注意点

対象は児の「保護者」であり，児本人や学校教員に対する信頼性・妥当性は確認されていない。特に，学校教員と保護者では「学校」という環境における評価結果は異なる可能性があるため注意が必要である。

検査の概要

2011年にCosterらによって開発された，学齢期の児に対する参加と環境を評価する保護者への聴き取り評価である。家庭・学校・地域における各参加項目（例：家庭・テレビを見る，など）への参加頻度（8段階）・関与度（5段階）・親の希望（2段階）を評価する。また，環境が参加へ与える影響を4段階で評価する（例：家庭・空間や家具の物理的レイアウトは参加を助けてくれますか？など）。

250

信頼性と妥当性

信頼性

PEM-CYは，健常児・障害児（肢体不自由児・発達障害児）などに対し，学齢期の児童の参加と環境の評価として各国で幅広く使用されている。再テスト法による信頼性は，参加頻度は0.58～0.84，関与度は0.69～0.76，親の希望は0.75，環境は0.76～0.96と報告[2]されている。

妥当性

参加に関する各スコアを障害の有無によって比較した結果，どの年齢層においても障害のある場合はスコアが低くなると報告[2]されている。また，環境が児の参加の障壁となっている場合，保護者は変化を希望している傾向があると報告[2]されている。

チェックポイント

参加項目の例

家庭（10項目）	学校（5項目）	地域（10項目）
パソコンやビデオゲーム 屋内での遊び テレビ・ビデオ鑑賞	クラスでの活動 クラスメイトとのクラス外での活動 遠足や行事	近所への外出 地域の催し物 泊りがけでの外出や旅行

※参加項目にはさまざまな内容が含まれている。障害が重度な場合は参加項目が少なくなるが，関与度や親の希望などにより参加の状況や満足度を評価することができる。

環境項目の例

家庭（12項目）	学校（17項目）	地域（16項目）
家庭での空間・家具のレイアウト 家庭で利用できるサービス 児の参加を支援するための保護者の時間	教室や校庭のレイアウト 学校までの移動手段 学校の規則やサービス	建物内外のレイアウト 地域住民の児に対する態度や行動 公共交通機関

※それぞれ共通して物理的レイアウトや利用できるサービス，児の参加を促進するための時間や費用についても項目がある。学校での参加状況を親が詳細に把握することは困難であり，実際の状況と差異が生じる可能性がある。

第2章 評価方法の実際

7 総合的な評価

> 評価の例

図1 腹臥位の児に親がタブレットを提示して遊ばせている図

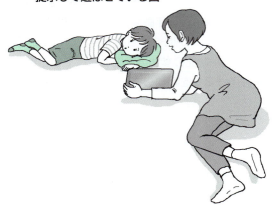

頻度　　：7点（毎日）
関与度　：2点（能動的に関与はしていない）
親の希望：1点（関与度を増やしたい，他の種類の活動もしてほしい）

頻度は高水準で保てているが関与度は低く，親は現状に満足していないことがわかる。リハビリテーションとしては，家でできる遊びの種類を増やす・関与しやすいよう環境を整えるなどの介入方法がある。しかし，必ずしも関与度を高めることがゴールになるわけではなく，児が心地よく遊べる関与度を目指すことが望ましい。

解釈と使用

児のリハビリテーションでは，身体機能・活動の促進だけでなく，参加の促進や環境への介入が求められている。PEM-CYは保護者と専門家からの意見をもとに作成された評価方法であり，参加の状況に環境要素を組み込んで評価することができる[5]。

家庭・学校・地域での参加状況の調査[3]や障害の有無による比較に用いられている。また，大規模調査に使われることも多く，英語以外の言語に翻訳されたPEM-CYを用いて児の参加・環境に関する報告[5]がされている。

参考文献

1) Coster W, et al: Participation and Environment Measure for Children and Youth (PEM-CY) Form & User's Guide. (http://canchild.ca/en/resourcesGeneral/TermsOfUse.pdf), 2014
2) Coster W, et al.: Psychometric evaluation of the Participation and Environment Measure for Children and Youth. Dev Med Child Neurol, 53(11): 1030-1037, 2011.
3) Milićević M, et al.: Comparative study of home and community participation among children with and without cerebral palsy. Res Dev Disabil, 80: 74-83, 2018.
4) Coster W, et al.: School participation, supports and barriers of students with and without disabilities. Child Care Health Dev, 39(4): 535-543, 2013.
5) Veronica S, et al.: Comparing contents of outcome measures in cerebral palsy using the international classification of functioning (ICF-CY): A systematic review. Eur J Paediatr Neurol, 18(1): 1-12, 2014.
6) Jeong Y, et al.: Measuring Participation of Children and Environmental Factors at Home, School, and in Community: Construct Validation of the Korean PEM-CY. Phys Occup Ther Pediatr, 37(5): 541-554, 2017.

（高木健志）

第2章 **7 総合的な評価** 日常生活における機能的技能と自立度を評価しよう

2 PEDI

PEDI：Pediatric Evaluation of Disbility Inventory

目的	対象と年齢	評価時間
日常生活場面における機能的技能の発達段階とその自立度を評価する。	運動障害，または運動障害と認知障害のある児の評価に適している。生後6カ月〜7.5歳の児，または日常生活場面における機能的技能の発達段階がこの年齢範囲に相当すると思われる7.5歳を超えた児に使用することができる。	40〜60分

特徴	配慮点	信頼性と妥当性
セルフケア・移動・社会的機能の3つの領域（表1）それぞれについて，家族へのインタビュー，またはその子どものことをよく知るセラピストや教育者などの専門的判断によって評価する。	評価に必要な情報が効率的に収集できるよう，専門的判断とインタビューを組み合わせることが勧められる。	あり

第2章 評価方法の実際 7 総合的な評価

表1 PEDIの3つの領域

セルフケア	移動	社会的機能
食物形態の種類	トイレ移乗	言葉の意味の理解
食器の使用	椅子/車椅子移乗	文章の複雑さの理解
飲料容器の使用	車への移乗	コミュニケーションの機能的使用
歯磨き	ベッド移動/移乗	表出的コミュニケーションの複雑性
整容	浴槽移乗	問題解決
鼻のケア	屋内の移動方法	社会的交流遊び（大人との）
手を洗うこと	屋内の移動：距離とスピード	仲間との交流（同年齢の子どもとの）
身体と顔を洗うこと	屋内の移動：物品を引っ張る/運ぶ	物で遊ぶ
かぶり/前開きの服	屋外の移動方法	自己に関する情報
留め具	屋外の移動：距離とスピード	時間のオリエンテーション
ズボン	屋外の移動：路面	家庭の仕事
靴/靴下	階段を上る	自己防衛
トイレ動作	階段を下りる	地域における機能
排尿管理		
排便管理		

決まりごと

評価マニュアル[1, 2]を遵守して評価を実施する。

対象者と評価環境の配慮点

個々の児の生活年齢や発達段階を考慮してインタビューを行うことが重要。

信頼性と妥当性

判別的尺度および評価的尺度として，信頼性と妥当性が証明されている標準化された評価法であり[3〜6]，脳性麻痺のみならず，さまざまな障害のある児の日常生活機能評価に用いられている。

253

> 評価の概要

1992年にHaleyらによって開発されたdisability（能力障害）領域に関する評価法[1]で，2003年にはわが国でも翻訳されマニュアルが出版されている[2]。

セルフケア・移動・社会的機能の領域について児の個別の能力を「できる」，「できない」で示すことができる197項目の機能的スキルの尺度と，「自立」から「全介助」までを6段階で示すことができる20項目の介助者による援助尺度，そして環境支援の程度を示す20項目の調整尺度から構成される。

機能的スキルの尺度と介助者による援助尺度で得られた得点は，領域ごとに基準値標準スコアと尺度化スコアに要約される。基準値標準スコアとは，定型発達児であればその年齢で得られると予想される得点を50点に設定したスコアである（マニュアルは米国のデータであるが，現在，日本のデータでのデータベース化が進められている[7]）。一方，尺度化スコアとは，同年代の定型発達児を基準にするのではなく，項目の難易度に基づいてすべて達成されたら100点となるように設定された個々の児の発達段階を示すスコアである。

また，Item Mapとは項目を難易度順に並べて図式化したもので，尺度化スコアと組み合わせることにより，臨床場面において目標設定や達成度の把握に役立てることができる（図1）。

図1 機能的スキルの尺度のスコアとItem Map（セルフケア領域）

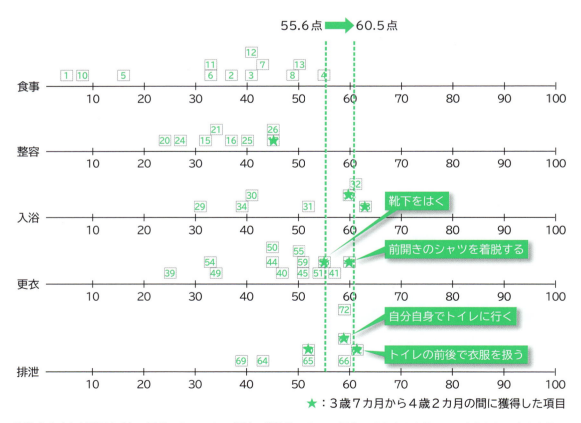

★：3歳7カ月から4歳2カ月の間に獲得した項目

脳性麻痺（痙直型両麻痺）の男児。セルフケア領域の機能的スキルの尺度では3歳7カ月の55.6点から4歳2カ月の60.5点へと向上し，靴下をはく，前開きのシャツを着脱する，自分自身でトイレに行く，トイレの前後で衣服を扱うなど，3歳7カ月時にはできなかった項目ができるようになった。

解釈 と 使用

　日常生活や発達において，意味のある機能的活動に焦点を当てたリハビリテーションの展開が強調されてきているなか[8]，PEDIを用いて家族へインタビューすることで，実際の生活環境における機能的技能と自立度を評価することができる。また家族が日常生活や発達上のニードを明確にしていくことや具体的な目標設定を行う家族中心サービスの実践にも有用である。リハビリテーションの効果判定にもPEDIは広く使用されてきている[9, 10]。

☞ p.274，310，383 参照

参考文献

1) Haley SM, et al.: Pediatric evaluation of disability inventory (PEDI). development, standardization and administration manual. Boston, MA: PEDI Resarch Group, 1992.
2) Haley SM, et al. 著、里宇明元、ほか 監訳: PEDI　リハビリテーションのための子どもの能力低下評価法, 医歯薬出版, 2003.
3) Feldman AB, et al.: Concurrent and construct validity of the Pediatric Evaluation of Disability Inventory. Phys Ther, 70(10): 602-610, 1990.
4) Haley SM, et al.: A content validity study of the Pediatric Evaluation of Disability Inventory. Pediatric Physical Therapy, 3(4): 177-184, 1991.
5) Nichols DS, et al.: Reliability and validity of the Pediatric Evaluation of Disability Inventory. Pediatric Physical Therapy, 8(1): 15-24, 1996.
6) Wright FV, et al.: The Pediatric Evaluation of Disability Inventory (PEDI): Validation of a new functional assessment outcome instrument. Canadian Journal of Rehabilitation, 7(1): 41-42, 1993.
7) 近藤和泉: 小児リハビリテーション分野で使用する評価尺度について. Jpn J Rehabil Med, 53(5): 353-358, 2016.
8) Ketelaar M 著, 今川忠男 監訳, 萩原幸子, ほか 訳: 脳性まひ児と両親のための機能的治療アプローチ, 三輪書店, 2004.
9) Ketelaar M, et al.: Effects of a functional therapy program on motor abilities of children with cerebral palsy. Physical Therapy, 81(9): 1534-1545, 2001.
10) 榎勢道彦: 先天性多発性関節拘縮症を持つこどもに対するPEDIを用いた効果判定の実際. 理学療法学, 33(8), 487-489, 2006.

(榎勢道彦)

第2章 7 総合的な評価　重症心身障害児・者の生活機能を評価しよう

3 LIFE

LIFE : Life Inventory to Functional Evaluation

目的	特徴
重症心身障害児者の生命・暮らし・生きがいに関わる生活機能を包括的に評価する。	ICFに基づいて（図1），「生命維持機能」，「姿勢と運動」，「日常生活場面における機能的活動」，「生産的活動場面における参加」の4つのパートそれぞれについて，診療録からの情報収集，観察およびテストによる専門的判断，家族またはその人をよく知る人へのインタビューによって評価する。

対象と年齢	注意点	評価時間	信頼性と妥当性
大島の分類1〜4（図2）[1]に該当するすべての年齢の重症心身障害児・者。	多職種協働で評価を行う場合には，評価結果に相違がないかを評価マニュアル[1]の評価基準に沿って見直す機会をもつことが勧められる。	40〜60分	一部あり

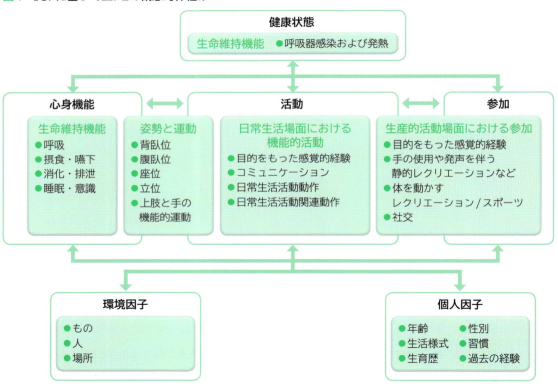

図1　ICFに基づくLIFEの概念的枠組み

図2　大島の分類

（文献1より引用）

決まりごと

評価マニュアル[1]を遵守して評価を実施する。評価開始から評価終了までの期間は2週間を上限とする。

対象者と評価環境の配慮点

意思表出に制限のある重症心身障害児・者を対象とするため，特に観察およびテストによる評価を行う場合には，評価対象者の安心，安全を保障できる環境を整えるよう配慮する必要がある。

信頼性と妥当性

LIFE version0.9の検者間信頼性はPartⅠ「生命維持機能」で0.970，PartⅡ「姿勢と運動」で0.934，PartⅢ「日常生活場面における機能的活動」で0.930であることが報告されている[2]。

評価の概要

2011年に榎勢によって開発された重症心身障害児・者の生活機能評価[3]で，2016年には試行版（version0.5.5）が公開され[4]，現在標準版の開発が進められている。
PartⅠ「生命維持機能」16項目（version0.9），
PartⅡ「姿勢と運動」16項目（version0.9），
PartⅢ「日常生活場面における機能的活動」

13項目（version0.9），PartⅣ「生産的活動場面における参加」16項目（version0.5.5）の尺度から構成されており（図3），各項目において障害の程度で順序づけた0〜3点の4段階で示すことができる（図4）。
各パートで得られた素点合計はパーセント得点（素点合計/満点×100）に要約される。

図3 LIFE

PartⅠ：生命維持機能	PartⅢ：日常生活場面における機能的活動
A. 呼吸器感染および発熱の既往 B. 呼吸機能 C. 摂食・嚥下機能 D. 消化・排泄機能 E. 睡眠・意識機能	A. 目的をもった感覚的経験とその応用 B. コミュニケーション C. 日常生活活動動作 D. 日常生活活動に関連すること
PartⅡ：姿勢と運動	PartⅣ：生産的活動場面における参加
A. 背臥位における姿勢と運動 B. 腹臥位における姿勢と運動 C. 座位における姿勢と運動 D. 立位における姿勢と運動 E. 上肢と手の機能的運動	A. 目的をもった感覚的経験とその応用 B. 手の使用や発声を伴う静的レクリエーション/学習/仕事 C. 体を動かすレクリエーション/スポーツ D. 社交

図4　評価内容の1例

（パートⅠ「生命維持機能」項目5. 呼吸管理の程度：（3）～（0）の基準と※印の注釈に従って採点する。）

パートⅠ「生命維持機能」項目5. 呼吸管理の程度

（3）普段の生活において人工呼吸器，酸素投与，気道確保（エアウェイ，ポジショニング）によるいずれ
　　の呼吸管理も行っていない。

（2）普段の生活において1日に一定の時間，気道確保（エアウェイ，ポジショニング）による呼吸管理を
　　行っている。しかし，人工呼吸器または酸素投与は行っていない。

（1）普段の生活において1日に一定の時間，人工呼吸器と/または酸素投与による呼吸管理を行っている。

（0）普段の生活において終日，人工呼吸器と/または酸素投与による呼吸管理を行っている。

※人工呼吸器，酸素投与，気道確保（エアウェイ，ポジショニング）による呼吸管理を評価対象とする。
※気管切開をしている場合，（1）とする。ただし，気管切開をしており，終日，人工呼吸器と/または酸素投与による呼吸管
　理を行っている場合，（0）とする。
※呼吸管理以外の目的（変形・拘縮の予防など）で行っているポジショニングなどは評価対象としない。

解釈と使用

　　重症心身障害児・者では生活機能の障害が多岐にわたり，さらに重複した障害が相互
に複雑に関連しあうため，個別性の高い臨床像が示される。また，機能が著しく障害さ
れているため，既存の評価法ではそのわずかな機能的変化を客観的にとらえきることが
難しかった。LIFEは重症心身障害児・者の発達的変化[5]や姿勢保持具[6]，整形外科的手
術[7]による機能的変化をとらえることや，包括的な視点をもって機能の特徴や関連性を
明確にし，環境支援を含めたリハビリテーション計画を立案する[8, 9]ための評価として
用いられている。また，多職種協働アプローチにおいて重症心身障害児・者の生活機能
の情報を共有するツールとしても有用である。

☞ p.296 参照

参考文献

1）大島一良: 重症心身障害の基本的問題. 公衆衛生, 35（11）: 648-655, 1971.
2）榎勢道彦: 重症心身障害児者の客観的生活機能評価; 改訂版Life Inventory to Functional Evaluation（LIFE）ver0.9の
　　信頼性の検討と今後の運用について. 日本重症心身障害学会誌, 41（2）: 297, 2016.
3）榎勢道彦: 重症心身障害児（者）の生活機能とその障害. 理学療法学, 38（8）: 593-596, 2011.
4）榎勢道彦: Life inventory to functional evaluation（LIFE version 0.5.5）; 重症心身障害児（者）のための生活機能評価表.
　　重症心身障害理学療法研究会, (http://jusin-pt.net/), 2016.
5）大嶋志穂，ほか: LIFEによる生活機能評価から重症心身障害のある幼児の発達的変化をとらえる. 第5回日本小児理学療法学会
　　学術大会プログラム抄録集, 63, 2018.
6）橋口　優，ほか: 自宅での長期臥床経験を持つ脳性麻痺者における座位姿勢への適応; 座位姿勢がもたらす視覚情報の変化への
　　適応を示した一症例, 理学療法学, 44（Suppl2）, 2017.
7）楠本泰士，ほか: 選択的両股関節筋乖離術を施行した重度脳性麻痺児の機能変化; Life Inventory to Functional
　　Evaluationを用いた検討. 第5回日本小児理学療法学会学術大会プログラム抄録集, 43, 2018.
8）森　鉄矢，ほか: 在宅生活を送る重症心身障がい児・者に対する「LIFE: 生活機能評価表」の試行. 理学療法学, 40（Suppl2）,
　　2013.
9）岡田雄一，ほか: LIFEによる生活機能評価から重症心身障害のある成人の機能的変化をとらえる; 生命維持機能に関与する要
　　因と機能低下の予防について. 第5回日本小児理学療法学会学術大会プログラム抄録集, 64, 2018.

（榎勢道彦）

第3章

症例検討

1 低出生体重児

2 脳性麻痺

3 二分脊椎

4 筋ジストロフィー

5 発達障害

6 ダウン症

7 観血整復術前後の評価と治療

Case 01
新生児期における低出生体重児の理学療法経過

第3章 1 低出生体重児　低出生体重児（新生児期）

基本情報

① 現病歴
在胎31週0日，1,546g，緊急帝王切開にて出生。
Apgar score：1点（1分値）/4点（5分値）/6点（10分値）。
生後，新生児仮死に対して心肺蘇生を受けた。
呻吟，陥没呼吸，努力呼吸が著明であり，生後15分後に気管内挿管され，肺サーファクタントを投与。
生後30分後にNICU入室。
日齢21日（修正34週0日）理学療法開始。
日齢58日（修正39週2日）自宅退院。

② 診断名
早産児，低出生体重児，緊急帝王切開での出生，新生児仮死，呼吸窮迫症候群（respiratory distresss syndrome：RDS），両眼未熟児網膜症。

③ 画像診断
退院前のMRIにて，髄鞘化は修正週数相応だが，両側前頭頭頂葉の深部白質にT2強調画像高信号域を認め，脳室周囲白質軟化症（periventricular leukomalacia：PVL）の所見あり（図1）。

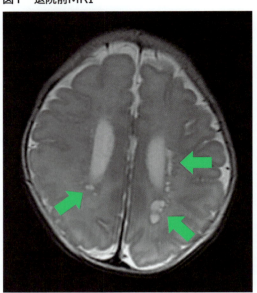

図1　退院前MRI

理学療法評価　①初期評価（修正34週0日）

面談
母親の面会は頻回だったが，ウォーマー越しに児を眺めていることが多く，「体が小さくて触るのが怖い」との発言があった。

呼吸状態（フィジカルアセスメント）
呻吟，陥没呼吸はなし。呼吸リズムは一定でなく呼吸数は70～90回/分で多呼吸。

睡眠-覚醒状態（state）
state1-2で入眠しており，声かけに対する反応は乏しい。姿勢変換によりstate3-6と急速に覚醒し，落ち着きがなくなり啼泣する。

行動観察（非組織化行動と組織化行動）
不規則な呼吸リズムで唾液を泡状に吐き出す。手を顔の前にかざして，ホールディングされていないと安定した姿勢が保持できない。啼泣するが声量は小さい。

Dubowitz評価
修正37週1日：27.5点（tone：7, tone patterns：4, reflexes：6, movement：1, abnormal signs：2.5, behavior：7）

GMs評価
writhing movement（normal）：脊柱と骨盤を捻るような体幹の回旋運動がみられた。四肢の運動は振戦を伴う振幅の小さい動きで屈伸運動が中心だが，四肢末梢関節の回旋運動もわずかにみられた。

ポジショニング
ポジショニング専用のスポンジ，タオルを使用し出生直後からnesting（図2）を行い，頸部・四肢屈曲位（胎児姿勢）で安定した姿勢が保持できるように，腹臥位管理を中心に実施した。

図2 nesting（囲い込み）

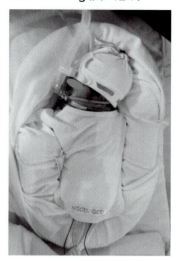

理学療法評価 ② 最終評価（修正39週1日）

面談
母親の面会は頻回で，授乳や沐浴など積極的に児と関わる姿がみられた。

呼吸状態（フィジカルアセスメント）
呼吸リズムは一定で，呼吸数30～50回/分で多呼吸は改善した。呼吸状態が安定し修正35週からnasal-CPAP離脱と経口哺乳が開始された。

睡眠−覚醒状態（state）
state1-2で入眠しているところに声をかけるとstate2-3で徐々に開眼する。姿勢変換をしてもstate4-5が維持される。

行動観察（非組織化行動と組織化行動）
非組織化行動は消退し，機嫌が悪いときには大きな声で啼泣する。落ち着いてくると自発的に手で口や顔を触るが頻度は少ない。

Dubowitz評価
修正38週6日：32.0点（tone：9，tone patterns：5，reflexes：6，movements：2.5，abnormal signs：3，behavior：6.5）

GMs評価
writhing movement（normal）：四肢と体幹に分離した個別の運動と四肢の連続した多様かつ流暢な運動が確認できた。頸部，体幹の回旋運動と四肢の屈伸，回旋運動がみられ，運動範囲が拡大した。

ポジショニング
非組織化行動が減少し，組織化行動が優位となり，四肢屈筋緊張が上がってきたことが確認されたため，修正36週0日からswaddling（図3）を開始した。

図3
落ち着きがないときのswaddling（包み込み）

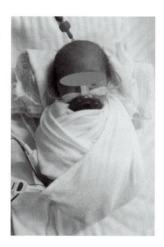

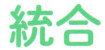

本症例は緊急帝王切開，新生児仮死で出生し，約4週間の人工呼吸器管理，約8週間NICUに入院した。退院前のMRIにてPVLの所見があった。低出生体重で出生したが順調な体重増加がみられた（図4）。

本症例の母親は消極的な感情を持ち，本症例との関わりに不安を感じていた。

修正35週から修正37週にかけて非組織化行動の減少と組織化行動の増加が観察され，屈筋緊張の向上もみられた。

姿勢変換によるバイタルサインの変動は徐々に軽減し，急速なstate変化がみられなくなったことから，環境との相互作用を図りながら，睡眠-覚醒リズムが安定してきたといえる。

自発運動は運動の複雑性，多様性，流暢さにおいて週数相当の運動がみられた。

図4 経過と理学療法評価

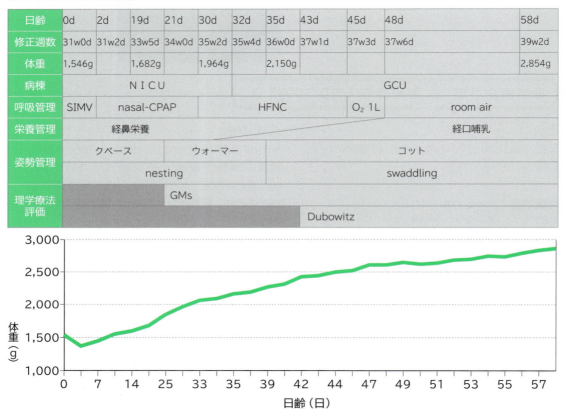

リハ計画

　修正30〜32週未満（安静期）は屈筋緊張を高めるためのポジショニングを継続し，呼吸循環状態の変化に十分注意し，ディベロップメンタルケアの概念をもとに介入した。また，医師や看護師との情報共有を行いながら進めた。

　修正30〜32週以降（移行期）は感覚運動経験を増やすためのポジショニングに修正を行った。

　修正36〜38週以降（成長期）は感覚運動経験をさらに蓄積できるようなポジショニングに変更し，自宅環境に合わせた姿勢管理のポイントや注意点について両親へ指導した。

リハ経過

　行動観察とGMs評価の結果に基づいてポジショニングの修正を段階的に行ったことで，本症例の自律神経系の安定を図りながら感覚運動経験の蓄積，状態調整系の発達を促すことができたが，修正39週2日での自宅退院により注意・相互作用系の変化をとらえることは不十分であった。

まとめ

発達評価の結果を踏まえて児の成長変化を両親にフィードバックすることが，母親と児の距離を近づけるきっかけになる場合もある。しかし，新生児期における神経学的所見やMRI画像などを含めた臨床所見のみで発達予後を正確に予測することは難しい。そのため，両親へのフィードバックの方法には十分な配慮が必要で，NICU退院後の経過観察が最も重要である。

（成瀬健次郎）

Case 02

第3章 **1** 低出生体重児　極低出生体重児

新生児集中治療室にて感覚運動発達経験，哺乳指導を行った事例

基本情報

　母体前期破水あり入院，発熱を認め，絨毛膜羊膜炎の診断となり緊急帝王切開で出生した。児は在胎期間28週5日，出生体重1,371 g，Apgar score 4/7であった。呼吸は，呼吸窮迫症候群，緊張性気胸により出生時から気管挿管および人工呼吸器管理となり日齢15抜管。その後，敗血症を契機に呼吸状態悪化し，日齢38再挿管，日齢41再抜管，慢性肺疾患により日齢45まで酸素吸入を要した。循環は日齢4に動脈管開存症自然閉鎖，日齢21までカテコラミンを使用した。神経は，出生時頭部エコーでは頭蓋内異常所見を認めなかった。日齢52（修正36週1日）より理学療法依頼あり介入した。介入から2カ月後退院となった。

現象

循環　　：覚醒時HR130～150回/分
　　　　　無呼吸発作・徐脈なし
自己沈静：抱っこやバスタオルに包まれていれば睡眠−覚醒状態State3-4と落ち着いている
形態　　：頭部縦長横扁平，右後頭部扁平
姿勢　　：持続した頭部右向き
　　　　　生理的屈曲姿勢少ない
筋緊張　：明らかな異常なし
ROM　　：制限なし

発達評価

GMs評価
日齢58（修正37週0日）にビデオ撮影を行い，複数の理学療法士で評価，判定。
時折複雑性，多様性の動きがあるも少なく，流暢性を認めないためMildly Abnormal GMsと判定。

Dubowitz神経学的評価
日齢58（修正37週0日）に評価，
項目 tone 5/10, tone patterns 4/5, reflexes 5/6, movements 1.5/3, abnormal signs 2/3, behaviors 6/7, 総合点23.5点/34点

GMs：General Movements

感覚

初期	四肢振戦，驚愕反応あり。手と手や顔に触れることがほとんどない。追視曖昧，聴覚反応あり。
2カ月後	振戦，驚愕減少。右手が多いが，左右ともに手と手や顔に触れることが増え，快反応あり。抱っこではゆっくりと他者を追視することができる。

哺乳評価

初期	経鼻栄養に加え，日齢54（修正36週3日）より経口哺乳5 mL/回から開始。探索反射＋（図1a），吸啜反射＋，嚥下反射＋，異常な筋緊張－，反り返り－，易刺激性－，吸啜/嚥下/呼吸の協調性－（哺乳後半徐々に吸啜/嚥下が止まり，呼吸のみになることが増加）（図1b），酸素飽和度の低下＋，むせこみ＋，徐脈＋，聴診　肺胞呼吸音。 図1 a　探索反射の評価　　　　　　　b　連続哺乳評価
2カ月後	経口哺乳量徐々に増加を認め，80 mL/回 可能，順調に体重増加した。吸啜/嚥下/呼吸の協調性＋，酸素飽和度の低下－，むせこみ－，徐脈－。

両親の児に対する反応

初期	「ミルクを飲ませるのは酸素が下がっちゃうので怖いですね。頭の形のせいか顔を右にばかり向いて片方の手と足しか動かさないです。」
2カ月後	「だいぶ上手に飲めるようになってきました。気になるのは顔が右向きくらいです。」

統合

極低出生体重児は，神経学的異常がなくとも，人工呼吸器管理が長期に必要となる場合，運動発達や経口哺乳が問題となることが多い[1, 2]。そのため，新生児集中治療室から発達支援の目的に評価，継続したフォローアップが必要である。本症例は，早産および長期人工呼吸器管理・安静により，生理的屈曲姿勢の低下，頭部の変形，左右の非対称性姿勢により適切な感覚運動経験が不足し，その後の運動発達への影響が懸念された。また，哺乳は徐々に吸啜/嚥下が止まり，呼吸のみになることが増えることから吸啜/嚥下/呼吸の協調性の低下が考えられた。両親は，頭部変形に伴う非対称性姿勢の助長に対する懸念，哺乳では酸素飽和度が低下することに不安を感じていた。

解釈

　低出生体重児は早産児特有の形態や姿勢により非対称性な運動を呈しやすい[3]。本症例は生理的屈曲姿勢の低下，頭部右扁平，非対称性姿勢を認めた。そのため，理学療法では感覚運動発達を促すために胎児屈曲位姿勢を意識し，頭部正中位の抱っこのなかで手と手を合わせる，自身の顔を触るなどの感覚運動経験が必要であると考えられた。哺乳は，連続哺乳において吸啜/嚥下が止まり，呼吸のみになることがあったことから児の哺乳に合わせて，呼吸の際は口腔内にミルクが入らないように間隔を空ける必要があった。両親も不安を抱えており，感覚運動発達，哺乳評価は児の反応を両親と共有しながら行った。また理学療法介入の時間は，看護師，両親と調整し，哺乳，沐浴，ケアなどの時間や児の睡眠覚醒リズムを優先した。

リハ計画

　極低出生体重児は，正期産児に比べ脳性麻痺や発達障害罹患の頻度が高く，また運動発達や微細運動が劣ることから，注意深い評価および発達介入が必要な場合がある。早期の感覚運動経験はその後の発達に影響すると考えられ，本症例は新生児期から感覚運動経験を促した。また，早産児の入院中や退院後の栄養状態と発育，姿勢運動発達，高次脳機能は関連がある。よって哺乳障害を生じる可能性が高い児には早期からの哺乳評価，指導が必要であった。

　今後は，月齢に応じた発達支援，異常性の確認を目的に，定期的な発達外来リハビリテーションを月1回の頻度で継続する。在宅では，退院時，児の育児の合間に頭部正中位の抱っこ，視覚刺激を意識した遊び，赤ちゃん体操を行うよう家族指導した。訓練ではなく，児の日々の変化を感じ，楽しみながら行ってもらうように伝えた。

図2

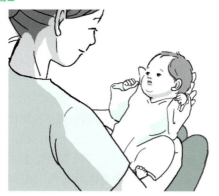 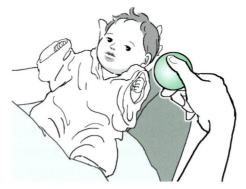

a　頭部正中位の抱っこ　　　　b　視覚刺激を意識した遊び：追視

リハ経過

　本症例は感覚運動経験の不足を認め，その後の運動発達への影響を考慮し，感覚運動経験を促す抱っこや指導を行った。また，哺乳では吸啜/嚥下/呼吸の協調性低下がみられ，呼吸のみとなったときは，哺乳瓶を傾けて口腔内にミルクが入らないように4〜5秒間インターバルをとる必要があった。吸啜/嚥下が再開されれば，呼吸状態に注意しながら哺乳を再開するよう担当看護師，両親と共有した。徐々に協調性改善，哺乳量増加に伴い，体重増加が得られ退院となった。GMs評価，Dubowitz神経学的評価・長期人工呼吸器管理を要したことを考慮し，発達外来リハビリテーションにて月齢に応じた発達評価，支援を月1回の頻度で継続することとした。

参考文献

1) 内尾　優，ほか：極低出生体重児における定頸獲得時期の検討. 日本周産期・新生児医学会誌, 53(4): 1005-1011, 2017.
2) Hawdon J, et al.: Identification of neonates at risk of developing feeding problems in infancy. Dev Med Child Neurol, 42(4): 235-239, 2000.
3) 内尾　優，ほか：修正1ヵ月における超低出生体重児と正期産児の上肢自発運動の比較. 理学療法学, 45(6): 347-357, 2018.

（内尾　優）

Case 01

第3章 **2 脳性麻痺** 幼児期 GMFCS レベル Ⅰ

GMFCS レベル Ⅰ の幼児の選択的筋解離術を検討するに至るまでの理学療法評価

基本情報・生活歴

在胎週数27週4日，出生時体重884 g，双胎の第一子。出生時脳出血，水頭症を呈し，シャント施行されている。痙攣や服薬はなし。右片麻痺。独歩開始が3歳9カ月。右足のみプラスチックAFOを使用している。日常会話的なコミュニケーションは良好だが，形や文字などの認識に困難があり，知的障害B2の手帳を所持している。幼稚園年長クラスに通っており，小学校の支援学級へ入学が決定している。

ROM 測定

			3歳	4歳	5歳	6歳
ROM(°)	股関節伸展	右	20	10	15	5
		左	20	20	20	10
	股関節外転	右	40	40	40	40
		左	40	40	40	40
	股関節外旋	右	65	55	40	35
		左	50	55	50	40
	膝窩角	右	30	25	25	20
		左	15	15	15	10
	膝関節伸展	右	0	0	0	0
		左	0	0	0	0
	DKE(MTS R2/R1)	右	20/-	15/5	10/-15	0/-20
		左	25/-	20/10	20/10	15/-5

Thomas test

	3歳	4歳	5歳	6歳
右	陰性	陰性	陰性	陽性
左	陰性	陰性	陰性	陽性

足クローヌス

	3歳	4歳	5歳	6歳
右	陰性	陽性	陽性	陽性
左	陰性	陰性	陽性	陽性

Ely test

	3歳	4歳	5歳	6歳
右	陰性	陰性	陰性	陽性
左	陰性	陰性	陰性	陽性

身長・体重

	3歳	4歳	5歳	6歳
身長(cm)	90.5	95.7	103.0	108.4
体重(kg)	12.75	14	15.6	16.3

PEDI

セルフケア領域	63/73
移動領域	55/59
社会的機能領域	54/65
ほとんど自立～軽介助レベル	

GMFCS

	3歳	4歳	5歳	6歳
GMFCS	Ⅲ	Ⅱ	Ⅱ	Ⅰ

☞ p.38 参照

X線検査

	右	左
migration percentage(%)	21	16
sharp 角(°)	45	50

☞ p.62 参照

GMFM

		3歳	4歳	5歳	6歳
GMFM(%)	臥位と寝返り	100	100	100	100
	座位	100	100	100	100
	四つ這いと膝立ち	54	88	98	100
	立位	26	67	87	87
	歩行，走行とジャンプ	22	25	64	75

☞ p.170 参照

歩容評価

右足ICは腰椎前弯，骨盤右後方回旋位，膝関節中間位，右足部内反位，前足部接地。右足LRは急激な膝関節の伸展あり。右足MStは体幹前傾，骨盤は左への側方偏位あり。右足TStは骨盤前傾し，足尖離地で股関節軽度屈曲位，足尖離地前に減速する。右足ISwからTSwは体幹前傾位，体幹の右への側方傾斜，骨盤右後方回旋位，股関節内旋位，中等度の分回し，足関節底屈位。
両下肢ともに，歩幅は足が接地する際に反対側のつま先を超えている。

IC：initial contact（初期接地），LR：loading response（荷重応答期），MSt：mid stance（立脚中期），
TSt：terminal stance（立脚後期），ISw：initial swing（遊脚初期），TSw：terminal swing（遊脚後期）

統合

本症例は，3歳9カ月時に独歩が可能となり，GMFMの立位や歩行・ジャンプの項目が6歳になるまで発達している。足関節の背屈制限やThomas test，Ely testの陽性が徐々にみられること以外は関節可動域は保たれている。しかし，歩行時股関節の屈曲拘縮が腰椎の前弯や骨盤の前傾を強めており，骨盤右後方回旋での股関節の内旋は立脚期での安定性に欠けるため骨盤が側方偏位し，右股関節が伸展位になる前に左足が接地している。

解釈

脳性麻痺児の運動発達については重症度別の運動発達曲線[1]より，5歳2カ月でGMFMのカーブがプラトーになることから，これ以上の飛躍的な運動機能の向上はあまり考え難い。

本症例は，特別支援学級の就学が決まっており，今後活動量はより増えることが予測される。両股関節屈曲拘縮があり歩行時に腰椎前弯，骨盤前傾を認めており，右足立脚期が不安定な状態のまま歩行を続けていくことは，将来的に腰痛や膝関節痛などの二次的な障害の危険性が懸念される。また，右股関節の亜脱臼は現在正常〜軽度であるが，注意する必要がある。

補装具として右足のみプラスチックAFOを使用しているが，本症例の歩容は立脚期・遊脚期ともに股関節の内旋を伴っており，装具での歩容の修正は限界がある。また，股関節屈曲拘縮がクラウチング姿勢を強め，より尖足の要因となっていると考えられる。

本症例は両側とも股関節屈曲する力はあり，股関節周囲筋の筋長のバランスを整えることで，右足立脚期の安定と左足振り出しが行いやすくなると考えらえる。手術によって歩容の改善が予測されるため，今回本症例に対して整形外科的手術の相談を行うに至った。

リハ計画

幼児期の脳性麻痺児は運動発達をできる限り促し，就学に向けて可能なことを増やしていく。本症例は右片麻痺が強く，姿勢や運動面に左右非対称が目立つ。そのため術後も取り組むことになる，肩甲帯周囲筋群や体幹筋群，殿筋群の強化を中心に手術まで取り組む。

また，これから数カ月にわたる入院生活を送るなかで，手術に向けて気持ちの準備もしていく必要がある。本症例自身の身体の動きや歩容について，動画などで視覚的にわかりやすく伝えることで，なぜ手術を行うのか，手術を行うとどのような歩容に変化するのか，変化するとなぜ良いのか，などを理解能力に合わせて伝えていく。

リハ経過

両股関節・膝関節周囲筋解離術施行後，Thomas testやEly testは陰性となった。本症例の歩容は立脚期，遊脚期ともに腰椎前弯や骨盤前傾，骨盤の右後方回旋が軽減した。右足立脚期での骨盤の目立った側方偏位はみられず，TStでは股関節が左側と同等に伸展し，体幹が直立位を維持されていた。右足遊脚期では，体幹の側方傾斜はみられるものの直立位を保持しており，骨盤の挙上や分回しなく，股関節は中間位で振り出しができていた。また歩幅が1足分超えるほどに改善した。

しかし，今回の手術部位ではなかった足部に関しては内反が残り，足部全体で接地し，より安定した立脚期が獲得できるように再度整形外科医へフィードバックを行っていく

TSt：terminal stance（立脚後期）

参考文献

1) Hanna S, et al.: Stability and decline in gross motor function among children and youth with cerebral palsy aged 2 to 21 years. Dev Med Child Neurol, 51(4): 295-302, 2009.

（藤井香菜子）

Case 02

第3章 **2 脳性麻痺** 成人期 GMFCS レベル I

脳性麻痺患者の理学療法経過

ライフスタイルの変化により活動量が減少し，腰痛・易疲労性を訴えた脳性麻痺痙直型両麻痺の1例

基本情報・生活歴

本症例は，大学卒業（22歳）まで月1回の頻度で外来リハビリテーションを受けていた，GMFMレベルIの脳性麻痺痙直型両麻痺の男性（24歳）である。もともと運動が好きで，中学・高校時代には水泳やCPサッカーを楽しんでいた。就職するとともに外来リハビリテーションは中断（仕事を優先したいという希望のため）となっていたが，2年が経過し再びリハビリテーション目的で来院した。主訴は「歩くと腰が痛くなる」，「すぐに疲れてしまう」とのことだった。

現在の職場では月1回まで通院目的の休暇が認められているため，月1回の頻度で外来リハビリテーションを再開することとなった。

筋力・体重比

体重（kg）		
リハ中断前	リハ再開時	リハ再開1年後
75	82	77

膝関節伸展トルク体重比（Nm/kg）			
	リハ中断前	リハ再開時	リハ再開1年後
左	1.14	0.98	1.13
右	1.54	1.28	1.49

ROM 測定

関節可動域（°）		リハ中断前	リハ再開時	リハ再開1年後
股関節伸展	右	5	-5	5
	左	10	-5	5
股関節外転	右	30	25	25
	左	25	15	25
膝関節伸展	右	0	-5	0
	左	-5	-5	-5
DKE	右	-5	-5	-5
	左	-5	-5	-5
DKF	右	5	0	0
	左	5	0	0

PCI

PCI（beats/m）		
リハ中断前	リハ再開時	リハ再開1年後
0.21	0.60	0.24

5分間の安静座位後の脈拍数（安静時脈拍数）と快適歩行速度での6分間歩行後の脈拍数（運動後脈拍数）を計測した。その値を基にPCIを算出した。

$$PCI = \frac{運動後脈拍数 - 安静時脈拍数}{歩行速度}$$

☞ p.182 参照

痛み

痛み（NRS）		
リハ中断前	リハ再開時	リハ再開1年後
評価なし	6	1

・来院するにはバス停から病院まで200 m程度歩く必要があり，来院時に腰痛の評価を行った。
・痛みは5〜10分程度歩行するとL1周囲に出現する。下肢にしびれや痛みの出現はない。

☞ p.94 参照

第3章 症例検討

2 脳性麻痺

仙骨大腿角 (sacrofemoral angle stand；SFA)

仙骨大腿角(°)		
リハ中断前	リハ再開時	リハ再開1年後
50	42	51

SFAは仙骨上縁と大腿骨軸のなす角のことである（図1）。立位時の股関節X線側面像を用いて計測することで，腰仙部に対する股関節の屈曲の程度を評価できる。通常45～60°程度とされている[1]。

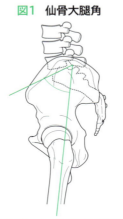

図1 仙骨大腿角

運動機会

リハ中断前	大学生活に加え水泳・サッカーなど，ほぼ毎日汗をかくレベルで運動していた。
リハ再開時	運動は日々の通勤のみ。仕事はデスクワークであり，あまり動かない。
リハ再開1年後	毎日の筋トレ・ストレッチに加え，週に1～2回ジムでエルゴメーター・筋力トレーニング・水泳をしている。

統合

リハ中断前と比較し，リハ再開時の関節可動域・筋力は減少し，体重は増加している。社会人になると身体活動量が減少することが多く，本症例もそのうちの一人である。仙骨大腿角の結果から，リハ中止前に比べ立位時に股関節は屈曲位となっており，立位姿勢を保持するには腰椎前弯による代償が必要となっている。腰椎前弯は立位歩行時の腰部脊柱起立筋の過活動を引き起こし，腰痛の原因となっていると考えられる。

PCIの結果から，中断前よりも運動効率が低下していることがわかる。PCIの算出に使用される心拍数・脈拍は，骨格筋エネルギー代謝・換気機能と密接に関係している。今回の評価結果から換気機能を推測することは困難だが，筋力が低下していること・膝関節伸展関節可動域が減少していること・身体活動量が減少していることから，骨格筋に廃用性の変化が生じエネルギー代謝が低下していることが推察できる。

解釈

脳性麻痺児の二次障害として，頸椎症性頸髄症・股関節脱臼・脊柱側弯などがある。また，上記以外に加齢に伴う下肢の屈曲変形の増悪と腰痛も脳性麻痺患者の二次障害として目にする機会が多い。下肢の屈曲変形は成長期に骨と筋の成長の不均衡によって増悪することが多いが，高校・大学卒業後に運動機会が減少するとともに増悪するケースも多い。本症例は，大学卒業後と仕事開始に伴う活動量の低下と，リハ中断によるセルフケアの機会の減少により筋力低下・下肢屈曲変形が増悪し，その結果，二次的に腰痛が出現したものと考えられる。また，運動効率の低下もみられ，リハ中断前に比べ同じエネルギー量で移動できる距離は減少している。また、痛みにより活動量が減少し，活動量の減少により身体機能が低下し疼痛が悪化する，という悪循環に陥っていると考えられる。

リハ計画

　外来リハビリテーションは，本症例の仕事の関係（通院休暇）で月1回の頻度であった。当院では1回の外来リハビリテーションは3〜4単位で行うことが多い。本症例の外来リハビリテーションは評価と次回外来リハビリテーションまでの自主練習の指導に2〜2.5単位を充て，残りの時間をストレッチング・筋力トレーニングなどに充てた。

　運動耐用能・歩行時のエネルギー効率に対するリハビリテーションとして，有酸素運動とレジスタンストレーニングの有用性[2,3]が報告されている。本症例はもともと運動が好きだったため，自主練習として有酸素運動とレジスタンストレーニングを行うことに抵抗はなかった。有酸素運動は週1〜2回の頻度で市営のトレーニングジムでエルゴメーターか上肢エルゴメーターを使用して行った。その際の脈拍は150回/分を上限とした。レジスタンストレーニングは重錘をリュックサックに入れて立ち上がり（10回4セット×週3回）を行った。重錘の調節は外来リハビリテーションで行った（1回立ち上がれる上限の重さ×30％）。なお，腰痛を出現させないように上肢を壁かテーブルにつきながら行った。ストレッチングはハムストリングス・腓腹筋・腸腰筋に対して各筋60秒を週2回行った。

リハ経過

　リハ再開1年後には関節可動域・トルク体重比・仙骨大腿角がリハ中断前の値近くまで戻り，リハ再開時と比較し立位時に股関節が伸展できるようになり，腰椎前弯による代償が少なくなった。このことにより歩行時の腰痛が軽減したものと考えられる。また，トルク体重比の改善に加え活動量が増加したことにより，PCIが改善したものと考えらえられる。
歩行時の腰痛が軽減したことと，運動効率が改善したことにより，リハ開始時に比べ身体活動量は増えている。現在は，本人の希望もあり市営のトレーニングジムではなく民営のトレーニングジムで有酸素運動と水泳を週2回の頻度で行っており，腰痛や疲労感の改善だけでなく，運動好きである本人の希望に沿ったライフスタイルを選択できるようになったと考えられる。

参考文献

1) Miller F: Cerebral Palsy. Springer, p523-666, 2005
2) Rogers A, et al.: A systematic review of the effectiveness of aerobic exercise interventions for children with cerebral palsy: an AACPDM evidence report. Dev Med Child Neurol, 50(11): 808-814, 2008.
3) Kusumoto Y, et al.: Impact of loaded sit-to-stand exercises at different speeds on the physiological cost of walking in children with spastic diplegia: A single-blind randomized clinical trial. Res Dev Disabil, 57: 85-91, 2016.

（高木健志）

Case 03

第3章 2 脳性麻痺　学童期 GMFCS レベルⅡ

学齢期の脳性麻痺児の理学療法経過
成長期におけるHome-exとTransition支援の重要性を再認識した1例

はじめに

Transition（トランジション：移行）とは，学校生活から卒業後の生活への移行という側面だけでなく，障がいのある児から大人への移行という発達的側面をもっており，この時期における支援の重要性について多くの報告がある[1]。また，脳性麻痺児者は不安とうつ病のリスクが高いことも報告されている[2]。

今回，本人の希望により受験，進学した特別支援学校に通う脳性麻痺児を担当し，成長期における関わり，進学後に生じた不安症による精神的ストレスがQOL低下を招き，Transition支援の重要性と課題を経験した1例を提示する。

基本情報・生活歴

17歳10カ月，男性。
身長：158 cm，体重：42 kg，BMI：16.8，
H/A：92，W/H：86
診断名：脳性麻痺　痙直型両麻痺
成育歴：30週2日，1,626 g，
Apgar score：3点／7点，帝王切開にて出生。
頭部MRIで両側cystic PVLの診断，1歳まで運動発達良好だったが，成長とともにはさみ脚，反張膝，腱反射亢進にて1歳6カ月よりリハビリテーション開始となる。
2歳11カ月で独歩獲得し，現在も独歩可能であるが，中距離移動は両側ロフストランドクラッチを使用した歩行，長距離移動は電動車椅子を使用。ADLは自立，日常会話可能。
8歳7カ月時の田中ビネー知能検査で精神年齢（MA）：7歳2カ月，知能指数（IQ）：83，言語性能力＞動作性能力が顕著。

小学校は徒歩で特別支援学級，中学校は通学バスで特別支援学校，高校は中学校とは異なる特別支援学校（特別支援学校知的部門就業技術科）を受験，進学する。
通学は電車と徒歩で1時間以上要するため身体への負担を考慮して電動車椅子を検討したが，混雑した電車に乗るため両側ロフストランドクラッチを使用した歩行，学校内の移動は電動車椅子を使用。
高校進学後，授業中の怪我を契機に学校を休みがちとなり，次第に不眠・幻覚症状がみられ，他院精神科受診となる。学校には行けないが，理学療法は受けたいと本人の希望あり。
担当変更に伴い9歳10カ月から担当となり，月2回の頻度で実施。
家族のニーズ：運動機能の維持向上。
本人のホープ：膝を伸ばして歩きたい。

GMFCS/MACS/CFCS

GMFCS/MACS/CFCS：Ⅰ / Ⅰ / Ⅰ

GMFM66-IS（Item set4）

スコア：73.1
※減点項目：片脚立ち，片脚跳び

PEDI

機能的スキル	79.4
移動領域	84.9
社会的機能	75.8

☞ p.253 参照

Thomas test

両側陽性

Ely test

両側陽性

☞ p.113 参照

ROM測定

	右	左
股関節屈曲/伸展	130/5	130/5
外転/内転	15/20	25/20
外旋/内旋	70/60	70/60
膝関節伸展	-15	-10
PoA	50	50
DKE	-10	-10
DKF	30	40
足関節底屈	35	35

MMT

体幹屈曲3
股関節外転（左右ともに2であるが左＞右で左右差あり）
股関節伸展（右2・左2）

基本動作観察

座位安定。床からの立ち上がり可能。立位姿勢では，腰椎前弯，骨盤軽度前傾位，股関節屈曲内転内旋位（右＞左），膝関節屈曲位（右＞左）にて重心を低くしたかがみ肢位となりやすい。独歩可能であるが，かがみ肢位がより増強されるため長距離歩行は難しい。

MTS

膝蓋腱反射，アキレス腱反射ともに軽度亢進。MTS（Modified Tardieu Scale）を用いて足関節底屈筋群を計測した。

	右($R_1/R_2/R_2-R_1$)	左($R_1/R_2/R_2-R_1$)
膝関節伸展位	-15/-10/5	-15/-10/5
膝関節屈曲位	25/30/5	35/40/5

統合と解釈

脳性麻痺児は，痙性麻痺を代表とする陽性徴候と，筋力低下を代表とする陰性徴候が影響しあった結果として筋骨格系の問題が生じやすく，さらに身体の成長や筋の不均衡も拘縮・変形に大きな影響を与える[3]。拘縮・変形は成長期である11〜13歳に進行しやすい[4]ため，成長期における支援が重要となる。

本症例は，腱反射が軽度亢進しているが，MTSでは足関節底屈筋群において左右ともにR2-R1の差が小さいこと，ROMが比較的保たれていることから痙性麻痺よりも股関節外転筋群を中心とした下肢筋，体幹筋の筋力不足が主症状となり，立位姿勢の不安定性向上，かがみ肢位による歩行効率の低下を招いていると考えられた。

本症例は9歳10カ月，GMFCSレベルⅠ，GMFM66-ISスコアが73.1となり，Motor Gross Curve（図1）で考えるとレベルⅠの中では運動機能が低く，年齢的にも運動機能の向上

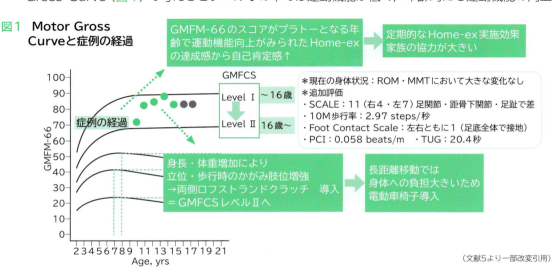

図1　Motor Gross Curveと症例の経過

（文献5より一部改変引用）

が難しいことが見受けられた。また身体の成長期も迎えるため月2回の理学療法の頻度では運動機能低下，関節拘縮の進行が懸念された。

リハ計画

① 体幹・下肢（特に股関節周囲筋）の筋力強化
・背臥位での自動介助運動・筋力強化運動，ボルダリング実施（図2）。
② Home-exの指導（ムキムキ大作戦：図3）
・セラバンドを使用した股関節外転筋群，膝関節伸展筋群などの強化運動プログラムカード作成。
・楽しく継続ができるように実施表を作成（図4）。
③ 将来を想定した補装具指導
・歩行持久力の低下時における杖や（電動）車椅子に関する情報提供を定期的に実施。

リハ経過

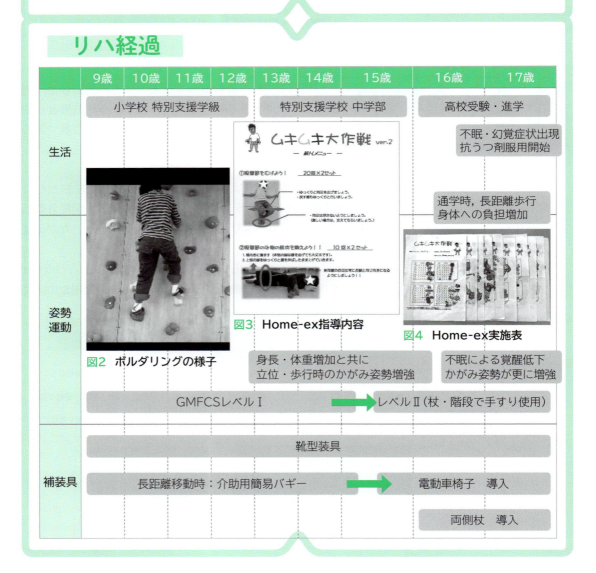

図2 ボルダリングの様子
図3 Home-ex指導内容
図4 Home-ex実施表

まとめ

現在，不定期で高校へ通えるようになった。両側ロフストランドクラッチを使用して独歩しており，歩容はかがみ肢位で，以前に比べ体重が増加した影響により股関節屈曲内転内旋，膝屈曲傾向が強くなっている（左＞右）。

成長期における積極的なHome-exの効果により，骨成長に伴う拘縮進行や筋力低下の影響が少なく，図1の経過のように運動機能向上・維持が可能になった。また，日々のHome-exの達成感から自己肯定感を高めることができ，本人の希望する高校への進学につながった。しかし，長距離歩行の通学も頑張っていたが，新しい環境における身体的・精神的ストレスが大きかったと思われる。

現在の課題として，通学時と通学しない日の活動量の差が大きく，身体への負担が大きいことが挙げられる。さらに今後は，加齢に伴う筋力低下や拘縮変形の進行などにも影響する恐れがあるため，Home-exの継続，訪問サービスを提案した。また，現在の家族のNeedsとして，運動機能維持に加えて精神面のフォローが挙げられた。高校卒業後の生活ではより大きく環境が変化し，精神的ストレスが強くなる恐れがある。「自立とは社会に依存先を増やすこと[6]」であるため，Transition支援として地域で安心できる人・場所の確保が重要となり，関係機関と連携していく必要がある。

参考文献

1) Maryam Oskoui, et.al.: CEREBRAL PALSY AND THE TRANSITION FROM PEDIATRIC TO ADULT CARE. Childhood Neurologic Disorders in Adulthood, 15(6): 64-77, 2009.
2) Smith KJ, et al.: Risk of Depression and Anxiety in Adults With Cerebral Palsy. JAMA Neurol, doi:10.1001/jamaneurol.2018.4147, 2018.
3) 大畑光司, ほか: 脳性麻痺児の筋骨格系障害の評価とアプローチ. PTジャーナル, 41(7): 547-555, 2007.
4) 石黒彩子, ほか: 発達段階からみた小児看護家庭, 医学書院, p547, 2008.
5) Hanna SE, et al.: Stability and decline in gross motor function among children and youth with cerebral palsy aged 2 to 21 years. Dev Med Child Neurol, 51(4): 295-302, 2009.
6) 熊谷晋一郎:「自立」とは，社会の中に「依存」先を増やすこと―逆説から生まれた「当事者研究」が導くダイバーシティの未来. 栗原 進 編, Mugendai, (https://www.mugendai-web.jp/archives/8758), 2018.

（黒川洋明）

Case 04

第3章 **2 脳性麻痺** 幼児期 GMFCS レベルⅡ

痙直型脳性麻痺両麻痺児の理学療法経過
金属支柱付きAFOからカーボン支柱付きAFOへの変更と，ボトックスとの併用により歩行機能が向上した1例

基本情報，生育歴

在胎30週，出生体重1,470 g。黄疸（＋）。光線療法を行った。2カ月間A病院のNICUに入院した。その後発達の経過に伴い，座位が獲得できなかったため，セカンドオピニオンを受診。B病院を受診し，MRIより脳室周囲白質軟化症（periventricular leukomalacia：PVL）が判明。発達歴は座位1歳（その他詳細不明）。2歳からB病院にて理学療法開始。4歳以降は理学療法士のフォローがなかった。

開始時初見

当院初診時（X年）の年齢は5歳。明るい性格で活発に動き回る。移動には市販のバギーを利用し，歩行機能は，独歩で10歩程度可能。装具は金属支柱付きAFOを使用し，長距離歩行する際はPostual Control Worker（PCW）を利用する。立位保持は1秒程度。活動量は高く，手すり歩行，転倒しながらの独歩，または四つ這いで移動する。ADLは，排泄，更衣，食事に軽度の手助けが必要。理学療法士に対する希望は，家族は歩行の自立，本人は特になし。再来年度小学校の入学を控えている。理学療法開始時当初，多動傾向で，大人の指示には従わない様子が多々あった。評価に対し拒否が強く，基本的評価は姿勢動作観察，関節可動域測定，筋緊張の評価に留まった。また，歩行機能の評価は転倒が多く評価困難だった。

GMFCS

レベルⅡ

MTS

		X年		X+3年	
		右	左	右	左
足関節底屈筋	R1	10	-5	-10	-5
	R2	20	0	-10	-5

ROM測定

	X年		X年+3年	
	右	左	右	左
DKF	20	5	0	0
DKE	10	0	-5	-5
PoA	60	65	60	50
膝関節伸展	0	0	0	0
股関節外転	20	20	20	15
股関節伸展	0	0	-5	-5

姿勢観察

座位
端座位は，骨盤後傾，脊柱円背位で保持が可能。床上座位は割座を好むが，あぐら座位も可能。端座位，あぐら座位は上肢挙上時にバランスを崩し，後方へ転倒しやすい。

介助立位（X年）
右重心。右下肢で支持。
左下肢は股関節軽度屈曲・内転・内旋し，膝関節軽度屈曲し，足部は底屈・内反し，前足部で接地し，踵は床に接地しない。
骨盤は前傾左挙上，後方偏位。
背柱は軽度前弯，腰椎左側屈。
頭部・体幹は右側へ偏位。

図1 立位姿勢の経年変化

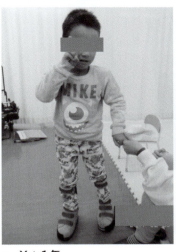
a X＋1年

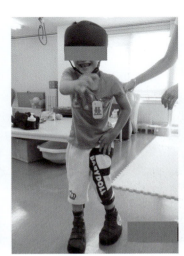
b X＋2年

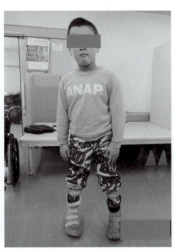
c X＋3年

筋力（観察からの評価）

体幹筋（体幹屈曲・伸展）概ねMMT 2〜3レベル
下肢筋（股関節屈曲・外転・伸展）概ねMMT 2〜3レベル
下肢筋（膝関節伸展）概ねMMT 3〜4レベル

ADL

トイレ：軽度介助
更衣：軽度介助
食事：軽度介助

小学校の環境（X＋2年）

- トイレ（改修予定）手すりの適切な位置について
- 学校内の移動方法
- 学校で使用する椅子

> 歩行分析（X年，図2）

歩行周期を通して，股関節膝関節屈曲・内転・内旋，膝は内側を向き，足部toe-in．上肢はミドルガードからハイガードで姿勢制御に利用する．左立脚期初期接地，左股関節が屈曲・内転・内旋，膝関節屈曲，足部toe-in，足底前外側部での接地．左前遊脚期，頭部体幹の右側屈の代償で振り出すが不十分である．

転倒は，後方重心となり殿部から尻もち，左立脚期での左股関節内転・内旋，足部toe inで，足底前外側部（小指側）での支持面をつくりきれず転倒，左遊脚初期〜中期の際，振り出しが不十分でつま先が引っかかり転倒が認められた．

図2 歩行の経年変化

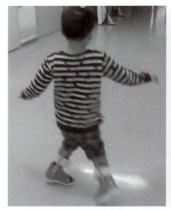
a X年

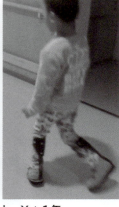
b X＋1年

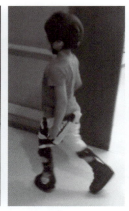
c X＋2年

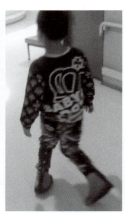
d X＋3年

統合

GMFCS レベルⅡの児の粗大運動機能は，6〜7歳でプラトーになり，その後緩やかに機能が低下していくことが知られている．脳性麻痺児は身長（下腿長）の増大に伴い，足関節の拘縮が進行する．また運動療法は，筋力トレーニングが推奨されている．以上のことから，機能目標として歩行機能の向上，機能的制限の対応として足関節背屈可動域制限の予防が挙げられ，生活目標としてADLと小学校入学準備が必要となる．

本児は，実用的な歩行機能がPCWを用いたものであった．また，理学療法士への家族の希望は歩行の自立であった．GMFCSレベルや，年齢，活動量の高さから，補装具を使用し自力での歩行距離拡大が適切と考えられた．

また，歩行機能が低下している要因として，体幹筋低緊張，体幹筋・下肢筋の筋力低下，足関節背屈可動域制限，下腿三頭筋の痙縮（MTS），バランス機能不十分，可動域制限と痙縮の左右差，歩行時左立脚期での支持性低下が考えられた．

解釈

足関節背屈関節可動域制限（左＞右），MTS（左＞右），立位姿勢の右下肢支持と左関節内転・内旋，足関節内反・底屈位，歩行観察から左下肢遊脚，左立脚期初期接地の前足部外側での接地などから，左下肢の麻痺がより重度であることがうかがえる。ROM制限・痙縮の左右差が強く，痙縮の治療が望まれた。

歩行分析から，①後方重心となり尻もちをつく，②左立脚期の股関節内転・内旋，膝関節の内向き，足関節内反・底屈，左足底前外側部での初期接地，③左前遊脚期での頭部・体幹の代償運動による振り出し，④左遊脚初期から遊脚中期の金属支柱付きAFOでのつま先の引っかかりの4点は，装具での歩容の修正が可能と考えられた。

①に対し，足底部の支持基底面を増やし踵荷重を促すため，補高の検討が必要と考えられた。また，②に対し，左立脚期の初期接地に支持基底面を増やすため，アウトソールを前外側に広げる対応が必要と考えられた。③④は，痙縮の影響と体幹筋群・下肢筋群の筋力不十分と，金属支柱の重さが一要因と考えられ，また蹴り出しの補助が必要と考えられた。

以上のことから，金属支柱付きAFOからカーボン支柱付きAFOに変更することで，軽さと，カーボンの反発力を利用した立脚期後期の蹴り出しの補助，初期接地から立脚中期で膝伸展補助（左立脚中期での後方への重心偏位）により，歩行機能が向上すると考えられた。

リハ計画

医師と相談し，下肢筋痙縮治療のため，ボトックス治療が行える他院の受診を勧めた。

理学療法プログラムは，成長に伴い進行する足関節可動域制限に対する下腿三頭筋を中心とした下肢筋のストレッチング，足関節のモビライゼーション，体幹筋・下肢筋に対する筋力トレーニング，立位保持練習，立位・歩行のバランス練習，歩行練習，下肢装具の作り替えが必要と考えられた。

しかし，理学療法開始当初，多動傾向で口頭指示に従えず，プログラムを遂行できなかったため，個別理学療法でのプログラムはストレッチングだけに留め，遊びを中心としたアプローチとした。ボール投げや，バランスボール，坂登り，手すりを利用したボール蹴りなどを取り入れ，体幹・下肢筋力向上，座位・立位バランス機能の向上を試みた。年齢の増加に伴い指示が通るようになり，理学療法プログラムを追加し，股・膝・足関節の随意運動，起立着座運動，立位保持練習，長距離歩行，スパイダー，サッカーなどを追加した。

第3章 症例検討

2 脳性麻痺

リハ経過

　他院でボトックスを開始。ボトックスは長内転筋，薄筋，ハムストリングス，腓腹筋，ヒラメ筋，後脛骨筋に施注された（その後，年に2回程度の頻度で治療している）。

　X＋1年。ボトックス施注後，下肢筋の痙縮が抑制され，左右差が減少したが，筋出力の低下により転倒が多くなる。成長に伴う下肢装具の作り替えの際，医師の指示の下，金属支柱付きAFOからカーボン支柱付きAFOへの変更の検討を行った。足底支持面の拡大のため，インソールに補高2cm，アウトソールに補高1cmとし踵荷重を促し，左立脚期の左足底前外側部での初期接地に対して，アウトソールの左前方外側部へフレアを拡大した。また，業者の提案によりカーボンの支柱を左右反対に装着し，立脚期のカーボンの反発力を使用しやすい運動方向に装着した。カーボン支柱AFOに変更したことで，転倒が減少し，歩行距離が拡大した。

　X＋2年。小学校入学（支援級）を控え，学校の環境調整を行った。小学校教諭と連携をとり，学校トイレ手すり位置の検討，学校用椅子の検討，学校での移動の検討を行い，自走式車椅子の作製，頭部保護帽の作製，手すり位置の助言，PCWを使用した移動教室の助言を行った。学校生活では屋内もカーボン支柱付きAFOを使用した。その後，学校ではほぼ独歩で生活できるようになった。

　X＋3年。ボトックスの効果，本人の多動傾向が安定したことにより歩行距離が拡大し，運動機能が向上した。静止立位：1分7秒，10m歩行速度1.18m/秒，10m歩行率2.12歩/秒，6MND：350m，TUG：快適11秒55，速歩9秒6，GMFM 88：臥位と寝返り100％，座位100％，四つ這いと膝立ち95％，立位79％，歩行，走行とジャンプ50％，総合点：84.8％。しかし，身長の増大に伴う足関節背屈の可動域制限の進行と，体重の増加に伴う，かがみ歩行が強くなっている。

　今後，ADL面での生活目標や，第二次性徴に伴う体格の変化に対して，身体機能と歩行機能の維持に努めていく。

　また，本人が活発に動くことが好きなことから障がい者スポーツを勧めた。さまざまなスポーツの体験から身体を動かす機会や，仲間との交流が本人にとっても楽しいようである。機能障害に加え，家庭生活・学校生活，スポーツなど，生活全体を包括的にフォローしていくことが必要と考えられる。

図3　カーボン支柱付きAFO

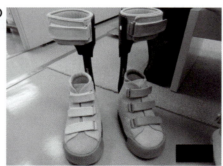

（深澤宏昭）

Case 05

第3章　**2 脳性麻痺**　学童期 GMFCS レベルⅢ

痙直型両麻痺児に対する理学療法評価

基本情報・生活歴

7歳，男児。在胎週数32週0日に双胎の第一子として，出生体重1,666g，Apgar score 8/9で出生した。新生児期の頭部MRIにて脳室周囲白質軟化症（periventricular leukomalacia：PVL）を認めた。1歳より外来理学療法を受けている。現在，普通小学校（通級学級で，算数と国語以外は普通学級の授業に参加）ではプラスチック製短下肢装具を常時装着し，教室内や教室間の屋内短距離の移動は片手引きにて，屋外などの長距離の移動は自走用車椅子を自走または移送してもらい移動している。自宅では，物につかまりながらの歩行または四つ這いで移動する。

GMFCS[1]

レベルⅢ

ROM測定

	(°)	自動	他動
足関節背屈	右	-25	-10
	左	0	10

MMT

足関節背屈	右1/左2
両股関節屈曲	3
両膝関節伸展	4

MAS

足関節底屈筋 右2，左1＋

感覚検査

表在感覚	正常
深部感覚	運動覚は正常 位置覚は足関節底背屈，膝関節屈伸，股関節内外転の位置覚鈍麻あり

バランス機能

両手離し立位保持約15～20秒，最大35秒。
前方・側方へのステップ反応（＋）。
片脚立位は不可。

注意機能

TMT-A：373.95秒（9歳児の基準値：66.9秒[2]）
（TMT-Bは未実施）

視知覚

内斜視があり，眼鏡で矯正している。物の遠近，大小の識別が可能。

知的面

ひらがな・カタカナ・小学校1年生レベルの漢字の読字・書字が可能だが，書字に時間を要する。1桁の足し算・引き算ができる。

CBCL/4-18[3]（すべてT得点を記載）

総得点53点（正常域），内向尺度61点（境界域），外向尺度46点（正常域）
下位尺度：ひきこもり53点，身体的訴え55点，不安/抑うつ63点，社会性の問題53点，思考の問題56点，注意の問題55点，非行的行動50点，攻撃的行動50点　　　　☞ p.240 参照

粗大運動能力尺度（GMFM-66）[4]

A. 臥位と寝返り	100%
B. 座位	100%
C. 四つ這いと膝立ち	81.0%
D. 立位	61.5%
E. 歩行・走行とジャンプ	29.2%
GMFM-66スコア	56.6%, 標準誤差1.2（図1）

☞ p.170 参照

図1 GMFM-66 難易度Item Map

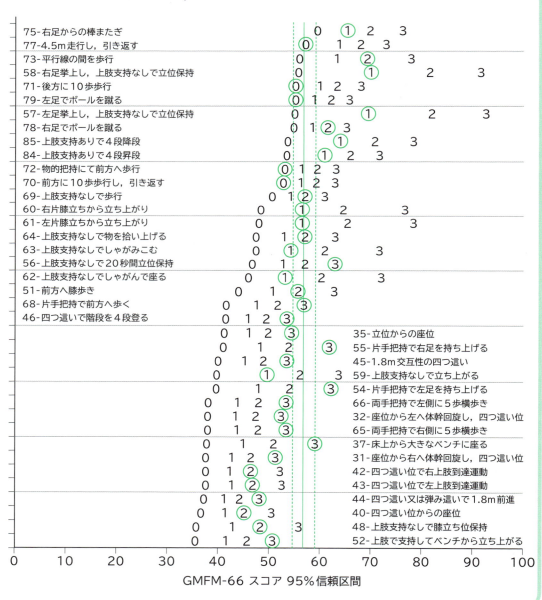

基本動作観察

手支持なしで端座位保持が可能。四つ這い・片手支持での膝立ちでの下肢交互運動ができる。立ち上がりは床や机を上肢で支持しながら可能。

姿勢観察（立位）

両股関節内旋・軽度屈曲位，骨盤左回旋が生じる。左重心で，右踵は床接地せず1～2cmほど浮き，右足底は前足部外側で床接地している。左踵は床からわずかに浮く程度である（図2）。

図2　姿勢観察（立位）

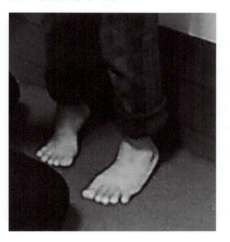

歩行観察（装具なし）

両側クラッチ，装具なしでごくわずかな介助。連続8～10m程度歩行が可能だが，近位見守りが必要である。両股関節内旋・軽度屈曲位，骨盤左回旋，足関節底屈位で，右遊脚期では股関節・骨盤が一体となって右下肢を振り出す。左遊脚期で左股関節内転したのちに床接地することが多いため，歩行が右にそれやすい。気になるものに視線が向くと歩行リズムが崩れ，歩行速度が速くなり，転倒しそうになる。

歩行観察（装具あり）

両側クラッチ，プラスチック製短下肢装具を使用し，近位見守り。
装具の装着により足関節底屈位，股関節内転位での接地は軽減する。両股関節内旋位で，右つま先離地の際に右前足部が引っかかることがある。

WeeFIM

運動項目61点，認知項目29点，総得点90点
セルフケア，移乗は最小介助～監視が必要である。移動は中等度介助を要する。

統合

本児は，両側，特に右足関節底屈筋の筋緊張亢進がみられ，足関節の分離運動を困難にしている。その結果，立位・歩行時に右足関節底屈位となり踵部が床に接地できず，支持基底面が狭小化し，立位・歩行安定性低下の一要因となっている。

PVLによる片麻痺や両麻痺を呈する脳性麻痺児は，固有受容感覚に問題があるといわれている[5]。本児も，深部感覚鈍麻が認められ，ステップする足の位置の調節や立位の安定性に影響を与えていることが考えられる。

また，TMT-Aにおいて，完遂に時間を要することや，気になるものが目に入るとそちらに注意が逸れやすいことから，視覚的な注意の切り替えやデュアルタスクに問題がある。これは歩行中の転倒危険性を高めることにもつながる。

さらに，学校内や日常生活で同級生との活動的な遊びが制限されていることが，内向性を高める要因になっている可能性がある。

概要をICFにまとめた（図3）。

図3　ICFによる問題点の整理

健康状態：脳性麻痺（痙直型両麻痺）

心身機能・身体構造
- 右下肢優位の痙性
- 足関節の分離運動困難
- 深部感覚鈍麻
- 注意機能低下
- 内斜視
- 年齢相応の読字・書字可能
- 内向（境界域）

活動
- つかまり立ち・クラッチでの立位保持は可能
- 靴の着脱ができる
- クラッチ短距離歩行見守りレベル
- 教室内・教室間移動は手引き歩行で実施

参加
- 同級生との活動的な遊びに参加できない
- 算数と国語以外は普通学級の授業に参加
- 外来リハ・訪問リハを受けている

環境因子
- 両親・兄弟と5人暮らし
- 学校まで車椅子（介助者あり）で通学

個人因子
- 7歳・男児
- 人見知りは少なく社交的・活動的だが，心配性
- 乗り物に興味がある

解釈

GMFM-66評価の難易度Item Mapの結果から，今後獲得が期待される項目として，上肢で支持しない状態での膝歩きや座り込み，立位からの物の拾い上げ，膝立ちからの立ち上がり動作が挙げられる。これらの項目の達成には股関節，足関節を中心としたバランス制御が必要となる。移動については，クラッチでの短距離見守り歩行が可能であるが，転倒の危険があるため，小学校では介助者による手引き歩行で移動している。今後自立した移動手段を獲得するために，短下肢装具を装着した状態での実用的なクラッチ歩行の獲得を目標に介入を行うのが妥当であると考えた。

リハ計画

足関節の拘縮予防のため，足関節背屈を促す自動・他動ストレッチを家族に指導した。

踵接地を意識させながら，立ち上がり，立位練習，ステップ練習を行い，右足底での荷重を促し，バランス能力の向上を目指した。

深部感覚鈍麻に対しては，股関節内外転位置覚の識別学習を行い（図4），股関節からのフィードバック情報の精緻化を図り，立位，歩行時の股関節制御能力の向上を目指した。

視覚的な注意が外部環境に逸れることがあるため，視覚情報が比較的少ない環境で実施する。

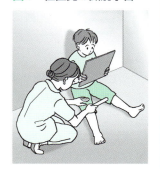

図4　位置覚の識別学習

参考文献

1) Palisano R, et al.：Gross Motor Function Classification System for Cerebral Palsy. Dev Med Child Neurol, 39:214-223,1997.
2) 栗原まな：小児の高次脳機能障害. Jpn J Rehabil Med, 44:751-761,2007.
3) 井潤知美：CBCLの概要と活用の仕方について．児童青年精神医学とその近接領域, 53(3): 271-275, 2012.
4) 近藤和泉ほか：GMFM粗大運動能力尺度　脳性麻痺児のための評価的尺度．第1版，医学書院，2000.
5) 浅野大喜：運動障害をもつ子どもに対するリハビリテーション:システムアプローチとしてのニューロリハビリテーションに向けて．ベビーサイエンス, 16,36-47,2016.

（崎山　藍）

Case 06

第3章 2 脳性麻痺　成人期 GMFCS レベルⅢ

成人脳性麻痺者の理学療法経過
多面的・多角的な疼痛の評価によって腰痛が改善した1例

基本情報・生活歴

症例はGMFCSレベルⅢのジスキネティック型両側性麻痺の50代男性であった。コミュニケーションは，発語がやや不明瞭であるが概ね良好であった。10年程前にL1圧迫骨折を経験し，それ以降は腰痛の増悪と軽減を繰り返しており，最近は腰痛の増悪する頻度が増加し，長引くようになっていた。X-3年に左足を引きずりはじめ，翌年から転倒するようになっていた。頸椎MRI，ミエログラフィー（脊髄造影）の結果，C3/4，C6/7レベルで頸髄圧迫を認め，X-2年にC3-6椎弓形成術を施行した。術後，左下肢の脱力や痺れは消失した。屋内移動は独歩または伝い歩き，屋外移動は電動車椅子で自立していた。週1～2回，40分/回の頻度で外来リハビリテーションを実施。音響エンジニアの仕事をしている。

ROM測定

（初期 ⇒ 3カ月後 ⇒ 6カ月後）
SLR　右/左　60/60 ⇒ 65/65 ⇒ 65/65
胸腰椎（屈曲/伸展）(25/-10) ⇒ (30/0) ⇒ (30/5)

感覚検査

左足底圧覚：鈍麻

姿勢観察

端座位（初期 ⇒ 6カ月後）

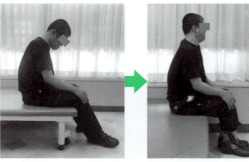

a　初期　　　　　　　b　6カ月後

初期　　：頸部，胸腰椎屈曲位であり，著しい伸展方向の制限。
6カ月後：伸展方向の拡大により，アライメントが改善状態を保持できる。

立位（初期 ⇒ 6カ月後）

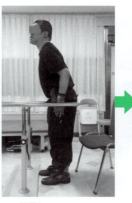
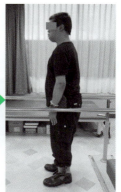

a　初期　　　　　　　b　6カ月後

初期　　：股関節屈曲位で体幹が前傾しており，垂直に近づけようとすると後方にバランスを崩してしまう。
6カ月後：体幹がほぼ垂直の状態で姿勢を保持することができる。

X線検査

正面像　　　　側面像

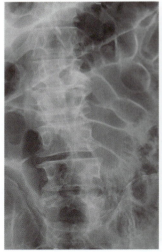 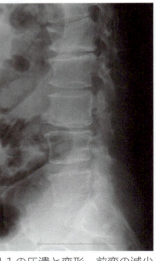

L1の圧潰と変形をはじめ、他の腰椎にも変形が確認できる。

L1の圧潰と変形、前弯の減少が確認できる。

整形外科的テスト

Lasegue test：両側陰性
Patrick test：両側陰性

MAS

おおむね1か1＋

Barthel Index

100点
基本的なADLは、一部でぎこちなさや粗大な運動であるがすべて自立レベル。

基本動作観察

（初期 ⇒ 6カ月後）

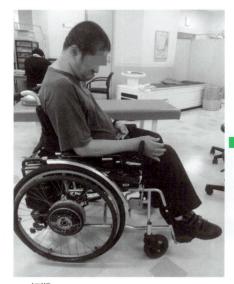 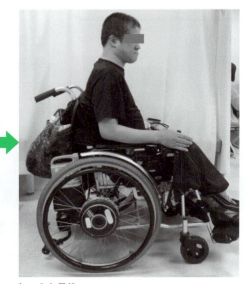

a　初期　　　　　　　　　　b　6カ月後

初期　　：電動車椅子の操作は右手。シートに深く沈み込み、かがみ肢位になっていた。
　　　　　乗車中は姿勢の変更や体重移動を行うことがほとんどなく、同一肢位を続けていた。
6カ月後：かがみ肢位は改善され、乗車中に姿勢の変更や体重移動が行えるようになっている。

疼痛評価（表1）

疼痛の増悪する状況：長時間の座位

表1 疼痛評価（初期/3カ月後/6カ月後）

	初期	3カ月後	6カ月後
疼痛強度（Numeric Rating Scale：NRS） 当日 直近24時間の最大 直近24時間の最小 直近24時間の平均	3 6 3 4	2 4 2 3	2 3 1 3
中枢性感作症候群指標[1]※ （Central Sensitization Inventory：CSI） 100点を最大とし，点数が高いほど痛み刺激を含むさまざまな刺激に対して過敏である。	37	32	23
破局的思考[2] （Pain Catastrophizing Scale：PCS） 52点を最大とし，点数が高いほど破局的思考が強いとされる。	22	13	8
運動恐怖思考[3] （Tampa Scale for Kinesiophobia：TSK） 68点を最大とし，点数が高いほど疼痛に関連する運動恐怖が強いとされる。	46	41	38
疾患特異的日常生活動作[4] （Roland-Morris Disability Questionnaire：RDQ） 52点を最大とし，点数が高いほど腰痛に関連するADLが障害されている。	13	10	9
身体知覚異常[5] （Fremantle Back Awareness Questionnaire：FreBAQ） 36点を最大とし，点数が高いほど身体知覚異常が強いとされる。	16	12	4

※CSIは，中枢性感作や中枢性感作症候群のスクリーニングツールとして開発され，臨床的有用性が報告されている[6]。
中枢性感作は中枢神経の過興奮による神経生理学的な状態を示しており，中枢神経系において痛覚過敏を誘発する
神経信号の拡大と定義されている。CSIは，中枢性感作症候群（central sensitivity syndrome：CSS）に共通す
る健康関連の症状を問うPart A（CSI score）とCSSに特徴的な疾患の診断歴の有無を問うPart Bで構成される。

統合

脳性麻痺者は健常者に比べて疼痛が発生しやすく，慢性化しやすいことが報告されており[7]，成人脳性麻痺の67～84%が慢性痛を経験している[8-10]。いくらかの疼痛は脳性麻痺を特徴付ける運動障害や痙縮によってもたらされると考えられるが，近年，慢性腰痛には，運動恐怖，ストレス，身体知覚異常，破局的思考，誤った信念といったさまざまな要因が関与しているといわれている[11,12]。本症例は，10年来の慢性的な腰痛を有しており，腰痛の増悪する頻度が増加し，長引くようになっていた。基本的情報として，ジスキネティック型の運動パターン，頚椎症性脊髄症に対する椎弓形成術，腰椎圧迫骨折の既往歴がある。疼痛の増悪する場面は長時間の座位姿勢保持と歩行時であり，このときの特徴として，不良な座位姿勢およびその姿勢を長時間続けていることが挙げられた。

解釈

本症例における慢性的な腰痛を解釈するにあたり，アライメント不良のような身体的要因に加え，fear-avoidance model（図6）[13, 14]を用いて心理的要因を評価することが必要である。本症例の腰痛の増悪する車椅子座位での特徴は，かがみ肢位であり，乗車中は体幹の運動がほとんどみられない状況であった。端座位にて，自動運動での胸腰椎伸展が著しく制限されていた。この運動制限について「腰を反る動きをすると，首にすごく負担がかかって痛めてしまう気がする。思ってもいない方向に動いてしまうかもしれない」と，運動恐怖に関する記述が得られた。これは，運動恐怖の指標であるTSKが初期評価で46点と高値であったことと一致した。腰痛を軽減するためには日常での運動を行う必要があり，そのためには運動恐怖を克服する必要があると考えられる。

図6 fear-avoidance model

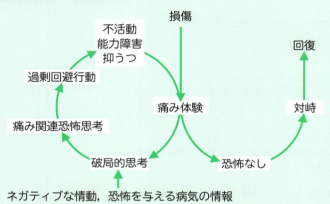

（文献13，図2より引用）

リハ計画

本症例における慢性腰痛の病態を解釈するにあたり，初期評価において，CSIで刺激に対する過敏性を調べる目的としてスクリーニング評価を行い，その後，疼痛に関する多面的・多角的な評価[15]を行った。本症例のCSIは37点でmild（5段階の下から2番目）に区分された。著しく高い値ではないものの，身体的要因に加えて，心理社会面の要素が慢性腰痛に関与している可能性があることについて説明し，fear-avoidance modelを参考にして誤った病識の修正の必要性や不適切な行動に対する指導を行うことから始めた（文献16を活用）。その後，本症例の運動の制限に大きく関与していると考えられる運動恐怖思考に対する介入に取り組んだ。具体的には，「車椅子で殿部にかかる荷重の除圧をする。同じ姿勢を取り続けない」といった，症例自身が日常で安全かつ能動的に行える内容から進めた。さらに，セラピストが症例の頭部を支え，頸部の不要な運動が出現しないよう制限した状態から段階的に介助量を減らし，頸部の運動を制御できる範囲で胸腰椎伸展運動範囲を拡大するようにした。

リハ経過

　本症例の腰痛は慢性的に増悪と軽減を繰り返しており，脳性麻痺特有の筋骨格系由来の二次障害のさらなる増悪を防ぐためにも，疼痛や姿勢の改善，そしてADLレベルの維持に努める必要があった。今回，疼痛のスクリーニング評価をはじめ，腰痛に影響している要因を多面的・多角的に評価し，その結果に基づいて治療方針を立てたことで，疼痛が軽減し，姿勢の改善がみられた。成人脳性麻痺者における慢性痛の治療介入は，温熱治療やマッサージといった受動的なものが多く，そもそも慢性的な疼痛に対する治療を受ける機会が乏しく見過ごされることが多い[17]。また，脳性麻痺者では，アライメント不良や関節の変形がみられることが多く，疼痛とどのように関連しているのかわかりにくいことが多い。外部観察上明らかな姿勢や運動の異常の改善にすぐさま取りかかるのではなく，多面的・多角的な評価を行い，疼痛とそれに関連する要因を見極めて介入することが必要であると思われる。

参考文献

1) 田中克宜, ほか: 日本語版Central Sensitization Inventory (CSI) の開発: 言語的妥当性を担保した翻訳版の作成. 日本運動器疼痛学会誌, 9(1): 34-39, 2017.
2) 松岡紘史, ほか: 痛みの認知面の評価: Pain Catastrophizing Scale日本語版の作成と信頼性および妥当性の検討. 心身医学, 47(2): 95-102, 2007.
3) 松平浩, ほか: 日本語版Tampa Scale for Kinesiophobia (TSK-J) の開発: 言語的妥当性を担保した翻訳版の作成. 臨床整形外科, 48(1): 13-19, 2013.
4) Suzukamo Y, et al.: Validation of the Japanese version of the Roland-Morris Disability Questionnaire. J Orthop Sci, 8(4):543-548, 2003.
5) 田中克宜, ほか: 日本語版Fremantle Back Awareness Questionnaire (FreBAQ) の開発: 言語的妥当性を担保した翻訳版の作成. 日本運動器疼痛学会誌, 7(1): 37-43, 2015.
6) Mayer TG, et al.: The development and psychometric validation of the central sensitization inventory. Pain Pract, 12(4): 276-285, 2012.
7) Jahnsen R, et al.: Musculoskeletal pain in adults with cerebral palsy compared with the general population. J Rehabil Med, 36(2): 78-84, 2004.
8) Engel JM, et al.: Pain in persons with cerebral palsy: extension and cross validation. Arch Phys Med Rehabil, 84(8): 1125-1128, 2003.
9) Schwartz L, et al.: Pain in persons with cerebral palsy. Arch Phys Med Rehabil, 80(10): 1243-1246, 1999.
10) Turk MA, et al.: The health of women with cerebral palsy. Phys Med Rehabil Clin N Am, 12(1): 153-168, 2001.
11) Rabey M et al.: Differing Psychologically Derived Clusters in People With Chronic Low Back Pain are Associated With Different Multidimensional Profiles. Clin J Pain, 32(12): 1015-1027, 2016.
12) Nijs J, et al.: Recognition and Treatment of Central Sensitization in Chronic Pain Patients: Not Limited to Specialized Care. J Orthop Sports Phys Ther, 46(12): 1024-1028, 2016.
13) Vlaeyen JW, et al.: Fear-avoidance and its consequences in chronic musculoskeletal pain: a state of the art. Pain, 85(3): 317-332, 2000.
14) Leeuw M, et al.: The fear-avoidance model of musculoskeletal pain: current state of scientific evidence. J Behav Med, 30(1): 77-94, 2007.
15) 西上智彦: ペインリハビリテーションにおける評価. ペインクリニック, 39: S83-88, 2018.
16) 理学療法ハンドブック作成執行委員会: 理学療法ハンドブック シリーズ3 腰痛. (http://www.japanpt.or.jp/upload/japanpt/obj/files/aboutpt/handbook03_whole.pdf).
17) Hirsh AT, et al.: Survey results of pain treatments in adults with cerebral palsy. Am J Phys Med Rehabil, 90(3): 207-216, 2011.

（山下浩史）

Case 07

第3章 **2** 脳性麻痺　学童期 GMFCS レベルⅣ

学校での日常的な評価と取り組み，環境設定の再検討によりQOLの維持・向上を示した1例

基本情報・生活歴

特別支援学校小学部在籍の男子。初期介入時は10歳。診断名は脳性麻痺で痙直型両麻痺。GMFCSレベル Ⅳ。教室内移動はバニーホッピングが中心，屋内での教室間移動は車椅子の自走の練習を行っており，遠位監視レベル。屋外移動は基本的には車椅子全介助である。学校内では活動中は股関節外転装具，および金属支柱付きSLBを両側で常時着用し

ており，トイレでの更衣の場面などではつかまり立ちの練習をしている。学習場面ではパソコンを使用しゆっくりとタイピングの練習をしたり，担任教員と日常的に下肢のストレッチに取り組んだりしている。コミュニケーションは良好で，身辺処理の際の困り感を周囲に伝え，依頼することもできている。

ROM 測定

		初期	1年後
股関節外転	右	15	20
	左	5	15
股関節伸展	右	-10	-10
	左	-20	-20
膝関節伸展	右	-15	-15
	左	-20	-15
足関節背屈	右	-5	0
	左	-10	-10

MAS

初期，1年後とも概ね1＋
情動面の変化に伴い股関節内転，内旋筋群の筋緊張が過度に亢進する。

Thomas Test

初期，1年後とも両側陽性

☞ p.113 参照

基本動作観察および触診

初期

寝返り，起き上がり時に下肢の分離はみられない。床上では割り座をとり保持することが可能で，同座位で脊柱抗重力伸展位を保持することも可能となり，上肢を支えに使わず操作に使用することができる。車椅子自走時には体幹を大きく屈曲させる。
触診において股関節内転，内旋筋群の硬さあり。スプリングによる胸椎の可動性はあるが，長時間車椅子座位にて円背姿勢を取った後は周囲筋の硬さが著明となる。

1年後

基本動作，基本姿勢に大きな変容はないが，長時間の車椅子座位姿勢時に机を常用するようになったため，胸椎の可動性が若干改善，周囲筋の硬さも軽減を認める。

統合

両麻痺の痙縮は左右差を示しながら骨盤帯と下肢に分布するが，体幹および上肢にも軽度の痙性分布を示すため上肢機能にも問題をもつことが多いとされている。また，体幹深部筋の痙性分布にも非対称性を生じやすく，肩甲帯と骨盤帯のアライメント異常が発生しやすくなり，加えて体幹の表在筋，特に内転筋と内旋筋の痙性分布により四肢の外転運動が制限されやすい。また，下肢の運動が少なく，分離運動や交互運動があまりみられないという特徴を示す。

本症例は両麻痺で特徴的な股関節内転・内旋の動作パターンを分離できず，体幹を含めた近位部の筋緊張の低さを補うために手指・足趾を含めた四肢遠位部の筋緊張亢進を繰り返しながら各種動作を成立させる。それに伴い股関節外転・外旋および膝関節屈曲，足関節背屈の可動域制限をきたしていると考えられる。また，学校生活では特に集団での学習や行事で車椅子座位の時間が長くなる傾向があるが，体幹屈曲伸展中間位で保持することが難しく，体幹屈曲位での円背姿勢が基本姿勢となっている。

解釈

各種動作時のみならず，情動の変化によっても股関節内転・内旋が強調されるため，同部位の拘縮予防に向けた日常的なアプローチが重要であると考えられる。年齢を加味すると今後さらに身長が伸びることが想定されるため，両側での股関節脱臼に関する兆候を注意深くとらえるために，日常的な関節可動域練習でのend feel，疼痛の評価が必要である。

また，日常的な車椅子上の円背姿勢に対しては，屈曲伸展中間位保持のための体幹強化も必要ではあると考えるが，年齢や学校の教育課程・日課表の中でより効率的に行っていくことを考慮すると物品を使用しての環境面からのアプローチがより重要であると考える。

第3章 症例検討

2 脳性麻痺

リハ計画

　特別支援学校では自立活動の時間を中心に移動を含めた身辺処理の練習を行い，それぞれの児童生徒の実態に応じて計画を立て，獲得や維持・向上に努めている。本症例は療育センターへの通園と外来リハ，家庭や特別支援学校での取り組みなどを経て，前項で示した運動能力，ADL能力を獲得，維持してきた。今後はトイレなどでのつかまり立ちの維持に加えて，下衣更衣の支援を受ける際に股関節外転の可動域維持が欠かせなくなってくる。また，コミュニケーション手段やQOL維持・向上を目的としたパソコンやタブレット操作に必要な上肢，特に手指の巧緻性の維持，向上も重要となってくる。これらの点に関して療育センター，家庭，学校で共通理解を図り，訓練および自立活動での取り組みを継続する。

　股関節外転・外旋，足関節背屈を中心とした関節可動域練習の頻度やタイミングについて担任教員，学級と再検討し毎日行うことや，長時間車椅子座位をとった後に行うこと，および疼痛の評価も適宜行うこととした。また，脊柱の変形予防の観点から集団学習や行事の際の姿勢づくりを重視し，車椅子座位時に机を使用し上肢の支えで適宜脊柱の伸展を促しながら姿勢の保持に努めた。この点について，担任教員と個別の指導計画策定に関して「脊柱変形の予防」「より情報を得やすく集中しやすい姿勢づくり」という目的と方法の共通理解をし，取り組みの定着を図った。

リハ経過

　本症例は両麻痺に伴う股関節の内転，内旋を基本とする動作パターンが著明であり，さらなる可動域制限を防ぐため，日常的な関節可動域練習の取り組みに努める必要があった。初期評価の時点で学校でも療育センターや家庭での取り組みが継続して行われていたが，学齢期における身長の急激な伸びもあり股関節外転や伸展の可動域制限をきたしており，疼痛の評価を含めた学校での日常的な取り組みの頻度や方法を再確認して行った。その結果，可動域の改善や維持につながっており，現時点では股関節脱臼の兆候や疼痛の訴えはみられていない。

　加えて，学習姿勢の基本となる車いす上での姿勢について，円背姿勢の改善を机の使用から図り，胸椎伸展可動性の維持につながっている。本人や担任教員から「授業に集中しやすくなった」「手を使いやすくなった」というコメントもあり，QOLの向上にも寄与できたと思われる。

（竹田智之）

Case 08

第3章 **2** 脳性麻痺 　学童期 GMFCS レベルV

学童期脳性麻痺児の理学療法経過
「動きたい」欲求を股関節脱臼の悪化により一時的に阻害された1例

基本情報・生育歴

STX-BP1 異常症，難治性てんかんによる四肢麻痺を呈した8歳の女児。GMFCSレベルV，横地分類はA2の重症心身障害児であり，ADLは全介助。臥位や車椅子などでの座位が中心の生活。上肢を挙上し下肢を伸展して突っ張る発作があり，5カ月時からACTH療法を開始し，1歳7カ月で脳梁離断を行った。発作や筋緊張は落ち着いたが投薬管理は継続している。股関節脱臼による痛みに対して，7歳4カ月時に左股関節内にステロイド注射を実施。発声（アー，ウー）での表出がみられる。快反応と

して笑顔や四肢を揺らし，不快反応として顔をしかめたり四肢を突っ張ることでも気持ちを伝えることができる。身体が揺れるような前庭刺激を好み，自らも上肢を揺らしたり下肢を蹴った際の揺れで遊ぶ。抱っこをするために介助者が近づくと笑顔がみられ，抱っこを予想する程度の状況把握ができる。特別支援学校の肢体不自由部門に所属。移動は車椅子ではあるが，歩行器を使用して本人の自発的な動きを移動につなげたり，外部環境への気づきを探る活動に取り組んだ。

ROM測定

	6歳	6歳9カ月	8歳
股関節屈曲	115/115	120/110	115/100
股関節伸展	-5/0	-15/-35	-10/-5
股関節外転	25/25	5/0	15/15
股関節内転	20/20	20/20	15/15
膝関節屈曲	150/150	155/150	150/150
膝関節伸展	0/0	-10/-10	-10/-15
popliteal angle	60/50	55/70	70/60
足関節背屈（膝屈曲位）	20/25	15/20	15/20
足関節背屈（膝伸展位）	10/15	-5/-20	-20/-20
足関節底屈	60/55	55/55	50/50

MAS

股関節屈筋	1
股関節内転筋	1+
膝関節屈筋	2
膝関節伸筋	1
足関節底屈筋	2

反射

ATNR	±
足趾把握反射	±
チャドック	+

第3章 症例検討

2 脳性麻痺

Allis' sign
陽性（右＞左）

Thomas test
両側陽性（右＜左）
体幹側屈で側屈側減（右＜左）

Ely test
両側陽性

☞ p.113 参照

X線検査（6歳9カ月時）

頸体角	右150°/左160°
sharp角	右40°/左45°

MP（右）	48%

図1　X線検査

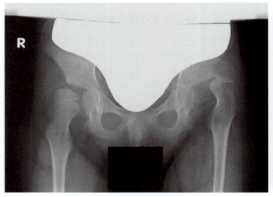

a　6歳9カ月

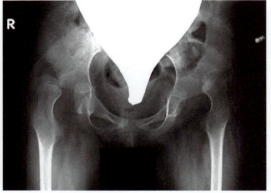

b　7歳

☞ p.62 参照

下肢長

（右/左 単位：cm）※8歳時

棘果長	51.5/50.0
転子果長	47.5/47.0
大腿長	24.5/24.0
下腿長	23.0/23.0

痛みの評価
（FRS：Wong-Backer face rating scale）

股関節を他動的に動かした際の痛み

6歳9カ月（左股関節脱臼時）	3
7歳（痛みの増悪期）	5
8歳時	0〜1

痛みの増悪期の姿勢別の痛み

バルーン上腹臥位	2
右側臥位	3
車椅子座位	4
背臥位	4〜5

GMFM
6歳：6％，7歳：4.6％，8歳：6.8％
☞ p.170 参照

LIFE
PartⅠ：6歳：75％，7歳：73％，8歳：75％
PartⅡ：6歳：44％，7歳：27％，8歳：50％
PartⅢ：6歳：21％，7歳：21％，8歳：21％
☞ p.256 参照

各姿勢の観察（肢位・筋緊張・自発運動）

背臥位（図2）
- 頭部左回旋・上肢および肩甲骨は後方に引けており下肢は左へ流れており，脊柱は右凸位でいることが多い。
- 体幹は腹側低緊張，背側に緊張が入りやすく，体幹の伸展（右＜左）を伴う下肢の伸展・内転・内旋（右＜左）により蹴る運動がみられる。
- 上肢を振る，胸の前で両手を握り合う，左手をしゃぶるなどがみられる。
- 股関節の痛みの増悪期（7歳）には動きはほぼなく，防御的な全身の緊張亢進がみられる。

側臥位（図3）
- 頭部体幹伸展・下肢屈曲位・両側臥位とも半腹臥位が多い。
- 股関節の痛みの増悪期には，左側は不可。

腹臥位（図4）
- 腰部軽度伸展（右＜左），股関節屈曲位・内転・内旋（右＜左）。
- 頭部挙上可能だが，一時的で左側に顔が向きやすく，体幹の伸展に伴う挙上となる（同時収縮）。
- 股関節の痛みの増悪期には不可。

寝返り
- 頭頸部体幹伸展（右＞左）と下肢の蹴りにより左側へ寝返る。右側へ寝返ることは少ない。
- 股関節の痛みの増悪期以降は不可。

座位（図5）
- 体幹はつぶれて屈曲位，軽度右凸位。
- 頭頸部は一時的に保持可能だが，瞬間的であり軽度頭部伸展位。
- 腹部と頸部屈筋の収縮は入らず伸筋の張力でコントロールしようとするため，前方へ頭部が変位すると頭部が落下するように頸部屈曲する。
- 股関節の痛みの増悪期には可能だが嫌がる様子あり。

図2 背臥位
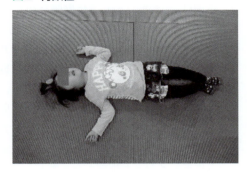

図3 側臥位
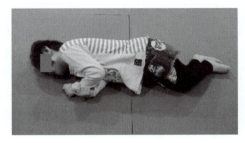

図4 腹臥位
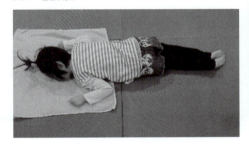

図5 座位
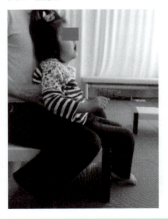

統合

重症心身障害児・者は重度の身体障害と知的障害を重複しており，その人となりは多岐にわたる。学童期は乳幼児期にみられたわずかな左右差などの特徴が変形につながる時期である。

本児は，姿勢筋は概して低緊張だがその中に過緊張が混在していた。また，発作時に四肢体幹に緊張が高まることも特徴的である。一見すると自発運動が乏しくみえる児であるが，可能な動きを自ら模索し，「動きたい」という欲求をかなえようとする様子がみられた。動きのバリエーションが乏しく，定型的な姿勢や自発運動を繰り返しており，また，学童期で身長や体重が増え，必要とされる筋量がより求められたことで，高頻度に使う筋肉の痙性やその筋が関与する関節の可動域制限を呈したと考えられる。さらに，股関節への荷重経験不足により臼蓋形成が不完全であったことや骨の成長に対して筋長が追い付かなかったことも関節可動域制限に関与しており，これらにより股関節脱臼を呈したと考えられる。また，股関節脱臼の痛みにより寝返りなどの動きがさらに乏しくなった期間があったが，その状況でも本人なりの成長をみせてくれた。

解釈

発作時や自発運動時に股関節が内転しやすく，股関節屈伸や膝の伸展，足関節背屈の可動域制限もある。このことから股関節内転筋だけでなく股関節屈筋や膝関節伸展筋，足関節底屈筋の長さや筋緊張も股関節脱臼に関与していると考えられる。股関節の臼蓋形成は不十分であり，大腿の頸体角も成熟していないことから右側の股関節も脱臼が進むことが予想されるため，左右とも管理が必要となる。

大腿長と下腿長に差がほぼないにもかかわらずAllis'signが陽性であったことからも，骨頭の上方転位が確認される（X線画像に一致）。左股関節は7歳時では関節周囲の柔軟性が低下した状態になっており臼蓋の端と骨頭が干渉することにより痛みを呈していたと考えられる。脱臼の原因としては，臼蓋の浅さと股関節周囲筋の短縮や痙縮により下肢が引き上げられたことによるものと考えられる。痛みにより筋緊張が高まり，筋の短縮や関節可動域制限を強めることとなる。

リハ計画

6歳9カ月頃までは，体幹や下肢の伸展の力により左側へ寝返ることができていた。しかし，股関節脱臼の痛みにより自発運動が制限され，動けないことへの不満がさらに筋緊張を高め，股関節の痛みを助長させていると考えられた。また，痛みの増悪期には受け入れられる姿勢が少なく，夜間に眠れていないとのことだった。そのため，まずは受け入れられる姿勢を探すことから始め，生活を成り立たせる必要があると考えた。

身体が大きくなることで，今よりも求められる筋量は増えると予想される。そのため，筋量を維持するためにも自発運動を促すことが求められる[3]。自発運動は尊重しつつ，筋の長さを確保するとともに筋肉の使い方を学習する必要もある。また，股関節周囲だけでなく体幹の腹側と背側や左右の筋緊張の不均衡も少なくし，相反的にコントロールできるように努める。

リハ経過

　大腰筋による腰椎側屈の張力バランスを整える目的で，バルーンに腹臥位となり体幹を正中位にした。骨頭を下肢の自重により臼蓋から引き離すことで骨頭が寛骨臼縁と緩衝する痛みを抑え，股関節の内転を抑えて遊ぶ（キック）ことにより，大腰筋の自動的なストレッチと運動学習を図った（図6）。また，バルーン上であれば動けることに気付き，防御的な全身の筋緊張は抑えられるようになってきた。学校では歩行器（SRC-W）を使い類似の遊びを行った（図7）。

　右側臥位と腹臥位（股関節屈曲位）は比較的受け入れが良かったため，臥位は右側臥位（ポジショニングあり）を中心の生活とした。また，見守り可能な時間でクッション上に腹臥位をとることとした。夜間の睡眠時間を確保することと，痛みの少ない姿勢で身体を休めることで，生活のリズムを安定することができた。また，防御的に高めていた筋緊張の亢進も落ち着いてきた。

　その後，股関節の痛みは関節内注射で取り除くことができたが，痛みの経験から寝返りを行わなくなっていた。本児は寝返りも自ら動く遊びとして行っていたため，動けないこと（遊べないこと）へのストレスがたまってしまっていた。そのため，バルーンや歩行器での遊びを代わりの遊びとして，継続して実施することとした。寝返りは行わなくなったが，頭部の屈伸の相反的なコントロールは向上した。座位や腹臥位，歩行器での頭部保持は安定し，頸部を回旋できるようになり周囲の様子がみやすくなったことも，8歳時のGMFMやLIFEに影響を与えたと思われる。リハビリテーションによる介入効果だけでなく，家族との遊びや学校での活動を通して身体を意欲的に動かすことで上達したと考えられる。

　関節可動域制限や筋緊張の左右差は残っているところが多く，股関節脱臼の悪化や脊柱側弯症などの二次障害が起こる可能性がある。今後も本児の動こうとする意向に沿いながら関わりたいと考えている。

図6

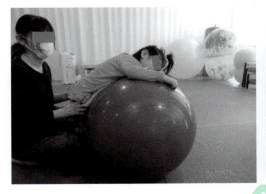

図7

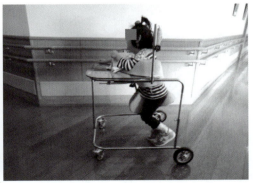

参考文献
1) 重症心身障害療育学会
2) 福岡真二：脳性麻痺の側弯症と骨盤・股関節の関係. 臨床リハ, 25(7): 650-654, 2016.
3) 大畑光司：脳性麻痺児に対する理学療法技術の再考, 理学療法学, 37(4): 326-329, 2010.

（廣澤　匠）

Case 09

第3章 2 脳性麻痺　学童期 GMFCS レベル V

やりたいことに挑戦している超重症児の経過

基本情報・生活歴

自宅分娩で重症新生児仮死になり，救急搬送中に心肺停止。蘇生しながらNICU入院。生後6カ月で気管切開術を施行し人工呼吸器管理となる。1歳2カ月で腸瘻を造設し，1歳11カ月で自宅に退院した男児。

健康状態（Health condition）

新生児仮死による虚血性低酸素脳症。思春期早発症疑い。

☞ p.24 参照

心身機能・身体構造（Fitness）

寝たきりで人工呼吸器，経管栄養（腸瘻）を利用する超重症児[1,2]（超重症児スコア35点）。脊柱側弯，前後弯などの脊柱変形もみられる。両股関節脱臼し，両下肢はV字状に開脚し，足部が顔の横にある状態（図1）。手足の骨は細く，急に触られると緊張が強まる。持続吸引で口腔内の分泌物を吸引。呼吸状態が安定せず，SpO$_2$が90％以下になることもある。脈拍が30台に急に低下することがあるが原因は不明。睡眠覚醒リズムはわからない。体温調整が難しいため，外気および室内の温度に影響されやすく，熱がこもったり低体温になりやすい。

図1　ベッドの様子

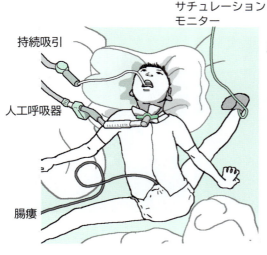
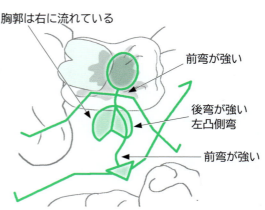

活動（Function）

家の中ではベッド上で寝て過ごすことが多い。自発運動は乏しいが，全身の緊張を高めたり（頸部伸展，体幹屈曲，股関節屈曲・外転，上肢伸展），頸部伸展や両手母指を中心に動かして意思表示をすることがある。介助下にて長座位は可能で，バギー上での座位保持（リクライニングで）も可能。リビングで兄弟が遊んでいる時には一緒の空間を楽しんでいるようである。

参加（Friends）

かかりつけ病院への外来通院（小児科，リハビリテーション科，耳鼻科，歯科，眼科）や療育施設への通園やリハビリテーションに通っている。特別支援学校の小学１年生で訪問学級にて週３回授業を受けている。友達との関わりは少ない。

環境因子（Family Factors）

訪問サービスは，訪問看護ステーションを２事業所，訪問入浴サービス，介護事業所が２事業所，訪問診療を受けている。家族構成は父母と兄１人，弟２人の６人家族。中心となり療育しているのは母親である。母親は，下肢の可動性を維持したい（バギーに乗れるように），いろんな姿勢（腹臥位）を取りたいという希望あり。家はマンションの６階。本人はリビングの隣の部屋で過ごしている。座位保持装置などはなく，基本的にはベッド上での生活である。入浴はリビングでプールを利用して行っている。

個人因子（Fun）

音楽遊びや体を動かすことへの反応は良い。体を起こして座ったり，腹臥位中もバイタルは落ち着いている。また，話を聞いている雰囲気があり，話したいときは母指や頸部を動かす印象がある。

統合と解釈

重症心身障害児・者は，随意運動の障害とともに姿勢保持障害，筋緊張の異常，感覚体験の不足など，さまざまな要因で定型的な動きや姿勢になりやすい。また，評価の目的は生活支援であり，その人の生活のなかで理解する[2]ことも必要である。人工呼吸器などの医療的ケアの多い超重症児は，より抗重力姿勢や筋活動が少なく，呼吸・循環・代謝，消化・吸収・排泄などの生理的機能への影響も大きいため，骨粗鬆症や廃用症候群に近い状態になることも考えられる。姿勢や活動の範囲が限られている一方で，反応が少ないながらにもいろいろな感覚や周囲の雰囲気を感じ，自発的に動かせるところを存分に使い表出している。また，超重症児は発達促進だけでなく，生理的に心地よい身体や心の状況をつくること，ライフスパンを逆算して考えることも必要[3]と考えられている。

本児は人工呼吸器を利用しているが，痰が多くSpO$_2$が不安定であった。脊柱の側弯や前後弯などにより肩甲骨の前突があり，胸郭も変形し可動性も制限されていた。また，手足を触られることへの過敏さもあり，腰部から下肢の緊張も強かった。呼吸の苦しさや動かされることの少なさから全身の緊張が強まり，全体的に変形が進んでいると考えられた。

徐脈になることもあり，体調把握・管理を行うためにモニタリング（体温，脈拍，SpO$_2$，徐脈の回数，痰の性状，注入量，排泄回数），腹臥位や座位など姿勢変換をしながらの呼吸機能の改善，体に触れられることに慣れることなどが必要と考えた。また，頸部や母指での反応が多いことから，年相応の活動を経験し社会的・精神的な発達を促せるように，遊びやコミュニケーションにも目を向けていく必要があると考えた。

リハ目的

①姿勢のバリエーションを増やし，側弯変形を改善し，呼吸状態を安定させ，快適な生活を送れるように支えていく。②骨折に注意しながら下肢の可動性を維持し，座位練習を行い，楽に安定してバギーに乗っていられるようにする。③反応方法などを把握し，コミュニケーションにつなげていく。授業を受ける。④小学3年生からは外出，校外学習，旅行などを楽しめるように支援していくこと，も加わった。

リハ経過

導入当初は人工呼吸器装着下でも呼吸が安定しないこともあり，理学療法士2人体制で訪問して腹臥位の方法を検討し，月に数回行った。訪問看護での入浴回数を増やし，ショートステイを利用するなど支援体制も見直された（図2）。カフ付きカニューレに変更すると呼吸状態が安定し，SpO_2が下がらなくなった。呼吸が安定したことにより，外出に関する要望が聴かれるようになった。

3年生になりバギーの調整・修理を行い（図3は最新のバギー），校外学習で公共機関のバスに乗って外出。また事業所主催のバーベキューに家族で参加することができた。さらに5年生では，校外学習で乗馬に挑戦。乗馬に向けてはバランスボール上で座り，揺れる体験を練習。移乗する方法や乗馬時の支え方，クッションなどを検討。当日は看護師，理学療法士が同行し周辺サポートをしながら乗馬を実施。その後，乗馬の話をすると頸部や母指の反応が多く，反応スピードも速い。家族旅行にも行くことができ，兄弟とともに自然に触れる経験ができた。

現在は中学生になり脊柱や胸郭の変形は増悪しているが，全体的な状態は安定しており，スイッチ操作を楽しみ始めている。

図3 最新のバギー

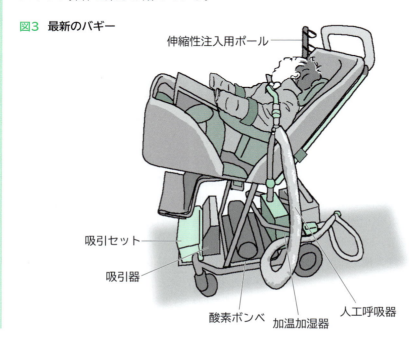

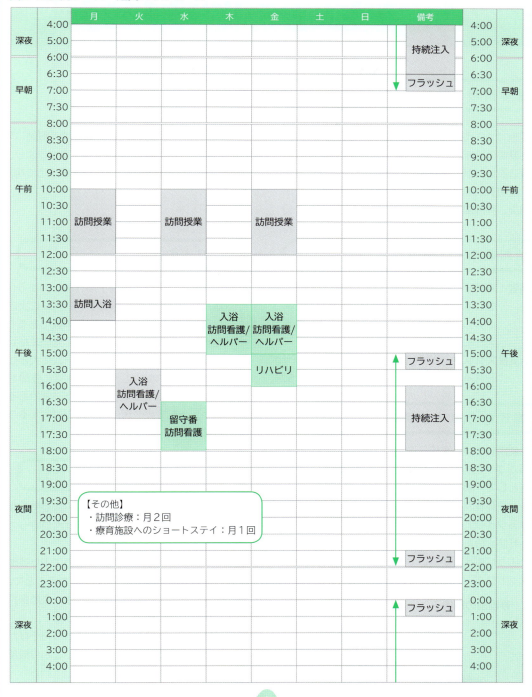

図2 重症児ケース　週間スケジュール

参考文献
1) 前田浩利: 小児在宅の対象; 重症心身障害児, 超重症心身障害児, 医療的ケア児. 0-100在宅新療, 1(2): 157-161, 2016.
2) 江草安彦, ほか: 重症心身障害療育マニュアル　第2版. p71-74, p157-162, 医歯薬出版, 東京, 2005.
3) 前田浩利: 地域で支える みんなで支える 実践!! 小児在宅医療ナビ. p.114-125, 南山堂, 2013.

（中野弘陽）

Case 10　第3章 2 脳性麻痺　成人期 GMFCS レベルV
成人重症心身障害者の理学療法経過
「ポスチュアリングミーティング」をもとに車椅子修理を行った症例

基本情報

本症例は40代男性であり，生後3カ月で小頭症，脳性麻痺の診断となった。嚥下機能障害があるため胃瘻造設したが，誤嚥性肺炎を繰返している。寝返り，座位保持は不可能。ADLは全介助である。頭部回旋，両膝関節屈伸の随意運動がみられる。1日の大半をベッド上で過ごすが，食事や活動時は車椅子に乗車する。保護者，生活支援スタッフより，車椅子乗車時の姿勢の崩れに対し理学療法士に相談があった。

情報収集（相談内容）

保護者：車椅子に乗っているとお尻が前にずれた姿勢になってしまう。
ポメル（内転防止パッド）が小さいと思うから大きくしてほしい。
生活支援スタッフ：体が右に倒れてしまう。バックサポートパイプに体が当たってしまうので痛そうだ。

修理前の車椅子評価

現在使用している車椅子は，リクライニング・ティルト機構がついた介助型の車椅子である（図1）。姿勢保持機能として，張り調整式バックサポート，胸ベルトと腰ベルト，体側パッド（胸ベルトにマジックテープで貼り付けるタイプ）を使用している。座面クッションは股関節外転防止のため外側に高さをつけ，殿部が前方にずれないようにポメルがついている。両膝関節伸展制限のためフットサポートは直下型である。

図1　修理前の車椅子

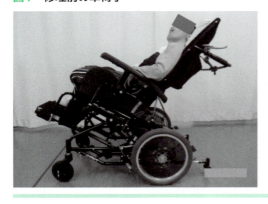

対応の検討

現在使用している車椅子は作製してから7年が経過している。車椅子フレームに大きな破損はないが，車椅子耐用年数である6年を超過しているため，作製を見据えた対応が必要となる。今回はフレームに大きな破損は見られないこと，日常生活に支障をきたしているため早急な対応が必要であること，上記2点を理由に修理で対応することにした。

修理前の車椅子座位評価

乗車時は，骨盤後傾位となり円背姿勢となる。体幹右側屈，頭部・体幹は右に寄っている。
乗車直後から本人の動きや重力により姿勢が崩れ始める。殿部が前方にずれることで，体側パッドの位置もずれるため，姿勢保持が困難となり体幹が右に崩れる。
座面のクッションは，殿部に対しあそびが大きく，介助者によって座ったときの殿部の位置が定まりにくい。
体側パッドは胸ベルトにマジックテープで貼り付けるタイプのため，ベルトのねじれや緩みが生じると固定力が弱まる。

運動機能

GMFCSレベル：V
大島分類：1
横地分類：A1

ROM測定

股関節屈曲（右/左）	65/50
股関節外転（右/左）	35/5
股関節内転（右/左）	-10/15
股関節伸展（右/左）	-10/-15
膝窩角（右/左）	90/85

介助座位（椅子座位）姿勢の評価

後方からの介助座位で評価した。股関節屈曲制限があるため，骨盤を起こすことができず円背となる。姿勢保持のために，背部（特に右胸背部）を強く支える必要がある。殿部への荷重は少なく，上半身の重さの大半が背部にかかっている。

そのため，徐々に殿部の位置が前方にずれるため，頻繁な座りなおしが必要になる。また，姿勢が側方に崩れないよう腋窩から支える必要がある。

☞ p.232 参照

JASPER変形・拘縮評価法

頸部・体幹：12点（20点満点）
上肢：右14点，左11点，合計25点（34点満点）
下肢：右12点，左9点　21点（46点満点）
合計：58点（100点満点）

X線検査

胸椎部に右凸，腰椎部に左凸，S字カーブの側弯がみられる（図2）。
Cobb角は胸椎部に約12°，腰椎部に約18°。腰椎部のカーブが大きく，体幹は右側屈位となる。

☞ p.70 参照

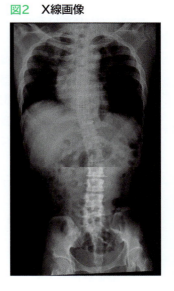

図2　X線画像

Hoffer座位能力分類（JSSC版）

座位能力3：座位不能（自立座位不能）

統合と解釈

JASPER変形・拘縮スコアより，重度の変形拘縮があることがわかる。股関節屈曲角度が右65°，左50°であり，背座角が大きくなるため座位姿勢を保つことが難しい。股関節屈曲角度制限により体幹を起こすことができず，上半身の重さの大半が背部にかかっているため，座面上に頭部・体幹の重さを乗せることができず，座面が支持性に機能しない。

Hoffer座位能力分類（JSSC版）により座位能力3に分類されていることから自立座位保持は不可能であるため，体側パッド等による支えが座位姿勢を保つ上で必要となり，加えて，体の重さや本人の動きに耐えうることのできる強度のものを選択しなければならない。

より詳細な姿勢の検討が必要と判断したため，ポスチュアリングミーティングを実施した。

ポスチュアリングミーティング

　殿部の前ずれ，体幹の右への傾きの改善を目的に，理学療法士3名で座位姿勢における適切な構えの検討をする「ポスチュアリングミーティング」を実施した。2名の理学療法士で座位姿勢をとり，1名が頭部・体幹の構えの調整と背部への荷重の確認，もう1名が骨盤・下肢の構えの調整と坐骨・大腿部への荷重の確認を行った。他の1名の理学療法士は姿勢の観察と評価をした。

　ポスチュアリングミーティングを行った結果，以下のような姿勢を提案できた。

　骨盤に対し体幹は左回旋しているため，骨盤を右回旋位に設定することで体幹を正面に向けた。

　骨盤から頭部全体を左に傾けることで体幹の右への傾きが改善できた。このとき，左坐骨・左大腿部外側への荷重が確認できたが，左坐骨にかかる圧が強いため，対応が必要なことがわかった。左坐骨と左大腿部外側を支持基底面として使うことができるようになったことで，背部への荷重が軽減し，殿部の前ずれが防止できた。

　この姿勢を保持するために右股関節外転位，左股関節外転・外旋位に設定する必要があることがわかった（図3）。

　上記の結果を基に，車椅子修理を行った。

図3　座位姿勢の検討と改善

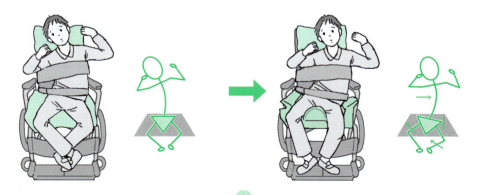

修理計画（リハ計画）

　ポスチュアリングミーティングの結果を基に，業者と理学療法士1名で修理内容について検討した．今回は胸ベルトと腰ベルトの交換，体幹パッドの修正，座面クッションの修正を行った（図4）．

　胸ベルトと腰ベルトは経年使用による劣化がみられたため，新しいものと交換した．

　座面のクッションは左の坐骨に荷重がかかるようポスチュアリングミーティングの結果を基に再現した．体幹に対して骨盤と下肢を右回旋させ，さらに右股関節が外転できるよう座面後方から前方に向けて外側に広がるよう作製した．業者が採寸した結果を元に作製したクッションで仮合わせし，その都度修正を加えた．

　以前の車椅子上座位と比べ，左坐骨に圧が加わるため褥瘡の危険性が高い．坐骨にあたるクッションはやわらかい素材のものを選択した．

　両股関節外転・外旋を制限しないように設定したいが，フレームの座幅に対し下肢がはみ出さないよう，股関節外転・外旋角度を調整した．

　体幹パッドは固定力の高いものが必要となるため，ベルトに固定したものではなく，バックサポートに貼り付けたものを選択した．体幹パッドに荷重がかかった際にパッドが重さに負けてよれないよう，クッションは硬い素材のもので作製した．体幹を側方だけではなく後

図4　修正の実践

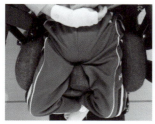
修理前座面

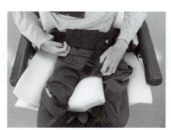
仮合わせ座面

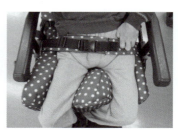
完成座面

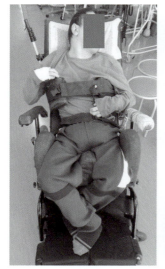
修理前車椅子

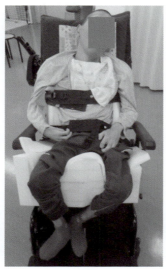
仮合わせ車椅子

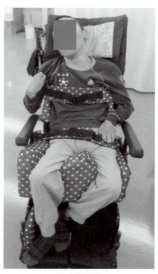
完成車椅子

下方から重さを受けるよう，体幹のカーブに沿わせたクッションを作製した。右の体幹パッドは胸椎部に，左の体幹パッドは胸腰椎部に取り付けることで姿勢を保持した。

クッション類の縫製前に行う最終仮合わせには，保護者に同席してもらい確認を行った。納品時も，仮合わせ時と同様に本人，保護者，業者，理学療法士の4名で確認を行った。また，理学療法士から看護スタッフや生活支援スタッフに対し修理箇所について口頭で説明，確認後に使用を開始した。

車椅子修理後の経過（リハ経過）

保護者から「車椅子に乗って散歩に行くときに姿勢が崩れなくなった」との言葉をいただいた。

現場職員からも車椅子上での姿勢が崩れなくなったとの意見があった。

朝と晩の注入時はベッド上でギャッチアップをして過ごしているが，時間が経過すると徐々に体が右に崩れ殿部が前に崩れる，修理前の車椅子と同じような姿勢の崩れが生じていた。車椅子上の座位姿勢が安定したため，朝食時は車椅子に乗車して過ごすことになり，注入時の姿勢の崩れが軽減した。介入前は車椅子上の姿勢が崩れやすかったため，車椅子乗車が敬遠されていたが，介入後は生活場面でも積極的に車椅子を使用する場面が増えた。日常生活で使うことができる姿勢のバリエーションを増やすことができた。

（三谷真由）

Case 11

第3章　2 脳性麻痺　　学童期 GMFCS レベルⅢ

脳性麻痺を伴う児の作業療法経過
トイレでのズボン操作の自立度向上に関わった1例

基本情報・生活歴

　小学校低学年の男児。診断名は脳室周囲白質軟化症（periventricular leukomalacia：PVL）による脳性麻痺，障害像は痙直型両麻痺。GMFCSレベルⅢ，MACSレベルⅢ，CFCSレベルⅠ，EDACSレベルⅠ。これまでに下肢筋群の延長術1回，計6回のボトックスを施行している。コミュニケーションは日常会話に問題なし。地域の小学校ではサポートを受けつつ普通級で過ごしている。活発な児で理学療法/作業療法には楽しく参加しており，母親も非常に協力的。地元では療育園および訪問にて定期的に理学療法/作業療法を受けている。移動能力およびセルフケア自立度の向上，学校での環境・介助設定を目的に入院での集中リハビリテーションを4週間実施した。

作業療法目標

方向性はセルフケアの自立度向上，ターゲットは学校生活におけるトイレでのゴム紐のズボン操作で本人・養育者・作業療法が合意した。

X線検査

股関節は左右とも migration percentage（MP）は30%未満。

☞ p.62 参照

ROM測定

肩関節屈曲・外転，前腕回外，股関節屈曲・伸展・外転，足関節背屈に他動運動で制限あり。

MAS

左右の足関節に2＋から3の筋緊張亢進あり。

☞ p.109 参照

QUEST（Quality of Upper Extremity Skill Test）

64/100（右：40/50，左24/50）。主に手関節以遠で左右差があるが，左右とも基本的な握り離しは可能である。両側とも後方での支持は肘屈曲位となる。殿部へのリーチは座位では可能だが立位では不可となる。

DTVP-3（Developmental Test of Visual Perception）

Visual-Motor Integration：67/100
Motor-Reduced Visual Perception：86/100
General Visual Perception：88/100

模写において，○や△など基本的な図形の模写は比較的良好だが，複雑な図形になると構成要素同士の関係理解が難しくなっている。

GMFM

A領域：96.0 %　　B領域：85.0 %
C領域：59.5 %　　D領域：28.2 %
E領域：16.6 %　　総合：57.0 %

上肢支持なしに床・ベンチに座ることは可能で，上肢支持なしの立位保持，歩行はできない。

PEDI

セルフケア：54.3/100
移動：34.1/100
社会的機能：67.6/100

移動：車椅子自走または見守りでPCW歩行（図1）。
食事：改造スプーン，ピンセット箸で自立。
更衣：シャツは半袖なら自立，長袖は左上肢に介助が必要。
排泄：一貫して尿意・便意がある。ズボン操作を手伝うことはできるが後方に手が届きにくく，把持させても力任せに引っ張り，一人で上げ下ろしをすることはできない（図2）。

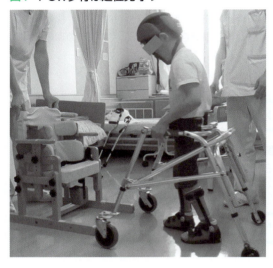

図1　PCW歩行は近位見守り

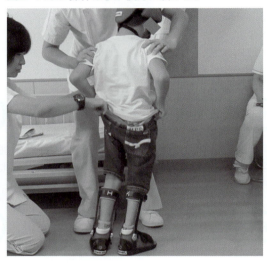

図2　ズボン操作は手が後方に届かない

使用器具・補装具

車椅子，座位保持装置（バンビーナチェア），歩行器（kid walk, Posture Control Walker），立位台，両側支柱付き短下肢装具など。

小学校の環境

地域の普通小学校，エレベーターあり，バリアフリーな環境。加配の教員がマンツーマンでついている。教室〜トイレ間は約10 m。トイレは便器の左右に手すりあり。

統合

　本児はPVLによる脳性麻痺（痙直型両麻痺，GMFCSレベルⅢ，MACSレベルⅢ）の学童期の児である。作業療法目標は学校トイレでのズボン操作の自立度向上で合意した。
　四肢には下肢優位の痙性麻痺および可動域制限がみられた。座位保持は上肢支持なしで可能だが，立位保持には上肢支持を要する。上肢機能は粗大な分離運動が可能だが肩関節・前腕には可動域制限がある。ターゲットとなるズボン操作は体幹屈曲した不安定な姿勢で力任せに行うことが多く，ズボンの後方を把持する過程，引き上げる過程で介助が必要であった。個人因子として本児はリハに対する意欲が高いこと，また，環境因子として養育者の理解・協力が良好であること，通学している学校もバリアフリーの環境が整っており教員の理解・協力も良好であることが強みである。

> **解釈**　肩関節の可動域制限があるものの座位では殿部へのリーチが可能である。また，手指も基本的な握り離しは左右とも可能である。これらを考慮すると，上肢機能そのものはゴム紐のズボン操作に必要な基本的機能を有していると評価する。問題は立位保持が上肢支持に依存しているため立位での上肢・手の操作が前下方での限られた空間でパターン化していることと考える。解決すべき課題は，① 立位での姿勢コントロール，② 立位における後方でのズボン操作，という状況特異的な上肢操作の2点にあると判断した。

リハ計画

目標となる立位でのズボン操作に対して目標指向的に介入，およびホームプログラムとして養育者・学校教員に伝達した。

OT場面では，移乗や手洗いのなかで立位での姿勢コントロール向上に介入した。また，ズボン操作の課題練習のなかでは，介助下・環境設定での姿勢コントロールを保障し，そのなかで後方リーチおよびズボン操作を練習した（図3）。養育者・学校教員に対しては紙面およびデモンストレーションにて学校・家庭でのホームプログラム（下肢ストレッチ，ズボン操作の介助・環境設定など）を提案した。

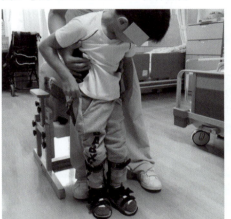

図3　後方もたれでのズボン操作練習

リハ経過

4週間後，関節可動域，上肢機能に著明な変化はなかった。目標であるズボン操作に関しては，立位で後方の便器に下腿を当ててのズボン操作が一人で可能となった。上肢操作の土台となる姿勢コントロールに配慮して課題練習を繰り返したことが鍵になったと考える。実際場面での繰り返し練習が必要であり，ホームプログラムが適切に実施できているかどうかを継続的にチェックすることが重要である。

（三浦正樹）

Case 12

第3章 **2 脳性麻痺** 学童期 GMFCS レベルⅢ

リコーダーを用いたmodified CI療法

modified CI療法によって上肢機能と問題解決能力の向上がみられた脳性麻痺児の1例

はじめに

地域療育における学齢期のリハビリは，平均月1回（各60分間）と極めて少ないのが現状である。従って，本人・家族が自身の能力について正確な知識を持ち，生活上の困難さを主体的に克服していくこと（問題解決能力）が重要である。

今回，本人にとって意味のある作業であるリコーダーを用いたmodified CI療法を実施したところ，上肢機能や問題解決能力の向上がみられたので報告する。

modified CI療法とは

CI療法とは，課題志向型訓練と問題解決技法（患者教育）からなる，上肢機能訓練プロトコルである[1]。元来は脳血管障害患者を対象として確立されたが，その他の疾患に対しても応用可能である。本報告におけるmodified CI療法では，対象者に主体的な治療参加を促す問題解決技法（患者教育）に注目し，作業療法に応用している。

問題解決技法（患者教育）の重要なポイントしては，① モニタリング：問題点の列挙と考察，② 問題解決：解決方法の考案・動作方法の工夫，③ 行動契約：実生活での実施，の3つが挙げられ，これを繰り返すことにより，対象者自身が生活上の困難さと向き合うための知識と技術を身につけることができる[2,3]。

基本情報・養育歴

10歳，女児。脳室周囲白質軟化症（PVL）。
幼少期（5年前）より療育センターを利用。現在は，当センターにて理学療法（週1回：ストレッチ）お

よび作業療法（月1回：生活上の困りごとへの対応）。

身体機能

GMFCS[4] レベルⅢ，MACS[5] レベルⅢ

知能機能

目立った遅れはない。

活動レベル

WeeFIM：113/126，Motor：80/91，Cognition：33/35，セルフケア：全て6点，問題解決能力：5点

参加レベル

小学校の個別級に通っており，音楽・家庭科などは普通級と交流している。

主訴

交流級の音楽の授業でアルトリコーダーが学習課題となり，操作困難とのことで相談があった（COPM：重要度10，遂行度1，満足度1）。

☞ p.397 参照

統合と解釈

本児は特別支援学級に通う小学校5年生で，MACSレベルⅢと若干の手指の使いにくさがあり生活に支障をきたしている。知的機能の遅れはそれほどないが，問題解決においては支援が必要な状況（FIM：5点）である。今後は一般中学校への進学も検討しているため，自分なりに家庭や学校生活での問題を解決できるようになる必要がある。そこで，リコーダーを吹きたいという本人のニーズに合わせて，リコーダーを用いた課題志向型訓練と問題解決技法を実施し，手指機能の向上とともに問題解決能力の向上を目指すこととした。

訓練内容

modified CI療法の要素である課題志向型訓練と問題解決技法のアプローチを，週1回の頻度で3カ月間実施した。毎回のセッションで，下記の①～③のステップをすべて経験できるようにし，徐々に問題点の列挙や解決方法の考案を本人・家族が主体的に行えるように支援した。

① モニタリング：問題点の列挙と考察

作業分析と，問題点の列挙と考察を本人・家族と実施した。そこで問題点として，手が小さく音孔に届かないこと，手内筋優位の把持で力の伝導が不十分であること，さらに四指の分離が不十分であることが挙げられた（図1）。

図1 介入前のリコーダー操作

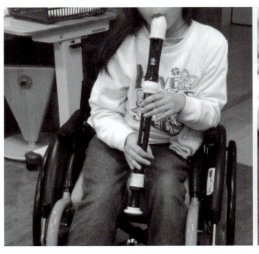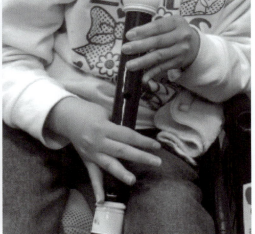

② 問題解決：解決方法の考案・動作方法の工夫

訓練的要素を含む自助具を，本人・家族と相談しながら作成し練習した。具体的には，手指の機能的肢位での屈曲と，手指の分離運動を促す角度に調整した延長タブを音孔に接着した（図2）。

③ 行動契約：実生活での実施

学校や自宅でリコーダーを一定時間練習する約束をし，外来時には本人・家族と現状の分析をし，解決方法を検討しながら改良を重ねた（図3）。

図2 介入後のリコーダー操作

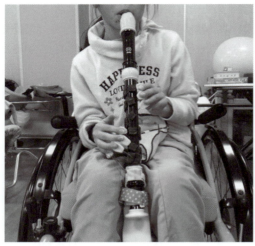
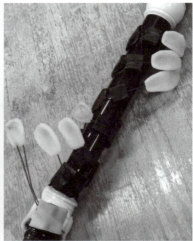

図3 Modified CI療法の経過

実際の日常生活で行う上肢が関わる動作
アルトリコーダーの演奏

① 問題点と解決方法の立案
作業療法士が問題点を列挙

② 動作方法の工夫・確認
延長タブを音孔に接着

③ 実生活での実施
学校や自宅でリコーダーを練習

① 問題点と解決方法の立案
本人・家族が問題点を列挙

② 動作方法の工夫・確認
延長タブの形状を変更

③ 実生活での実施
学校や自宅でリコーダーを練習

① 問題点と解決方法の立案
本人・家族が問題点と考察を列挙

② 動作方法の工夫・確認
延長タブの角度を調整

③ 実生活での実施
学校や自宅でリコーダーを練習

対象者自身が生活上の困難さと向き合うための知識と技術を身につける
下衣の着脱や結髪など，その他の作業へ問題解決能力の般化

リハ経過

リコーダーは改良を加えながら約3カ月で完成し，全音孔を自力で押せるようになった（COPM遂行度：10，満足度：10）。また，問題解決能力の向上もみられ（FIM：7点），リコーダーの延長バーの角度について自ら提案するなど，自身の身体機能を理解し生かすための方法を考えられるようになった．

また，半年後には，手の機能的縦アーチがみられるようになり，MP/IP関節を屈曲した手指の機能的肢位での把持が可能となった。環指・小指の分離もみられるようになり，左右ともに母指の安定性が向上し，母指対立による巧緻性や操作性の向上も認められた（MACSレベル：Ⅱ）（図4）。

さらに，生活の中で困難に感じている点（下衣の脱着，結髪など）を挙げ，自ら創意工夫した点を担当作業療法士に報告する，といった主体的な問題解決行動もみられている。

図4　介入前後での手指機能の変化

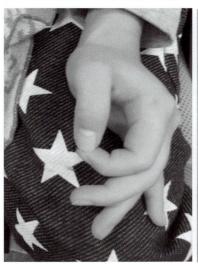 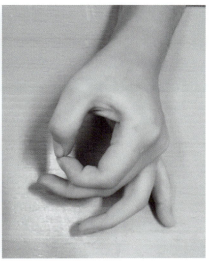

解釈

作業療法においては，まず本人にとって意味のある作業を選択すること，そして対象者の心身機能評価を踏まえて作業そのものに治療的な要素を取り入れることが重要である[6]。本児においても，リコーダーという本人にとって重要度の高い作業に着目することで，主体的かつ意欲的に取り組むことができていた。また，リコーダーの演奏を通して手指機能の向上が得られるよう，本人の心身機能を考慮した延長バーの角度や強度に設定したことで，上肢機能の改善につながったものと考えられる。

また，日常生活における実体験について，対象者との協業の中で問題点を考察し解決策を考えることは，問題解決能力の向上やエンパワメントにつながるとされる[7]。本児においても，リコーダーの演奏を通して，心身機能について説明しながら問題点を考察し，長所を伸ばせるような工夫点を一緒に考えるよう協業を心がけた。その結果，本人や家族が自身の能力について理解を深めることができ，リコーダー以外のさまざまな生活上の困難な点についても，自ら状況を分析し解決する能力が身についたのだと考える。

小児リハでは，本人および家族が正確な知識をもち，自分なりに問題解決できるようになることが重要であり，modified CI療法は有効な方法であることが示唆された。

参考文献

1）Morris DM, et al.: Constraint-induced movement therapy: characterizing the intervention protocol. Eura Medicophys, 42(3): 257-268, 2006.
2）Taub E, et al.: Method for enhancing real-world use of a more affected arm in chronic stroke: the transfer package of constraint-induced movement therapy. Stroke, 44(5): 1383-1388, 2013.
3）竹林　崇, ほか: CI療法における麻痺側上肢の行動変容を促進するための方策 (Transfer Package) の効果. 作業療法, 31(2), 164-176, 2012.
4）Palisano R, et al.: Development and reliability of a system to classify gross motor function in children with Cerebral Palsy. Dev Med Child Neurol, 39(4): 214-223, 1997.
5）Eliasson AC, et al.: The Manual Ability Classification System (MACS) for children with cerebral palsy: Scale development and evidence of validity and reliability. Dev Med Child Neurol, 48(7): 549-554, 2006.
6）Trombly CA: Occupation: Purposefulness and Meaningfulness as Therapeutic Mechanisms. American Journal of Occupational Therapy 49(10): 960-972, 1995.
7）Law M, et al.: Client-Centred Practice: What does it Mean and Does it Make a Difference?. Can J Occup Ther, 62(5): 250-257.1995.
8）Uniform Data System for Medical Rehabilitation: The WeeFIM II® Clinical Guide, Version 6.4. Buffalo, UDSMR, 2016.

（髙橋香代子）

Case 01　第3章 3 二分脊椎　幼児期
幼児二分脊椎患者の理学療法経過
先天的に骨格の非対称性が大きい1例

基本情報・生活歴

- 初診時基本情報：1歳0カ月の男児，身長66.2 cm，体重7.72 kg。両親，祖母と同居（後に弟が出生し同居），一戸建て住まい。
- 診断名：二分脊椎（障害レベル：左L5/右L3，Sharrard分類：左Ⅳ群/右Ⅲ群），右先天性内反足，先天性脊柱後側弯（図1），キアリ奇形。
- 成育歴：在胎30週，出生体重1,427 g。二分脊椎に対して髄膜瘤閉鎖術，右先天性内反足に対してPonseti法を施行された。右足部内反変形進行予防のためプラスチック製短下肢装具を常に着用。0歳6カ月より他院にて理学療法，作業療法が開始された。その後，自宅から近い当院を紹介受診し外来での理学療法を開始した。定頸6カ月，手離し座位11カ月に達成した。

図1　0歳4カ月時の脊柱CT画像

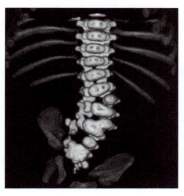

全体像

自宅では日中ベビーラックに座っている時間が多い。音の出る玩具，揺すられたり高い高いなどの遊びが好き。「んー」，「あー」など喃語は盛んで有意味語は出ていない。目はよく合い，慣れてきた人に対しては笑顔も見せる。

姿勢，動作分析

背臥位では玩具をとるために重力に抗して左右とも手を前に出せる。また，左股関節外転外旋位で頭方に足を持ち上げて手で触ることが可能。寝返りは腹臥位から背臥位へのみ可能。側臥位にすると左右どちら側も保持可能。腹臥位にされると頭部挙上は45°程度で，方向転換，移動はできずに嫌がってすぐに背臥位に寝返る。床座位は円胡座位で手を着かずに可能。脊柱を伸展する動きは乏しい。骨盤後傾・右挙上位，脊柱全体の後弯，腰椎部の左凸側弯の代償で胸椎部は右側屈位。右下肢の関節運動はみられなかった。

上肢機能

右手を使うことが多い。ものの左右持ち替え，リーチ，持続的な把握，リリースが可能。

身体構造

骨盤左傾斜で腰椎部の左凸側弯，右大腿〜下腿の内側に弧を描くような形態，左下肢に比べ右下肢の全体的な細さ，右内反尖足が目立つ（図2）。

図2　理学療法初回時

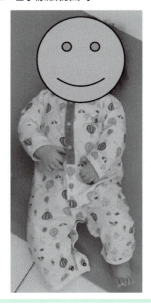

統合

二分脊椎患者は下肢・体幹の運動・感覚障害は，下肢の筋力低下と変形・拘縮，側弯・後弯などの体幹変形が生じやすく，それにより座位や移動の障害につながる[1]。本症例は先天性右内反足，先天性脊柱後側弯，右下肢の内側に弧を描くような形態といった骨格の非対称性がみられた。粗大運動発達は腹臥位で頭部挙上，寝返りは未獲得であった一方，座位は獲得できていた。腹臥位では脊柱後側弯のため脊柱伸展制限が生じ，重心を尾方に移動することができないことが頭部挙上を困難にしていると考えられる。座位は反対に脊柱の前後左右の可動性の低下が功を奏し，腹臥位での発達よりも早期に獲得できたと考えられる。右下肢ではL3レベルでの麻痺と先天性内反足のため，内側に弧を描くような形態に成長してきたことと，左下肢に比べ麻痺レベルが高位であるため，筋活動の左右差が生じ全体的に細いと考えられる。

解釈

本症例の障害レベルにおける歩行能力はHoffer分類で，左はCommunity ambulator（杖不要）〜Community ambulator（杖歩行）レベル，右はCommunity ambulator（杖歩行）〜Non ambulatorレベルである。前述のように移動能力は変形・拘縮を考慮する必要があり，将来の実用的な移動を歩行，車椅子のどちらも想定し発達をサポートしていく必要がある。

腹臥位の発達は頭部挙上からずり這いなどにつながり，上肢の支持機能の発達，下肢・体幹の筋力強化，ひいては立位・歩行に重要であり，理学療法ではこれを促す必要がある。座位が可能なことは本症例の強みであり，左右の体重移動や上方への伸展活動を促すことでバランス能力，上肢機能の向上を図っていけると考えられる。また，座位中心の生活と障害レベルより股関節伸展筋筋力低下が想定され，左右股関節屈曲拘縮を予防する必要がある。右内反足の進行リスクも考慮し，日常での関節可動域練習が必要である。

リハ計画

週1回の頻度で理学療法を実施した。

- 腹臥位での活動：重心を尾方に設定した環境（バランスボールや三角マット上）で，好きな玩具で遊びながら腹臥位がつらい体験とならないよう行った。
- 座位での活動：左右や上方へのリーチで重心移動，脊柱伸展運動を促した。
- 関節可動域練習：股関節屈筋，足関節内側の底屈筋群のストレッチ。
- ホームプログラム：股関節屈筋，足関節内側の底屈筋群のストレッチを指導し，外来理学療法の際に日常での実施状況，ストレッチ方法の確認を行った。

リハ経過（表1）

　筆者は本症例と出会って3年半になるが，本症例のペース，やり方で着実に運動発達し，その都度理学療法プログラムを変更してきた。股関節の屈曲拘縮は理学療法開始の頃から進行していないが，右内反尖足は徐々に強まっている。身体の成長・運動発達の中で脚長差（左＞右）が生じてきており（1歳時：2cm，4歳時：3.5cm），先天性脊柱側弯による骨盤傾斜を加味した見かけ上の脚長差は1歳時：6.5cm，4歳時：9.5cmとなった。立位・歩行練習のために装具を作製した際は，見かけ上の脚長差を基本に，整形外科医師とX線画像にて装具を装着した立位で側弯が増強していないかを確認し，装具の補高量を調節した。さらに立位・歩行能力の向上に応じ，装具の種類を変更していった。また，下肢荷重量・機会が増えたことで足部の骨突出部に圧トラブルが生じ，その都度調整を行った。幼稚園入園に際し車椅子を導入したが，体幹アライメント，座圧の左右バランスを加味し座面を左傾斜した形状にし，胸ベルトの右側に大きめのパッドを取り付けた。

　今後，身長・体重の増加とともに骨格の非対称性の増大，拘縮の発生の可能性があるが，本症例の変化に常に注意し，日常生活のアドバイスや補装具の調整を行っていく必要がある。

表1　本症例の3年半の経過

	1歳	2歳	3歳	4歳
運動発達	腹臥位で頭部挙上角度，保持時間，脊柱伸展角度が増していき，腹臥位を受け入れらるようになっていった。さらにずり這い，いざりといった移動手段を獲得していった。	自宅で膝立ちをし始めた。四つ這いを数歩できるようになった。ソファでもたれて伝い歩き数歩。後半は自力でつかまり立ちするようになった後，伝い歩きもし始めた。	床上移動は四つ這いで行うようになった。伝い歩きのスピードが増し，両手つなぎや歩行器で歩けるようになった。	装具装着にて，椅子から立ち上がりが介助なくできるようになり，その後10歩ほど独歩ができるようになった。
PTプログラム	腹臥位練習→ずり這い練習 座位での活動	膝・足底へ荷重練習→立位練習→伝い歩き練習	歩行練習 下肢筋力強化	
	関節可動域練習			
	ホームプログラム			
補装具		骨盤帯付長下肢装具 →	長下肢装具 → プラスチック製短下肢装具 →	
			車椅子 →	
社会参加	児童発達支援事業所通園（週1） →	プレ幼稚園 →	幼稚園（週5） →	

参考文献

1）　芳賀信彦：二分脊椎児の理学療法. Spinal Surgery, 28(2): 128-133, 2014.

（角田雅博）

Case 02

第3章 **3** 二分脊椎 成人期

成人二分脊椎患者の理学療法経過
単純X線画像の評価によって解釈が変化した1例

基本情報・生活歴

初診時は20歳，診断名は二分脊椎でHofferによる分類ではNon-functional ambulator (NFA)，74.0 kgでやや肥満体形。屋内移動は四つ這いが中心で，つかまり立ちをすることはあったが頻度は少なく，伝い歩きは行わなかった。屋外移動は電動車椅子にて自立していた。長時間同じ姿勢でいると軽い腰痛が出現するが，その他，特に痛みはなかった。コミュニケーションは良好，導尿管理も自ら行い排泄動作は自立しているが，年に数回膀胱炎になることがあった。特別支援学校では両クラッチを使用して歩行する機会があったが，卒業後は日常生活で歩行機会はなく，月1回の外来リハビリで両金属支柱付きAFOを履いて歩行していた。卒業後はパソコンを使用する仕事を在宅勤務で行っている。外出時は母が付き添い，1人で外出することはなかった。幼少期から現在まで両親が下肢のストレッチを就寝前に定期的に行っていた。

ROM測定

		初期	1年後	2年後
股関節外転	右	10	10	5
	左	0	0	0
股関節伸展	右	-5	-10	-10
	左	-25	-25	-30
膝窩角	右	110	–	110
	左	100	–	105
膝関節伸展	右	-40	–	-35
	左	-55	–	-55
DKE	右	140	–	145
	左	130	–	135
足関節底屈	右	0	–	0
	左	5	–	5

筋力

膝関節伸展筋力

	初期	1年後	2年後
右	178	–	180
左	193	–	210

下肢長（初期）

	右	左
SMD(cm)	75	72.5
TMD(cm)	67	63
大腿長(cm)	36	36
下腿長(cm)	39	39

歩行テスト

	初期	1年後	2年後
10m歩行速度(m/sec)	0.28	–	0.28
10m歩行率(歩/sec)	0.88	–	0.95
6MWD(m)	65		85

感覚検査

大腿部後面触覚：鈍麻
下腿の触覚，運動覚：脱失
足関節の触覚，運動覚：脱失

X線検査

	右	左
migration percentage(%)	85	72
Shenton line(mm)	40	30
Sharp 角(°)	52	42

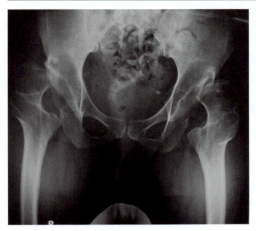

基本動作観察

寝返りや起き上がり時に下肢の分離は見られず，常に両下肢を一塊として動かし，四つ這い移動は交互性だが両膝を付け歩幅は少なかった。
電動車椅子の操作は右手で行い，座位姿勢は左側に倒れることが多かった。
両クラッチ歩行の歩幅は足長で左右差はないが，左TStに左内側ホイップ様にtoe outし，遊脚に移行していた。時折，膝折れすることがあった。

Thomas test

両側陽性

Ely test

両側陽性

MAS

おおむね1か1＋
会話にて股関節屈筋・内転筋群の筋緊張は過度に高まった。

随意運動検査

自動での足関節，足趾の屈伸：
不可（筋収縮が触知できない）

Barthel Index

85点
ADL：基本的なADLは自立～軽介助レベル．
減点項目：階段昇降，排尿・排便コントロール（階段昇降は1つの手すりを両手で持ち見守りにて二足一段で可）。

統合

二分脊椎患者は，脊髄・馬尾神経障害により下肢の痙性麻痺や感覚麻痺，筋力低下が，姿勢保持や立位歩行の不安定性の原因となるが多い。水頭症の影響によっては体幹筋の低緊張を伴い，定型的な姿勢保持や運動の繰り返しによって二次障害である関節拘縮が出現する[1]。

本症例は股関節周囲筋の分離運動の困難さに下肢のさまざまな感覚や随意性の低下，筋出力低下が重なり，股関節屈曲内転拘縮，膝関節屈曲拘縮，踵足変形を呈していたと考えられる。股関節外転・伸展・膝関節伸展可動域や歩行時に歩幅確保の代償として出現している左TStでの左toe outからわかるように，関節拘縮は左のほうが進行しており，筋力はわずかに左側のほうが強かった。歩行や階段昇降に必要な下肢筋力はあると考えられるが，歩行時に膝折れが出現することから，膝関節屈曲拘縮の程度に対して，立位での運動を継続するには下肢筋力が不足していることが考えられる。

解釈

関節可動域制限が左下肢で強く，下肢長が左の方が短いことから，左股・膝関節の屈曲関節拘縮がより重度であると考えられる。そのため，理学療法では右下肢より左下肢の伸張性改善に時間をかけるべきと考えられる。しかし，動作や会話時からわかるように両股関節周囲筋の筋緊張が高いこと，膝窩角は右のほうが，膝関節伸展角度は左のほうが制限されていること，関節拘縮が重度な左下肢のほうが筋力が強いことなどから，見かけ上の大腿長に左右差はないが一側もしくは両側の股関節脱臼の可能性は捨てきれない。そのため，関節可動域練習ではend feelに注意し，ストレッチや運動時に股関節を含めたさまざまな部位の疼痛の出現に注意が必要である。

体重増加は歩行機能の低下に影響するため体重変化をモニタリングし，運動機会を確保しながら，下肢関節可動域練習や下肢抗重力筋の強化を図る必要があると考えられる。

リハ計画

二分脊椎児は就学にあたり，関節変形の予防や排泄管理，移動手段の獲得などを目的にリハビリテーションを実施する。成人になり生活機能や生活リズムが安定すると，リハビリテーションを受けなくなることも多くある。本症例は支援学校やこれまでのリハビリでの取り組みによって，歩行機能や階段昇降の能力を獲得・維持してきた。今後は排泄動作や更衣動作，歩行機能の維持を目的に理学療法を月1回の頻度で継続する。

下肢関節可動域練習や殿筋群や膝関節伸筋群の強化，歩行練習を腰痛や膝関節痛が出現しない範囲で実施した。日中は自宅でのパソコン作業が多いことから，過度な膝関節屈曲位の作業姿勢を変更し，日常的に適宜ハムストリングスや内転筋群，体幹筋のセルフストレッチを実施するように指導した。

リハ経過

本症例は導尿の必要性があり，股関節内転筋の筋緊張が強く股関節外転可動域も少なかったことから，導尿や更衣動作がこれ以上制限されないように可動域の維持に努める必要があった。初期評価から股関節脱臼の可能性が疑われたが，下肢の感覚麻痺が強いことから，過去に股関節や膝関節，足関節に疼痛が出現しても痛みの自覚がなかった可能性があり，股関節脱臼をはじめ，障害の発見を遅らせる要因だったと考えられる。

ホームエクササイズでは運動機会を確保するために，いくつかのセルフストレッチや立ち座り運動，クラッチ歩行などを取り入れた。運動頻度は多くないが，継続的に歩行機会を確保したことが歩行距離の改善につながったと思われる。

（楠本泰士）

Case 01　第3章　4 筋ジストロフィー　幼児期

感染を契機とした誤嚥性肺炎により入院した幼児期福山型筋ジストロフィー患者の理学療法経過　急性期から復学まで関わった1例

基本情報・生活歴

6歳女児。生後2カ月で体幹低緊張を指摘され，生後5カ月に遺伝子検査で福山型筋ジストロフィー (Fukuyama congenital muscular dystrophy：FCMD) と診断された。

今回，伝染性紅斑発症5日後に発熱・嚥下困難で，救急搬送。誤嚥性肺炎による急性呼吸不全で緊急入院となった。全身管理を目的にICUに入室し，抗菌薬，ステロイド投与，NPPVでの陽圧換気にて治療。入院当日から呼吸・体位管理目的で理学療法を介入開始した。入院6日目でNPPV離脱。その後，嚥下機能低下が遷延し，自宅退院まで2カ月を要した。入院前は酸素や呼吸器の使用なし。運動機能は定頸，あぐら座位・寝返りは側臥位まで自立，立位は骨盤帯付長下肢装具を使用し上肢支持があれば可能であった。自力移動は困難で，移動にはティルト式バギーを使用。食事はきざみ食で全量経口摂取可能だが，むせ込みが時折あった。普通保育園に通園しており，通院リハビリテーションは月2回実施していた。

福山型筋ジストロフィーにおける運動機能レベル（1985年大川改変）[1]

レベル2（自力での座位保持可能）　※現在までの最高運動到達機能

認知機能

発声はあるも有意語はなく，言語指示に対する反応はなし。音の鳴る玩具を叩いたり，鳴らすことは可能。

視診・触診

皮　膚：チアノーゼなし，浮腫なし
胸　郭：右挙上，左扁平
脊　柱：変形なし，座位姿勢は下部胸椎〜上部腰椎で軽度右凸側弯しやすい
筋緊張：四肢・体幹低緊張

胸部X線検査

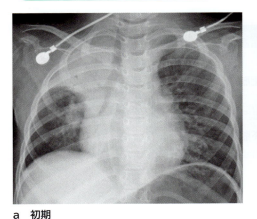

a　初期
右上肺野透過性低下

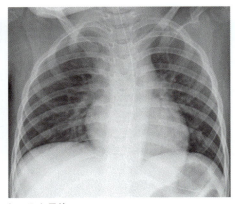

b　2カ月後
異常なし

呼吸

	初期	2カ月後
呼吸条件	NPPV　S/Tモード	-
呼吸回数 f（回/分）	17	-
吸気気道陽圧 IPAP（cmH_2O）	12	-
呼気気道陽圧 EPAP（cmH_2O）	6	-
吸気時間 Ti（秒）	1.0	-
酸素濃度 FiO_2	0.35	Room Air
実測呼吸回数（回/分）	35	22
酸素飽和度（%）	95〜96	98〜100
呼吸パターン	吸気時の右胸部の拡張少ない	左右差なし
聴診	右上葉肺胞呼吸音減弱	全肺野肺胞呼吸音 左右差なし
唾液	粘稠度低く，量は多い	量は少ない

動脈血液ガス検査

初期

PaO_2	115.7 mmHg
$PaCO_2$	33.8 mmHg
pH	7.31
HCO_3^-	16.7 mEq/L
BE	-8.6 mmol/L

嚥下機能（造影検査結果より）

	初期	2カ月後
咽頭反射	−	+
喉頭反射	−	+
喉頭挙上	+	+
咽頭 クリアランス	不良，喉頭流入あり	梨状窩・咽頭蓋に 少量停滞あるが誤嚥なし
食事	絶食	ペースト食

ROM 測定

		初期（°）	2カ月後（°）
股関節伸展	右	-30	-35
	左	-30	-25
膝関節伸展	右	-45	-40
	左	-35	-40
足関節背屈 （膝関節屈曲位）	右	30	30
	左	30	30
足関節背屈 （膝関節伸展位）	右	15	15
	左	15	15

随意運動検査

		初期	2カ月後
上肢	手指屈伸	+	+
	手関節掌背屈	+	+
	肘関節屈伸	−	+
下肢	足関節底背屈	+	+
	膝立て保持	−	+

Barthel Index

初期：0点
最終：5点
　　（加点項目：移乗，座位保持可）

基本動作観察・介助

	初期	2カ月後
定頸	全介助	自立
あぐら座位	全介助	自立（1時間可）
寝返り	全介助	自立（側臥位まで）
立位	未実施	骨盤帯付長下肢装具使用し一部介助

統合

　FCMDは全身性筋緊張低下・筋力低下，発達遅滞を主兆候とする常染色体劣勢の遺伝子疾患である。日本では，小児期筋ジストロフィーの中でDuchenne型の次に多いとされ，生後9カ月以内に運動機能の発達遅延で気付かれる。最高運動到達機能は大部分の児が座位でのいざりを獲得するが，5～6歳ごろにピークを迎え徐々に低下していく。機能低下は呼吸筋力，咽頭喉頭機能にも認められることから呼吸および嚥下にも配慮を要する[2-3]。予後は，呼吸筋の筋力低下や心機能低下によって生じる呼吸不全，心不全，誤嚥などにより，平均10歳代後半～20歳代前半と報告されている[4]。

　本症例は，ウイルス感染契機の誤嚥性肺炎による急性呼吸不全で入院となった。FCMDはウイルス感染症後に筋力低下が生じやすいと報告されており[5]，今回嚥下機能低下による誤嚥性肺炎を呈し，右上葉無気肺を生じたと考えられた。また，入院前と比較し上下肢の筋力低下や頸部・体幹の支持性低下が認められ，運動機能が低下していた。

解釈

　介入初期は右上葉に無気肺を生じており，無気肺の改善やさらなる呼吸状態悪化予防を目的とした体位管理やポジショニングが重要と考えられる。しかし，嚥下機能低下により唾液処理が困難で垂れ込みを生じやすいため，誤嚥に配慮しながら実施する必要がある。また，FCMDは低緊張で自動運動が乏しいため，関節可動域制限や筋力低下を生じやすい。本症例は入院前，骨盤帯付長下肢装具を使用し立位まで行えていたが，股関節・膝関節伸展の可動域制限が進行すると立位が困難となるため，特に股関節・膝関節の可動域の確保が重要である。

リハ計画

　FCMDは呼吸機能の維持や関節の変形進行予防，移動手段の確保などを目的にリハビリテーションを実施する。本症例は，月2回通院でリハビリテーションを行っており，自宅でもストレッチや立位などを実施していたが，誤嚥性肺炎にて入院となり呼吸機能低下，筋力低下，運動機能の低下を生じた。介入初期は呼吸理学療法を主に，関節可動域練習，状態に合わせ離床や抗重力運動を行った。その後，呼吸・嚥下機能の改善が得られたため，学校生活に向けてWリクライニング車椅子の作成を行った（図2）。作成時には今後の脊柱の変形進行の予防を考慮し，姿勢に合わせて体幹パットの追加やクッションの変更を行った。

図2　Wリクライニング車椅子

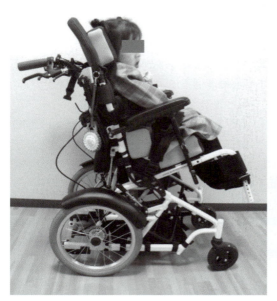
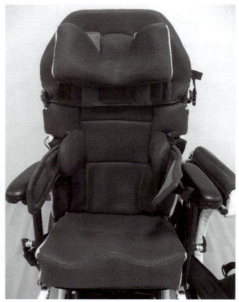

リハ経過

　本児は，介入初期には誤嚥性肺炎を呈しており呼吸状態が不安定であったことから，呼吸状態の改善およびさらなる増悪の予防を目的とした介入が必要であった。右無気肺に対して左側臥位を中心とした体位管理を行い，呼吸状態に合わせ持続吸引を用いながら離床を進めた。また，頸部・体幹の筋力向上と股関節・膝関節の可動域の維持を行いながら，粗大運動機能の再獲得を目的に介入した。徐々に呼吸・嚥下機能の改善が得られ，入院から2カ月後に自宅退院となった。四肢の可動域は維持され，入院前の運動機能を再獲得した。食事はペースト食全量経口でむせ込みなく摂取可能となった。しかし嚥下機能低下は軽度残存しており，食事の際に座位姿勢が崩れないようポジショニングを行うこと，むせ込みが増加した際は早めに医師へ相談することを家族へ伝達した。今後は成長や機能低下に対応する必要があり，継続したリハビリテーション介入が重要である。

参考文献

1) 大川弥生, ほか: 福山型先天性筋ジストロフィー症（広義）の運動障害の経過についての検討. リハビリテーション医学, 22(4): 197-202, 1985.
2) 石川悠加: 神経筋疾患の急性期呼吸管理. 小児神経学の進歩, 45: 34-46, 2016.
3) Panitch HB: The pathophysiology of respiratory impairment in pediatric neuromuscular diseases. Pediatrics, 123(4): S215-218, 2009.
4) 大澤真木子, ほか: 福山型先天性筋ジストロフィーの日常管理. 医学のあゆみ, 226(5): 367-372, 2008.
5) Murakami T, et al.: Severe Muscle damage following viral infection in patients with Fukuyama congenital muscular dystrophy. Brain & Development, 34(4): 293-297, 2012.

（志真奈緒子）

Case 01 身体と情動の制御に困難さがみられた1例

第3章 5 発達障害 　自閉症スペクトラム障害（ASD）

基本情報・成育歴

出生時には問題は指摘されていない。地域の保育所に在籍していたが，集団活動への参加は保育士の促しが繰り返し必要で，運動会や発表会のダンスなどに参加することができなかった。予定変更など自分が思ったようにならない状況では，大声で泣き続けることも頻繁にみられた。就学前の巡回相談にて専門機関への受診を勧められ，自閉症スペクトラム障害（autism spectrum disorder：ASD）と診断される。

作業療法評価（初期評価：6歳2カ月，最終評価：7歳5カ月，介入期間：13カ月）

情報収集（保護者から）

家庭では，細々とした物を集めて遊ぶことが多い。友達との関わりは一方的になりやすく，相互のやり取りが上手くいかない。靴や靴下を履きたがらず，毎朝履かせても保育所では常に裸足になっている（触覚）(d)。

WISC-Ⅳ知能検査

FSIQ：95（VCI：105，PRI：100，WMI：82，PSI：91）
言語課題では一方的に話を展開する傾向があった。

旭出式社会適応スキル検査（保護者が質問紙に記入）

言語スキル・社会生活スキルが4歳後半，日常生活スキル・対人関係スキルが3歳後半であった。

感覚プロファイル：短縮版（保護者が質問紙に記入）

「触覚過敏」と「低反応・感覚探求」が「高い」となり，感覚処理の問題に関連した行動を日常生活で示しやすい傾向があった (d)。

JPAN感覚処理・行為機能検査（表1）

「肢位を模倣する課題」や「人物画」，「なぞり課題（線からはみ出さないようになぞる）」は，非常に低い得点を示した（0～5％タイル）。特に，「肢位を模倣する課題（図1）」や「人物画」は検査の実施自体を過度に嫌がる様子もみられた (表1)。「なぞり課題」では，筆記具の操作に伴い体幹が操作方向に傾く様子が観察された。「片足立ち」の課題では，姿勢の保持が持続せず低い得点を示した (a)。抗重力姿勢の保持に関しては平均的な得点であったが，努力性に姿勢保持している様子が観察され，机上課題では骨盤が後傾した円背姿勢をとる傾向があった (b)。

図1 肢位を模倣する課題

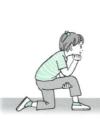
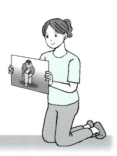

検査者が提示する写真を見て，肢位をできるだけ早く模倣する。

☞ p.157 参照

表1　JPAN感覚処理・行為機能検査の結果

課　題	介入前（6歳2カ月）	介入後（7歳5カ月）
肢位を模倣する課題	0〜5%タイル （一部の項目は実施困難）	17〜25%タイル （全項目の実施が可能）
人物画 注釈：人物画は知的機能や運筆操作を含む複合的な課題である。身体図式の評価としての有用性について一貫した結果が得られていないため，解釈には注意が必要である。 本児の場合には知的機能が平均の範囲であることからも，身体図式の未熟さを反映している可能性が示唆される。	人の絵を描きたがらない（実施の拒否）。	「棒人間だけど」と言いながら人の絵を描くことができた。

遊びの場面での評価（初回場面より）

経験があるトランポリンは自ら行うが，経験のない遊具で遊ぶことは好まなかった（c）。また，階段状に積み上げた大型のブロッククッションの上に登った際には，自分一人では降りることができず，「怖い！怖い！」と大声を出して混乱する様子がみられた（c）。スイングなどの吊り遊具は，視覚で確認できない後方への移動（前庭感覚・固有受容感覚）に対して，極端な嫌悪反応を示した（d）。

統合

（a-dは『作業療法評価』に示している下線部の内容と対応）

　本児の知的機能は，ワーキングメモリは平均の下であったものの，全般的に平均の範囲であった。一方，社会適応スキルに関しては1〜2歳の遅れを認めた。協調運動に関しては姿勢制御の問題（a）や姿勢筋緊張の低さ（b）に加えて，新規の身体活動を行ううえでmotor planningの未熟さがあると考えられた（c）。Motor planningは，「どのように行うか」を思考し実行につなげるうえで重要であり，学習され自動化された運動・行為では必要とされない[1]。Motor planningには身体に関わる潜在的な知覚の枠組み（身体図式：body schema）が関与し，特に姿勢制御を含むダイナミックな身体活動に関しては，環境の情報に加えて身体の情報（身体部位の空間的な位置関係など）を適切にとらえる必要がある[2-3]。しかし，本児は「肢位を模倣する課題」の得点が非常に低く，motor planningに関連した身体情報の処理に課題があると考えられた。また，効率的な姿勢制御を行うためには，体性感覚，前庭感覚，視覚といった複数の感覚情報が統合される必要があるが[4]，本児は体性感覚や前庭感覚の処理に偏りを示していた（d）。

解釈
（臨床像のまとめ）

　本児は，ASDの行動特性に加え，感覚処理に関連した特性や協調運動の問題を示した。特に，motor planningを要求されるような不慣れで不確実性の高い活動場面で適応的な反応が行えず，不安といった情動反応が容易に引き起こされやすかった。不確実性に対する不安はASDで多く報告されており，感覚処理との関連も示唆されている[5]。本児の場合，この様な情動反応が日常生活場面で外部環境と関わり学習する機会や集団場面への参加を妨げていると推察された。

リハ計画

　Motor planning に対する発達支援を行うため，月1回の個別支援を実施した。トランポリンなどの活動場面の様子から，自分で制御できる範囲であれば姿勢制御が必要な活動も安心して楽しめると判断された。前庭感覚に対する段階付けとしても，耳石器が関与する直線運動を伴う活動が有効である場合が多い。また，準備活動として姿勢筋緊張や覚醒レベルを調整する役割も期待できるため，馴染みのあるトランポリンなどの活動から徐々に活動を展開・複雑化し，motor planning の発達を促すように介入を行った。展開例として，トランポリンからマットにジャンプすることで，運動を予測し結果と照合する機会を設け，その設定を徐々に変更した。また，ジャンプで着地した際に身体の位置を確認できるようにセラピストが身体を圧迫することや，マットやクッションで身体を挟むことを行い，体性感覚情報を適宜提供した。

　本児にとっては遊びの意味付けも非常に重要であり，セラピストや保護者と競う活動や共同で取り組む活動を行うことで活動を積み重ね，運動学習の過程を支援するよう試みた。

リハ経過

　1年生になり，初めて運動会のダンスに参加することができ，学校生活には適応できている。情緒的に不安定になることはあるが，気持ちを立て直すまでの時間が短くなった。

まとめ

ASD児の感覚処理や協調運動の問題は多くの研究で報告されており，本事例でもこれらの問題に対する支援が，環境適応に一部有効であったと考える。しかし，ASDは多様な臨床像を示すため，個々の行動特性は慎重に解釈する必要があり，複数の評価結果を基に支援内容を検討することが重要である。本児の場合にも，対人的な問題に関しては個別支援以外の対応も検討していく必要があると考える。

参考文献

1) Ayres AJ, et al.: Basic Processes in Practic Function. Ayres Dyspraxia Monograph, 25th Anniversary Edition, p65-81, Pediatric Therapy Network, 2011.
2) Fisher A, et al.: Vestibular-proprioceptive processing and bilateral integration and sequencing deficits. Sensory Integration Theory and Practice, p71-107, F. A. Davis, 1991.
3) Blanche E, et al.: The Evolution of the Concept of Praxis in Sensory Integration. Understanding the Nature of Sensory Integration with Diverse Populations, p125-130, Therapy Skill Builders, 2001.
4) Kandel ER, et al.: Principles of Neural Science Fifth Edition, p935-959, McGraw-Hill Education, 2013.
5) Wigham S, et al.: The interplay between sensory processing abnormalities, intolerance of uncertainty, anxiety and restricted and repetitive behaviours in autism spectrum disorder. Journal of Autism and Developmental Disorders, 45(4), 943-952, 2015.

（松島佳苗）

Case 02

第3章 5 発達障害　自閉症スペクトラム障害（ASD）

プレ・アカデミックスキルの獲得に向けた介入の1例

基本情報

5歳男児。診断名：自閉症スペクトラム障害，発達性協調運動障害。
保育園年中時に巡回相談で，集団になじみにくい，ぼおっとしている，姿勢の問題などを指摘された。年長時に小児科を受診し，診断および現状のアセスメントと就学への適応に向けた介入を目的に作業療法が処方された。WISC-IVの全検査IQ：94で知能は平均であり，小学校は通常の学級に所属する予定であった。就学前から小学校1年生の間の約1年間作業療法を実施した。

JPAN感覚処理・行為機能検査

保護者からの情報収集
食事，お絵かきのときに椅子から落ちそうなくらい姿勢がくずれている。

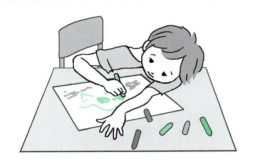

「ボールになろう」
抗重力屈曲運動の評価。数秒しか姿勢を維持できない。（17〜25％タイル）

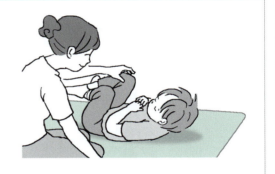

「ひこうき」
抗重力伸展運動の評価。脊柱の伸展が不十分であり，努力的に姿勢を維持している様子。姿勢は左に傾いている。（26〜50％タイル）

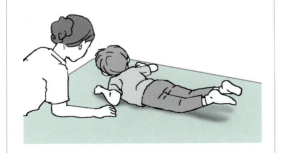

「ぶたさんの顔」
机上活動・姿勢背景運動の評価。紙面に対して姿勢を正中で維持できずに，大きく左に傾いている。非常に時間がかかった。（5％タイル以下）

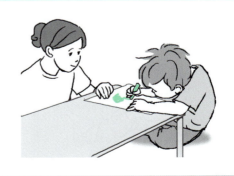

☞ p.157 参照

統合と解釈

就学前の姿勢運動発達の問題が，就学後の学業に必要なスキルの獲得に及ぼす影響を検討する。
- 座位姿勢が正中で維持できないことにより，運筆時の姿勢がくずれ，文字学習をはじめとした机上課題が効率的に行えない可能性がある。
- 姿勢の維持に集中すると，授業に集中できない可能性がある。
- ブランコ・自転車などの運動遊びや体育の課題などがうまくできずに自尊感情が低下する可能性がある。

リハ計画

作業療法介入：60分×12回（1回/月）
- 姿勢背景運動の向上のために，抗重力運動のボトムアップを目的に実施する。
- 姿勢保持・姿勢調整課題を対象者の内的欲求のレベルに応じて，粗大運動遊びを用いて実施する。
- 就学後の状況の情報収集を適宜実施する。

リハ経過

ブランコにまたがり，作業療法士は後方から正中姿勢が維持できるように介助している場面。少し怖がる様子はあったが表情は笑顔であった。

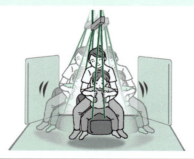

半年後の様子。ブランコにまたがり，人形をつかもうと姿勢を維持しながら左へリーチングしている場面。大きく姿勢が崩れずに，リーチングした後も正中に戻ることができた。

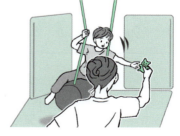

抗重力伸展活動の例。四肢に輪を通して乗るスイングを用いている。快反応が得られて何度も繰り返した。

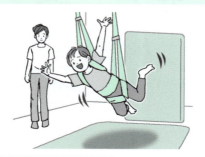

抗重力屈曲活動の例。玉ねぎ型のクッションにしがみついて姿勢を維持している。何秒落ちずにいられるかを数えて楽しんでいた。

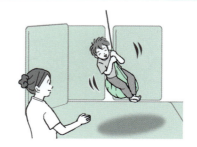

Trace Coder（株式会社システムネットワーク）を用いた介入効果の検討

タブレットPCを用いた上肢機能協調性評価機器を用いて介入効果の検討を行った。図1では，支援前と比較し，支援後は筆圧が強くなり，さらに強さが維持できていることがわかる。図2より，運筆速度が2倍に向上し，メリハリのある速度のコントロールができている。

図1 筆圧（pen pressure）

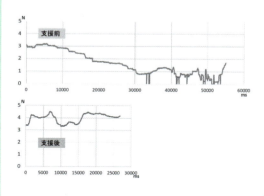

図2 速度（speed）

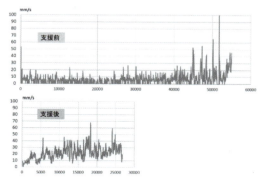

最終評価
（JPAN感覚処理・行為機能検査）

全体像
- 抗重力運動・姿勢背景運動の向上により，机上活動での姿勢が正中で維持できるようになり，効率的に運筆ができるようになった。
- 授業中の集中は保たれていた。
- 入学当初は宿題に非常に時間がかかったが，ずいぶんと速くできるようになった。
- 自転車に乗れるようになった。

「ボールになろう」
抗重力屈曲姿勢が維持できるようになった。
（17～25％タイル
　→51％タイル以上）

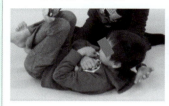

「ひこうき」
抗重力伸展姿勢が高い位置で維持できるようになった。
（26～50％タイル
　→50％タイル以上）

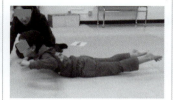

「ぶたさんの顔」
正中で姿勢を維持して運筆できるようになった。
（5％タイル以下
　→26～50％タイル）

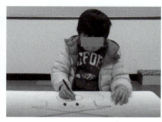

（草野佑介）

Case 03

第3章 **5 発達障害** 学習障害（LD）

読み書きが困難な限局性学習障害児への支援の1例

基本情報（初診までの流れ，生育歴，主訴）

通常学級に通う小学校3年生の女児。
診断名：限局性学習障害
生育歴：妊娠・出生時・粗大運動発達に大きな問題はなかった。保育園では「落ち着きのなさ」を指摘されることがあったが大きく困るほどでもなかった。就学後，学習面での躓きが顕著に現れ，特に国語の時間は「音読ができない」，「文字を正しく書けない」ことに困っていた。読み書きが必要な授業は拒否的で登校をしぶることがあった。そこで，児童精神科を受診し，限局性学習障害の診断を受けた。

WISC-Ⅳ

全検査	110
言語理解	127
知覚推理	110
ワーキングメモリ	85
処理速度	83

☞ p.78 参照

母親の作業ニーズ

（COPMにより特定された作業のみ記載）

表1　治療前後のCOPM

母親のニード	重要度	遂行度 治療前	遂行度 治療後	満足度 治療前	満足度 治療後
①音読に対する苦手意識を克服してほしい	10	2	7	3	8
②平仮名の書字ができるようになってほしい	10	2	9	1	9

☞ p.204 参照

読字に関して

表2　治療前後の読字の変化（特異的発達障害診断・治療のための実践ガイドラインのひらがな音読検査より）

※[ ]内は小学校3年生の平均値を示している

項目	治療前 所要時間(秒)	治療前 誤数(個)	治療後 所要時間(秒)	治療後 誤数(個)
①単音連続読み検査	36[30.2]	2[0.8]	34[30.2]	2[0.8]
②単語速読検査	27[23.6]	8[4.6]	25[23.6]	6[4.6]
③単文音読検査	36[11.6]	12[0.1]	15[11.6]	2[0.1]

検査中の様子：単文を読み終わるとともに「本読みすると目が疲れる」，「文字がチラチラする」と訴えた。

単音・単語に比べ，単文課題が苦手であることが明らかになった

書字に関して

エピソード
- 身体を斜めにして文字を書く。
- 鉛筆を過剰に握りしめて書く。
- 筆圧が濃い。
- 9文字書いた地点で「もういや」と言って席を立った。

検査
STRAW-Rは拒否したため自由に50音を書くよう促した（図1）。
- 文字を正確に構成することが難しい。

図1 治療前後の50音の書字

治療前
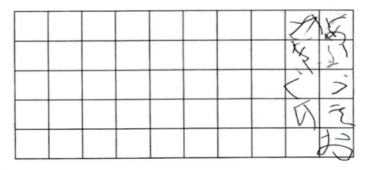

治療後
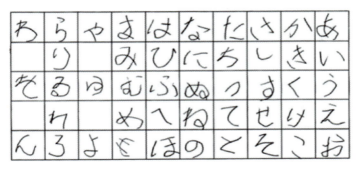

 p.164 参照

読み書きと関連する認知機能・感覚運動機能の評価

Easy Literacy Check（ELC）

表3 治療前後のELCのスコアの変化

項目	治療前 所要時間(秒)	治療前 得点	治療後 所要時間(秒)	治療後 誤数(個)
①逆唱(単語)	3.6[3.3]	3[3.1]	未実施	
②削除(単語)	3.1[2.4]	3[3.3]		

⬇

音韻処理に大きな問題はなかった。

※[ ]内は小学校3年生の平均値を示している

Developmental Eye Movement Test (DEM)

表4 治療前後のDEMのスコアの変化

項目	治療前	治療後
Time1(秒)：縦/追視	137[38.2]	52[38.2]
Time2(秒)：横/サッケード	185[54.3]	65[54.3]
誤数(個)	27[2.21]	6[2.21]

追視・サッケードともに大きな問題を呈していた。

※[ ]内は小学校3年生の平均値を示している

WAVES

表5 治療前後のWAVESのスコア(評価点)の変化（関連項目のみ抜粋して記載）

領域	項目	治療前	治療後
目と手の協応	線なぞり	5	8
	形なぞり	6	8
視知覚	形おぼえ	10	未実施
	形うつし	5	9

形のとらえは良好であるものの，形を構成・表出することが苦手である可能性が高い。

☞ p.90 参照

JPAN感覚処理・行為機能検査

表6 治療前後のJPANのスコアの変化（関連項目のみ抜粋して記載）

領域	検査名	治療前	治療後
姿勢・平衡機能	足跡をたどろう	5%タイル以下	16～25%タイル
	クレーンゲーム	5%タイル以下	16～25%タイル
	手足をのばしてエクササイズ	6～16%タイル	51%タイル以上
体性感覚	お宝探し	5%タイル以下	16～25%タイル
	にぎりくらべ	6～16%タイル	26～50%タイル

姿勢平衡機能・体性感覚（手を探索的に使用する課題）の問題を呈していた。

☞ p.157 参照

統合と解釈

保護者からの情報収集，関連項目の検査，作業療法場面での観察より，症例の読字・書字における問題の背景を解釈する（図2）。

図2 事例の読字・書字における問題の解釈

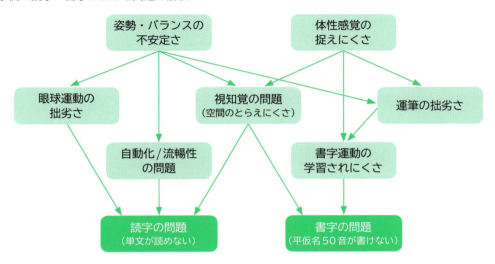

まず，読字の問題の背景を解釈する。読字に関して，単音・単語に比べ，単文での困難さが目立っており「目が疲れる」，「文字がチラチラする」という訴えがあった。単文を読む際は視線をスムースに移動させる必要があり，視覚関連スキルのなかでも特に眼球運動への負荷が高まることから，眼球運動の問題が推測された。実際，DEMの結果より，追視・サッケードともに著しく問題をきたしており，読字の困難さの主要因になっていると考えられた。これは，前庭動眼神経系の問題や，体幹〜頭部の不安定性に起因する眼球の操作性の問題が考えられる。また，姿勢保持に注意の容量を取られすぎ，本来行うべき認知活動（読字）の余裕が生まれにくく結果的に読字の流暢性の問題が出てくるとされている，小脳障害仮説[1,2]からも解釈できる。

次に，書字の問題の背景を解釈する。まず，書字の様子から姿勢の不安定性が顕著で，手指の操作性の低下を引き起こしていると考えられた。また，鉛筆を操作する際に力強く握りしめていること，筆圧が濃くなってしまうことから，手指の体性感覚の情報をとらえにくく，過剰な感覚入力を行うことで補っているものと考えられた。これらはJPANの姿勢・体性感覚検査のスコアの低下からも裏付けられる。また，姿勢の不安定さにより運筆が安定しないこと，体性感覚情報のフィードバックのされにくさは，書字運動の学習を阻害する要因となっていると考えられる。さらに，WAVESにおける「形うつし」のスコアも低下しており，マスの空間をとらえて適切な大きさや向きに線を構成することが難しく，形の構成が難しいことも書字が困難になっている要因であると考えた。

リハ計画

Goal Attainment Scale (GAS)[3] を用いて目標設定を行った。

表7 事例のGASの設定項目

GASスコア	音読に対する苦手意識を克服してほしい
-2	読むことを拒否する（現状）
-1	2〜4文字の単語をたどたどしく読める
0	2〜4文字の単語をスムースに読める
1	2文節以上をスムースに読める
2	3文節以上をスムースに読める

GASスコア	平仮名の書字ができるようになってほしい
-2	書くことを拒否する（現状）
-1	平仮名50音がすべて書けない。
0	平仮名50音がすべて書ける
1	平仮名50音が文章の中でほぼ間違いなく書ける（間違いは5個以下）
2	平仮名50音が文章の中で間違いなく書ける

☞ p.210 参照

　治療プログラムは粗大運動を通した治療的アプローチと，読み書きの作業遂行を援助する環境設定を行った。

① 眼球運動の向上
- 前庭動眼神経系の促通が期待される活動（スイングに乗りながら輪投げなど）

② 姿勢保持能力の向上
- 抗重力姿勢の保持，持続性収縮が必要な活動（フレキサースイングにしがみつきなど）。

③ 体性感覚のとらえやすさの向上
- 手足で探索する必要がある活動（はしご，ラダーウォール，ボルダリングなど）。

④ 読字を援助する環境設定
- 読み上げ機能を有するアプリケーション（マルチメディア教科書DAISYや写真撮影した文字を読み上げる「よむべぇ」）
- 眼球運動の問題を代償する工夫（スリット，読みやすい文字サイズ・行間・フォントの検討）

⑤ 書字を援助する環境設定
- 書字の際に体性感覚のフィードバックを高める工夫の検討（サンドペーパー下敷き，グリップなど）
- 空間をとらえやすくする工夫（マスを4分割し色分けするなど）

リハ経過

粗大運動を通した治療的アプローチ
- 姿勢保持・眼球運動・手足の探索が必要な活動を中心に提供した。

図3 粗大運動を通した治療の様子

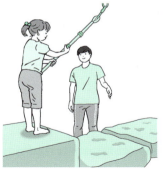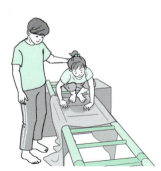

読字の環境設定

図4 読字の環境設定

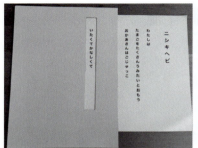
読書用スリット

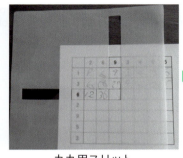
九九用スリット

→ 読み間違いが少なくなった。

書字の環境設定

図5 書字の環境設定

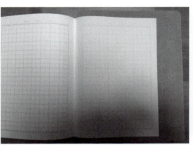
サンドペーパー下敷き

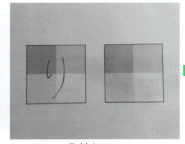
色付きマス

→「書きやすい」というコメントがあった。

最終評価

眼球運動，視知覚，目と手の協応，姿勢，体性感覚における検査上のスコアは向上した（表4-6）。同時に，GASで設定した項目に関して，読字は2文節以上をスムースに読む（＋1），書字は平仮名50音が文章の中で間違いなく書ける（＋2），といずれもスコアが向上した。GAS修正スコア[3]は目標達成を上回る68点であった（表7）。それに伴い，COPMにおいても，読字，書字ともに遂行度と満足度のスコアが上昇した（表1）。小学校の教員からも読み書きに取り組もうとする姿がみられるようになったと報告を受けた。

参考文献

1) Nicolson RI, et al.: Developmental dyslexia: the cerebellar deficit hypothesis. Trends in Neuroscience, 24(9): 508-511, 2001.
2) Barela JA, et al.: Postural control and automaticity in dyslexic children: the relationship between visual information and body sway. Research in Developmental Disabilities, 32(5), 1814–1821, 2011.
3) Gordon JE, et al.: Goal attainment scaling as a measure of clinically important change in nursing-home patients. Age and Ageing, 28(3): 275-281, 1999.

（高畑脩平）

Case 04

第3章 **5 発達障害** 学習障害（LD）

ひらがなの習得が困難であった児の事例

基本情報（成育歴，主訴）

地域の小学校に通う一年生（6歳11カ月）の男児。3,230gで出生。3歳時，保育所入園をきっかけに集団生活での指示の通りにくさが目立ち，A病院を受診し4歳の時にASDと診断された。小学校入学を機に「ひらがなが覚えられない」，「運動全般，細

かい作業が苦手」という主訴で当院受診し，ASDおよびLDと診断された。現在，支援学級に在籍し，国語のみ取り出しでフォローを受けているが，学習意欲が乏しく学校へ行きしぶることがある。

WISC-Ⅳ

全検査	91
言語理解	93
知覚推理	85
ワーキングメモリ	91
処理速度	104

※知覚推理は下位検査で差がみられ，積木模様の評価点が高く，絵の概念・行列推理・絵の完成が低い結果となった。

☞ p.78 参照

LDI-R（学級担任より）

LDの可能性が高い（A型）

つまずきあり　：4領域
　　　　　　　　　（聞く・読む・書く・推論する）
つまずきの疑い：1領域（話す）
つまずきなし　：1領域（計算する）

日本版感覚プロファイル

象限スコアにおいて，「低登録」，「感覚探求」，「感覚過敏」，「感覚回避」すべてで"非常に高い"となった。
因子別スコアでは「耐久の低さ・筋緊張」，「微細運動・知覚」が"非常に高い"となった。

STRAW

正答率 (%タイル)	1文字 ひらがな	単語 ひらがな
読み取り	16/20 （10%タイル）	18/20 （10%タイル）
書き取り	10/20 （5%タイル以下）	8/20 （5%タイル以下）

JPAN 感覚処理・行為機能検査（読み書きと関連する項目を抜粋して記載）

姿勢平衡機能　：－2.5 SD　　　　体性感覚：－0.8 SD
視知覚・目と手の協調：－0.5 SD　　行為機能：－3.0 SD↓

％タイル	姿勢平衡機能	体性感覚	視知覚・目と手の協調	行為機能
0～5%タイル	ひこうき：パート2 ひこうき：パート2	にぎりくらべ		おっとっと こえてくぐってエクササイズ 公園で遊ぼう（人物画）
6～16%タイル	フラミンゴ：パート2 ひこうき：パート1 手足を伸ばしてエクササイズ クレーンゲーム		ぶたさんの顔： 非利き手の誤数	コインをゲット かっこよくまねしよう 仲良くおひっこし 大工のつよしくん けがして大変
17～25%タイル	フラミンゴ：パート1	指当てゲームパート2 同じコインはどれ？	恐竜のたまご	ケンパ

WAVES

	下位検査		評価点
A	線なぞり	合格	8
		比率	8
	形なぞり	合格	5
		比率	5
B	数字みくらべ	I	10
		II	6
C	形あわせ		6
	形さがし		6
	形づくり		6
	形みきわめ	2分	7
		5分	5
D	形おぼえ		8
E	形うつし		3
F	大きさ		8
	長さ		8
	位置		7
	傾き		9

WAVESの結果

線なぞり合格	形なぞり合格	線なぞり比率	数字みくらべI	数字みくらべII	形あわせ	形さがし	形づくり	形みきわめ2分	形みきわめ5分	形おぼえ	形うつし
8	5	8	5	10	6	6	6	7	5	8	3

WAVES　形づくり

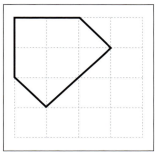
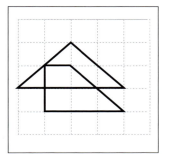
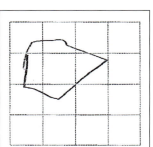
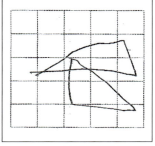

（上図は文献2より引用）

☞ p.90 参照

統合

症例は学習障害の定義である「① 知的水準は正常，②読む・書くの特定の能力を習得することが難しい，③ 環境・心理要因や視覚・聴覚障害が直接原因ではない」を満たしており，LDI-RやSTRAWの結果からも「読み」，「書き」ともに困難さがあることが明らかとなった。

WAVESの結果から，「形うつし」が全課題の中で最もスコアが低く，模写が難しい段階であることが示された。また「形なぞり・比率」の結果から運筆動作の正確性が低く，「形さがし・形作り・形みきわめ」の結果から視知覚系の形のとらえが苦手であることが示された。DEMやWAVES「数字見比べ」からは眼球運動の稚拙さ，特に滑動性に比べて衝動性の眼球運動が苦手であることがわかった。

JPANの姿勢・平衡機能の結果から，静的バランス・動的バランスともに苦手さが示され，目と手の協調課題も苦手であった。行為機能の結果からは，両側運動協調の苦手さ，身体図式の曖昧さが示された。また，体性感覚検査の中では，「にぎりくらべ」が低スコアとなり，能動的な固有受容覚処理が困難であった。感覚プロファイルの結果からも「耐久性の低さ」と，「微細運動・知覚」に課題があることが示され，感覚処理の難しさが行動面に表れていることがわかった。

解釈

まず「書き」の困難さを考える（「書字の頁」p.164参照）。鉛筆で文字を書くという動作には，安定した姿勢を基盤に目や手の運動コントロール，さらにはその運動（一連の手順）を記憶していく必要がある。症例は，姿勢保持の問題があり，そのことが目や手の運動コントロールの正確性に影響を与えている。加えて，固有受容覚を通した手の探索的使用が苦手であるため，運筆動作が安定しないと考えられる。また，安定した感覚フィードバックを得られないことで，一連の手順を記憶しにくく「文字の習得の問題」につながっていると考えられる。

次に「読み」の困難さを考える。文字や文章を読むためには，1文字の形を正確にとらえる視知覚と，文字列を連続的にとらえる眼球運動が必要になる。本児は，WAVESの結果から視知覚の問題が主であると考えられる。「形さがし・形作り・形みきわめ」は形のとらえを，「形うつし」はイメージの表出を反映しており，これらに問題が大きい本児は，文字のインプットとアウトプットの相互の学習が進みにくいと考えられる。加えて，眼球運動の問題もあり，単語や文章を読みにくくしている要因の一つと考えられる。

リハ計画

読み書きの向上を目的に月1回の頻度（1回60分）で作業療法を行った。

書きに対しては，運動コントロールの向上を目標に，体性感覚情報のフィードバックを得られやすい活動の中で運動を調整する課題を提供した。同時に，書字動作に対する環境調整として，ノートやプリントの下に紙やすりを敷くといった固有受容覚のフィードバックを考慮し，紙面上の抵抗を増大する支援を導入した[3]。

読みに対しては，形をとらえる力の向上を目標に，図形の細やかなとらえが必要な活動（間違い探しやパズルなど）を行うとともに，その基盤にある体性感覚情報を通した形の構成（粘土，ブロックなど）を提供した。また，眼球運動の向上を目標に，前庭動眼系を賦活する活動（スイングに乗りながら的に向かって輪を投げるなど）を行った。

リハ経過

本児は，支援学級では机上での認知課題が中心であったため，作業療法では読み書きの基盤となる感覚・運動面に介入を行った。

スイングに乗りながら勢いをつけて標的のブロックの壁を倒す活動（図）や両手でいくつも重ねたブロックを運ぶ活動の中で，運動をコントロールする機会を提供した。

約半年間の介入の結果，ひらがなはおおよそ読めるようになった。加えて，漢字は文字の成り立ちを知ることで興味をもち，記憶しやすいことも明らかになった。参加面でも，学校への行きしぶりもなくなった。

「あ」と「お」など似ている文字の識別や拗音の読み書きの困難さは残っており，今後の課題として取り組んでいる。

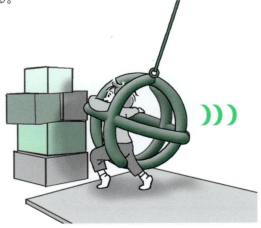

参考文献

1) 日本感覚統合学会：JPAN感覚処理・行為機能検査 実施マニュアル. パシフィックサプライ株式会社, p.8-147, 2016.
2) 奥村 智人，ほか 著，竹田契一 監：WAVES「見る力」を育てるビジョン・アセスメント. 学研, 2014.
3) 新庄真帆：学童期の書字動作に感覚フィードバックが及ぼす影響. LD研究, 第28巻, 第2号, 2019.

（新庄真帆）

Case 05

第3章 **5 発達障害** 注意欠如・多動性障害（ADHD）

落ち着きのなさと不器用さを呈する ADHD児への支援の1例

基本情報（初診までの流れ，生育歴，主訴）

普通学級に通う小学校2年生の女児。
診断名：注意欠如多動性障害
生育歴：妊娠・出生時に問題なし。運動発達において四つ這いをせず9カ月で立ち，歩き回っていた。保育園では「人の話を落ち着いて聞けない」，「手先が不器用で制作活動を拒否することが多い」と保育者より指摘されることがあった。就学後は，「授業中に椅子をガタガタする」，「手遊びやお喋りが止まらない」などの落ち着きのなさや，「消しゴムで文字を消す際，紙を破いてしまう」などの不器用さを学級担任より指摘されることがあった。そこで，児童精神科を受診した結果，注意欠如多動性障害の診断を受けた。

WISC-Ⅳ

全検査	101
言語理解	119
知覚推理	98
ワーキングメモリ	91
処理速度	88

ADHD評価スケール 学校版[1]

- 合計点33点
- 非常にしばしばある（スコア3）の項目
  「手足をそわそわと動かし，または椅子の上でもじもじする」，「喋りすぎる」，「静かに遊んだり余暇活動につくことができない」

母親のニーズ

（COPMにより特定された作業のみ記載）

表1 治療前後のCOPM

母親のニード	重要度	遂行度		満足度	
		治療前	治療後	治療前	治療後
①落ち着いて宿題をしてほしい	10	2	6	2	8
②文房具を器用に操作してほしい	9	1	7	1	7

☞ p.204 参照

日本感覚インベントリー改訂版[2, 3]（JSI-R）

- 視覚，聴覚，前庭覚，固有受容覚，味覚で危険域
- いつもある（スコア4）のチェックがついた項目
  「いろいろな物が見えると気が散りやすくなる（視覚）」，「賑やかな場所，騒々しい場所では話が聞き取り難いようである（聴覚）」，「過度に動きが激しく活発すぎることがある（前庭覚）」，「ぶら下がる遊びをよくする（固有受容覚）」

文房具操作時の観察による評価

表2　文房具操作時の観察による評価

	消しゴム	定規	ハサミ
観察	文字を消す際，非利き手（左手）で紙を押さえる力が弱く，紙がぐちゃぐちゃになる。	線を引く際，非利き手（左手）で定規を押さえ続けられず定規が動く。	曲線を切る際，利き手（右手）のハサミの動きに合わせて非利き手（左手）で紙を送ることが難しい。
イラスト			

JPAN 感覚処理・行為機能検査

（不器用さと関連する項目を抜粋して記載）

表3　治療前後のJPANのスコアの変化

領　域	検査名	治療前	治療後
行為（両側運動協応）	けがして大変	5%タイル以下	26〜50%タイル
	仲良くおひっこし（クロス）	5%タイル以下	51%タイル以上
	コインをゲット	5%タイル以下	51%タイル以上
姿勢・平衡機能	フラミンゴになろう	5%タイル以下	51%タイル以上
	ボールになろう	5%タイル以下	26〜50%タイル
	手足を伸ばしてエクササイズ	5%タイル以下	51 %タイル以上

表4　具体的な検査場面の様子

両側運動協応の検査	姿勢・平衡機能の検査
① けがして大変（5%タイル） 左手を合わせる動きが乏しく，紐が絡まることが3回あった。また，検査中，骨盤が動き，足指が浮いている様子が観察された。	① フラミンゴになろう　開眼（5%タイル） 3秒程度しか保てなかった。
② 仲良くおひっこしクロス（5%タイル） カップを両手同時に動かすことが難しく，右手→左手と順に動かす。	② ボールになろう（5%タイル） 5秒程度しか保てなかった。
③ コインをゲット（5%タイル） 線を引くときに定規が動いてしまう。	③ 手足を伸ばしてエクササイズ（5%タイル） 4秒程度しか保てなかった。

☞ p.157 参照

第3章 症例検討

5 発達障害

統合・解釈

ADHD児者は前頭葉，大脳基底核，小脳における神経ネットワークの特異性が示唆されており[4]，それにより，多動・衝動性・不注意の行動特性を示すとともに，発達性協調運動障害も併せもつ可能性が高い[5]ことが報告されている。本児は，多動・衝動性，不器用さにより生活場面での困難さを抱えていた。

多動・衝動性に関して

感覚の反応特性を評価するJSI-Rの結果から，視覚・聴覚・前庭覚・固有受容覚・味覚で危険域であった。各質問項目を分析すると，視覚・聴覚は過敏傾向でフィルタリングの問題を推測させる項目にチェックがつけられた。同時に前庭覚・固有受容覚・味覚は鈍感で足りない感覚を補い覚醒レベルを安定させようと，刺激を求めていることを推測させる項目にチェックがつけられた。

不器用さに関して

本児の文房具操作の不器用さは，共通して「両手を協調的に使用すること」の問題が背景に存在する。それは，JPAN感覚処理・行為機能検査における両側運動協応のスコア低下より裏付けられる。また，「中枢から末梢へ」，「粗大から微細へ」という発達の方向性から考えると，両手を協調的に使用するための基盤となる姿勢平衡機能の問題も考えられる。このことは，姿勢平衡機能のスコア低下からも裏付けられる。

図1 関連図

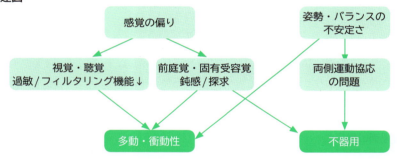

リハ計画

個別作業療法（1回60分）を月3回の頻度で合計10回実施するとともに，保護者・学級担任と関わりの検討を行った。個別作業療法では①・②を，小学校での環境設定では③を行った。
① 前庭覚・固有受容覚の感覚の欲求を満たすとともに，動きをストップ/調整する遊びを行う。
② 姿勢調整に加え両側運動協応を含む遊びを提供する。
③ 感覚の偏りに配慮したクラス環境の設定と，自助具を用いた文房具操作への支援を行う。

リハ経過

リハ計画①〜③の具体例を以下に紹介する。

表5 リハ計画（具体例）

① トランポリンで跳びながら治療者を避けて着地する。	② スイング上でバランスをとりながら，左手でロープを把持し右手でボールを打つ。	③ 表面がシリコン製で浮き出ている定規（ピタットルーラー）を使用し押さえる感覚を強調する。
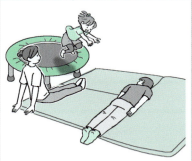 治療者を踏まないようにトランポリンからマットに着地	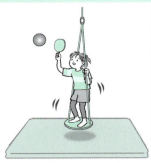 スイング上でバランスをとりながら左手でロープを把持し右手でボールを打つ	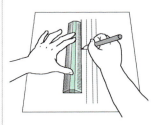 ピタットルーラー

最終評価

JPANのスコア，COPMのスコアは向上した（表1, 3）。一方で，JSI-Rのスコアは大きな変化がなかった。学級担任からは，「授業中に椅子をガタガタさせたり動き回ることは少なくなった。文房具操作も，以前より失敗することが少なくなり，自信をもって取り組んでいる」という報告を受けた。

参考文献

1) DuPaul GJ, et al. 著, 坂本　律 訳: 診断・対応のためのADHD評価スケール ADHD-RS(DSM準拠). 明石書店, 2008.
2) 太田篤志: 日本感覚インベントリー改訂版(JSI-R). JSI開発プロジェクト, (http://jsi-assessment.info/index.html).
3) 太田篤志: JSI-R(Japanese Sensory Inventory Revised: 日本感覚インベントリー)の信頼性に関する研究. 感覚統合研究, 10: 49-54, 2004.
4) Barke ES, et al.: Beyond the dual pathway model: evidence for the dissociation of timing, Inhibitory, and delay-related Impairments in attention-deficit/hyperactivity disorder. Journal Am Acad Child Adolesc Psychiatry, 49(4): 345-355, 2010.
5) Gillberg C: Attention deficit disorder: diagnosis, prevalence, management and outcome. Pediatrician, 13 (2-3): 108-118, 1986.

（高畑脩平）

Case 06

第3章　**5 発達障害**　注意欠如・多動性障害（ADHD）

落ち着きがなく，集団指示が入りにくい症例

基本情報（成育歴，主訴）

初診時5歳6カ月，年長の男児。40週，2,954 gにて出産。1歳半健診にてこだわりと多動を指摘され，その後心理相談で定期的にフォローを受けていた。現在は保育所に通っている。

母親からの主訴は「人が多く集まる場所ではテンションが上がりすぎ，落ち着きがなくなる」，「人の話を最後まで聞けない」，「ご飯中に立ち歩く」であった。保育士からは「話を聞くときや，行事の練習のときに立ち歩く」との情報があった。

K式発達検査（4歳9カ月時）

全体DQ	89
認知・適応	91
言語・社会	88

SDQ

総合	17点(some need)
多動性	8点(high need)
行為面	4点(some need)

☞ p.243 参照

JPAN感覚処理・行為機能検査[1]（姿勢・行為機能の項目を一部抜粋して実施）

%タイル	下位検査
0〜5%タイル	フラミンゴ　　クレーンゲーム
6〜16%タイル	ひこうき ボールになろう，足跡をたどろう，手足を伸ばしてエクササイズ
17〜25%タイル	ケンパ

☞ p.157 参照

日本版感覚プロファイル

象限スコアに関して,4象限のうち「低登録」,「感覚探求」,「感覚過敏」でハイスコアとなった(図4)。

図4

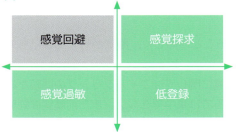

「いつも(100点)」にチェックがついた項目
- 聴覚:「周りが騒々しいと気が散ったりうまく活動できない」など
- 前庭覚:「あらゆる動きをしたがり,それが日々の生活に影響している」など
- 触覚:「身づくろい中,不快感を訴える」など

眼球運動:NSUCO

点	衝動性眼球運動		滑動性眼球運動	
	症例	同年代平均	症例	同年代平均
能力	1	5	1	4
正確さ	1	3	1	2
頭の動き	1	2	1	2
体の動き	1	3	1	3

眼球運動:追視

ゆっくりと眼球を動かすことができず,対象物よりも先行して動いてしまう傾向にあった。

図5

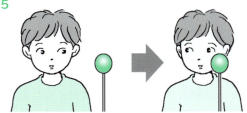

遊び場面の行動観察

症例が主体的に始める遊びは,重力方向の刺激を感じることができるもの(跳び降りる・跳び乗る・ぶら下がるなど)が多い。跳び降りや飛び乗りの際には,立位姿勢を保持できず手足が床に着き,姿勢が崩れる(図5)。一つの遊具で遊んでは,別の遊具やほかの児の遊びが気になり移動するため,活動は転々とする傾向にある。

図5

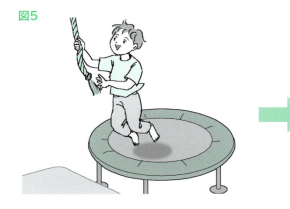
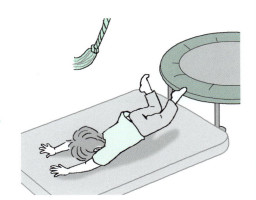

統合

ADHDは多動─衝動型, 不注意型, 混合型の3つのタイプがあるとされている。本症例は多動─衝動性にあたる「人が多く集まる場所ではテンションが上がり過ぎて落ち着かない」,「ご飯中に立ち歩く」や, 不注意にあたる「人の話を最後まで聞けない」が主訴に挙がることから,「混合型」に分類されると考える。SDQで「多動性」,「行為面」の項目で困り感が強かったこともその裏付けとなるだろう。

症例はJPANの結果から, 背臥位屈曲や腹臥位伸展といった抗重力姿勢の保持が難しく, 片脚立位や線上歩行といった動的バランスの苦手さがある。さらに体幹の回旋も難しく姿勢背景運動にも課題がある。

眼球運動においては動く対象を"ゆっくり"追いかけることが難しく, 眼球が対象物よりも先行して動いてしまう現象が特徴的である。

感覚プロファイルの結果から感覚調整障害があり, 聴覚に関してはフィルタリングの問題があり, 不必要な情報も捉えてしまうことから騒がしいところでは集中できない。また前庭覚は鈍麻であり, 覚醒レベルを安定させるために感覚刺激を求め(感覚探求), 激しく動き回る。触覚は外部からの刺激に過敏な傾向がある。

解釈

本児がADHDの特性をもち, 集団適応を困難にしている原因として, 一点目に「姿勢・平衡機能の問題」が挙げられる。本児は, 抗重力姿勢の保持, 持続的な筋収縮が困難であるため, 座り続けたり, 立ち続けたりする活動自体が負担であると考えられる。また, 体幹の回旋が困難であり, 側方を見る際に頭部・上部体幹の回旋と同時に身体全体が動いてしまうため, 元の活動に戻れず, 多動・不注意につながると考えられる。さらに体幹回旋の不足により, 周囲の状況を幅広くとらえることが難しいと考えられる。

二点目に「眼球運動の稚拙さ」が挙げられる。追視では滑らかに眼球を動かすことが難しく焦点が素早く移動していたことから, 生活場面では注意が転導しやすく, 不注意につながると考える。

三点目に「感覚調整障害」が挙げられる。特に聴覚フィルタリング機能の問題により, 不必要な情報もとらえてしまうことから人が多く騒がしいところではテンションが上がる傾向にあると考えられる。また, 前庭覚は鈍麻であり, 足りない感覚を補い覚醒レベルを安定させようとする行動, 加えて触覚刺激に対して回避するための行動が「落ち着きがない」,「立ち歩く」になっていると考えられる。

リハ計画

姿勢保持および眼球運動の向上を目的に個別作業療法（1回60分）を月1回の頻度で実施するとともに感覚調整障害に配慮した環境設定を保護者・園の保育士と検討した。

姿勢保持に関しては，「抗重力姿勢の保持」や「持続的な筋収縮」，「体幹の回旋運動」が必要な活動を提供した。

眼球運動に関しては，姿勢の安定による眼球運動機能の向上を期待するとともに，前庭動眼神経反射を促通する活動を提供した。

感覚調整障害に関しては，家庭や園生活の中でできる聴覚フィルタリング・触覚過敏への配慮を提案するとともに，園でできる前庭覚の探求を満たす活動を提案した。

リハ経過

姿勢保持・眼球運動に関しては，ヘリコプタースイングで伸展位を保持する活動（図7），フレキサースイングにしがみつく活動（図8），ポニースイングに跨り銃で的を狙う活動（図9）などを実施した。

眼球運動に関しては，スイングに乗りながらぬいぐるみを取る活動などを提供した。

感覚調整障害への配慮として，機械音や外の音のする場所の近くは避け，静かな児の横に席を配置すること，座る活動の前に体を大きく動かす活動を導入することを保護者・園の保育士に提案した。

結果，食事中の離席が減り，卒園式の練習にも座って参加ができるようになった。今後小学校入学にあたり，40分間の授業に集中して取り組むことができるかが課題である。

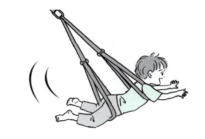

図7　ヘリコプタースイング

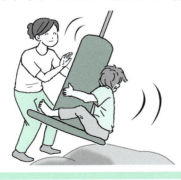

図8　フレキサースイングにしがみつく活動

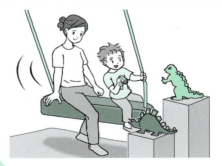

図9　ポニースイングに跨り銃で的を狙う活動

参考文献

1) 日本感覚統合学会：JPAN感覚処理・行為機能検査 実施マニュアル. パシフィックサプライ株式会社, p.8-147, 2016.

（新庄真帆）

Case 07

第3章　**5 発達障害**　重度知的能力障害

重度知的能力障害児の診断名からの解釈と療育実践
行動形成に向けたアプローチによる生活面への波及

前提として

「発達障害」は，障害者基本法において精神障害に区分され，ほかの障害区分（知的障害および身体障害）とは別の障害として整理されている[1, 2]。つまり，重度知的能力障害を有する児について本項「発達障害」で述べることは適切とはいえない。一方で，小児リハの実態として知的能力障害を有する児のリハ・療育の依頼は多い。当報告がその依頼に応えるための一助となればと考える。

基本情報

初診は4歳0カ月。身体の発育上のトラブルはない。発達指数と医師の診察の結果により，重度知的能力障害と診断される。当時の保護者の主訴は保育園および家庭でのパニックの多さ，行動のまとまりのなさ（ウロウロ行動），コミュニケーションの拙さであった。その一方，日常生活動作において，排泄以外は生活年齢にほぼ合致した成長を遂げてきており，保護者の困り感は少なかった。発達支援を目的とし，1回1時間の個別療育を月2回程度（心理，作業療法で1回ずつ）実施した。両親は共働き，2人の弟がいる。夫婦仲を含め家族関係は良好。療育には父が連れてきており保育園への送り迎えも率先して行う。保育園と作業療法士は定期的に連携を図り，園側の本児に対する理解や配慮も良好。就学に際して，「本人が活き活きと過ごし，学べるところを」という両親の思いから，近隣の支援学校を選択した。本項の内容は筆者が担当した，直近1年間（全10回），就学直前までの情報である。

評価結果

発達検査以外は聴取，行動上の特性をまとめたもの，さらには推論したものを含む。

新版K式発達検査

表1　新版K式発達検査2001の結果

歴年齢	全領域		姿勢ー運動		認知ー適応		言語ー社会		全課題通過	全課題失敗
4：00	34	1：05	76	3：01	31	1：03	22	0：11	0：10〜0：11	3：00〜3：06
4：11	31	1：06	63	3：01	29	1：05	23	1：01	1：00〜1：03	3：00〜3：06
5：08	28	1：07	55	3：01	27	1：06	20	1：01	1：00〜1：03	3：00〜3：06

各領域の数値は　発達指数（DQ）と発達年齢を示している。

コミュニケーション

受信：移動や行動を促す簡単な言葉を理解し，行動できるが，時折不確かな様子で行動が止まることやウロウロすることがある。その際には大人からの直接的な身体誘導を必要とする。

発信：有意味語はないが，最近は「ツツツツ」など，決まったトーンでの発声が増えてきた。自分の思いを伝えるときには手引きを行うことが多い。

情動

ふとしたことで興奮し，パニックへと至る。パニックに至るタイミングから，原因は状況の変化や自分の意志が通らなかったことに対する思いの発露であると想定された。

ADL

食事：2歳頃からスプーン，フォークによる自食が可能。食形態に配慮した時期はあるが，こぼさず食べる。

更衣：4歳時点でほぼ自分で着脱可能。着脱のきっかけのみ大人が手伝う必要がある。

排泄：5歳半ばで大・小ともに成功することが増えた。現在は自分から大人に伝えてきてトイレに向かう。お尻を拭くなどの処理は今後の課題。

保育園での過ごし

4歳後半まで集団でみんなと過ごせなかった。ウロウロするか，パニックになることが多かった。

家庭での自由時間の過ごし

マグネット積み木でのみ遊ぶ。同じ玩具，同じ遊び方を続けやすい。

療育室での様子

手持ちぶたさなようで，ウロウロするか，手掌・手背で物をバンバンと叩くことが多い。

図1 活動への取り組み方の傾向，想定される個人因子

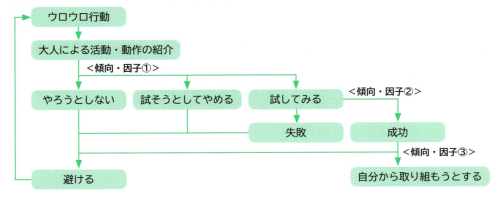

【傾向・因子】から，その大元として想定される<個人因子>について

	介入時の様子・傾向	想定される個人因子
①	たまにできる活動よりも，いつも何気なく行う動作から紹介・意味付けをすると試すことが増える	身体操作の不確かさ
②	空間的加重・時間的加重[3-5]を主眼とした介入により，確実に取り組むようになる	触覚・固有受容感覚の弁別閾の粗さ
③	人からの肯定・強化フィードバック，わずかな身体誘導により活動が持続する	自己フィードバックの得られにくさ

統合・解釈

知的能力障害診断にあたりDSM-5では，知能指数・発達指数だけでなく，概念・社会・日常の３つの領域についての診察上の所見により総合的に診断することが既定されている[6]が，依然として重症度の判定には検査結果に比重が置かれている現状が指摘されている[2]。本児の場合，フォーマルな検査結果と日常生活動作の自立度との関連性は乏しく，自立度の高さが検査結果に反映されていない。これは検査と生活場面で要求される力が別である可能性と，既存のフォーマル検査だけでは本児の状態を把握しきれないということを示唆している。作業療法士はこの理由・背景について，検査結果や実際の行動，日常生活の変遷，診断に至った経過なども踏まえてアプローチをする必要がある。

土田[7]は，多動（今回の場合はウロウロ行動）の背景にある神経心理学的メカニズムの１つとして，知的能力障害の存在を挙げている。「自分の置かれている環境の意味がよく認知されない場合に，児はその環境に目的的に関わることができなくなり，無意味な無目的活動を続ける」とある。本児は，急な環境の変化，人とのやりとり，不慣れな課題の提示に対してその意味を十分には認知できず，パニックやウロウロ行動につながっていたと考えられる。しかし，日常生活動作および活動のうち，何度も繰り返し練習し，獲得してきた動作や馴染みのある遊具の使用については，たとえ環境が異なったとしても行うことができる。また，音声表出については，発音は少ないながらもパターン的な音を繰り出すことができ，場面によっては相手に関わりかけようとすることも見られる。つまり，単一的な動作，一義的な意味を有する行動は理解できており，かつ定着しやすい。本児には，こうした繰り返し行われる日常生活上の理解・定着・再生を満たすだけの知的機能を有していることが仮定された。

有している知的機能を具体的な行動として発揮できるかどうかについては，観察された行動により図1のような特性・傾向としてまとめられた。本症例は不慣れな活動に対して，まずはじめに取り組んでみることや試行錯誤すること，失敗から成功を導き出すこと，成功を持続することが非常に困難であった。これに対して，① 本児にとって馴染みのある動作の紹介，② 空間的加重および時間的加重を主眼とした介助促通，③ 肯定・強化フィードバック，を作業療法士が実施することで行動形成が促された。これらのことから，神経生理学的には固有受容感覚や触覚情報が弁別されにくいことが想定され，自己の身体動作に対する不確かさが生じているものと考えられた。これらの症状は感覚統合の観点では体性行為障害と概念化されており[8]，自分が今まさに行おうとしている動作そのものの知覚・認知にも課題が生じているといえる。

リハ計画

本児の状態を知的能力障害という観点だけでなく，体性感覚情報に対する弁別機能低下を伴う体性行為機能障害としてとらえ，感覚情報の弁別機能を高めて，行為へとつなげていくことを目的とした。各活動の段階付けとしては，① 単純でメリハリの効いた弁別しやすい動作から複雑な順序を要する動作，② 身体全体の共同運動から身体の特定部位の動きとそれ以外の身体部位の運動の抑制，③ フィードバックに依存した行動からフィードフォワードに依存した行動を踏まえた。また保育園，家庭において，本児にとって新奇性の高い活動を行う場合，空間的加重・時間的加重を踏まえ，本人が扱う対象物の重さや素材の質感，動きのわかりやすさなどに配慮のうえ，なるべく同じ動作（主に抵抗運動）を繰り返し提示するよう協力を依頼した。

リハ経過

療育内では作業療法士の提案した活動を取り組むことが増えた。また活動の成功頻度が高まり，持続するようになった。「もう一回やってみようか？」，「（活動が難しくて）ドキドキしたの？」などの問いかけに，首を縦に振ったり，キスで応えることも多くみられるようになった。家庭では，大人が扱うような重さ・質感の物（太鼓のバチ，荷造り用のロープ，掃除用のモップなど）に対して，自分から積極的に遊ぶようになった。保育園では，パニックが格段に減り，自分のしたいことを手引きで伝えることが増えた。意に反することには爪を立てて訴えるが，交渉の場をもつと応じるようになった。鉄棒の前回りをみんなと一緒に取り組むようになった。

参考文献

1) 厚生労働省: 障害者基本法, 2013, (https://www.mhlw.go.jp/tenji/dl/file05-02.pdf).
2) 日本発達障害者連盟: 発達障害白書2017年版, p38-39, 明石書店, 2016.
3) 中村隆一: Facilitation techniquesにおける神経生理学の知識. リハビリテーション医学, 19(1): 41-45, 1982.
4) Anita C. Bundy, et al. 著, 土田玲子, ほか 監訳: 感覚統合とその実践, 第2版, p290-291, 協同医書, 2006.
5) 佐々木誠一, ほか: コメディカルの基礎生理学, p18, 廣川書店, 1996.
6) 藤川洋子: Intellectual Disabilities(知的能力障害群). 児童青年精神医学とその近接領域, 55(5): 537-543, 2014.
7) 土田玲子: 自閉症児, 多動児に対する感覚統合的視点でのアプローチ. 発達障害医学の進歩2, 有馬正高 編, p104-111, 診断と治療社, 1990.
8) Anita C. Bundy, et al. 著, 土田玲子, ほか 監訳: 感覚統合とその実践, 第2版, p8-9, 協同医書, 2006.

（田中　亮）

Case 08

第3章 **5 発達障害** 発達障害

「先生見て見て！」「見て見てうちの子」
本人による意思決定が母と子の行動変容のきっかけとなった1例

基本情報・生活歴

13歳男児。家族構成は父親・母親・本人（A君）の3人である。母親の話によると，本児は生後10カ月の頃より目が合わず，「育てにくい」と感じたという。その後，総合病院を受診し自閉症の診断を受けた。現在の主治医からは，アスペルガー症候群，ADHDの診断も受けている。現在は，A中学校2年生特別支援学級に在籍。音楽が好きでリズムに乗れるが，課題設定された運動に苦手意識をもち，新しい行動に対する不安感も強いという。担当相談員は幼少期から母親の相談を受けており，「2歳頃から長期的に療育を受けているが，将来に対する見通しがもてず母子ともに不安を感じている」という訴えに「自己実現型をうたっているA療育施設（以下当施設）の放課後等デイサービスなら，変化のきっかけが得られるのではないか」と当施設を紹介した。母親は心療内科の受診歴がある。利用開始直前には母親から「学校終了後は，息子は疲れて無理かもしれない」と連絡があった。

初日

A君は部屋に入ってきたときには無表情に周囲の様子を伺っていた。話しかけられるとすぐに応え，年齢相応の受け答えであった。大人との会話にも入ることができていた。母親は作業療法士との会話の中で「〇〇が苦手」「〇〇ができない」「行動が遅い」など息子の気がかりな点を多く挙げた。

臨床観察の場面では，視覚提示による模倣には困難を示していたが，言葉で手順を説明すると理解し，「できんと思う」「多分無理」「わからん」などと言いながらも，ほぼすべての検査に取り組んだ。

COPM，GAS

COPM
目標：A君は学校でみんなと同じように運動ができるようになるために，
半年後までに基礎的な身体能力を整えて力強く走ることができるようになる。
初期：重要度10/10　遂行度：4/10　満足度：3/10
最終：重要度10/10　遂行度：8/10　満足度：9/10（5カ月後）

GAS（表1）

表1　GASによる目標の段階づけ

−2（現状）	足を前方に振り出し足底全体を床につくように走る
−1	飛行機の姿勢で頭を床から離して保持できる
0（到達目標）	つま先で床を蹴って走ることができる
＋1	足と連動させながら腕を振って走ることができる
＋2	クラスの友達に遅れをとらず走ることができる

初期：−2　最終：＋1（5カ月後）

目標設定までの経緯

「できん」「無理」と否定的な言葉を発しながらも，丁寧に検査課題に応じる態度から，Ａ君の変わりたいという意志を汲み取った。どのようになりたいかＡ君に尋ねてみると「みんなと同じように走れるようになりたい」と訴えた。詳細なイメージを言語化することは難しかったが，「強くなれる」「早くなれる」というキーワードに目を輝かせた。GASによる目標は，作業療法士がいくつかの段階を提示し，本人が選択した。Ａ君に「本当にこの目標でいいのか」と確かめると，高揚した表情で「いいねえー」と即答した。

感覚プロファイル

低登録	非常に高い
感覚探求	高い
感覚過敏	非常に高い
感覚回避	非常に高い

姿勢

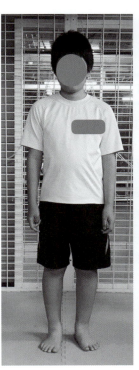

図1　姿勢（前額面）初期

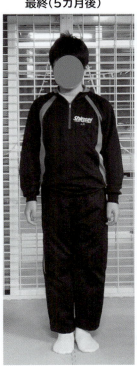

図2　姿勢（前額面）最終（5カ月後）

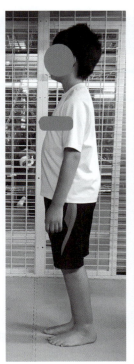

図3　姿勢（矢状面）初期

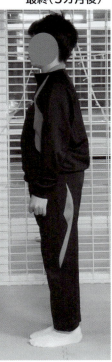

図4　姿勢（矢状面）最終（5カ月後）

臨床観察

表2 臨床観察初期

判定	検査項目
正常	手指機能
やや劣る	保護伸展反応，立ち直り反応，平衡反応，ATNR，STNR，同時収縮，追視，輻輳，サッケード，母指対立，上肢伸展検査，書字
非常に劣る	ジャンプ，ケンケン，ジャンピングジャック，ケンパー，スキップ，正中線交差，前腕交互反復，スローモーション，手指－鼻運動

表3 臨床観察最終（5カ月後）

判定	検査項目
正常	手指機能，保護伸展反応，立ち直り反応，平衡反応，追視，輻輳，サッケード，母指対立，上肢伸展検査
やや劣る	ジャンプ，ケンケン，ジャンピングジャック，ケンパー，スキップ，同時収縮，正中線交差，スローモーション，書字
非常に劣る	前腕交互反復，手指－鼻運動

人物画

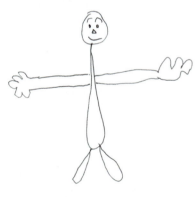

図5 人物画初期

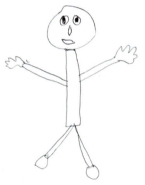

図6 人物画最終（5カ月後）

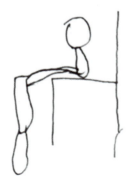

図7 人物画（座位）初期

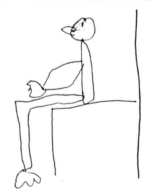

図8 人物画（座位）最終（5カ月）

WISC-Ⅳ

（母親より情報収集：中学1年時実施）

全検査	78
言語理解	91
知覚推理	68
ワーキングメモリ	100
処理速度	73

Vineland-Ⅱ（母親より聴取）

表4 Vineland-Ⅱ初期

領域	領域標準得点	適応水準
適応行動総合点	62	
コミュニケーション	64	低い
日常生活スキル	66	低い
社会性	78	やや低い

領域	V評価点	不適応水準
不適応行動指標	22	高い
内在化問題	23	高い
外在化問題	19	やや高い

表5 Vineland-Ⅱ最終（5カ月後）

領域	領域標準得点	適応水準
適応行動総合点	68	
コミュニケーション	71	やや低い
日常生活スキル	74	やや低い
社会性	81	やや低い

領域	V評価点	不適応水準
不適応行動指標	21	高い
内在化問題	22	高い
外在化問題	14	平均的

統合

A君は行為を視覚的なイメージよりも言葉から理解するという特徴をもっていた。それは，WISC-Ⅳの結果（言語理解，ワーキングメモリ＞知覚推理，処理速度）からも裏付けられる。Vineland-Ⅱは不適応行動指標が顕著に高かった。身体機能においては，腰椎は前弯し後方重心，抗重力伸展活動の弱さが目立った。臨床観察では，運動の組み立てや切り替えに困難さを示した。身体図式を反映する人物画は未熟で，立位よりも座位の描写がより劣った。感覚処理の傾向は，感覚鈍麻と感覚過敏が混在し，感覚回避がハイスコアとなった（母親の性格特性が反映されている可能性が高い）。

解釈

A君は「できん」「無理」といった言葉をよく使い，一見不安が強いようにみえるが，やり方を言葉で説明すると，一転して積極的に課題に取り組んだ。この応答は一貫しており，A君の意思の状態は意欲的であることが推察された。積極的に作業療法士の提案や会話に明るい表情で積極的に応答しながらも，口からは「無理」「できない」という言葉が出た。このような表現方法は，行為のイメージがとても未熟で自発的な表現が苦手なところに，母親の「心配」「無理」「できない」という言葉遣いの強い影響を受けたと考えられる。その結果，対人コミュニケーションのパターンとして非積極的な返答が口癖として定着してしまったのではないかと仮説を立てた。臨床観察の結果においても，固有感覚フィードバックが非常に劣り，スキップやケンパといった前庭―固有感覚統合を基盤とした身体図式の情報を運動企画に反映することの難しさから，そのことを裏付けることができる。さらに，その状態が，A君の自我形成や母親の子離れの停滞をまねいているとも推察できる。

面接を通して，A君は「速く走れるようになりたい」「強くなりたい」という強い上昇志向を内に秘めており，こちらからの提案を受け入れるという受動的なコミュニケーションの中では，A君の強みが「ノリの良さ」という形を借りて発揮されることが明らかになった。

リハ計画

　A君の上昇志向に焦点をあて，作業療法士はパーソナルトレーナーとしてA君のサポートに徹する。週1回50分の個別トレーニングを行う。

①COPM・GASの進捗確認：トレーニング開始前に，毎回A君が目標および目標の到達状況を読み上げる。あわせて，遂行度・満足度・到達レベルの数値的変化も確認する。

②ボディエクササイズ：トランポリン，ボクシング，ヨガ，リップスティックなど複数提示した活動の中から，A君が取り組む内容を選択する。作業療法士はA君の状況に応じて負荷量を上げていく。活動終了後に，A君が辛さや楽しさなどを作業療法士との会話を通して振り返る。

③ホームプログラムのTo Doリスト：習慣化に適した運動プログラム（図9）を提供し，実施状況とその成果を披露する。出来栄えに応じてホームプログラムの負荷量を上げていく。結果に到達するまでの期間を半年間とすることで，A君と作業療法士がお互いに達成への思いを強め合っていく。

図9　提供した運動プログラム

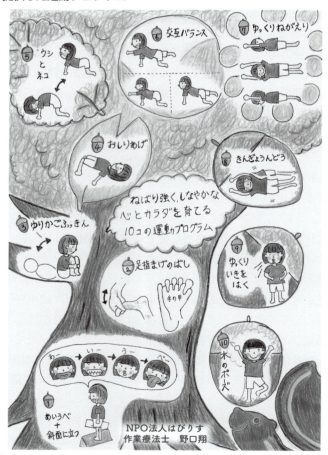

作業療法の経過

　A君と設定した目標は概ね達成した。そして「○○君よりも早く走れるようになったよ」と笑顔で語るようになった。ホームプログラムは家と学校で習慣化され，毎日取り組んでいる。A君の「無理」「できん」といった口癖は消失し，「やってみる」「できるかも」という表現が定着した。当施設では特にリップスティック(図10)を好んで選択し，通りすがりのスタッフを捕まえては，「見て見て！できるようになったよ！」と声をかけて，成果をアピールしていた姿が印象的であった。母親はいつしか学校の先生や相談員，療育関係者などを施設見学に招きA君の変貌を紹介するようになった。そして自分たち親子の事例報告が書籍に掲載されると聞き喜んだ。A君が熱心にトレーニングに取り組む姿は，母親のA君を保護する役割から成長を見守る役割へと発達するきっかけとなった。

図10　リップスティックに取り組む姿

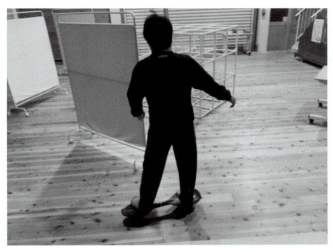

(野口　翔)

Case 09

第3章 **5 発達障害** 自閉症スペクトラム障害（ASD）

自閉症スペクトラムの男児の学校適応

基本情報（成育歴，主訴）

Yさん，男児，11歳，自閉症スペクトラム。小学5年生。支援学級に在籍。Yさんの小学校（B小学校）は支援学級と交流学級が連携できる教育方針であった。Yさんは小学校1年生より支援学級に所属している。当事業所へ保護者と学校より保育所等訪問支援の依頼があり，2月より開始。開始当初Yさんは支援学級で大半を過ごし，体育などの教科では交流学級（5年1組）に促されるも，抜け出して校庭の隅で座っていることが多かった。そのためほとんど5年1組には行けなかった。また支援学級でも，畳スペースで車など乗り物のペーパークラフトして過ごすことが多く，学習や他児童との交流はほぼできていない状況であった。

ADOC-S

作業療法士による学校訪問の目的と役割を説明し，学校の様子を2回観察して状況を確認後，母親と支援学級担任，交流学級担任のチームで会議を実施。母親が望む生活やできるようになってほしいこと，学校の先生が今できるようになっ てほしいことなど（届けたい教育）を自由に話せるよう目標設定のアプリケーションADOC for school（ADOC-S）を使用し届けたい教育で目標を決めた（表1）。

☞ p.207 参照

表1　Yさんの目標

保育所等訪問支援｜個別支援計画書					こども相談支援センターゆいまわる	
私の期待する将来とそれに向けたプラン					作成日	20xx年2月
					最終評価日	
利用者氏名	Yさん	性別/年齢	男/11歳	学校名	M小学校 / 5年生	
担当者	支援学級担任/交流学級担任（5年1組）/保護者/作業療法士（仲間）					
長期目標	Yさんは小学校卒業までに友達と仲良く助け合って，授業や行事，係活動に参加することができる。					

短期目標		満足度
スケジュール管理	1年後：学校でチャイム，時間割などルールを意識して，少しの声かけで授業の参加・教室移動をすることができる。	2
友達との交流	1年後：交流学級の友達と一緒に楽しく交流できる。友達と互いに学び合える関係を築ける。	1
授業の参加	1年後：安心して交流学級のなかにいることができ，学級の友達と授業に参加し影響を受けることができる。	1

満足度：満足していない1→10とても満足している

作業遂行評価

1) 授業の参加

①授業課題の遂行の様子

5年1組には行けず支援学級で授業を受ける。授業が始まっても机には座らず学級内の畳スペースで授業課題とは関係のないペーパークラフトを行っている。準備された課題を促されるも応じず、無視するか「やだね」など拒否的な発言をしてクラフトをし続ける。

②ペーパークラフト遂行の様子

ペーパークラフトでは胡座をかいて背中を丸めた姿勢で作ることが多く、身体に近い位置で作業をするため両肩・両肘が挙上しやすい。ハサミのコントロールは肩関節・肘関節・手関節を屈曲位で固定して操作することが多く、鉛筆コントロールも同様に上肢を固定して書き、筆圧やペン先のコントロールがうまくいかず、字の形に歪みがみられ形も一定しなかった。好きな活動をしていることが多く疲労感はないが、期待されている課題は拒否的で、とりかかりや遂行スピードは遅く課題を終えることはできていない。道具の使用について、適切な用途に沿ったハサミや鉛筆の使用はできていたが、鼻水を袖で拭く（ティッシュでふかない）など、不適切な道具の使用もみられた。さらに、期待されている課題に必要な道具は選ばない。クラフト作業の場も2畳程度の広いスペースにクラフト用紙や切った紙くず、ハサミやのりが散乱し、畳スペースと自分の机を行き来しながら作業を行うなど、作業場の使用は非効率的であった。

2) 交流学級の友達との交流

①授業や休み時間の様子

5年1組に行くことができず、支援学級で過ごすことが多い。授業中も休み時間も友達に近づく、声を掛ける、アイコンタクトをとるなど交流を始めるアクションをとらずペーパークラフトをやり続け、友達が話しかけても反応せず、会話がみられなかった。

②すごろくを支援学級で行うときの様子

支援学級の先生がすごろくを企画し誘われると、「バーカ。来るな！」と相手を不快にさせる言葉を言いながら部屋の隅に行き、しばらく近づいてくることもなかったが、すごろくをしているみんなの様子をチラチラと見て、「こんなの駄目だ。つまらない。やらないよーだ！」と言いながらすごろくをしている人の周りをグルグル回っては、また自分のクラフト作業にもどることを何度も繰り返した。

③ペーパークラフトに友達が参加したときの様子

休み時間に畳部屋でクラフト作業をしているYさんに、同じ支援学級の友達が作っている作品について「これってハンターボックスだろ」と話しかけると、目を合わさず顔も向けないまま抑揚をつけず早口で「これはハンターボックスだ。もうすぐハンターが3体放出される…」とテレビ放送でアナウンサーが話していたと思われる内容を話し始める。「俺見たぜ」と友達が会話を続けるもその話には反応せずクラフトを作り続けていた。友達が近づいても逃げることはなく、交流できる距離感で5分ほど過ごすことができた。

姿勢の評価

椅子座位では座面の上に乗り蹲踞でつま先立ちの姿勢や正座をすることが多い（図1）。また静止していることはほとんどなく常に動いていた。椅子に座る前に椅子を引いて移動させることはなく，椅子には飛び乗り身体を机と椅子の間にねじ込むように座るため，椅子が押されて移動する。胡座の姿勢では骨盤後傾，体幹前屈，頸部背屈で背中を丸めて作業することが多い。畳部屋では窓の縁に蹲踞の姿勢で座ることも多い（図2）。

図1　Yさんの机上動作の姿勢

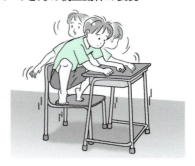

書字の評価

書字は拒否的で多くの促しが必要。椅子の上で蹲踞の姿勢をとり，両肩挙上，肩関節外転内旋位させ，脇を開け，肘を上げたまま字を書き始める。鉛筆は右手の母指，示指，中指の3指でつまみ，環指，小指には力が入っていない。筆圧は弱く，字の形も一定に保たれていない。

☞ p.164 参照

図2　Yさんの畳部屋での姿勢

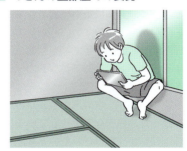

統合と解釈

作業遂行評価より，蹲踞や正座の姿勢を好み常に動いている様子から，固有受容覚を入れ続けないと一定の姿勢を保つことはできず，またじっとしていることに強いストレスを感じていることがわかり，授業の参加で期待されているような机上動作はYさんにとって不安の強い活動であるとわかった。道具の操作においても，鉛筆の動きを指先から感じとりながら筆圧や持ち方を調整するために十分な固有受容覚を感じとれず，書き動作そのものにストレスを感じていることもわかった。さらに，授業課題を促されても応じず，拒否的であり活動の予測立ても難しいことが考えられ，これらのことから授業の参加に強い不安を感じていることが予測された。

友達との交流については，交流を生み出すためのアイコンタクトや話しかけ，姿勢やジェスチャーがつくり出せず交流のきっかけをつくることが難しい。さらにすごろくなど相手が提供する活動においては，授業と同様に活動の予測立てができず一緒に参加することはできずにいた。これらのことから交流に対し自信がなく不安も強いため「バカ。来るな！」など，相手を警戒するような言動につながっていることがわかった。しかし，Yさんとの生活に慣れている子どもたちは警戒から発せられる言動を気にしていないこと，Yさん自身ができるペーパークラフトでは友達の参加に対して不安が少ないことなど利点も認められた。すごろくに不安があるも周りをぐるぐる回って気にしている姿勢からは，友達との交流に興味を示していることも考えられた。

リハ計画

評価の統合と解釈より，授業の課題や友達との遊びへの参加など，周囲が提供する活動を通した参加や交流は難しいことが予測され，Yさんが安心してできる活動を通した交流学級の参加や友達との交流の機会の提供からスタートすることとなった。

具体的なプランとして，①5年1組の教室内にクラフトスペースをつくり，授業空間にいられる場所をつくる。②Yさんが作成するペーパークラフトを通してクラスの友達と交流する機会をつくる。チームで立案し，さらに学校と家庭で連携し状況を把握できるようGAS（Goal Attainment Scaling）を作成した（表2）。

☞ p.210 参照

表2 モニタリング　目標達成スケーリングガイド（Goal Attainment Scalling：GAS）

			設定日	20xx年2月
			再評価日	

利用者氏名	Yさん		性別/年齢	男 / 11歳
参加者	支援学級担任/交流学級担任（5年1組）/保護者/作業療法士（仲間）			
長期目標	Yさんは小学校卒業までに友達と仲良く助け合って，授業や行事，係活動に参加することができる。			

短期目標

＊達成レベル：「0」が設定した目標の達成ラインです。「−2→ −1→ 0」と目標に向けてステップアップを目指します。

達成レベル	目標1　スケジュール管理	目標2　友達との交流	目標3　授業の参加
開始時 20xx年2月	▲交流学級の時間でも支援学級にいることが多く，▲教室移動中に校庭の砂場に行ってしまうこともある。▲移動に多くの促しを要し，遅れてしまう。	○友達に誘われると最近では「やる！」と言える。▲自分のペースで行動し友達に合わせられない。▲噛む・叩くなど相手が不快になるかかわり方をしてしまう。	▲交流学級に参加できないことが多く，クラスで友達から学ぶ機会がもてていない。▲期待されている課題には多くの促しが必要で集中できず，クラフトを始めてしまう。
step1 とても期待未満	次の活動の見通しをYさんと事前確認し，多くの促しと応援で交流学級に向かうことができる。	Yさんが参加できるように，十分な環境設定のもと，場を共有し，友達の活動を意識できる。	多くの促しと，いやすい環境づくりで，特定の活動ではあるが交流学級にいる時間をもてる。
step2 やや期待未満	特定の授業や交流学級での活動であれば，促しと応援があれば向かうことができる。	友達や先生の多くの協力のもと，一緒にクラスの活動に参加し楽しいと思う経験がもてる。	多くの促しと，環境づくりで，不安はあるものの特定の授業に交流学級の友達と一緒に参加できる。
goal 期待ライン	1年後：学校でチャイム，時間割などルールを意識して，少しの声かけで授業の参加・教室移動をすることができる。	1年後：交流学級の友達と一緒に楽しく交流できる。友達と互いに学び合える関係を築ける。	1年後：安心して交流学級のなかにいることができ，学級の友達と授業に参加し影響を受けることができる。
1 やや期待以上	特定の授業ではあるが，少しの声かけで，遅刻せず習慣的に向かうことができる。	自発的に交流学級に行き，休み時間や授業で友達との交流を楽しみに感じられる。	特定の授業ではあるが安心して参加し，友達や先生の助けのなか，発言するなどの場ももてる。
2 とても期待以上	1日の大半を交流学級で参加し，友達の協力で遅刻せずに次の授業に向かうことができる。	友達の声かけやかかわりを通して，Yさんの行動を修正（相手に合わせる）できることがある。	決まった授業に習慣的に参加。少しのサポートで自分なりのスタイルで授業に参加し続けられる。

■ 現状　■ できるときもある

満足度（満足していない 1 →10とても満足している）			
学校	1・2・3・4・5・6・7・8・9・10	1・2・3・4・5・6・7・8・9・10	1・2・3・4・5・6・7・8・9・10
家庭	1・2・3・4・5・6・7・8・9・10	1・2・3・4・5・6・7・8・9・10	1・2・3・4・5・6・7・8・9・10

リハ経過

友達との交流・授業の参加

　交流学級の後ろ半分にクラフトスペースをつくると，Yさんはクラスでクラフトをして過ごすようになり，そのスペースから授業中発言する姿もみられるようになった。徐々にクラスの友達が作った作品をクラフトスペース内に置いて一緒に楽しむようになり，教室の掃除もクラフトスペースを担当して一緒に参加するようになった。環境づくりから2週間後には1日の大半を1組で過ごすようになり，クラフトの道具を入れたボックスを持ち歩けば教室内で椅子に座っていられるようになった。クラスのお楽しみ会では，自ら「怖い話を披露したい」と自作の紙芝居を作り，クラスの真ん中で発表することができた。6年生になり始業式ではクラスの列に並んで出席し，交流学級で習慣的に過ごせるようになった。それに伴い友達との交流が増え，運動会（9月），宿泊研修（11月）などには保護者の付き添いなく友達と一緒に参加できた。

スケジュール管理

　チャイムを意識する様子はみられないが，友達と一緒に行動するようになり，遅刻せず教室にいることができるようになった。交流学級での授業ではノートを書くなどの期待された活動はほぼできず，クラフトをし続けていたが，授業内容には発言して参加できることもときどきみられた。6年生の修学旅行では，友達の声かけで集団行動に遅れずに参加することができた。興味が惹かれるものがあると列から離れて行ってしまうことはあるが，離れすぎず友達の声かけで集団行動にもどることができた。満足度は「スケジュール管理／友達との交流／授業の参加」はそれぞれ，「8/10/7」となった。

（仲間知穂）

Case 10

第3章 5 発達障害　発達性協調運動障害（DCD）

発達性協調運動障害児への ホームプログラム指導による介入の1例

DCD：developmental coordination disorder

基本情報・生活歴

初診時6歳2カ月の幼稚園年長男児。初診時前に療育専門機関の受診や理学療法および作業療法介入の経験なし。それまでもよくつまずいたり物にぶつかったり，キャッチボールができなかったり，お遊戯ができなかったり，走り方や体の動きがぎこちなかったりと不器用であった。就学を迎えてからも，じっと座っていられなかったり，うまく鉛筆を持てずに字が上手に書けなかったり，縄跳びができなかったりなど，ほかの児と比べて手足の動きのぎこちなさが目立ってきたため大学附属病院を受診した結果，発達性協調運動障害の診断を受けた。月に1回評価を行ってホームプログラムを立案し，現在は介入開始から5カ月が経過している。

眼球運動

①頭部と眼球運動の分離：頭部を動かさずに眼球だけを動かすことが難しい。肘をテーブルにつき，両手で顎を支えて動かないようにすると，少し眼球だけを動かすことができる。
②追視：顎を支えておくと左右に眼球をある程度動かすことができるが，視線が途切れがちであり，特に正中線を越えるときにぎこちない動きになる。上下や斜め方向に眼球だけを動かすことは難しい。
③輻輳反射：右眼はある程度内側に動くが，左眼はあまり動かない。
④前庭動眼反射：頭部が回旋すると前方の一点を見続けることができない。
⑤眼球運動性眼振：衝動性眼球運動が生じることがあるが，生じないことのほうが多い。また，すぐに疲れて瞬きが増えて眼を押さえることも増える。

ROM測定

①拇指：充分に対立位にならない
②中手指節間関節：左右ともに30°程度
③手関節：背屈　右50°，左45°
④前腕：左右ともに回外70°程度
⑤足関節：左右ともに背屈5〜10°

手の巧緻運動

①指折り：見ながらでないと指を一本一本順番に折って広げることが難しい。非常にゆっくりで，特に第4指と第5指が一緒に動いてしまいやすい。
②虫様筋握り：手関節背屈，中手指節間関節屈曲，指節関節伸展の肢位（図1）をつくることが難しく，手関節が掌尺屈し，指が屈曲してしまう。
③鉛筆の握り方および書字：指の動きのない鉛筆を握りこんだ四指握りである。筆圧が強く，バランスの崩れた大きな字になってしまう。

図1　虫様筋握り

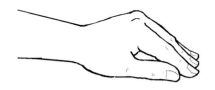

固有感覚

① 指の位置覚：ボードで隠された手の形を，ボードで隠された他側の手でまねることができない。検者が手の形をつくろうとすると，指に力を入れたり，指と指を押し付けあって触覚入力を増やそうとして，勝手に指の形を変えてしまうことが多い。
② 腕の位置覚：視覚情報がないと，一側の腕の肢位を他側の腕でまねできず，位置がずれてしまう。
③ 膝の位置覚：視覚情報なしでは，膝の屈曲角度を把握することが行いにくかった。

筋力

① 握力：右5.2 kg，左4.8 kg（6歳男児の平均値：9.56±2.31 kg）。握力が弱い。
② 重り挙上：200 mLのペットボトルを挙上。右3回，左1回。
③ 手押し車：大腿部を介助して，4歩。

バランス反応

① つま先立ち⇔つま先上げ：つま先立ちで踵が床から1.5 cm位しか上がらず，つま先上げでは後方にバランスを崩してステップ反応でバランスを保持する。
② 片脚立位保持：右3秒，左2秒（6歳児の基準：13～16秒）。

運動企画

① 指まね：横に座って子どもと同じ方向で手のモデルを示すと，時間がかかるが指の形をまねることができる。しかし，対側に座ってモデルを示すと，イメージを左右および裏表逆転させることができず，まねることが難しい。
② 視覚性コピー：検者が示した姿勢を，試行錯誤に時間がかかり鏡像であるが，何とかまねすることができる。

協調運動

① 前腕回内外反復運動（dysdiadochokinesia）：肘を体側につけたまま前腕の回内外を行うことが難しく，肩関節が外転し，肘関節が屈曲してしまう。回内外の運動方向の切り替えがスムーズではなく，時間がかかる。
② ボールキャッチ：大きなボールをキャッチできない。肘関節屈曲・前腕回外位のチェストキャッチの構え（図2）をつくることが難しい。
③ 同じ場所で手を振って足踏み：歩行中は少し腕を振ることができるが，意識すると振りが小さくなり，タイミングが合わなくなる。また，立ち止まると手を振ることが難しくなる。同じ場所で歩かずに手を振って足踏みしようとすると同側の上下肢が同じ方向に動いてしまう。

図2 チェストキャッチの構え

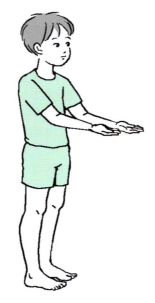

粗大運動

① ジャンプ：速い速度で小さなジャンプを連続して跳ぶことは可能であるが，ゆっくりと一定のリズムで連続ジャンプできない。
② 縄跳び：何とか前回しでロープを足の前に持ってきて，それを跨ぐことができるが，連続して跳ぶことができない。

統合

DCDの症状は，発達早期に始まり，物にぶつかったりするような不器用さや，字を書いたり自転車に乗ったりスポーツを行ったりする運動技能の難しさ，眼球運動の問題のために本や黒板の文字を読むことの難しさとして現れる。また，それらの症状は，日常生活活動や学業，就労活動，余暇活動の遂行を顕著に阻害する。図3は，協調運動に必要な要素の関連をまとめたもので，DCD児はこれらの要素のどこかに難しさがあり，結果として協調的な運動の遂行が難しくなっている。

本症例の場合，運動遂行のための基礎部分においては，ROM，筋力，バランス反応，協調運動，特に手の固有感覚と分離運動に困難さが目立っていた。また，自分の周りの環境を把握するために必要な眼球運動が非常に難しく，粗大運動と特に巧緻運動に難しさがあった。加えて，指の形や姿勢を視覚的にコピーする運動企画にも問題があった。その結果，協調的な粗大運動である縄跳びや，協調的な巧緻運動である書字が難しかった。

図3 協調運動に必要な要素関連図

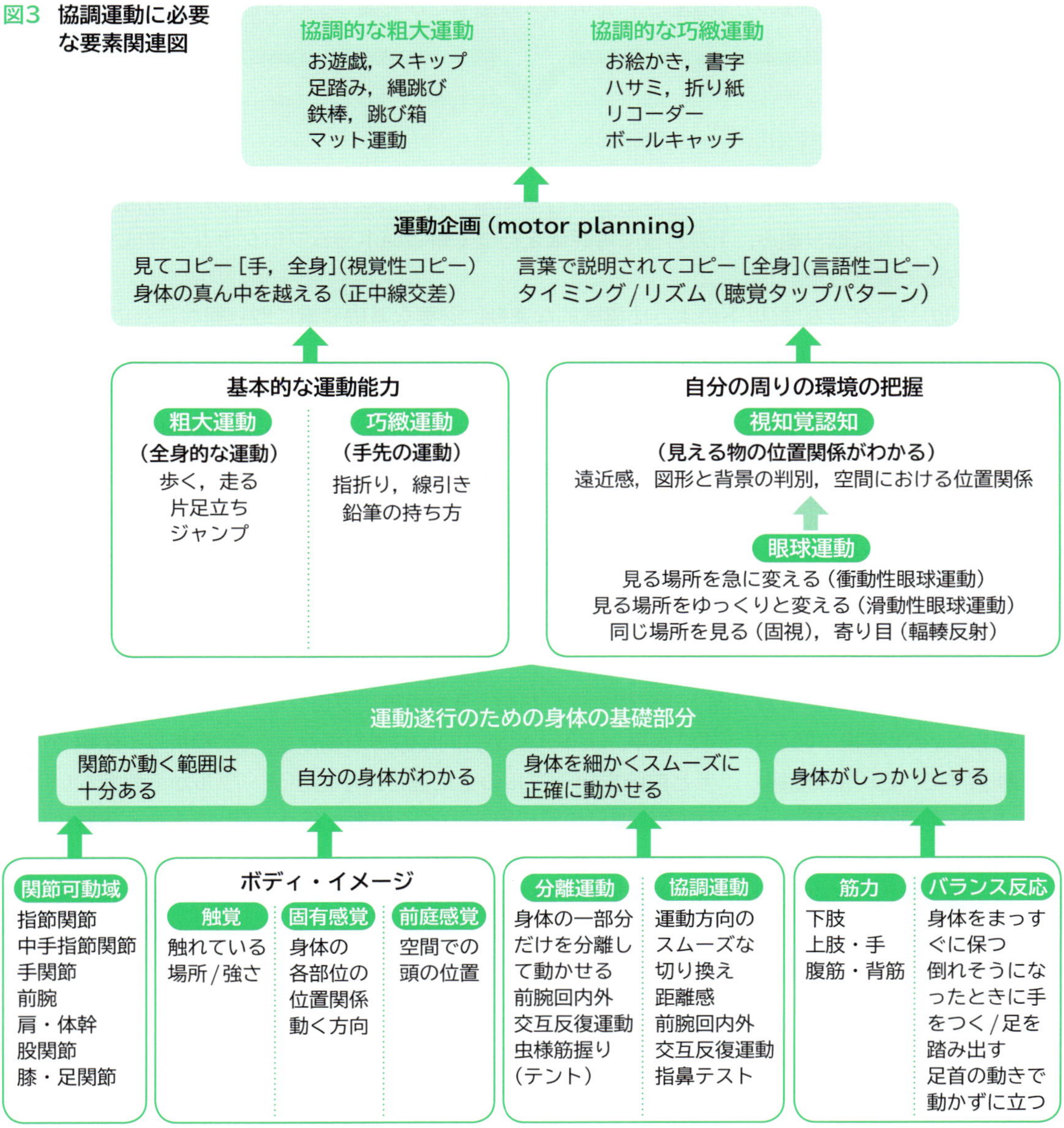

協調的な粗大運動
お遊戯，スキップ
足踏み，縄跳び
鉄棒，跳び箱
マット運動

協調的な巧緻運動
お絵かき，書字
ハサミ，折り紙
リコーダー
ボールキャッチ

運動企画（motor planning）
見てコピー［手，全身］（視覚性コピー）　言葉で説明されてコピー［全身］（言語性コピー）
身体の真ん中を越える（正中線交差）　タイミング／リズム（聴覚タップパターン）

基本的な運動能力

粗大運動
（全身的な運動）
歩く，走る
片足立ち
ジャンプ

巧緻運動
（手先の運動）
指折り，線引き
鉛筆の持ち方

自分の周りの環境の把握

視知覚認知
（見える物の位置関係がわかる）
遠近感，図形と背景の判別，空間における位置関係

眼球運動
見る場所を急に変える（衝動性眼球運動）
見る場所をゆっくりと変える（滑動性眼球運動）
同じ場所を見る（固視），寄り目（輻輳反射）

運動遂行のための身体の基礎部分

関節が動く範囲は十分ある　自分の身体がわかる　身体を細かくスムーズに正確に動かせる　身体がしっかりとする

関節可動域
指節関節
中手指節関節
手関節
前腕
肩・体幹
股関節
膝・足関節

ボディ・イメージ

触覚
触れている
場所／強さ

固有感覚
身体の
各部位の
位置関係
動く方向

前庭感覚
空間での
頭の位置

分離運動
身体の一部分
だけを分離し
て動かせる
前腕回内外
交互反復運動
虫様筋握り
（テント）

協調運動
運動方向の
スムーズな
切り換え
距離感
前腕回内外
交互反復運動
指鼻テスト

筋力
下肢
上肢・手
腹筋・背筋

バランス反応
身体をまっす
ぐに保つ
倒れそうにな
ったときに手
をつく／足を
踏み出す
足首の動きで
動かずに立つ

第3章 症例検討

5 発達障害

371

解釈

本症例の場合，協調的な巧緻運動および粗大運動が難しいことに影響している要素には，運動をスムーズに行うために必要なROM，手指の固有感覚と分離運動，動作の方向をスムーズに変化させる協調運動，基本的な筋力，立位バランスを保持するための足関節戦略，自分の周りの環境を把握するための眼球運動があることが明らかになった。また，母親が相談したいこととして挙げてきた項目は，① 物にぶつかったり躓いて転びそうになったりする，② 手が不器用でうまく字が書けない，③ お遊戯ができない，④ 走り方が変である，⑤ 縄跳びができない，であった。① に関しては眼球運動・下肢の位置覚・足関節の背屈制限とバランス反応，② に関しては手指の固有感覚と分離運動，および母指の対立，③ に関しては上下肢の固有感覚・眼球運動・視覚性運動企画，④ に関しては筋力・上下肢の協調運動，⑤ に関してはゆっくりとした連続ジャンプ・上肢の分離運動・一定のリズム感などが影響していると考えた。

リハ計画

リハビリテーションは，月に1回評価を行ってホームプログラムを作成し，1カ月間自宅でプログラムに取り組み，1カ月後に再評価を行って新しいホームプログラムを作成するという方法で実施した。

最初のプログラムは，以下のように協調的な運動に必要な基礎要素に取り組むことにした。① 追視：顎を支えて頭を動かさずに，提示された指人形などを追って眼球だけを左右に動かす。また，左右の視野の端で10秒間止める。② ストレッチ：母指外転位で手をテーブルにつけてストレッチ，肘を曲げて母親が前腕を持って回外のストレッチ，母親にもたれて踵を床につけて，しゃがみ姿勢保持してアキレス腱のストレッチ，③ 指折り：1本ずつ指を動かして30まで数える，④ 手押し車：手関節背屈を促すとともに上肢・肩・体幹の筋力増強，⑤ つま先立ち⇔つま先上げ：つま先立ちではしっかりと踵を床から上げ，つま先上げでは後方にバランスを崩さないようにする，⑥ 立位で交互に手を振る練習。毎日2つ程度のプログラムを実施してそれを記録用紙に記入してもらい，毎回の評価時にプログラムの実施状況を確認した。

取り組んだプログラムで向上が確認できたため，3カ月後にプログラムを以下のように変更した。① 追視：顎を支えずに水平，上下，斜め方向に眼球を動かす，② 指折り：閉眼で練習する，③ 虫様筋握り：手と前腕をテーブルの上に置き，手首がテーブルから浮かないように他側の手で押さえて，虫様筋握りの手の形をつくる練習を行う，④ 指まね：母親に指の形を提示してもらいそれをまねる。最初は母親が側方に座り，徐々に対面に座って指の形を提示する，⑤ 足踏み：同じ場所で手を振って足踏み，⑥ ジャンプ：縄跳びをするときのようなゆっくりとした一定のリズムで連続ジャンプ30回，⑦ ボールキャッチ：大きなボールをチェストキャッチする。

リハ経過

　5カ月後，眼球運動が向上し，頭を動かさずに水平・上下・斜め方向に眼球を動かせるようになり，物にぶつかることがなくなった。足部でのバランス反応も向上し，躓くこともなくなった。また，フラフラせずに立ち続けることができるようになった。手指の分離運動が改善して巧緻運動能力が向上した。鉛筆を静的3指握りで持てるようになったが，手関節の背屈は不充分で，指の動きはまだない。お遊戯に関しては，左右はわかりやすくなったが，見ないと自分の上下肢の位置がわかりにくかった。対策として鏡を使用することで何とか遊戯の動きを理解することができた。走り方は，肘の屈曲が少ないが，腕を振って踵を床から上げてつま先で走れるようになり，スピードが向上した。縄跳びに関しては，連続ジャンプの回数は向上したが，ゆっくりと一定のリズムで跳ぶことは難しい。ロープを肩関節の動きで回そうとして，肘関節・前腕・手関節の動きで回すことができず，上肢の分離的な動きの練習が今後の課題である。

　6カ月目として，以下のプログラムを考えている。① 虫様筋握り：虫様筋握りの形で指を一本一本分離して動かす，② 指の位置覚：シートで両手を隠し，一側の手の形を他側の手でまねる，③ 視覚性運動企画：指まね，および提示された体の肢位を真似する，④ 動的3指握り：手首をテーブルにつけて，指の動きを使って上下の2本の線を結ぶ線を引く，またはマスの中を黒く塗りつぶす。⑤ ボールキャッチ：10 cm上から落とされたテニスボールを片手でキャッチする，⑥ 縄跳び：先を結んだタオルを片手で持って，肘を体側につけてタオルを前回しする。

参考文献

1) 新田　収: 発達障害の運動療法　ASD・ADHD・LDの障害構造とアプローチ, 三輪書店, 2015.
2) 藪中良彦: 第12章　広汎性発達障害. イラストでわかる小児理学療法学演習, p114-124, 医歯薬出版, 2018.
3) 藪中良彦: 発達障害の評価. 理学療法評価学－障害別・関節別評価のポイントと実際, 市橋則明 編, p234-249, 文光堂, 2016.
4) 前川喜平: 小児リハビリテーションのための神経と発達の診かた, 新興医学出版社, p65-74, 2002.
5) Marianne Frostig 原著, 飯鉢和子, ほか 訳: 日本版フロスティッグ視知覚発達検査: 実施要領と採点法, 手引: 日本版, 尺度修正版, 日本文化化学社, 1979.
6) 鴨下賢一, ほか: 苦手が「できる」にかわる! 発達が気になる子への生活動作の教え方, 中央法規出版, 2013.
7) 北出勝也 監: 発達の気になる子の学習・運動が楽しくなる　ビジョントレーニング, ナツメ社, 2015.

（藪中良彦）

Case 01

第3章 **6** ダウン症 幼児期

移動手段を獲得したダウン症児の１例
運動機能を中心に

基本情報・生活歴

症例はダウン症を呈する９カ月の男児。両親との３人家族。合併症は十二指腸閉鎖ならびに難聴が認められていた。５カ月より月２回程度の療育（月に１回の心理の個別ならびに月に１回グループ療育）を開始。９カ月時より週２回に回数を変更し，作業療法（月に３回）ならびに言語聴覚士（月に１回）の個別療育とグループ療育（週１回）を開始した。

初期評価

初期評価時，本症例は９カ月であった。保護者の主訴は座って遊べるようになってほしい，ずり這いができるようになってほしい，ご飯を食べられるようになってほしいの３点であった。

発達検査

発達検査では新版Ｋ式発達検査（８カ月時に実施）を用いて実施し，全領域64（５カ月），姿勢―運動59（５カ月），認知―適応66（５カ月），言語―社会74（５カ月）であった。

身体機能

身体機能面では，低緊張であり，引き起こしに対しては少し遅れて頭がついてきていた。玩具への一定時間の注視ならびに水平方向への追視が可能であり，頭頸部との分離は未確立であった。難聴を呈しており，その程度は右耳が80db，左耳が60dbであり補聴器を装用していた。

姿勢

座位は上部体幹を支える介助を要するが，頭頸部を中間位で保持すること，ならびに左右への回旋の動きの出現がみられた。寝返りは左右方向ともに可能であるが，左方向に動くことが多くみられた。

操作

重心移動を伴うリーチは困難であるが，玩具へのリーチならびに全指での玩具を把持することは左右手ともにみられ，玩具を上下に振る動きが認められた。意図的なリリースは困難な状態であった。

日常生活活動

日常生活活動では，ほとんどの活動において全介助であった。食事は離乳食初期食を食していた。食事時の姿勢は抱っこ，またはバウンサーを使用して座位をとっていた。母親が口の中にスプーンを運ぶと，取りこもうとすることはできるが，ダウン症児の身体的特徴である舌肥大ならびに筋緊張の低さが要因となり舌挺出がみられていた。また，食事中の姿勢ならびに離乳食がなかなか進まないことに対して，母親の育児負担は大きいようであった。

環境

母子関係は良好であり，母親の顔を見て笑顔になることが多くみられた。また，母親と母親以外の大人の顔を見比べる様子もあった。新しい場所や人に対しては，やや緊張した様子がみられ，自宅よりも活動性が低い状態であった。

統合

本児は，ダウン症の運動的特徴である，低緊張を示しており，その結果，運動機能の未熟さを呈し，主訴である，座位姿勢の獲得や四つ這い移動などの移動手段の獲得が困難となっているのではないかと推察される。加えて，ダウン症の特徴である，低緊張と舌肥大のために，取り込み時に舌挺出がみられるとともに，低緊張の影響により噛む力が弱いことや，口腔周囲の筋緊張が高まりにくいための口腔機能の未熟さにより，離乳食が進みにくいと考えられた。また，難聴であること，ならびに低緊張により自発的な運動が生み出されにくいのではないかと推察される。自発的な運動が生み出されにくいことで自分の体をとらえることがまだできておらず，その結果，自分から外界へ働きかけることが少なくなっているのではないかと考えられた。

解釈

ダウン症候群を呈する児は知的障害をもつといわれている[1]。また，運動機能面においては全体的に低緊張で筋力が弱いことやバランス反応に乏しいことが挙げられ，全体的に運動機能の発達がゆっくりである[1,2]。加えて，発達プロフィールにおいては，他領域に比べて言語-社会領域が低く，加齢に伴い大きくなる傾向があるといわれている[1]。

本児においても，全体的に低緊張であり，初期評価時において未定頸であることや，主訴である，移動手段が未獲得であると考えられた。

また，乳児期は自己と外界が一体化した混沌とした世界に生きているが，乳児期には他者への認知が生じ始めるとともに，運動能力の成熟に伴い，他者の認知や自己と外界との境界認知としての身体的自己の発見が可能となるといわれている[3]。本児は低緊張に伴い，自己から外界に働きかけるための運動機能の未熟さがある。その結果，能動的に外界へ働きかけることが少なくなり，自己から能動的に行動することによって得られる感覚と外部から与えられた感覚の違いを感じとることが乏しくなることが懸念される。さらにそれは，身体的自己の発見に影響を与えることが推測される。また，難聴を呈していることにより，自分が起こした行動や外界への働きかけに対しての社会的な側面も含めた，さまざまな聴覚フィードバックを得ることが難しくなる可能性がある。そのため，能動的に行動することに影響を与えると推察される。

リハ計画

本児に対しての介入は1回45分の作業療法を月3回の頻度で1年間実施することとした。

本児は低緊張による運動発達の遅れがみられていた。運動機能の向上は認知など他領域にも肯定的な影響を与えることが考えられるため，主訴でもある運動に焦点を当てて介入することとした。また，もう一つの主訴である食事については，本児が他者との活動では緊張を示すこと，ならびに保護者の育児負担が大きいことから，食事時の介助方法や姿勢保持について保護者に指導することとした。従って，短期目標として座位姿勢の安定を増やすことと，長期目標として部屋の中を自発的に探索し，物への関わりを増やすことを目標に個別作業療法を開始した。

リハ経過

　介入当初は，本児の自発的な動きを引き出すために，寝返りでの移動を促すことや，介助座位のもと上肢で体を支える経験，ならびに立ち直り反応などの姿勢反応を促してきた。また，本児が安心して活動に取り組むことができるように，母親が玩具を持ち，児の前に座ってもらいながら，活動に取り組むなどの環境設定を行った。そのなかで自宅での遊び方を伝えて，自宅で実施してもらうことも行った。作業療法開始から1カ月で，引き起こしに対してすぐに頭頸部がついていくことができるようになった。上肢で体を支える動きがでてきたが持久力はなく，後ろに反り返ることが多くみられた。2カ月で四つ這い姿勢をとることができるようになり，4カ月で座位が可能となり，安定性も向上した。座位が安定してきたため，椅子に座り前方へ玩具を提示するなど，体幹と下肢の分離を促す活動を取り入れることとした。また，上肢で体幹を支える経験が積める活動も継続した。その結果，9カ月では主訴であった四つ這い移動を行うことができるようになり，11カ月では四つ這い移動が実用的となった。

　食事面においては，自宅で食事をしている様子を写真と動画に撮ってきてもらい，ポジショニングの指導を行った。加えて，姿勢が安定してから手づかみ食べにつながるように，玩具の選択を手操作が必要なものとした。

最終評価

　最終評価は個別作業療法を開始して1年後の1歳8カ月時に実施した。新版K式発達検査においては，全領域50（10カ月），姿勢─運動49（10カ月），認知─適応50（10カ月），言語─社会50（10カ月）であった。四つ這いが可能になり，室内ならびに屋外でも探索行動が多くなるとともに，つかまり立ちや伝い歩きができるようになった。食事面でも自食しようとすることと，手づかみ食べがみられるようになった。同時に母親からは，食事が楽になったという感想とともに，自食を進めるための質問が多く聞かれるようになった。また，新しい場所や人に対しても，自分から関わろうとすることが増えた。

引用文献

1）　矢谷玲子，監修：標準作業療法学 発達過程作業療法学. 医学書院.
2）　榎本浩子, ほか: 大阪市立大学生活科学部紀要. 281-291, 1983.
3）　岡崎裕子: ダウン症乳幼児の社会性の発達. 特殊教育学研究, 29(3): 55-59, 1991.

（笹井秀美）

Case 02

第3章　6 ダウン症　学童期

疾患の特徴である関節弛緩性について評価し，共通理解を図った1例

基本情報・生活歴

　特別支援学校中学部在籍の15歳男子，診断名はダウン症。小学部入学時は座位保持，つかまり立ちが可能であったが歩行は不可。小学部3年生頃より特別支援学校にて担任教員と日常的に筋力強化，歩行の練習に取り組み，小学部5年生頃に自立歩行可能となった。中学部入学頃より両膝の疼痛の訴えがあり介入（小学部入学時に評価のみ実施済）。その後通院，診察の結果両膝で膝蓋骨の脱臼が認められ，14歳時に矯正手術が行われた。術後は歩行器歩行と車椅子での移動並行の期間を経て，現在は教室内歩行自立，教室間移動や屋外での歩行移動は遠位監視が必要である。また，膝関節の負担軽減を目的に屋外での移動の際には車椅子の自走の練習も開始し，平地，坂道ともに操作が上達してきているが，危険回避に課題があり近位監視レベルである。日常的に両膝にサポーターを着用しているが，特に運動制限の指示はない。教室間移動や集団学習，個別学習などの場面で運動量の確保に努めているほか，給食のワゴン押しや椅子の移動など，係の仕事の中で歩行の機会を設けるよう工夫をしている。

関節弛緩性テスト

肩関節内外旋，肘関節伸展，股関節外旋，膝関節伸展，足関節内外反で陽性
環軸関節を含めた頸椎伸展についても弛緩性あり

MMT

	入学時（6歳時）	術前（14歳時）
腸腰筋	3	4
大腿四頭筋	3	4

Anvil Test

疼痛の訴えなく，陰性

膝蓋骨圧迫テスト
（Patella Grinding Test）

術前は疼痛の訴えあり。大腿直筋の収縮に伴う膝蓋骨外方転位も認められた。
術後はアライメントの確認のみ行い，転位は認められず。

基本動作観察

手術前後とも歩行時両側の遊脚期は極めて短いが，声掛けにより足を上げることを促すと股関節屈曲外旋位にて大股での歩容となり，踵接地時に強い衝撃とともに大きな音をたてながら歩く。
立位姿勢は自立にて保持可能だが，骨盤後傾，股関節外旋，膝関節軽度屈曲位、円背姿勢をとる。生徒椅子での座位姿勢も骨盤後傾，仙骨部で荷重し股関節外転外旋，円背姿勢で保持している。

WeeFIM

運動項目		入学時（6歳）	術前（14歳）	術後（15歳）
セルフケア	食事	3	5	5
	整容	1	2	2
	清拭	1	2	2
	更衣・上半身	2	5	5
	更衣・下半身	2	5	5
	トイレ動作	1	5	5
排泄コントロール	排尿管理	2	6	6
	排泄管理	2	—	—
移乗	ベッド，椅子，車椅子	2	7	7
	トイレ	2	7	7
	浴槽・シャワー	—	—	—
移動	歩行・車椅子	1	7	6
	階段	1	6	5

認知項目		入学時（6歳）	術前（14歳）	術後（15歳）
コミュニケーション	理解	2	3	3
	表出	1	3	3
社会的認知	社会的交流	2	4	4
	問題解決	1	2	2
	記憶	2	3	3

統合

本症例はADL向上と歩行の獲得を目指し，実際に獲得に至った症例である。一方でダウン症の特徴である関節弛緩性と，筋緊張の低さに起因した各関節への強い荷重負荷がアライメントの変化，膝蓋骨の脱臼の一因となり膝の疼痛を引き起こしたと考えられる。普段の座位姿勢は本症例用の座位保持装置で保持しているわけではなく，生徒椅子上で骨盤後傾，股関節外転・外旋位を基本とした姿勢で座位を保持しており，学校生活では特に集団での学習や行事で車椅子座位の時間が長くなる傾向にあるため，体幹屈曲位での円背姿勢が基本姿勢となっていた。

解釈

日常的な座位，立位，歩行姿勢のバリエーションが少なく，今後も骨盤，股関節，脊柱の可動性低下が危惧される。そのため同部位を中心として関節可動域練習をより丁寧に行い，併せて股関節，膝関節，足関節などの歩行時に強く荷重がかかる部位の疼痛を確認していくことが重要である。

また，日常的な座位時の円背姿勢に対しては，屈曲伸展中間位保持のための体幹強化と並行して，物品や設定の工夫など環境面からのアプローチが重要であると考える。

リハ計画

　特別支援学校では自立活動の時間を中心に移動を含めた身辺処理の練習を行い，それぞれの児童生徒の実態に応じて計画を立て，能力獲得や維持・向上に努めている。本症例は療育センターでの外来訓練を含めた地域医療との繋がりが少なく，保護者との情報交換や面談を踏まえて担任教員が運動面での目標設定を行い，前項で示した運動能力，ADL能力を獲得，維持してきた。医学情報が少ないなかで関節保護に関する評価が難しく，疼痛の出現に至ってしまった一方で，歩行を獲得したことにより本症例の行動範囲や動作に関する意欲，自発性は大きく向上し，体力維持，体型維持にも寄与したとも考えられる。術後の運動制限，荷重制限がなくなった現在，これまで以上に関節保護に留意しながら取り組みを継続することで運動量を確保し，体力の維持・向上に努めていくことが求められる。

　また，骨盤，脊柱，股関節を中心とした関節可動域練習を学校で毎日行い，疼痛の評価も適宜行った。特に脊柱の変形予防の観点から集団学習や行事の際の姿勢づくりを重視し，生徒椅子での座位時にやや前方に傾斜がつくように設定し，適宜骨盤前傾をしながら脊柱の伸展を促す姿勢の保持に努めている。この点については担任教員と個別の指導計画策定にあたって「関節保護」，「体力の維持・向上」，「脊柱変形の予防」という目的と方法の共通理解をし，取り組みの定着を図った。

リハ経過

　本症例はダウン症に伴う関節弛緩性に十分配慮しながら運動量を確保し，ADL，QOLの維持・向上を図っていく必要があった。併せて歩行器歩行や車椅子自走での移動など，今後移動について疼痛を起こさない方法の練習を並行して行い，移動そのものへの意欲の維持に努めることも重要であった。介入後，手術を経て運動前後の可動域練習を含めた関節（特に下肢）の状況，疼痛の確認を今まで以上に入念に行ったことで，新たに疼痛が生じることもなく，ADLの再構築を図ることができたと考えられる。また，学習姿勢の基本となる生徒椅子上での姿勢について，円背姿勢の改善に向けて椅子の設定を工夫し，授業中に担任教員の声かけにより脊柱伸展を促された際に，行いやすくなっている様子が確認されている。円背姿勢は情報の獲得のために頸椎伸展を強調するリスクがあり，本症例は環軸関節の弛緩性も認めていたことから，今後関節保護に向けて座位姿勢の設定も引き続き重要な課題となってくる。

（竹田智之）

Case 01　第3章　7 観血整復術前後での評価と治療

脊柱側弯変形に対して体幹周囲筋解離術を行った脳性麻痺痙直型四肢麻痺児の術後経過について

基本情報

本症例は脳性麻痺痙直型四肢麻痺の11歳男児である。GMFCSレベルはVであり，日常生活は全介助である。コミュニケーションは困難だが，快・不快は表情で示すことができる。特別支援学校の教員に「車椅子から上半身・頭が側方にずり落ちることが多い」「背中が赤いことが多い」との指摘があり，当院を受診した。60°の左凸側弯を認め，側弯の改善・進行予防を目的に体幹周囲筋解離術と術後理学療法を受けることとなった。

Cobb角（°）

術前	1カ月	6カ月
60	57	56

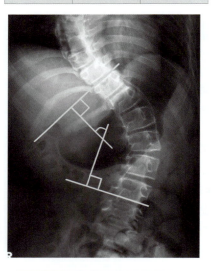

SpO₂（%）

術前	1カ月	6カ月
61	97	97

呼吸数（回/分）

術前	1カ月	6カ月
22	16	17

立ち直り反応

陰性

原始反射

緊張性迷路反射（tonic labyrinthine reflex：TLR）
陽性

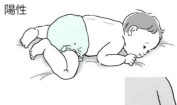
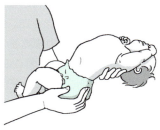

非対称性緊張性頸反射（asymmetrical tonic neck reflex：ATNR）
陽性

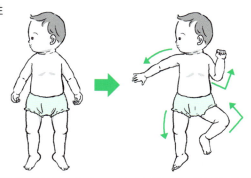

統合

X線画像とCobb角から，L1を頂点とした左凸の側弯である。凸部の椎体は左回旋しており，凸側背部は背側方向に突出している。頸部・体幹の立ち直り反応がなく，ATNRが残存しており四肢・体幹は左右非対称な筋緊張を呈しやすい状態となっている。また，TLRも残存しており，背臥位姿勢では伸展筋緊張が亢進しやすい。また，呼吸回数とSpO$_2$から安楽な呼吸状態とはいえず，息苦しさを感じている可能性がある。

解釈

脊柱側弯に対しては，伸筋では広背筋・最長筋・腸肋筋，屈筋では腹直筋・外腹斜筋の選択的筋解離術が行われている。脊柱側弯に対する体幹周囲選択的筋解離術の効果として，Cobb角の維持・改善や姿勢保持能力・寝返り動作などの粗大運動能力の維持改善[1,2]や，呼吸機能の改善に関する症例報告がされている[3]。一方で，Cobb角そのものの改善は困難な場合もあるともいわれている[1]。本症例は立ち直り反応の消失・未出現により，頸部・体幹が一側に傾いたままになりやすい状況である。加えて，原始反射が残存していることから，左右非対称な筋緊張を呈しやすく側弯が進行していったものと考えられた。また，側弯と左右非対称な筋緊張により胸郭の運動が制限され，換気機能に影響が出ていると考えられた。息苦しさから筋緊張が亢進し側弯が悪化し，さらに息苦しくなるという悪循環に陥っている。

背部の発赤は側弯の最凸部であり，側弯が進行したことで車椅子作製時の座面・バックサポートとのフィッティングが不良になったと考えられる。

リハ計画

術後は術部へのストレスを減らすため，7日間かけて徐々にベッド・車椅子の傾斜角度を大きくし，7日目時点で端座位姿勢の許可が下りた。体幹周囲筋解離術後は，腹臥位でのリラクセーションと呼吸理学療法，疼痛の改善に合わせて愛護的な体幹モビライゼーション・ストレッチングを行った。介助座位保持練習を通して安楽な座位姿勢を検討し，車椅子のフィッティングを行った。

リハ経過

　Cobb角は数値上改善を示しているが，測定誤差が見込まれるため必ずしも改善したとはいえない。Cobb角が50°以上の場合は側弯が進行しやすいと報告されており，引き続き背部モビライゼーションとストレッチングは続けていく必要がある。

　SpO_2と呼吸数は安定して改善している。側弯に対する体幹周囲筋解離術では，側弯の原因になりえる凹側の広背筋・最長筋・腸肋筋・腹直筋・外腹斜筋を解離・延長した。これらの筋は側弯だけでなく胸郭可動域の制限となりえるため，手術と術後リハビリテーションにより胸郭の可動域・柔軟性に改善がみられ呼吸関連機能が向上したものと考えられる。

　また，車椅子座位も安定し，頭部が右側方にずり落ちることはなくなった。背部の発赤も出現しない。座面とバックサポートのフィッティングが改善したことによる影響と考えられるが，今後もCobb角は変化していく可能性があるため，状況に合わせ車椅子の座面・バックサポートを改修していく必要がある。

参考文献

1） 山口　徹，ほか：脳性麻痺幼若期における麻痺性側弯症の治療経験. 脊柱変形, 17：135-138,2002.
2） 渡邊哲也，ほか：脳性麻痺の側弯症に対する整形外科的選択的痙性コントロール手術.　日本脳性麻痺の外科研究会誌, 19：59-63, 2009.
3） 松尾　篤，ほか：脳性麻痺における各種体幹緊張，変形に対する体幹筋解離術の実際.　日本脳性麻痺の外科研究会誌, 23：33-38, 2013.
4） 池田啓一，ほか：痙性に対する整形外科的アプローチ. Jpn J Rehabil Med, 46（3）：176-185, 2009.

（高木健志）

Case 02

第3章 **7** 観血整復術前後での評価と治療

股関節選択的筋解離術・観血整復術・大腿骨減捻内反骨切り術後の経過 歩行可能な痙直型脳性麻痺両麻痺児の1症例

はじめに

痙直型脳性麻痺児は関節拘縮が頻発するため，予防的にストレッチや装具療法，ボツリヌス療法などが実施されるが，それだけでは対応できなくなることも多い。股関節脱臼は運動機能の低い痙直型脳性麻痺児に多いが，歩行可能な運動レベルの児にもみられる。運動機能が高い児の場合，大腿骨骨切り術を行うとアーム長の減少によって筋出力が低下しやすく，パフォーマンスの低下につながる恐れがある。本項では，右股関節脱臼を呈した歩行可能な痙直型脳性麻痺両麻痺児に対して整形外科的手術を施行し，歩行に着目して経過を追った1例を提示する。

基本情報・生活歴

GMFCSレベルⅢの11歳の男児（140 cm，45 kg），公立の通常級に通っていた。体育や校内の移動時に歩行器歩行を行うが，主な移動手段は手動車椅子であった。手すりを使用して階段昇降が可能，見守りレベル。MACSレベルⅠで，日常生活のセルフケアは自立していた。

初期評価

足クローヌスは出現するが，股・膝・足関節のMASは1，SCALEは左右ともに5点（股関節：2点，膝関節：2点，足関節：1点，距骨下関節：0点，足趾：0点）で左右の下肢分離性は高かった。関節可動域と下肢長，6分間歩行距離の経過を表1〜3に，筋力と股関節レントゲン指標を表4に，股関節X線画像を図1に示した。右MPが63％と中等度股関節亜脱臼を呈していた（表4）。

- 基本動作：起き上がり時に両股関節屈曲し足部が床から浮くが，四つ這い移動は交互性に可能だった。立ち上がり動作や静止立位には支持物が必要で，歩行器歩行は安定しているが上肢の支持も強かった。

- PEDIのセルフケア領域は，機能的スキル，介助者による援助の順に，73/73点，37/40点（減点項目は下半身更衣），移動領域は41/54点（減点項目は腕の支持を使わない移動や屋外，階段移動など），30/35点（減点項目は車への移乗，屋外移動，階段など），社会的機能領域は65/65点，25/25点だった。

表1 関節可動域の結果

関節可動域（°）		術前	術後13ヵ月
SLR	右	45	55
	左	50	55
PoA	右	45	50
	左	45	50
股関節外転	右	10	15
	左	10	15
股関節伸展	右	15	15
	左	10	15
股関節内旋	右	60	70
	左	60	55
股関節外旋	右	55	40
	左	70	40
膝関節伸展	右	0	5
	左	−5	0
DKE	右	−5	−5
	左	0	−5
DKF	右	20	20
	左	10	10

表2 下肢長の結果

下肢長（cm）		術前	術後13ヵ月
SMD	右	68	69
	左	70	71
TMD	右	57	59
	左	58	60

表3 6分間歩行距離の結果

	術前	術後13ヵ月
6分間歩行距離（m）	198	220

6分間歩行距離はPCWで測定した。

☞ p.176 参照

表4 術前後の筋力と股関節X線画像の指標の推移

		術前	術後3ヵ月	術後6ヵ月	術後9ヵ月	術後13ヵ月
股関節屈曲筋力（N）	右	157	—	52	119	135
	左	165	—	62	132	140
外転筋力（N）	右	91	—	42	55	60
	左	81	—	42	61	71
内転筋力（N）	右	165	—	133	155	168
	左	161	—	157	149	169
膝関節伸展筋力（N）	右	157	76	86	124	182
	左	153	120	90	144	213
屈曲筋力（N）	右	103	36	28	54	68
	左	98	116	85	108	111
migration percentage（%）	右	63	35	—	30	25
	左	33	42	—	44	18
Shenton line（mm）	右	17	1	—	1	2
	左	3	3	—	3	3
Sharp 角（°）	右	58	56	—	54	53
	左	55	55	—	47	45

☞ p.62 参照

図1 股関節X線画像

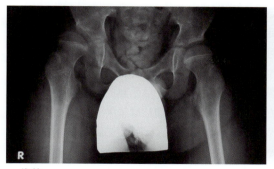

a 術前

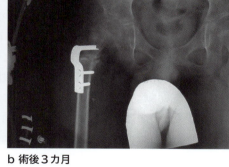

b 術後3カ月

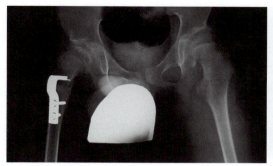

c 術後9カ月

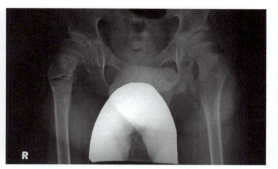

d 術後13カ月

手術経過

手術内容を表5に示した。動作改善と将来的な股関節脱臼や疼痛予防を目的に右股関節選択的筋解離術、観血整復術、大腿骨減捻内反骨切り術を施行した。術後6週までは骨盤から下腿部までのギプス固定を行い、術後7週から術後6カ月までは右股関節外転装具を装着した。術後12週で退院し、外来理学療法にてフォローした。右股関節の状態が落ち着いた術後5カ月時に再入院し、左股関節選択的筋解離術を施行。それと同時に右股関節外転装具を徐々にはずしていった。左股関節術後2カ月（初回の手術から7カ月後）で退院し、術後12カ月で右股関節抜釘を行った。

表5 手術内容

	右	左
股関節観血整復術	施行	―
大腿骨減捻内反骨切り術	15 mm短縮, 20°減捻	―
半腱様筋	切離	切離
半膜様筋	切離	筋間腱延長
大腿二頭筋	切離	切離
大腰筋	切離	切離
腸骨筋	筋間腱延長	筋間腱延長
大腿直筋	10 mmZ延長	8 mmZ延長
大内転筋 顆部腱	切離	切離
長内転筋	筋間腱延長	―
薄筋	切離	切離

統合と解釈

本症例は見かけ上の脚長差があり，X線指標から股関節脱臼に大きな左右差があったこと，両側の臼蓋不全があったことや定期的な歩行機会があることから，今後の成長に伴って股関節脱臼の進行や股関節痛が出現する可能性が高い。また，ROMに著明な左右差がないにもかかわらず右股関節脱臼が進んでいたことや，右股関節周囲の筋短縮が強く，臼蓋形成不全もあったことから，筋解離術のみでは良好な股関節求心位を保つことは困難と考えた。

股関節筋解離術は両側を同時に施行することが多く，術後機能回復には集中的なリハビリテーションが重要である。通常，股関節観血整復術や大腿骨骨切り術は，両股関節周囲の筋アライメントが整ってから行う。しかし，観血整復術や骨切り術後は，股関節外転位にて一定期間求心位を保つ必要がある。本症例は左股関節の可動域が良好だったため，右股関節の手術を先行して行い，右骨切り術後の長期不動による左股関節周囲筋の廃用性筋力低下や歩行機能の低下を予防した。

今回，骨盤骨切り術は施行しなかったことや歩行可能な症例であったことを考慮し，積極的に運動強度を上げるのは股関節の安定が得られるであろう術後6カ月からとし，運動強度の増加に間に合うように，左股関節選択的筋解離術を術後5カ月時に実施した。

介入計画と経過

左股関節手術を想定してギプス装着時から左下肢と右足関節の関節可動域練習，体幹筋や左下肢の積極的な強化を行った。右股関節外転装具装着となり積極的に運動強度を上げる術後6カ月までは，今までの内容に加えて，右下肢に対する関節可動域練習，床上動作やOKCでの筋力強化を中心に実施した。術後6カ月からは運動の中止基準は痛み制限のみとし，殿筋群や膝関節伸筋群の強化，歩行練習を追加し，全身状態に留意して実施した。下肢筋力の回復してきた術後9カ月から両クラッチ歩行練習を行い，校内の移動に適宜取り入れた。

再評価

13カ月後再評価では特に痛みの出現はなく，股関節求心位も良好に経過している。足クローヌスやMAS，SCALE，関節可動域は術前と同様で，筋力は股関節屈筋や外転筋が術前と比べ低いが，膝関節伸展筋は両側とも向上した。術前と同様の生活に戻り，歩行器歩行と両クラッチ歩行を使い分け，歩行距離，時間ともに伸びている。

考察

　　歩行可能な運動レベルの脳性麻痺児であっても幼少期に整形外科的治療や痙性治療を行っている児は，股関節脱臼せず過ごすことも多いが，本症例は観血的治療の既往はなかった。日頃からの抗重力位での活動に加えて，身体の成長に伴い右股関節脱臼が進行したと思われる。運動機能の高い者の場合，大腿骨骨切り術を行うとアーム長の減少によって筋出力が低下し，歩行機能が低下することがある。また，術側股関節の安定が得られていない状態で活動性を上げると，脱臼の進行や股関節痛の恐れがある。今回，両股関節筋解離術を施行せず，長期的な計画として一期的に右股関節の手術を行ってから左股関節筋解離術を施行したことで，術前後で集中的に左下肢や体幹筋の強化が可能になり，術後13カ月で両膝関節伸展筋力は術前値の2～4割上昇した。股関節筋解離術後に集中的な理学療法を行えば，股関節外転筋は術前より高くなるといわれているが[1]，本症例はアーム長の減少の影響もあり，右股関節屈筋や外転筋力が術前値よりも低くなったと思われる。SCALEによる点数変化はないが，股関節，膝関節の分離性が高く，膝関節筋力を向上できたことがクラッチ歩行の獲得や歩行距離の延長につながったと考えられる。

　　本症例は両股関節に臼蓋形成不全があったが，右は術後13ヵ月で，左は術後9カ月でSharp角が低下し，図1からわかるように術前にマイナスだったARA（臼蓋の屋根の傾斜）がプラスに改善した。股関節求心位での荷重経験は，股関節脱臼や臼蓋形成によい影響を与える可能性があり[2]，本症例も歩行機能の低下を起こさず，歩行時間を確保したことが各X線指標の改善につながった可能性がある。

参考文献

1）楠本泰士，ほか：歩行可能な脳性麻痺患者における選択的股関節筋解離術後の股関節内外転筋力の変化―小児と成人における術後筋力変化の違い―．理学療法ジャーナル，49（5）：474-479，2015．
2）楠本泰士，ほか：脳性麻痺児における粗大運動機能別の股関節筋解離術前後5年間の股関節脱臼の変化．理学療法学，43（4）：293-299，2016．

（楠本泰士）

Case 03

第3章　**7** 観血整復術前後での評価と治療

尖足に対するアキレス腱延長を行った
脳性麻痺痙直型片麻痺児の術後経過について

基本情報・生活歴

本症例は脳性麻痺痙直型片麻痺の女児で，年齢は12歳（初診時），GMFCSはレベルⅠ，コミュニケーションは良好で，精神発達遅滞はなかった。3歳のころから左踵が浮き始め，現在は安静立位時で4cm程度の浮きが認められた。特に痛みはない。普通学校に通学しており，学校内の授業やイベントには特に制限なく参加できている。習い事でダンスを習っているが，左下肢のみで体を支える際に制限が

あるとのこと。

本人は，「踵を付けて歩きたい」，「左で片足立ちができるようになりたい」という希望をもっている。長期の休みに合わせて尖足の治療を受けたいという本人と親の希望により，左アキレス腱延長術後2カ月間の入院リハビリテーションと退院後4カ月間のリハビリテーションを行った。

ROM測定

左膝関節伸展可動域は自動運動だと-10°であったが，術後2カ月で0°まで伸展可能となった。

		術前	術後2カ月	術後8カ月
股関節伸展	右	10	0	10
	左	0	0	5
股関節外転	右	35	35	35
	左	35	30	35
膝関節伸展	右	0	0	0
	左	0	0	0
DKE	右	0	0	0
	左	-45	-15	-10
DKF	右	10	10	10
	左	-10	-5	-5

☞ p.114 参照

10m歩行

	術前	術後2カ月	術後8カ月
速度（秒/m）	1.1	0.83	1.12
歩幅（m）	0.56	0.5	0.62

PCI

術前	術後2カ月	術後8カ月
0.38	0.86	0.34

☞ p.182 参照

SCALE

減点項目

術前：足・距骨下関節，足趾に減点あり。足関節と足趾の運動は分離せず，運動開始直後から双方とも動いてしまう。距骨下関節は運動がスムーズでなく3秒以上かかってしまう。

術後2カ月，8カ月：足関節・足趾に減点はなくなった。距骨下関節の減点のみ残存。

	術前	術後2カ月	術後8カ月
右	10	10	10
左	7	9	9

☞ p.103 参照

GMFM-66 Basal and Ceiling）

減点項目

術前：「左片足立ち：60 cmの円の中で，左足で10回片足飛びをする」の項目で減点がみられた。4回跳躍した時点でバランスを崩し，両足着地となった。

術後2カ月：「両足同時に30 cm上方にジャンプする」，「両足同時に30 cm前方にジャンプする」，「10 cmの高さの段上に立つ：両足同時に飛び降りる」の3項目が未実施（術後6カ月までジャンプ動作・走行を禁止されていたため）。

術後8カ月：「左片足立ち：60 cmの円の中で，左足で10回片足飛びをする」の項目で減点がみられた。4回跳躍した時点でバランスを崩し，両足着地となった。

術前	術後2カ月	術後8カ月
92.1	88	92.1

☞ p.170 参照

MAS（左腓腹筋）

術前	術後2カ月	術後8カ月
3	1+	1

☞ p.109 参照

歩行観察

術前
左ICは足尖となっており，踵接地はみられず立脚時間も短縮していた。遊脚後期および立脚中期での膝・股関節の伸展が少ない。

術後
左ICは踵となっており，ヒールロッカー，フォアフットロッカーが確認された。右立脚時間に比べ，左立脚時間はやや短縮していた。遊脚後期および立脚中期で膝・股関節は伸展していた。

手術内容

手術部位	右
長母趾屈筋	13 mmSL
長趾屈筋腱	23 mmSL
後脛骨筋腱	8 mmSL
アキレス腱	28 mmSL
後脛骨筋腱	FL
腓腹筋	FL
後方解離術	＋

SL（slide lengthening）：スライド延長
FL（fractional lengthening）：筋間腱延長
後方解離術では足関節関節包の後方を解離した。

図1 アキレス腱のSLと腓腹筋のFL

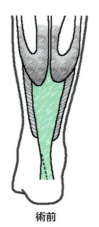 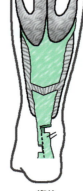

術前　術後

統合

本症例はGMFCSレベルⅠの脳性麻痺痙直型であり、精神発達遅滞はなかった。運動機能は高く、「ダンスがうまくなりたい」など運動に対して積極的な面がみられた。家族や学校も本人の運動機能には理解を示しており、学校内の授業やイベントには制限なく参加していた。クラブ活動でダンスを行っており、左片足で体を支えにくいと感じる場面が出てきたとのこと。また、歩容や靴のデザインにも気を遣うようになり、「踵から足を付けて歩きたい」、「いろいろな靴を履けるようになりたい」という希望があった。

本症例の歩容には、踵接地の消失、ダブルニーアクションの消失、歩幅の減少という特徴がある。左足関節背屈可動域の制限と、足関節と膝関節の分離運動困難により、最終遊脚期で足関節背屈運動が生じていない。そのことが、踵接地の消失と見かけ上の脚長差（左下肢長＞右下肢長）につながっている。見かけ上の脚長差は、左下肢接地のタイミングが早まるため、歩幅を減少させている。また、見かけ上の脚長差による、立脚期での重心の上下方向の移動を減少させるために立脚期に膝関節を屈曲させており、ダブルニーアクションの消失に影響を与えている。さらに、立脚期および遊脚期に膝関節を最終域まで伸展させる機会がないため、extension lagを呈していたと考えられる（図2）。GMFM66の減点項目は「左下肢でのジャンプ」であり、足関節背屈制限、分離性の低下による影響は大きい。

図2 extension lag

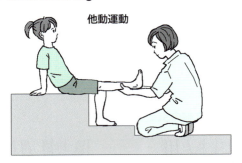
他動運動

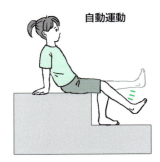
自動運動

解釈

関節可動域制限は脳性麻痺痙直型患者にみられる機能障害として一般的なものであり、そのなかでも尖足変形は臨床上多く経験する変形である。脳性麻痺の尖足変形に対する治療法の一つに選択的筋解離術があり、変形の改善、歩行能力の向上、筋緊張の軽減、下肢随意性の向上を目的にアキレス腱、腓腹筋、後脛骨筋、長趾屈筋、長母趾屈筋、長腓骨筋などの解離が行われている[1]。

本症例は運動機能と歩容改善を目的にアキレス腱延長術を含む足関節周囲筋解離術と術後理学療法を受けることとなった。左DKEとDKFの値に大きな差があることから腓腹筋が短縮していることがわかる。また、DKFの値（-20°）から、足関節後方関節包の短縮も考えられる。SCALEの結果からは、足関節・足趾は近隣関節と分離して動かすことが困難であることがわかる。腓腹筋に短縮や筋緊張の亢進がある場合、足関節背屈時に腓腹筋が十分に伸張せず、足関節と膝関節の分離性低下に影響を与えると考えられる。また、足関節背屈に過剰な努力が必要となる場合、長趾伸筋の背屈作用による代償的な足趾の伸展が出現するとされており、足関節と足趾の分離性低下に影響を与えていると考えられる。

☞ p.114 参照

リハ計画

アキレス腱延長により，術後は背屈可動域の増大と下肢分離性向上が予想される。一方，新たに得られた可動域での運動経験は乏しいことから，関節可動域練習，筋力増強に加え，膝関節と足関節の協調した運動の練習，立位・歩行時における足関節の底背屈運動の経験蓄積が必要になると考えられる。また，extension lag が残存していると，立位歩行時にバックニーが出現する可能性があるため，非荷重期間（ギプス固定期間を含む）から膝関節伸展練習を行う必要がある。

本症例は6週間のギプス固定後（0～4週：大腿～足尖，5～6週：下腿～足尖），術後6カ月まで荷重時SLB装着となった。ギプス期間中は膝関節伸展練習，足関節背屈練習を中心に行った。膝関節伸展練習はextension lag改善を目的に行い，伸展最終域で自動介助運動から開始した。装具装着後は，立位バランス練習と歩行練習を加えて行った。装具がはずれてから（6～8 m）は，裸足での立位バランス練習と歩行練習を行った。

リハ経過

DKEは-45°から-10°へと変化しており，十分な矯正がされていた。SCALEとMASは術後2カ月目の時点で改善がみられた。一方，PCI，GMFM，歩行速度は術後2カ月目の時点で術前よりも低下し，その後術前の値よりも改善した。このことから，術後の運動制限や装具着用により一時的に運動効率や歩行能力は低下するが，継続したリハビリテーションにより改善していくことがわかる。

踵接地の出現，ダブルニーアクションの出現，歩幅の拡大により歩容は改善したものと考えられる。また，extension lagは消失し，歩行時のバックニーも未出現で経過したこともリハビリテーションによる影響は反映されていると思われる。しかし，立脚時間の左右差や左下肢でのジャンプ不能など，左下肢支持性の低下は残存しており，さらなる運動機能と歩容の改善には継続したリハビリテーションが必要である。

参考文献

1）　松尾　隆: 脳性麻痺の整形外科的治療 第一版, p147-177, 創風社, 1998.

（高木健志）

Case 04
選択的脊髄後根切断術後に歩行獲得した症例

第3章 **7** 観血整復術前後での評価と治療

基本情報と発達歴

在胎37週2,800gにて出生，運動発達歴は定頸3カ月，独座6カ月，ハイハイ10カ月，伝歩13カ月であった．2歳時点で独歩未獲得のため当センター神経科を受診，脳性麻痺（GMFCSレベルⅢ，痙直型両側性麻痺）の診断を受け，装具療法（プラスチック短下肢装具）と地域の療育センター利用（週5日通園，月1回理学療法）が開始された．3歳時点で両側性の尖足立位著明（図1a），独歩困難であったため当センター多職種外来（理学療法士，作業療法士，医師）を受診．下腿三頭筋の痙縮が強度で装具着用しても独歩が困難で，選択的脊髄後根切断術（selective dorsal rhizotomy：SDR）の適応があると判断．人見知りが強く慎重な性格であることから，手術前から当センターで月1回の定期的な理学療法が開始された．3歳7カ月にSDRを施行．術後からは作業療法も開始され2カ月間の入院中は週4～5回の理学療法と週3回の作業療法（いずれも60分）を実施し，術後2年間は週1回の理学療法と月1回の作業療法を継続している．

図1

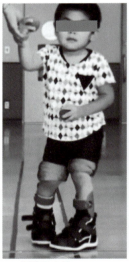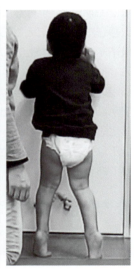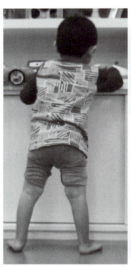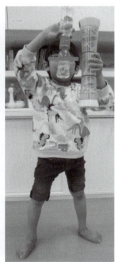

a　術前の立位
左は装具着用し手つなぎ歩きで遊ぶ様子．装具着用しても独歩は困難であった．
右は裸足でのつかまり立ち，両側に強い尖足を認めていた．

b：術後の立位
左は術後2週，立位許可直後の写真．すでに踵接地が可能となっていた．
右は術後2年時，静止立位で遊ぶ余裕がある．

（本原稿執筆に際し患者家族への説明を行い画像の使用についても快諾をいただいている）

経過

　理学療法頻度が月1回であった3歳0カ月から半年間の運動能力変化をみると（表1）GMFM-66スコアは微増していたもののreference percentileの低下が著明で，GMFM-66 Evolution Ratioも0.25（図2）と不良であった．術前Modified Tarieu Scale（MTS）では（表2）右のハムストリングスと下腿三頭筋で痙縮が著明で左下肢も程度は低いが同様の筋群に痙縮が認められていた．また，人見知りが強く慎重な性格であることなど総合的な評価から，運動能力向上には痙縮治療と，理学療法頻度増加，内容変更などが必要であると判断し，チームカンファレンスの後，家族へ説明し，前述のとおりSDRの施術に至った．

表1 術前後のGMFM-66スコアとPEDIスコアの変化

項目	術前	術後3カ月	術後6カ月	術後1年	術後1年6カ月	術後2年
	3歳7カ月	3歳10カ月	4歳1カ月	4歳7カ月	5歳1カ月	5歳7カ月
GMFM-66スコア（95%CI）	53.4 (51-55.8)	53.4 (51.0-55.8)	63.3 (60.7-66.0)	65.3 (62.6-68.1)	67 (64.2-66.9)	67.7 (64.9-70.6)
GMFM-66パーセンタイル	55	55	86	90	89	87
PEDI 移動領域（素点）	27	27	37	44	50	51
PEDI 移動領域（尺度化スコア）	48.8	48.8	57.3	63.9	71.6	73.3

GMFM：Gross Motor Function Measure　　PEDI：Pediatric Evaluation of Disability Inventory

図2 術前後のGMFM-66スコアをHannaの発達曲線（GMFCSレベルⅡ）へプロットした図

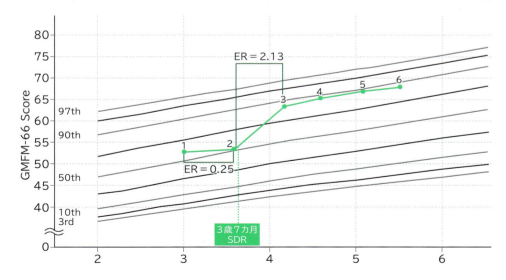

3歳から3歳6カ月にかけてスコアは向上しているものの発達率は低値であった．術後は大幅な改善を認め，2年後も改善を維持していた．
ER：GMFM Evolution Ratio

☞ p.170，253 参照

表2 術前後のMTS変化

測定部位	術前1カ月 右		左		術後3カ月 右		左		術後6カ月 右		左		術後12カ月 右		左	
	fast	slow	fast	slow	fast	slow	fast	slow	fast	slow	fast	slow	fast	slow	fast	slow
股関節外転	10	25	5	25	30	30	30	30	30	30			35	35	35	35
PoA	90	55	55	0	10	0	10	0	0	0	0	0	0	0	0	0
DKF	10	25	0	25	20	25	20	25	25	25	25	25	25	25	25	25
DKE	-40	10	-5	20	15	20	15	20	10	20	15	20	15	20	15	20

MTS：Modified Tardieu Scale
fast：筋をできるだけ速く伸張し最初のひっかかり(catch)が生じる角度(伸張反射亢進を反映)
slow：筋をできるだけゆっくり伸張したときの最大ROM(安静時の筋緊張を反映)
fast-slow：差が小さければ主に関節を構成する軟部組織の粘弾性や伸張などによる非反射性要素の影響が示唆され，差が大きければ主に伸張反射による反射性要素の影響が示唆される。
PoA：膝窩角，DKF：足関節背屈(膝関節90°屈曲位)，DKE：足関節背屈(膝関節最大伸展位)

☞ p.114 参照

　理学療法の内容は，SDRの術前・術中は評価が主体であった。表3のように家族へのインタビューから目標を明確にしたうえで家族，医療スタッフの間で共有を図った。術中には歩行獲得という目標を念頭に置き立脚期の支持に必要な緊張を維持できるよう配慮しながら目視，触診にて切断束の判断に携わった。安静解除期である術後2週(立位許可となった時点)では，痙縮が軽減されているためストレッチングは不要，ただし準備体操としての可動域練習は行っていた。この時点ですでにつかまり立位時の尖足は消失(図1b)，胡座位も獲得されていた。活動拡大期(術後3週目以降)に入ってからは残存課題である歩行を取り入れた練習を行った。慎重な性格を考慮して人的介助は最小限にしつつ失敗を感じさせないよう天井走行式リフトと長下肢装具を併用して実施(図3)。遊びのルールを児に決めてもらい主体性を引き出しながら実施するよう心がけた。また，過介助を回避するため，装具のカットダウントライアルは徒手介助で確認しながら毎週行うことで早期の短下肢装具や市販靴へ移行を図った。その後はトレッドミルを使用し連続歩行距離の延長や歩行速度の増加を数値で確認できるようにして取り組んだ。術後1年でのGMFCSレベルはⅡに向上していた。

　術後2年現在，市販のハイカットシューズでの屋外歩行を獲得し，裸足歩行では立脚中期

表3 術前後のCOPM変化

	目標内容	重要度	術前 遂行度	満足度	術後3カ月 遂行度	満足度	術後6カ月 遂行度	満足度
1	胡座位の安定(両手を放し10秒以上)	10	1	1	9	9	10	10
2	靴下を引っ張り上げる	7	1	3	4	4	10	10
3	寄りかかった立位でズボンを上げる	7	1	4	4	4	10	10
4	5m歩く	10	1	1	1	1	10	10
5	つかまり立ちで踵を着く	8	1	3	6	6	10	10
平均			1	2.4	4.8	4.8	10	10

COPM：Canadian Occupational Performance Measure

☞ p.204 参照

に両側とも踵接地を維持できている（図4）。The Functional Mobility Scale（FMS）変化（表4）からもわかるように移動能力が向上し，療育センター通園に加え週3日は地元幼稚園への通園も開始することができている。

図3 術後理学療法の様子

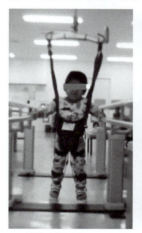
a　術後2週
平行棒内リフト歩行（コルセットと長下肢装具着用）

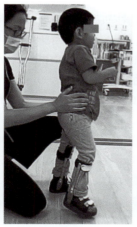
b　術後3カ月
後方介助歩行（左長下肢装具，右短下肢装具着用）

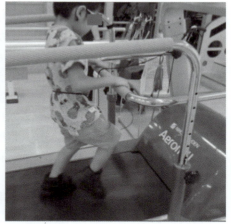
c　術後1年
トレッドミル歩行練習

図4 術後2年時の歩行

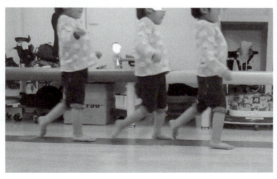

裸足で独歩可能。両側とも立脚中期に踵接地できている。

表4 術前後のFMS変化

	術前	術後3カ月	術後6カ月	術後1年	術後2年
5m	C	4	5	5	6
50m	1	2	4	5	6
500m	1	1	2	5	5

☞ p.190 参照

考察

　脳性麻痺児の痙縮治療としてSDRは強く推奨されているが，綿密な適応判断が必須とされている。MTSやGross Motor Function Measure（GMFM）などの客観的な指標の使用が推奨されており，本症例ではそれらを理学療法介入当初より定期的に利用した。評価結果を随時家族へ説明することで治療の必要性の根拠を示すことができ，適切な時期に外科治療を決断していただくことができた。また，Pediatric Evaluation of Disability Inventory（PEDI）を用いることで「やらせたことがない日常生活活動（activities of daily living：ADL）」や「できるようになってほしいADL」への家族の気づきが促され，Canadian Occupational Performance Measure（COPM）を用いて家族の希望を把握しつつ実現可能な目標を設定することが容易であった。次いで，目標が明確になっていたため医療チーム内での達成意識も高まった。退院時にはCOPMの臨床的意義のある変化といわれている2ポイント以上の改善（遂行度3.8/満足度2.4）を認め，術後6カ月で目標を完全に達成することができた。運動能力に関しても，GMFM-66 発達率が術前6カ月では0.25と不良であったが術後の6カ月間では2.1と急激な改善があった。合わせてGMFCSレベルの向上も認められ，これはSDRによる痙縮軽減だけではなく，理学療法の頻度増加，課題志向型アプローチへの内容変更などにより得られたperformanceの改善と考える。術後2年間（理学療法頻度週1回）で発達率2.1を維持できていることから，SDRと理学療法の効果が大きかったことが確認できた。それらの向上を受けて，療育センターだけでなく普通幼稚園への参加も開始することができた。今後はGMFCSレベルⅡの脳性麻痺児の運動発達のプラトー期を迎えることから，これらの向上した能力を活かして普通幼稚園での生活が拡大できるよう，徐々に理学療法頻度を減らしつつ参加を広げるサポートをしていく予定である。

まとめ

①診断時点（2歳）で独歩不可能のGMFCSレベルⅢの脳性麻痺児に対し痙縮治療を含めた支援をマネージメントし客観的な評価を活用しながら理学療法を実施した。

②評価結果を家族と共有したことで，ライフステージの変化に合わせた効果的な量とタイミングの支援を提供できた。

③患児や家族へのインタビュー形式の評価を利用したことで，具体的な目標を患児，家族がもてるようになり課題志向型アプローチが実施しやすくなった。

④運動機能の改善だけでなく，performanceやparticipationの改善も著明であり，3歳6カ月〜5歳7カ月の2年間の本症例への介入は成功している。

参考文献

1) Novak I, et al：A systematic review of interventions for children with cerebral palsy: State of the evidence. Dev Med Child Neurol, 55(10): 885-910, 2013.

2) Grunt S, et al：Selection criteria for selective dorsal rhizotomy in children with spastic cerebral palsy: a systematic review of the literature. Dev Med Child Neurol, 56(4)：302-312, 2014.

（花町芽生）

Case 05

第3章 7 観血整復術前後での評価と治療

体幹へのボトックス症例
体幹へのボトックスとプレーリーくんを使用して生活機能が改善した1例

基本情報・生活歴

19歳，男性。身長123 cm，体重24.3 kgである。重症新生児仮死後低酸素性虚血性脳症，脳性麻痺（痙直型四肢麻痺）であり，GMFCSはレベルⅤ，超重症児スコアは24点である。

在胎40週，体重2,203 g，胎児水腫のため帝王切開にて出生，Apgar score 3/3仮死あり。呼吸気管理で大学病院へ。肺高血圧症合併，生後2カ月から子ども病院にてフォロー。1歳1カ月時点で点頭てんかん発症。気道感染反復，痙攣時の喉頭狭搾のため2歳時に気管切開術施行。急性呼吸窮迫症候群（ARDS）合併して呼吸器管理。同年12月に喉頭気管分離術施行，HOT導入，気管内肉芽に対して治療を要したが徐々に落ち着いている。HOTは離脱，13歳時に胃瘻造設術を施行した。

内科系疾患として心室中隔欠損がある。右側肺は扁平狭搾，2017年には胸部CTで左主気管枝に狭搾がみられ，右はない。右上葉背側区域（S2），右下葉内側区域（S6およびS10），左上葉上区域背側S1＋2および舌区枝の分岐レベルで無気肺を認める。気管切開のカニューレ付近には肉芽を認め，過伸展の緊張により気管狭搾して喘鳴がみられる（図1）。

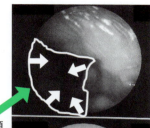

図1　気道狭搾

頸部の過伸展に伴う気管狭搾

ボトックスの経過（図2）

図2　治療経過（ボトックス治療開始）

X-2年12月以前	キシロカインを投与：効果がみられる
X-2年12月	ボトックス治療開始
	●頸部・下肢：前中後斜角筋（25U），右内転筋（25U），左腸骨筋（50U）
	注：U；Unit
X-1年4月	ボトックス治療（第1回目と同様）
X-1年8月	ボトックス治療
	●頸部・腰中心に実施
X年3月	プレーリーくん作製

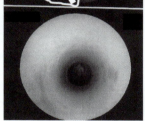

通常外来リハ（2〜3回／月）

ボトックス治療＋通常外来リハ（2〜3回／月）

- ボトックス治療は4カ月に1回程度，頸部，体幹筋および下肢筋に実施した。
- 施注により頸部の過伸展が軽減し，気道狭窄の程度が軽減することで，気管狭窄による喘鳴が改善する。
- ボトックス治療の効果は3カ月程度は持続するが，徐々に気管狭窄が強まる。そのため，姿勢保持や呼吸障害に対する十分な効果が得られなかった。

現在ボトックスの実施部位

医師と理学療法士が相談して施注部位を選択する。
左右大胸筋4カ所，左右前鋸筋4カ所，右胸鎖乳突筋，右僧帽筋上部，右肩甲挙筋，右前斜角筋，左僧帽筋虫部，左広背筋上部，左腸肋筋。

補装具

- プレーリーくん（動的支柱付体幹装具：dynamic spinal brace）Ⅲ型を作製し、日常生活で常時使用（図3）。
- バギータイプの車椅子に、体幹パッドなどで姿勢調整を行う。

図3 プレーリーくん（動的支柱付体幹装具：dynamic spinal brace）Ⅲ型

体幹装具（以下、プレーリーくん）を症候性側弯症に対して処方し、側弯の進行や呼吸障害の予防を行う。

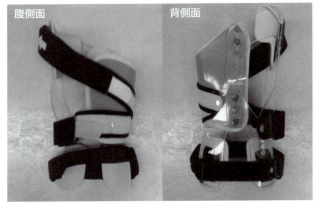

腹側面　　背側面

ボトックスとプレーリーくんの併用の経過（図4）

図4 治療経過（プレーリーくん作製後）

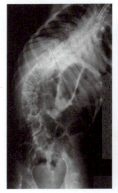 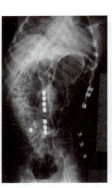 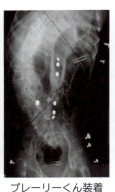 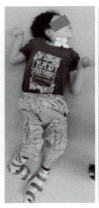 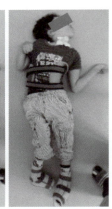

| プレーリーくん非装着 Cobb角91°（X年/2月） | プレーリーくん装着 Cobb角78°（X年/3月） | プレーリーくん装着 Cobb角85°（X+1年/6月） | プレーリーくん非装着 | プレーリーくん装着 |

ボトックス治療（頸部、左右体幹筋、下肢筋）　→

プレーリーくん作製・装着　→
（側弯予防・姿勢管理のために作製）

- プレーリーくんを作製した。2週間程度で装着に慣れ、装着しないと不快になるようになった。また、プレーリーくんを装着していないと自力排痰困難となり、家族の意思で現在は1日に22時間程度装着をしている。
- 側弯による姿勢保持および呼吸障害に対し、ボトックス治療と体幹装具を併用した。
- ボトックス治療と体幹装具の長期併用は、過剰な筋緊張を抑制し姿勢保持および呼吸障害の改善に効果を及ぼす可能性が示唆された。

統合

脳性麻痺児のGMFCSレベルVでは，思春期以降に二次障害が顕著となり，特に側弯の進行によって呼吸器関連，消化器関連の疾患を併発または増悪しやすい。日常生活での過緊張や姿勢不良はその病態を増長させる。そのため，理学療法や姿勢管理のための補装具で対応していく必要がある。また，側弯の進行には体幹の伸展緊張や非対称的な筋緊張によって，後弓反張の姿勢にS字またはC字の側弯が出現する。そのため，体幹の過緊張の筋に対するボトックス治療も考慮される。

本症例はGMFCSレベルV，右凸側弯（Cobb角91°）で体幹の変形が顕著で過剰な伸展の緊張が強かった。加えて，気管閉塞による喘鳴や肺雑音などの呼吸に関するトラブルが顕著であり，不快や呼吸が苦しくなると緊張を強める傾向にある。これ以上の側弯進行を予防するために，姿勢管理が理学療法の目標となる。

解釈

過緊張になる要因は個人によってさまざまである。本症例に関しては不快などの情動面による体幹の筋緊張の増加が引き起こす呼吸困難など呼吸の問題が顕著である。不快になる要因としては姿勢不良であったり，長時間の同一姿勢，そのほかに外的な環境要因も考えられる。呼吸の問題は姿勢の影響を強く受けるため，呼吸状態が安定する姿勢について評価することが重要となる。また，治療経過のなかで，体幹の筋緊張の変動と呼吸の関連や姿勢管理が実施できて，本児が安心して生活できているかを確認していく。

リハ計画

理学療法以外にも医師と共働してボトックス治療の計画を立案し，定期的な理学療法の継続が必要である。また，途中からボトックス治療に加えて体幹装具であるプレーリーくんの作製を行った。この動的支柱付側弯装具（通称：プレーリーくん）は，梶浦ら[1]が開発した体幹装具であり，Cobb角の改善に効果があるとされる。

呼吸に関するトラブルが顕著であり，これ以上の側弯進行の予防と，姿勢管理に関しては理学療法の目標となる。呼吸に関しては，単純に呼吸理学療法や体幹に対するROM訓練またはモビライゼーションだけでなく，補装具やボトックス治療も併用する必要があると考えた。また日常的な姿勢管理についても，定期的な評価を行うなかで修正し，それを療育者全員で把握していく。ボトックス治療の効果は3〜4カ月程度であり，その効果を理学療法実施時に確認しておくことも必要である。

リハ経過

　ボトックス治療によって効果が持続している期間は呼吸トラブルも少なかったが，効果が薄れてくると呼吸トラブルが増加した。プレーリーくん作製後には呼吸器トラブルは軽減しており，継続的に理学療法を実施してきた。ボトックスの効果を引き出すためには，ボトックスの効果が持続している間の運動療法や装具療法が重要となる。日常的に，ボトックス治療で緊張が軽減した状態でプレーリーを装着する姿勢管理を提案することで，ボトックス治療の持続効果は延長している。ボトックス治療実施後の理学療法の展開は非常に重要となり，本症例では姿勢管理の適切なアドバイスが効果を増大させたと考えられる。また，補装具に対する満足度が高いほど使用頻度は高くなるため，保護者のニーズを確認しながら装具を作製していくことも，適切な指導とともに重要である。

参考文献

1）　梶浦一郎，ほか：側弯症装具　動的脊柱装具（プレーリーくん(R)）. Journal of clinical rehabilitation, 24(11): 1068-1072, 2015.

（松田雅弘）

Case 06 下腿へのボトックス症例

第3章 7 観血整復術前後での評価と治療

尖足が改善し立位が安定したことで遊びの幅と移動方法が拡がった症例

基本情報

4歳1カ月。女児。GNAO1異常症。体重14kg。在胎38週。頸定4カ月，寝返り5カ月，座位1歳半，這い這い（バニーホッピング）1歳9カ月。

全体像

下肢優位の痙直型四肢麻痺を呈する。つかまり立ちは可能だが，尖足位となりやすい。しゃがみ込みは不可。伝い歩き不可。

人見知り・場所見知りなし。言語でのコミュニケーションは不可。周囲をよく見回しているが，自ら他者に働きかけることは少ない。ボールを入れる玩具が好き。穴へ入れることができるが，ときどき失敗する。また，手元を見ないで操作を行うことが多々ある。興奮すると，全身の伸展が強くなる。

ボトックス施注前評価

関節可動域および筋緊張評価（MTS）

		右	左
膝窩角（°）		30	30
足関節背屈（膝屈曲位，DKF）	R1	-5	-5
	R2	15	15
足関節背屈（膝伸展位，DKE）	R1	-15	-15
	R2	0	0

DKF：dorsiflexion with knee joint flexion
DKE：dorsiflexion with knee joint extension

☞ p.114 参照

図1 立位

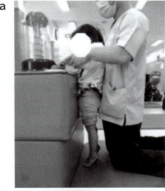
a

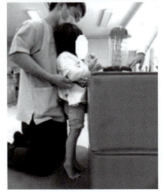
b

立位

つかまりながらであれば自分で立ち上がることはできるが，しゃがみ込みは難しく，床に座る際は倒れるように行う。立位の保持には上肢での支持（図1a）および骨盤の介助が必要（図1b）。上肢帯・上肢は肩甲帯周囲の緊張を強めやすく，それが玩具へのリーチの妨げとなっていた。また下肢は伸展パターンを強めて姿勢を保持しており，両足部の尖足が顕著になる。立位における膝の屈曲も困難であり，膝関節は過伸展位にもなりやすい。立位の中でゆっくり荷重をかけていくと徐々に踵接地が可能となるが，嬉しくなるなど感情的に興奮すると尖足が強くなり，後方へバランスを崩す。そのため立位を持続して遊び続けることは難しい。

401

歩行

伝い歩き不可。歩行器使用ではSRC-Wにて進むことができる。下肢は両側性の蹴り出しが主で，交互の振り出しはときどき可能。接地は尖足となる（歩行器歩行中のFoot Contact Scale：4）（図2a, b）。

図2 歩行

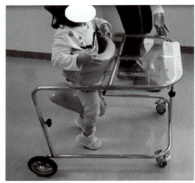
a

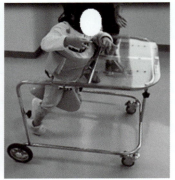
b

統合

関節可動域および筋緊張評価より，ハムストリングスおよび下腿三頭筋に緊張が認められる。一方，MTSよりDKFとDKEの両方に差がみられることから，腓腹筋およびヒラメ筋の両方に強い痙性が認められる。

ボールを入れるなど上肢リーチの遊びが可能だが，尖足によって立位保持が困難となっており，立位の遊びが阻害されていた。

歩行は，歩行器を使って全身の伸展パターンを用いて進む。

解釈

立位におけるバランスの取り方が，下肢を強く伸展することに限られているため，立位を保持し続けることが困難になっている。尖足を改善することにより踵への荷重を促し，立位を安定させることで，立った中での遊びを安定させることは重要であると考えた。

リハ計画

下腿三頭筋の痙縮を緩和させて踵接地を促し，立位の安定性向上を目指すため，ボツリヌス毒素施注を行った。また，上肢でのリーチ動作向上を目指すために，肩甲帯周囲への施注も行った（表2）。

施注後は，1～2週間に1回のペースで理学療法を実施，さらに母親へストレッチ方法の伝達も行った。

表2 ボツリヌス毒素施注

	右	左
僧帽筋上部線維	5単位	5単位
大胸筋	5単位	5単位
大円筋	5単位	5単位
腓腹筋外側頭	5単位	5単位
腓腹筋内側頭	5単位	5単位
ヒラメ筋	5単位	5単位
合計	60単位	

リハ経過（1カ月後）

関節可動域および筋緊張評価（MTS）

		右	左
膝窩角（°）		25	25
足関節背屈 （膝屈曲位，DKF）	R1	20	20
	R2	20	20
足関節背屈 （膝伸展位，DKE）	R1	0	0
	R2	0	0

DKF，DKEのいずれにおいてもR1-R2の差がみられなくなり，痙縮が減弱した。また膝窩角にも変化があった。これは，腓腹筋は二関節筋であり膝関節屈曲にも作用するが，今回，ボツリヌスを腓腹筋に施注したことで，足関節だけでなく膝関節にも効果を及ぼすことができたためと考える。

立位

尖足が改善されて，足底接地が可能となった。安定性も増し，セラピストの介助量が軽減された（図3a，b）。ときどき，後方へ倒れそうになることもあるが，立位における膝関節の屈曲も可能になったため，立位におけるバランスのとり方が下肢の伸展だけでなく，膝関節の屈曲を用いた方法でも可能となった。

図3 立位

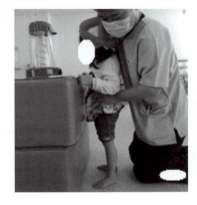
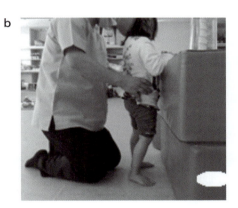

歩行

SRC-W歩行中の足底接地が可能になり，左右の交互の振り出しも可能になった（歩行器歩行中のFoot Contact Scale：2）（図4a，b）。

図4 歩行

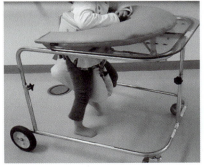
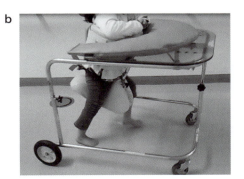

リハ経過（3カ月後）

関節可動域および筋緊張評価（MTS）

		右	左
膝窩角（°）		30	25
足関節背屈 （膝屈曲位，DKF）	R1	0	0
	R2	15	15
足関節背屈 （膝伸展位，DKE）	R1	-15	-10
	R2	0	0

リハ経過1カ月後時点と比較して，DKF，DKEともR2の角度には変化はなかったが，R1にやや制限がみられたことから再び痙縮が強くなっていることがうかがえる。

立位，歩行

　立位では，足底接地が可能であるが，興奮時には膝関節が過伸展，足部は尖足となり，バランスを崩すことが多くなった。

　SRC-Wを使用しての歩行は，つま先で接地することも多くなった。一方，移動距離が伸び，本人の行きたいところへ移動できるようになるなど，活動範囲は拡大した。

考察

　リハ経過1カ月後の時点で，尖足が改善し，膝でコントロールしながら立位を保持することができるようになったため，安定した立位のなかで遊ぶことができるようになった。また，歩行でも踵接地し下肢を交互に振り出しながら進むことができるようになった。

　一方，動作のなかでは痙縮が認められる場面もある。そのため，将来的に足部などの変形の進行や，姿勢保持や動作のパターンが限られてくる可能性もある。実際にリハ経過3カ月後の時点で痙縮が再び強まっている様子があった。

　今後は下肢の痙縮の評価を定期的に行いつつ，ボツリヌス毒素施注部位や量の再考のほか，足関節底屈抑制を目的とした下腿装具の作製も念頭に置いて，伝い歩きや歩行器を使った歩行など，下肢を使った活動を促し，移動範囲を拡大して本児の興味や関心を広げる支援を継続していく。

（大矢祥平）

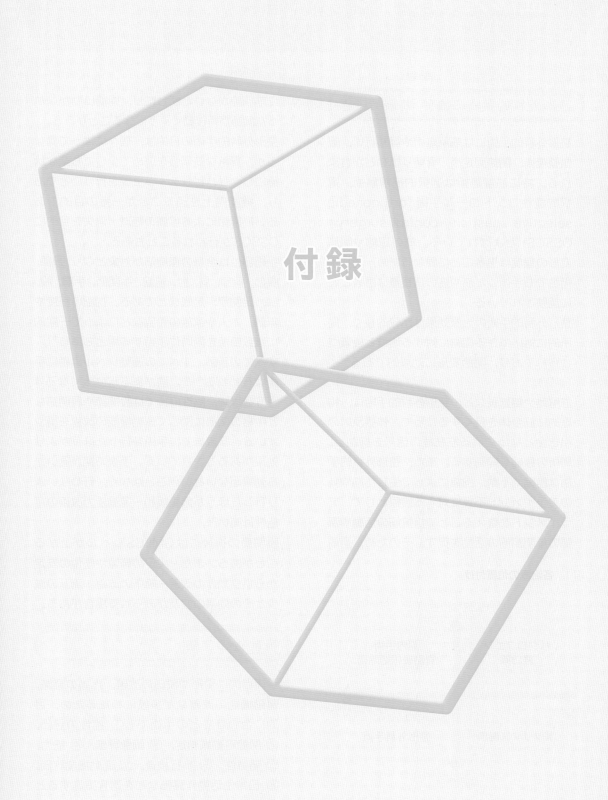

付録

第4章
1 整形外科手術

整形外科的手術の概要　効果と限界

- 整形外科的手術には筋解離術や腱移行術，観血整復術，関節固定術，骨切り術などが含まれる。特に筋解離術は選択的筋解離術，選択的痙性コントロール手術（orthopaedic selective spasticity-control surgery：OSSCS）とよばれている。筋の短縮や関節変形の程度は患者ごとに異なるため，同じ手術名でも手術した筋や筋の延長量は患者ごとに調整されている[1]。
- 整形外科的手術の治療効果は比較的長く，局所的に対応できる痙縮に対する治療と位置づけられており，関節変形に効果的である[2, 3]（図1）。
- 筋解離や腱延長などの整形外科的手術は，物理的に筋全体を長くすることで，伸張反射の引き金となっている筋紡錘の信号を抑制し，局所の痙縮を抑制する。また，整形外科的手術は痙縮や不動，拘縮によって生じた筋や骨のアライメント不良に対する治療として，アライメントを整えることで拮抗筋の活動や深部の単関節筋の活動を促す。そのため，術前に筋収縮がないと感じたり，術前に動かなかった関節が術後動くようになることがある。
- 整形外科的手術の目的は，個々によって異なるが，異常な筋緊張を弱めて少しでも楽な状態にし，リハビリテーションを行うことであり，機能向上を図ることが一番の目的である。筋緊張による疼痛の軽減・消失を目的にOSSCSが行われることもある[1, 4]。
- 手術部位は全身の痙縮筋が対象となり，頸部，腹部，背部，肩，肘，前腕，手関節，手掌，股，膝，足関節，足底などである。拘縮の程度や年齢，本人や家族の希望などによって一期的に複数箇所を同時に手術する場合もある[5]。
- すべての年齢，すべての運動レベルの者に手術は行われる[1, 5]。筋がある程度太くなる4～5歳以降，脳性麻痺では股関節や肩関節など中枢の関節に関して運動機能の改善を得やすい6～7歳までに手術を行ったほうがより効果があるとされている。手術時期が遅いから効果がないということはなく，行わないより行ったほうが緊張緩和・運動能力改善の可能性は高い[4]。
- 股関節の術後にはGMFCSレベルが上がることがある。また，尖足の軽減や座位の安定から摂食動作の改善・嚥下の改善・流涎の減少とその効果の波及がみられる場合がある。

術前後の評価

- 手術目的は変形や脱臼の改善，疼痛の軽減，運動機能の改善など多岐にわたるため，目的に合わせてどの手術でも① 痙性の評価，② 関節可動域測定，③ 画像評価，④ 筋力，⑤ 随意性，⑥ 歩行検査，⑦ 運動機能評価，⑧ 日常生活動作評価などを適宜実施するとよい[4]。

図1　各治療の位置付け

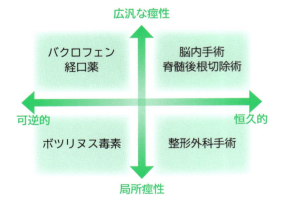

- 整形外科手術では患者の変形の程度や動作パターンを総合的に判断し，多関節筋を中心に選択的に切離・延長し，単関節筋の随意性や分離性・抗重力性の働きを活性化させ機能向上を図る。また，関節の変形は各筋の影響により，三次元的（屈曲・伸展・内転・外転・内旋・外旋など）に現れるため，目的とする関節周囲のバランスを考え，多方向の筋解離術が行われる[1]。そのため，制限されている運動方向だけでなく，さまざまな運動方向の可動域を自動運動（随意性と筋出力の要素を含む），他動運動（痙性と関節可動域の要素を含む）で確認する。
- 手術は関節ごとに行われるとしても，術後のアライメント変化や成長による姿勢アライメントの変化を予測して，患部のみの評価にならないように注意が必要である。

股関節

基本的に関節ごとに中枢部の関節（尖足変形が目立っていても足関節ではなく股関節）から手術することが多い[1, 5]。

① 痙性，② 関節可動域測定

股関節手術前後には歩行時の動的尖足が変化することがあるため，下肢，全可動域を確認する。痙性評価は股関節屈伸，内外転を必ず確認する。特に痙性の高い屈筋と内転筋の評価に注意する。関節可動域測定は，運動レベルや時間的に可能であれば他動だけでなく自動運動も測定する。

③ 画像評価

股関節前後のX線画像にて，MPやSharp角などを確認する。

④ 筋力

徒手筋力計やMMTで手術する関節と隣接関節の筋力を確認するとともに，立ち上がり動作や階段昇降などの動作時筋力を分析する。以下すべての手術において同様である。

⑤ 下肢随意性

股関節手術前後には術部位だけでなく膝関節や足関節の随意性が変化することもあるため，下肢全般の随意性を確認する。以下すべての手術において共通するが，可動域が大きく変化した場合，3秒ごとに往復運動を行うSCALEでは動作が不十分になり減点となることがある。動作速度も併せて確認する。

⑥ 歩行検査

歩容の確認とともに動的尖足の程度を評価する。

⑦ 運動機能評価，⑧ 日常生活動作評価

FMSで全体像を把握するとともにGMFMやPEDIなどで詳細な評価を行っておく。以下すべての手術において同様である。

膝関節

① 痙性，② 関節可動域測定

膝関節手術は膝関節屈曲拘縮の強い者に行われることが多い。立位歩行が可能な者は，術後のアライメント変化を予測し股関節の評価を必ず行う。

③ 画像評価

膝関節前後および左右のX線画像で，膝蓋骨高位や膝蓋大腿関節の狭小化などを確認する。

④ 筋力

膝関節授動術を行う者は，膝関節伸展最終域での筋出力が弱いことが多いため，適宜肢位を変えて確認する。

⑥ 歩行検査

歩行周期における膝関節の屈曲，過伸展の程度を評価する。

足関節

① 痙性，② 関節可動域測定

足関節手術前後には関節可動域だけでなく，歩行時の動的尖足も変化する。痙性評価は足関節底背屈を必ず確認する。

③ 画像評価

足関節前後像のMTR角や距腫指数にて足部の特徴を把握する。

④ 筋力

手術部位のみの評価にならないように注意し，立ち上がり動作時の足趾の動きを確認する。

⑥ **歩行検査**

　歩容の確認とともに，動的尖足の程度を評価する。

上肢

① **痙性，**② **関節可動域測定**

　どの手術にせよ，手術する関節と隣接関節の自動運動と他動運動を確認する。

③ **画像評価**

　肩関節脱臼や橈骨頭の脱臼の程度など，手術部位の骨アライメントを確認する。

⑤ **上肢随意性**

　肩・肘・前腕・手・手指の随意性を確認する検査にSelective Control of the Upper Extremity Scale（SCUES）がある。どの手術を行うにせよ，上肢全体の動きを確認する。

⑥ **歩行検査**

　上肢の振りが改善することで歩行時の体幹動揺や立脚期が安定し，歩幅が改善することがある。歩容の全体像を評価する。

体幹

① **痙性，**② **関節可動域測定**

　端座位で体幹の自動運動と他動運動，背臥位で骨盤を操作することで痙性の被動性を確認する。

③ **画像評価**

　側弯や後弯，棘突起のねじれなど体幹変形の全体像を確認し，股関節の画像評価も併せて行う。

④ **筋力**

　寝返り動作や起き上がりから動作時筋力を把握する。

参考文献

1）　池田啓一, ほか: 痙性に対する整形外科的アプローチ -整形外科的選択的痙性コントロール手術-, Jpn J Rehabil Med, 46(3): 176-185, 2009.
2）　Ward AB: A summary of spasticity management--a treatment algorithm. Eur J Neurol, 9(suppl1): 48-52, 2002.
3）　Novak I, et al.: A systematic review of interventions for children with cerebral palsy: state of the evidence. Dev Med Child Neurol, 55(10): 885-910, 2013.
4）　楠本泰士: 発達障害児の整形外科手術後の理学療法と生活指導. 理学療法ジャーナル, 48(2): 111-117, 2014.
5）　松尾　隆: 整形外科的選択的痙性コントロール手術(OSSCS). J Clin Rehabil, 17(11), 1063-1071, 2008.

（楠本泰士）

第4章

2 選択的脊髄後根切断術
selective dorsal rhizotomy：SDR

選択的脊髄後根切断術の実際と限界

SDRの歴史

選択的脊髄後根切断術（selective dorsal rhizotomy：SDR）は求心性に働く脊髄神経である後根神経束を選択的に切断し，痙縮を軽減させる手術である。日本においては1986年ごろから脳性麻痺児への施術が始まった。切断する神経の選択が重要であり，術前後の理学療法は必須である。2013年に発表されたNovakら[1]のシステマティックレビューにおいても痙縮治療として強く推奨されている。

SDRの適応

SDRの適応基準について紹介する（表1）。

① 痙縮により姿勢保持や運動に異常をきたしていたり，介護困難をまねいていたりする症例が対象となる。筋緊張の変動があるジストニアや失調タイプの麻痺が混在している症例では，痙縮を利用した姿勢保持戦略が成り立っていることが多く，術後に不随意運動が増悪したり姿勢保持機能の低下をまねいたりするおそれがあるため適応外としている。

② 手術部位が腰髄神経から仙髄（L1-S2）であるため，痙縮軽減が見込めるのは主に下肢である。そのため，麻痺の分布が両側性で特に下肢に強い症例が対象である。

表1 SDRの適応基準

1	麻痺の性質が痙直型
2	麻痺の分布が両側性
3	年齢が2～10歳
4	著明な拘縮がないか，あってもSDR後の追加治療で改善が見込めること

③ 手術に適した年齢は2～10歳である。国際的に脳性麻痺の症状は生後18カ月までに顕在化するといわれている[2]。そのため，診断が確定し粗大運動の質を評価することができ，Gross Motor Function Classification System（GMFCS）による運動発達予後予測が立てられる2歳以降がよいと考える。また，痙縮を利用した運動戦略を長期間経験した児の場合，痙縮が軽減すると姿勢保持や歩行機能の低下を生じる可能性がある。10歳以上の歩行可能な症例では術後の移動能力低下を生じるリスクがあり慎重な対応が望まれる。さらに，術後の集中的な理学療法が必要であるため頻回な通院（園）が可能な就学前（おおむね6歳）までの施術が望ましい。

④ 著明な拘縮がない，またはあっても，SDR後の追加治療で改善が見込めることが挙げられる。SDR後に関節可動域改善が得られるとの報告は複数[3, 4]あり，拘縮があっても軽度であるか，術後の追加治療で改善が見込める場合はSDRの適応となる。SDRは麻痺の重症度がGMFCSレベルⅠ～Ⅳでの適応がよいとされているが，GMFCSレベルⅤの症例についても近年では施術し効果があるとされてきている[5]。

SDRと理学療法

評価

評価を行ううえで重要なこととして，児の疲労も考慮しながら診療時間内で目的にあった評価を適切に行うこと，効果を判定するために客観的評価を用いること，児とその家族，医師，セラピストが話し合い目標を設定することが挙げられる。これらを意識して，筆者の施設で

表2　当センターにおけるSDR前後の評価

ICF領域	評価項目	目的・注意点
心身機能 身体構造	MTS・ROM p.98, 109参照	痙縮・筋緊張と関節可動域を評価。 左右差，近位筋と遠位筋のどちらに痙縮や可動域制限があるかをみていく。
	SCALE p.103参照	選択的な分離運動を評価。 痙縮減弱後の分離運動を予測する。
	EVGS p.193参照	歩行分析。 矢状面・前額面をビデオで撮影する。
活動	FMS p.190参照	児の機能的移動能力を移動補助具の使用を考慮して分類する。 現在の移動能力を把握する。
	GMFM p.170参照	粗大運動能力を評価し，目標となる課題を把握する。 GMFM-66をすべて行うと60分程度かかるため，GMFM-66 B&Cで行っている。目標となる課題はビデオ撮影をするとよい。
	PEDI p.253参照	児の日常生活の活動を評価し，目標となる課題を把握する。 日常生活での問題点を抽出する。
参加	COPM p.204参照	目標を設定。 児とその家族がしたいと思ったことを聴取していく。

行っている40分×1～2回の理学療法で行えるSDR前後の評価項目を提示する（表2）。

SDRは痙縮治療のため，痙縮を評価することが最優先である。そのため，Modified Tardieu Scale（MTS）やModified Ashworth Scale（MAS）を用いて，異常歩行を呈する原因となる筋群（内転筋群・ハムストリングス・ヒラメ筋・腓腹筋）を主に評価していく（p.109参照）。また，関節可動域制限が重度である場合，SDRの適応外と判断されるため関節可動域測定も必須である（p.98参照）。MTSを使用すれば，関節可動域測定であるR2（slow stretch）も含まれるため，痙縮と合わせて評価を行うことができる。また，対象者の歩行を撮影し，歩行パターンとMTS・ROMの関連性を評価する。SDRでは，後根への電気刺激と臨床評価であるMTSや歩行分析により切断率を決定する。そのため，左右差や筋緊張の亢進部位を把握することが求められる。さらに，SDRにより痙縮が減弱した後に拮抗筋がどの程度使用できるかを予測するためにSCALEを使用する。

活動はFunctional Mobility Scale（FMS），Gross Motor Function Measure（GMFM-66）やPEDIを用いて，また参加や目標はCanadian Occupational Performance Measure（COPM）を使用して評価を行う。GMFM-66はItem mapを利用して，目標となる項目を予測する。目標となる項目を術前後でビデオ撮影し，ビデオと客観的評価を提示することで児やその家族がSDRとリハビリテーションの効果を感じやすくなる。

治療

術後は痙縮が軽減し，脳性麻痺児特有の中枢性の筋力低下が支持性の低下として露呈するため，筋力強化が必要となる。装具療法を併用し低強度高頻度の運動療法から開始するが，徐々に強度を上げていくことも重要である。脳性麻痺児では健常児に比べ遅筋の割合が大きくなるとの報告もあり[6]，GMFCSレベルⅠ，Ⅱの児では走行やジャンプなど高強度な運動を徐々に取り入れて速筋の使用を促すことも試みるべきである。痙縮が軽減しているためこうした運動を制限する必要がなくなることもSDRの魅力である。

SDRの限界

　SDRはジストニアや失調といった不随意運動を伴う症例では，術後不随意運動の悪化をまねいてしまう可能性が高いため不適応である。執刀できる医師を中心としたチームで適応を慎重に判断し，治療目標を明確にすることが大切である。2019年時点のわが国では埼玉県のチーム[3]と沖縄県のチーム[7]が施術していることを確認している。

参考文献

1) Novak I, et al.: A systematic review of interventions for children with cerebral palsy: State of the evidence. Dev Med Child Neurol, 55(10): 885-910, 2013.
2) Bax M, et al.: Proposed definition and classification of cerebral palsy. Dev Med Child Neurol, 47(8): 571-576, 2005.
3) 花町芽生, ほか: 痙直型脳性麻痺児に対する選択的脊髄後根切断術および理学療法の効果—術前後のGMFM-66 percentileの比較—. 総合リハ, 45(2): 141-147, 2017.
4) Josenby AL, et al.: Motor function after selective dorsal rhizotomy: a 10-year practice-based follow-up study. Dev Med Child Neurol. 54(5): 429-435, 2012.
5) Ingale H, et al.: Selective dorsal rhizotomy as an alternative to intrathecal baclofen pump replacement in GMFCS grades 4 and 5 children. Child's Nerv Syst, 32(2): 321-325, 2016.
6) Marbini A, et al.: Immunohistochemical study of muscle biopsy in children with cerebral palsy. Brain Dev, 24(2): 63-66, 2002.
7) 當山真弓, ほか: 脳性麻痺における選択的脊髄後根切断術の術後経過. 脳と発達, 43(4): 277-281, 2011.

（花町芽生，阿部広和）

第4章

3 ボトックス

ボトックスの効果と限界

　ボツリヌス毒素療法とは，ボツリヌス菌が産生するA型ボツリヌス毒素を筋肉内に注射することによって，神経筋伝達阻害作用により局所的に筋肉を弛緩させる治療をいう。ボツリヌス毒素は，神経筋接合部で運動神経終末に作用しアセチルコリンの放出を抑制する。このことによって神経筋伝達を阻害し，筋の麻痺を起こさせる。一般的には施注後1～2日で効果が出始めて，2～4週間で効果のピークを迎えるとされており，効果持続時間は3～4カ月とされている。また，抗毒素抗体誘導を防ぐ目的で施注間隔は12週間以上あけることとされている。

　最も期待される効果としては痙縮の緩和にある。痙縮が緩和されることで，変形/拘縮につながる異常姿勢の改善や疼痛の軽減，睡眠の改善，更衣などの介護量の軽減が期待される[1]。脳性麻痺リハビリテーションガイドラインにおいても，痙縮の治療として強く推奨されている[2]。また，ボツリヌス毒素の効果は一時的であるため反復投与が必要であるが，必ずしも欠点ではなく，治療部位や用量の試行錯誤が可能であると考えれば，長所ととらえることができる。

　限界としては，ボツリヌス毒素に対する感受性には個人差があること，深部筋にはアプローチできない場合があることが挙げられる。また，効果はあくまで痙縮に対してのものであるため，骨格変形や軟部組織の短縮・拘縮をきたしている場合には効果は望めない（☞ p.383参照）。さらに，ボツリヌス療法は対症療法であるため，これだけでは機能改善は難しく，施注後の理学療法や作業療法は必須である。ボツリヌス療法では痙縮のコントロールが難しくなった場合，選択的後根切断術（selective dorsal rhizotomy：SDR）やバクロフェン髄注（intrathecal ba-clofen：ITB）療法も検討していく必要がある。

施行前後の評価

　ボツリヌス毒素施注の効果があったかは，関節可動域や立ち上がり，歩行場面の動画撮影などを行い，施注前後で比較する。痙性の評価は必須でModified Ashworth Scale（MAS）やModified Tardieu Scale（MTS）が用いられる（☞ p.108参照）。ボツリヌス毒素施注後，動きが質的にも変化・効果があったかを評価することも重要である。下肢の分離した動きの変化を追う評価にはSelective Control Assessment of the Lower Extremity（SCALE，☞ p.103参照）がある。バランスの評価にはFRTやTUG test, Pediatric Balance Scale（PBS）を用いる。また，歩行の効果判定にはFoot Contact Scaleを用いることが多い。さらに設備が整っている場合は，三次元動作解析などで定量的に評価していくことも大切である。

上肢

　関節可動域や痙性の評価のほか質的な評価として，Loweら[3]はQuality of Upper Extremity Test（QUEST）に変化があったとしており，有用性が報告されている。またBox and Block Test（BBT）も有用である。

股関節

　内転方向への緊張が強い場合，長内転筋や大内転筋，薄筋に施注することが多い。評価には股関節外転角度を用いるが，膝関節屈曲位と伸

展位で股関節外転角度を測定するとよい。伸展位の場合は主に薄筋の緊張を，屈曲位の場合はその他の内転筋群の緊張を評価することができる。

膝関節

膝窩角は背臥位股関節90°屈曲位での大腿骨長軸の延長線と下腿軸のなす角度で，値が小さい方が可動域が保たれていることを示す。主にハムストリングスの緊張状態や柔軟性を評価することに用いる[3]。

足関節

膝関節屈曲位足関節背屈角度（dorsiflexion with knee joint flexion：DKF）は主にヒラメ筋などの足関節を跨ぐ単一関節の筋肉の評価に用いる[4]。一方，足関節（距骨下関節など）に骨変形や拘縮などをきたしている場合，この評価は必ずしも筋の評価をしているわけではなくなるので十分注意しなければならない。

膝関節伸展位足関節背屈角度（dorsiflexion with knee joint extension：DKE）は主に腓腹筋など膝関節と足関節に跨がる多関節筋の筋肉の評価に用いる[4]。こちらもDKF同様，足関節（距骨下関節など）に骨変形や拘縮などをきたしている場合には十分注意する。

体幹

体幹に対する主な定量的・定性的な評価方法はないのが現状である。また，体幹部に施注する場合，比較的身体的に重度なケース（GMFCS Ⅳ～Ⅴ）が対象となる場合が多い。Pinら[5]はボツリヌス治療のアウトカムのシステマティックレビューを行った。その結果，痛みの減少，股関節の適合性（migration percentage），機能的変化（ポジショニングのしやすさ，GMFMやGMFCSの改善度，介護のしやすさ，運動機能の改善度），目標達成がアウトカムとして挙がったが，いずれもエビデンスレベルは低いものだったことを報告している。

目標達成度の評価として，Goal Attainment Scale（GAS）やCanadian occupational performance measure（COPM）がある。

参考文献

1) Mesterman R, et al.: Botulinum Toxin Type A in Children and Adolescents With Severe Cerebral Palsy: A Retrospective Chart Review. J Child Neurol, 29(2): 210-213, 2014.
2) 日本リハビリテーション医学会 監, 日本リハビリテーション医学会 診療ガイドライン委員会, ほか 編: 脳性麻痺リハビリテーションガイドライン 第2版, 金原出版, 2014.
3) Lowe K, et al.: Repeat injection of botulinum toxin A is safe and effective for upper limb movement and function in children with cerebral palsy. Dev Med Child Neurol, 49(11): 823-829, 2007.
4) 楠本泰士, ほか: 脳性麻痺痙直型両麻痺患者における両股関節筋解離術後の歩行時動的尖足変化に関与する因子の検討. 理学療法学, 42(1): 35-41, 2015.
5) Pin TW, et al.: Efficacy of botulinum toxin A in children with cerebral palsy in Gross Motor Function Classification System levels Ⅳ and Ⅴ: a systematic review. Dev Med Child Neurol, 55(4): 304-313, 2013.

（大矢祥平）

第4章

4 関係法規

障害者の日常生活及び社会生活を
総合的に支援するための法律
（障害者総合支援法）

概要

　障害者総合支援法は精神（発達障害含む）・知的・身体障害の3障害および，ある指定された難病患者を対象とする法律である。本法律の下に介護給付や訓練等給付などの複数のサービ

スが規定されている（表1～5）[1-3]。リハビリテーションにおける患者の支援ではこれらサービスの利用方法を療法士が考慮し，助言することも必要である。例として，訓練等給付の自立訓練における機能訓練・生活訓練は2019年度より3障害の区別なく，申請により定められた利用期間が認められる。そのため，これら訓練等給付を日中活動として生活に組み入れ，医療機関主体でなく生活の中で患者の行動や生活

表1　介護給付（訪問でのサービスに関わるもの）

サービス	対象	内容
居宅介護 （ホームヘルプ）	者・児	ホームヘルパーによる自宅訪問で，排泄や調理，洗濯等の生活を支援するサービスです。
重度訪問介護	者	重度知的障害あるいは肢体不自由，精神障害があり，介護を常に必要とする方にホームヘルパーが自宅訪問し，排泄や調理，洗濯，掃除等の生活を支援するサービスです。支援区分が4以上等の利用条件があります。
同行援護	者・児	身体障害のうち，視覚障害がある方が対象です。移動に困難がある方で障害支援区分が2以上等の利用条件があります。
行動援護	者・児	知的障害あるいは精神障害のある方で著しく行動に障害を伴う方が対象で，専門のヘルパーによる外出時の移動介護や排せつ，食事等の介護を行います。
重度障害者等 包括支援	者・児	常に介護を必要とし，介護度の高い方が対象です。居宅介護等の複数のサービスを提供します。支援区分が6以上で人工呼吸器を用いていたり，強度の行動障害がある等の利用条件があります。

※者：障害者，児：障害児
※基本的に身体障害者手帳，精神障害者保健福祉手帳または療育手帳を取得した者が対象で利用条件有り。

（文献1～3より改変引用）

表2　介護給付（日中活動のサービスに関わるもの）

サービス	対象	内容
短期入所 （ショートステイ）	者・児	介護者が病気や冠婚葬祭等の何らかの理由で一時的に介護を行えない場合，指定を受けた施設に短期間対象児・者が入所するサービスです。入浴や排せつ，食事などのサービスが受けられます。介護者のレスパイト目的でも利用されます。
療養介護	者	医療的ケアを必要とし，常に介護の必要な障害者が対象です。主に昼間の時間帯に医療機関で行われる療養上の管理，看護，機能訓練，介護などが提供されます。疾患によって支援区分が5ないし6であることが利用条件です。
生活介護	者	障害者の指定事業所において，常に介護を必要とする方に対して排泄や食事などの介護を行う日中のサービスです。

※者：障害者，児：障害児
※基本的に身体障害者手帳，精神障害者保健福祉手帳または療育手帳を取得した者が対象で利用条件有り。

（文献1～3より改変引用）

414

表3　介護給付（施設入所サービスに関わるもの）

サービス	対象	内容
施設入所支援	者	対象となる障害者に対して，施設入所した上で，夜間の食事や排せつ，入浴などのサービスを提供します。日中活動のサービスに対して，夜間において生活を支援するサービスです。障害支援区分4以上などの利用条件があります。

※者：障害者
※基本的に身体障害者手帳，精神障害者保健福祉手帳または療育手帳を取得した者が対象で利用条件有り。

（文献1〜3より改変引用）

表4　訓練等給付（自立しての居住サービスに関わるもの）

サービス	対象	内容
共同生活援助（グループホーム）	者	主として夜間や休日において対象となる障害者に，共同生活を行う住居で食事の介護や排せつ，入浴，相談などの日常生活の援助を行います。
自立生活援助	者	住居において一人暮らしを行う障害者を支援するために，定期的な巡回訪問や随時必要に応じた訪問，相談，関係機関との調整などのサービスを提供します。これによって，単身で生活する障害者の日常生活の自立を支援します。

※者：障害者
※基本的に身体障害者手帳，精神障害者保健福祉手帳または療育手帳を取得した者が対象。

（文献1〜3より改変引用）

表5　訓練等給付（就労・訓練のサービスに関わるもの）

サービス	対象	内容
自立訓練（機能訓練）	者	理学療法士または作業療法士などが障害者施設または対象となる障害者の居宅を訪問して，理学療法や作業療法などの必要なリハビリテーションを提供し，生活などに関する相談や助言，その他の必要な支援を提供するサービスです。
自立訓練（生活訓練）	者	生活支援員などが障害者施設または対象となる障害者の居宅を訪問して，入浴，排せつおよび食事などに関する自立した日常生活を送れるよう必要な訓練を行ったり，生活に関する相談や助言などの支援を行います。
就労移行支援	者	就労を希望する障害者に対し，就労に必要な知識や能力向上のための必要な訓練を提供します。求職活動に関する支援，個々の適正に応じた職場開拓などの必要な支援を行います。利用期間は原則2年間です。
就労継続支援（A型）	者	一般企業への就労が困難な障害者に雇用契約などに基づいて就労の機会が提供されます。就労のための知識および能力の向上のために必要な訓練やその他の必要な支援を行います。
就労継続支援（B型）	者	一般企業への就労が困難な障害者に雇用契約に基づかないで就労に必要な知識および能力の向上のために必要な訓練やその他の必要な支援を行います。
就労定着支援	者	就労移行支援や就労継続支援を利用して一般就労に移行した障害者に，就労の継続を図るため企業や医療機関などとの連絡調整を行います。そのほか，日常・社会生活に関する相談，指導および助言などの支援を行います。

※者：障害者，児：障害児
※基本的に身体障害者手帳，精神障害者保健福祉手帳または療育手帳を取得した者が対象で利用条件有り。

（文献1〜3より改変引用）

を変容させることを考慮に入れるべきである。小児においては障害支援区分の判定を受けずに自治体への申請により，在宅での入浴や更衣などの支援を行う居宅介護などの一部サービスの利用が認められる場合がある。介護給付のサービスを受給するには障害支援区分の判定を受

ける必要がある。判定には二次審査までが存在する。一次審査として，医師意見書による麻痺や拘縮などの状況といった決められた項目を含んだ調査項目，および認定調査員による訪問調査の結果を踏まえたコンピュータ判定が行われる。その後，有識者によって構成される審査会

第4章　付録

4　関係法規

の審査で非該当あるいは1〜6の6段階の障害支援区分が認定される（図1）[4]。

障害者手帳をもつ障害児・者は，補装具費用支給サービスを受けられる（図2）[5]。補装具費の支給では，障害が継続する場合に車椅子やロフストランド・クラッチ，下肢装具などの更生用装具が，所得に基づいて自己負担額1割を原則として残りの9割の補装具費用が支給される。自己負担額の上限は所得によって異なるが，37,200円であることが多い。この9割の金額は国・都道府県・市町村によって負担される。補装具費用の支給については指定された医師の診察を受け，医師意見書などの必要書類をそろえて市町村窓口で手続きを行う必要がある。装具ごとに耐用年数が定められており，例として車椅子は6年を基本とする。その他，補装具給付とは異なる枠組みである日常生活用具給付の事業が存在する。本事業により，障害種別や等級によって頭部保護帽や電気式たん吸引器などの用具支給が認められる。また，市町村の判断による利用者の購入金額負担がある。各種医療保険による治療用装具の作成も医師の診察に基づいて行われ，医師証明書・診断書，治療用装具費用（療養費）領収書などの書類を用いて保険者に申請手続きを行い，支払った代金の自己負担分以外について払い戻しを受ける（図3）[6]。これらは訓練用・治療用として，障害が確定しない場合などに作成される。医療保険による治療用装具作成の自己負担額は原則3割であるが，小児や重度重複障がいの場合，都道府県の助成により自己負担上限額を決めたうえで，その負担が大きく軽減されることが大半である。

図1 介護給付利用のための障害支援区分認定申請手続き

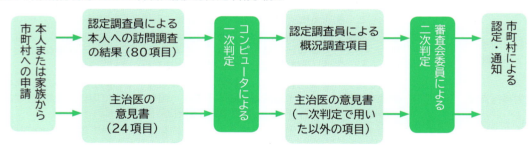

（文献4より一部改変引用）

図2 補装具費用支給の流れ（障害者総合支援法に基づく：償還払い方式）

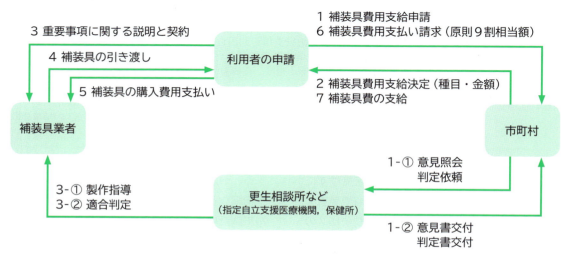

（文献4より一部改変引用）

図3 治療用装具療養費給付の流れ（医療保険に基づく）

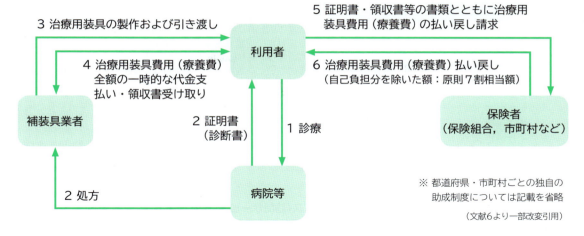

※ 都道府県・市町村ごとの独自の助成制度については記載を省略
（文献6より一部改変引用）

身体障害者福祉法

　本法で定める対象の障害は大きく分けて① 視覚障害や② 聴覚・平衡機能障害，③ 音声・言語・そしゃく機能の障害，④ 肢体不自由，⑤ 内部機能障害などの5つである。等級は基本的に1～6級で，手帳が交付される。身体における障害を伴う小児・成人が，指定された医師の診断書を添えて居住地の行政の長に申請することによって，身体障害者手帳が交付される。本法において身体障害者手帳を交付された18歳以上の者が身体障害者とされる。身体障害者手帳を交付された18歳未満の小児では児童福祉法と関連し，身体に障害のある児童（身体障害児）とされる。身体障害者手帳を交付されることで障害者総合支援法に基づくサービスを受けることが可能となる。さらには住民税・所得税や一定の条件を満たす場合には自動車税などの控除，交通機関や携帯電話料金の割引・減免などを受けることができる。

児童福祉法

　児童福祉法は健常児および障害児といった児童を健やかに育成するための基本となる法律である。本法は児童を年齢で定義し，満18歳に達するまでの者をすなわち小児とし，障害児とは身体・知的・精神に障害のある児童と定めている。本法によって，障害児に提供されるサービスである児童発達支援や放課後等デイサービスなどが定められており（表6，7）[3, 7, 8]，年齢によって利用できるものが異なる。サービスの利用を希望する場合には保護者より市区町村の障害児福祉担当部署に申請する必要がある。障害のある18歳に達した者は障害者とされるため，利用できる各種制度が変更となる場合がある。

精神保健および精神障害者福祉に関する法律（精神保健福祉法）

　精神障害者保健福祉手帳交付の根拠となる法令である。
　手帳の有効期限は2年間であり，更新を希望する者はその都度手続きが必要である。本手帳を所持することにより，各種税金の減免措置を受けられる場合がある。また，公共交通機関料金の割引を受けることもできる。児童・成人ともに申請が可能で，発達障害の診断に基づく精神障害者保健福祉手帳の申請も可能である。

療育手帳（愛の手帳・みどりの手帳）

　療育手帳は自治体により呼び名が異なり，愛の手帳やみどりの手帳といった名称が使用される。これらはすべて知的障害児および知的障

表6 児童福祉法に基づく障害児に提供されるサービス（通所サービスに関わるもの）

サービス	対象	内容
児童発達支援 （医療型児童発達支援）	児	日常生活上で必要な基本的動作の指導や知識技能の付与，集団生活のための訓練などを行います。未就学の児童が対象で，療育の必要性が認められた者に対しては手帳を持っていなくてもサービスの利用が可能です。 医療型児童発達支援のサービスを提供する場合には，医師や看護師，理学療法士または作業療法士の配置が必要です。
放課後等 デイサービス	児	平日の放課後および学校の休業日，長期休暇中に提供されるサービスです。生活能力の向上に必要な訓練を行い，社会との交流を促し，そのために必要な支援を行う日中活動のサービスです。対象となる児童は小・中学校，高等学校，盲学校，聾学校，養護学校に就学している障害児です。重症心身障害児を通わせる事業者の場合，機能訓練担当職員の配置が必須とされています。

※ 児：障害児

（文献3，7，8より改変引用）

表7 児童福祉法に基づく障害児に提供されるサービス（訪問サービスに関わるもの）

サービス	対象	内容
保育所等訪問支援	児	保育所などを利用または利用が見込まれる障害児に対して，サービスを提供します。集団生活に適応できるように専門的な支援やその他の必要な支援を行います。障害児本人だけでなく訪問先施設のスタッフに支援方法の指導などを行います。訪問を行う専門職は必要な専門的知識・技能を持った保育士，理学療法士，作業療法士などが挙げられます。訪問先は保育所，学校，特別支援学校などが含まれます。
居宅訪問型 児童発達支援	児	重度の障害などで通所サービスを利用するための外出が著しく困難な障害児に対して提供されるサービスです。 対象児は人工呼吸器を装着し，日常的に医療が必要な児童や重い疾病のために感染症にかかるリスクがある児童とされています。対象児の自宅を訪問して，児童発達支援または放課後などデイサービスと同様の支援を行います。

※ 児：障害児

（文献3，7，8より改変引用）

害者の福祉の増進のために交付される。本手帳制度は1973年9月27日付の厚生省発児第156号厚生事務次官通知「療育手帳制度について」により療育手帳制度の要綱が明示された。また，同日の厚生省児発第725号厚生事務次官通知「療育手帳制度の実施について」により，療育手帳制度の趣旨理解や利用が促された。療育手帳は地域によって段階づけが異なり，東京都では1度から4度とされるが，茨城県では〇A（マルエー），A，B，Cの4段階に表記される。本手帳を示すことにより，各種税金の減免や公共交通機関の割引，福祉サービス利用の対象となる。知的障害を伴う自閉症スペクトラム障害については療育手帳交付の対象となる。

参考文献

1) WAM NET 独立行政法人 福祉医療機構：ホームページ，(https://www.wam.go.jp/content/wamnet/pcpub/syogai/handbook/system/, 2019年3月1日閲覧).
2) 厚生労働省：ホームページ，(https://www.mhlw.go.jp/stf/seisakunitsuite/bunya/hukushi_kaigo/shougaishahukushi/service/naiyou.html, 2019年3月1日閲覧).
3) 障害者総合支援法 事業者ハンドブック 指定基準編 人員・設備・運営基準とその解釈2016年版, 中央法規出版, 東京, 2016.
4) 厚生労働省：障害者総合支援法における「障害支援区分」の概要. 厚生労働省ホームページ，(https://www.mhlw.go.jp/file/06-Seisakujouhou-12200000-Shakaiengokyokushougaihokenfukushibu/1_26.pdf).
5) 公益財団法人テクノエイド協会：補装具費支給事務ガイドブック, 2005, (https://www.mhlw.go.jp/file/06-Seisakujouhou-12200000-Shakaiengokyokushougaihokenfukushibu/0000070149.pdf).
6) 厚生労働省：治療用装具療養費について. 参考資料, 2017, (https://www.mhlw.go.jp/file/05-Shingikai-12601000-Seisakutoukatsukan-Sanjikanshitsu_Shakaihoshoutantou/0000189388.pdf#search=%27E5%8C%BB%E7%99%82%E4%BF%9D%E9%99%BA+%E8%A3%9C%E8%A3%85%E5%85%B7%E7%B5%A6%E4%BB%98%27).
7) 厚生労働省：ホームページ，(https://www.mhlw.go.jp/content/12200000/000360879.pdf, 2019年3月4日閲覧).
8) 全国児童発達支援協議会 監, 宮田広善, ほか 編著：障害児通所支援ハンドブック, 第2刷, エンパワメント研究所, 東京, 2016.

（金井欣秀）

INDEX

あ

アーチ形成 ……………… 141
アーチ高率 ………………… 67
アキレス腱延長 ………… 388
アスペルガー症候群 …… 358
アテトーゼ型脳性麻痺 ‥ 236
アライメント ……… 116, 234

い う え お

いざり …………………… 325
胃食道逆流症 ……………… 71
位置覚 ……………………… 86
位置覚識別学習 ………… 286
異文化間妥当性 …… 21, 222
医療的ケア ………… 36, 214
因子分析 …………………… 20
うちわ歩行 ……………… 225
運動企画 ………………… 371
運動行為機能 …………… 158
栄養評価 …………………… 58
遠城寺式乳幼児分析的
　発達検査法 …………… 127
円背姿勢 ………………… 378
横断研究 …………………… 10
大島の分類 ……………… 256

か

開散反射 …………………… 85
解釈可能性 ………………… 21
外側縦アーチ …………… 226
階段昇降 …………………… 39
回転運動後眼振 …………… 88
介入研究 …………………… 10
会話様喃語 ……………… 151
カウプ指数 ………………… 58
蛙様姿勢 ………………… 117
踵二等分線 ……………… 226
かがみ肢位 ………… 65, 199
過緊張 …………………… 399
覚醒状態 …………………… 48
囲い込み ………………… 261
下肢長 ……………………… 68
仮説検証 …………………… 20
風に吹かれた股関節変形
　………………………… 117
家族 ………………………… 25
活動 ………………… 24, 189
滑動性眼球運動 …………… 84
カナダ作業遂行測定 …… 204
感覚統合理論 …………… 166
感覚統合療法 ……… 239, 246
感覚プロファイル
　…………… 359, 341, 328
眼球運動性眼振 …… 84, 369
環境因子 …………………… 24
観察的研究 ………………… 10
環軸関節弛緩性 ………… 379

関節弛緩性テスト ……… 377
関節保護 ………………… 379

き

気管喉頭分離術 …………… 37
基準関連妥当性 …………… 18
規準喃語 ………………… 151
機能的移動能力評価尺度
　………………………… 190
逆翻訳法 …………………… 21
臼蓋外側縁傾斜角 ………… 62
臼蓋形成不全 …………… 386
急性栄養障害 ……………… 60
急性呼吸窮迫症候群 …… 397
級内相関係数 ……………… 18
強化フィードバック …… 356
協調運動 ………………… 371
共通言語 …………………… 26
共通評価点 ………………… 29
共同注意 ………………… 149
棘果長 ……………………… 66
居宅介護 ………………… 214
緊張性迷路反射 …… 119, 380

く け

クーイング ……………… 147
偶然誤差 …………………… 15
クラウチ歩行 …………… 199
クラスター ………………… 52
クローヌス ……………… 108
痙直型両側性麻痺
　………………… 111, 254
痙直型四肢麻痺 ‥ 380, 401
痙直型片麻痺 …………… 388
頸椎伸展 ………………… 379
系統誤差 …………………… 15
計量心理学的特性 ………… 14
研究デザイン ……………… 6
健康状態 …………………… 24
原始的握り込み ………… 139

こ

向社会性 ………………… 244
構成概念妥当性 …………… 19
構造的妥当性 ……………… 20
拘束性換気機能障害 ……… 71
肯定的・否定的養育行動尺度
　………………………… 218
誤嚥性肺炎 ……………… 326
ゴールドスタンダード …… 18
股関節X線画像 ………… 385
股関節筋解離術 ………… 386
股関節脱臼 ……………… 272
股関節内旋可動域 ………… 99
呼吸窮迫症候群 ………… 260
個人因子 …………………… 24
骨頭-涙痕間距離 ………… 62
固定誤差 …………………… 15

子どものための機能的
　自立度評価法 ………… 135
子どもの強さと困難さ
　アンケート …………… 219
コホート研究 ……………… 10
コミュニケーション機能
　分類システム ………… 42
固有感覚 ………………… 372
混合性換気機能障害 ……… 71

さ

サーファクタント ……… 260
座位姿勢 ………………… 234
最小可検変化量 …………… 22
再テスト信頼性 …………… 16
最頻値 ……………………… 8
サルコペニア ……… 61, 122
参加 ………………………… 24
三項関係 ………………… 149

し

シート張り調整型 ……… 232
自助具 …………………… 160
システマティックレビュー
　………………………… 10
指尖つまみ ……………… 139
膝蓋骨高位 ………………… 65
膝蓋腱縫縮術 ……………… 65
膝窩角
　………… 99, 114, 226, 401
実行状況 …………………… 29
質的研究 ……………… 7, 12
しているADL ……………… 29
自動歩行 ………………… 133
自発運動 …………………… 46
指腹つまみ ……………… 139
自閉症スペクトラム障害
　………………………… 57
舟状骨高 …………………… 67
重症児版フレイルサイクル
　………………………… 61
重症心身障害児・者 …… 256
重症新生児仮死 ………… 397
従属変数 …………………… 9
重度知的障害 …………… 213
手指回内握り …………… 142
手指操作能力分類システム
　………………………… 40
手内操作 ………………… 138
準超重症児 ………………… 36
衝動性眼球運動 …………… 84
正面距踵角 ………………… 64
症例研究 …………………… 11
症例対照研究 ……………… 10
上腕周囲長 ………………… 59
初期立位 ………………… 133
シングルケース法 ………… 11
心身機能 …………………… 24

新生児行動評価法 ………… 50
新生児行動システム ……… 52
身体構造 …………………… 24
身体図式 ………………… 329
身長体重比 ………………… 58
身長年齢比 ………………… 58
心拍数 …………………… 183
新版K式発達検査
　………………… 135, 354
深部覚鈍麻 ……………… 286
人物画 …………………… 360
信頼性 ……………………… 14
信頼性係数 ………………… 17
心理測定学的特性 ………… 14

す せ

遂行度 …………………… 204
生活機能 …………………… 28
生活機能プロフィール …… 32
精神測定特性 ……………… 14
精神遅滞 …………………… 57
正中位指向 ……………… 131
成長曲線 …………………… 59
静的3指握り …………… 142
静的バランス …………… 157
生理的コスト指数 ……… 182
脊柱側弯 …………………… 71
摂食・嚥下能力分類
　システム ……………… 44
舌肥大 …………………… 375
仙骨大腿角 ……………… 272
尖足 ……………………… 388
尖足歩行 ………………… 199
選択的脊髄後根切断術 ‥ 392
前庭動眼反射 ……… 85, 369
前腕回内外反復運動 …… 370

そ

早産児 ……………………… 57
阻害因子 …………………… 28
促進因子 …………………… 28
測定誤差 …………………… 15
側面距踵角 ………………… 64
側面距骨第一中足骨角 …… 64
側弯 ……………………… 399
粗大運動能力障害 ………… 38
粗大運動能力分類システム
　………………………… 38
そとわ歩行 ……………… 225

た ち つ

体格指数 …………………… 58
代償動作 ………………… 122
体性感覚識別機能 ……… 158
体力 ………………………… 25
ダウン症 ………………… 375
立ち直り反応 ……………… 88

妥当性 ………… 14, 18
ダブルニーアクション - 390
探索反射 ………… 265
短縮ICF コアセット … 30
単純気管切開 ………… 37
チアノーゼ ………… 73
チェストキャッチ … 369
知的障害 ………… 375
中央値 ………… 8
虫様筋握り ………… 369
超重症児スコア … 36, 397
追視 ………… 84
包み込み ………… 261

て と

低緊張 ………… 375
低酸素性虚血性脳症
 ………… 54, 397
低出生体重児 ………… 51
ティルト角度 ………… 229
できるADL ………… 29
デュシェンヌ型筋ジス
 トロフィー ………… 236
転子果長 ………… 66
天井効果 ………… 22
電動車椅子 ………… 39
動的3指握り ………… 142
動的支柱付体幹装具 … 398
動的バランス ………… 157
トータルコンタクト … 236
得点分布 ………… 22
独立変数 ………… 9
友達 ………… 26

な に の

内側縦アーチ … 67, 226
内的一貫性 ………… 17
内転中足 ………… 226
内容的妥当性 ………… 18
認知特性 ………… 80
脳室周囲白質軟化症 51,
 260, 283
脳性麻痺 24, 51, 57, 236
能力 29
ノンパラメトリック検定 9

は ひ ふ

背景因子 24
発達性協調運動障害 331,
 369
ハムストリングス … 114
パラメトリック検定 … 9
ハンドリガード ………… 131
反応性 ………… 14, 21
非対称性緊張性頚反射
 ………… 119, 380
評価者間信頼性 ………… 16
評価尺度の特性 ………… 14
評価者内信頼性 ………… 16

標準誤差 ………… 18
標準偏差 ………… 8
表面的妥当性 ………… 18
比例誤差 ………… 15
輻輳 ………… 85
福山型筋ジストロフィー
 ………… 324
フレイルサイクル ………… 61
フレームワーク ………… 25
分散 ………… 8
分離運動 ………… 372

へ ほ

平均値 ………… 8
ヘモグロビン酸素解離曲線
 ………… 76
弁別機能 ………… 357
包括的ICFコアセット … 30
訪問看護 ………… 214
ポジショニング ‥ 261, 326
ポスチュアリングミー
 ティング ………… 229, 306
ボツリヌス毒素 ………… 402
ボトックス ………… 200, 397

ま み め も

マスターカード ………… 230
慢性栄養障害 ………… 60
満足度 ………… 204
ミラー幼児発達スクリー
 ニング検査 ………… 154
メタアナリシス ………… 10
目と手の協調 ………… 159
モールド型 ………… 232
目標達成スケール ………… 210
モジュラー型 ………… 232
問題解決 ………… 26

ゆ よ

床効果 ………… 22
養育行動 ………… 219
陽性支持反射 ………… 133

ら り る れ

ラポール ………… 212
ランチョ・ロス・
 アミーゴ方式 ………… 225
リーチング ………… 136
立体覚 ………… 86
両側協調 ………… 138
リリース ………… 141
臨床推論 ………… 3
ルージュタスク ………… 148
レーヴン色彩
 マトリックス検査 … 82
レクリエーション ………… 25
レスピレーター管理 … 37
連続哺乳評価 ………… 265

A

A-P TC angle ………… 64
ABILOCO-Kids ………… 188
abnormal fidgety
 movements ………… 47
abnormal signs ………… 56
absence of fidgety
 movements ………… 47
AC ………… 59
ACIS ………… 238
ADHD ………… 358
ADOC-S
 ………… 207, 210, 364
AFO ………… 200
air plane position … 132
AMA ………… 59
AMC ………… 59
Apgar score ………… 397
ARA ………… 62
ARDS ………… 397
ASQ ………… 145
ATNR ……… 119, 131, 380
ATS ………… 177
Ayres ………… 166

B

back-translation ………… 21
Barrier ………… 28
BBS ……… 124, 169, 186
behavior ………… 56
Bland-Altman 分析 … 15
bottom lifting ………… 131

C

C字カーブ ………… 70
capacity ………… 29
CBCL ………… 212, 243
CC ………… 59
ceiling effects ………… 22
CFCS ………… 41, 42
chaotic GMs ………… 47
CHC理論 ………… 147
CMOP-E ………… 205
Coarse Crackles … 75
Cobb角 …… 70, 380, 398
Comparison ………… 4
construct validity … 20
content validity ………… 18
COPM …… 32, 204, 210,
 334, 358, 394
COSA ………… 247
COSMIN ………… 14
CP ………… 24
CQ ………… 3
Craig's test ………… 99
cramped synchronized
 GMs ………… 47
criterion validity ………… 18

cross-cultural validity
 ………… 21

D E

DCD ………… 369
DEM ……… 164, 336, 341
difficulties ………… 243
digital pronate grasp
 ………… 142
disability ………… 28
DKE
 ………114, 390, 394, 401
DKF
 ………115, 390, 394, 401
double touch ………… 148
DSM-5 ………… 213
Dubowitzの新生児神経
 学的評価法 ………… 54
dysdiadochokinesia
 ………… 370
ECAB ………… 125
EDACS ………… 41, 44
EEI ………… 184
ELC ………… 335
Ely test ………… 113
EVGS ………… 195
extension lag ………… 390

F

F-words ………… 25, 214
Facilitator ………… 28
factor analysis ………… 20
family ………… 25
Family-Centered
 Services ………… 222
Family Factors ………… 214
FCMD ………… 324
fidgety movements … 46
Fine Crackles ………… 75
FINER ………… 4
fitness ………… 25
flog-leg position … 117
floor effects ………… 22
FMS ………… 190
Foot Contact Scale
 ………… 402
foot to foot ………… 131
FPS-R ………… 94
friends ………… 26
FTSST ………… 167
fun ………… 26
function ………… 25
functioning ………… 28
future ………… 26

G

GAS
 ……210, 338, 358, 367
GDI ………… 202

GGI	202
GMAE-2	170
GMFCS	38, 167, 172, 392
GMFM	32, 167, 170, 393
GMs	46
GPS	105, 200
grasp	138
gross manual dexterity	186

H

H/A	58
HHD	120
high guard	134
Hoffer分類	229
hypotheses-testing	20

I

IASP	94
ICC	18
ICF	24, 256
ICFコアセット	30
ICF-CY	29
ICF第1レベルの分類	27
ICIDH	28
in-toeing gait	225
Ind	45
Insall-Salvati法	63
inter-rater reliability	16
internal consistency	16
interpretability	21
intra-rater reliability	16
ISI	64
Item Map	189, 254, 284
Item set	170

J K L

JASPER 変形・拘縮スコア	229
JMAP	154
JPAN	157, 164, 336, 342
K-ABCⅡ	164
Kids-BESTest	126
LDI-R	164, 341
LIFE	256
low guard	134
LSS	229
LSUT	167

M

M-CHAT	145
MACS	40
MAP	154
MAS	108, 108
MCID	22
MDD	22
Meary's angle	64
measurement error	15
MEDIAN関数	8
middle guard	134
migration percentage	62, 69
MMT	120
MODE 関数	8
MOHO	245
motor planning	329
movements	56
MP	69
MPOC	220
MTR角	64
MTS	108, 111, 394, 401

N O

NBAS	50
nesting	261
NRS	94
NSUCO	164
on elbows	132
on hands	132
out-toeing gait	225
Outcome	4

P

palmar grasp	142
parametric test	8
PBS	124
PCI	182
PECO	3
PEDI	32, 161, 253, 383, 393
PEM-CY	32, 251
performance	29
Personal Factors	28
PICO	3
pinch	138
pivot prone	132
PNPS	218
PoA	99, 114, 394
poor repertoire of GMs	47
PPP	94
psychometric property	14
puppy position	132
PVL	260, 283
PVQ	245

R

RA	45
random error	15
RCPM	82
RDS	260
reflexes	56
reliability	14
reliability coefficient	17
responsibility	14
responsiveness	21
Rey-Osterrieth複雑図形検査	90, 164
Rhonchi	75
Rodda 分類	193
roll over	131
rotation	138
RQ	3

S

S字カーブ	70
SAROMM	101
SCALE	103, 383, 388
SCUES	105
SDQ	219, 243
SDR	392
SEM	18
sharp角	62
Shenton line	62
shift	138
shuffling	133
SIT	246
SLR テスト	113
SMART	210
SMD	66
SPCM	228
Staheli test	98
STDEV関数	8
STRAW	164, 341
strengths	243
structural validity	20
swaddling	261
systematic error	15

T

TASC	105
TCI	183
TDD	62
TDS	244
test-retest reliability	16
THBI	183
thigh-foot角	226
Thomas test	98, 113
TLR	119, 132, 380
TMD	66
tone	56
tone patterns	56
too many toes sign	224
Total Difficulties Score	244
Totally Dependent	45
transition	138
Transition支援	274
TSF	59
TUG	169, 174

U V W

URAWSSⅡ	164
VABS-Ⅱ	212
validity	14
VAR関数	8
Vineland-Ⅱ適応行動尺度	212, 361
WAIS-Ⅳ	78
WAVES	90, 164, 336, 343
WeeFIM	135, 285, 378
W/H	58
Wheezes	75
WHO	24
wide base	133
windswept hip deformity	117
WIPPSI-Ⅲ	78
WISC-Ⅲ	82
WISC-Ⅳ	78
WISC-Ⅴ	78
writhing movements	46

1MWT	176
1RMSTS	168
6MWT	177
10mWT	180

小児リハ評価ガイド
統合と解釈を理解するための道しるべ

2019年 10月 10日	第1版第1刷発行	
2021年 3月 1日	第2刷発行	
2021年 8月 20日	第3刷発行	
2022年 5月 30日	第4刷発行	
2023年 8月 30日	第5刷発行	
2025年 3月 20日	第6刷発行	

■編　集　　楠本　泰士　くすもと　やすあき

■編集協力　友利幸之介　ともり　こうのすけ

■発行者　　吉田富生

■発行所　　株式会社メジカルビュー社
〒162-0845 東京都新宿区市谷本村町2-30
電話　03(5228)2050(代表)
ホームページ　https://www.medicalview.co.jp

営業部　FAX 03(5228)2059
E-mail　eigyo@medicalview.co.jp

編集部　FAX 03(5228)2062
E-mail　ed@medicalview.co.jp

■印刷所　　三報社印刷株式会社

ISBN 978-4-7583-1948-5　C3047

©MEDICAL VIEW, 2019. Printed in Japan

・本書に掲載された著作物の複写・複製・転載・翻訳・データベースへの取り込みおよび送信（送信可能化権を含む）・上映・譲渡に関する許諾権は，（株）メジカルビュー社が保有しています．
・ JCOPY 〈出版者著作権管理機構 委託出版物〉
本書の無断複製は著作権法上での例外を除き禁じられています．複製される場合は，そのつど事前に，出版者著作権管理機構（電話 03-5244-5088，FAX 03-5244-5089，e-mail：info@jcopy.or.jp）の許諾を得てください．

・本書をコピー，スキャン，デジタルデータ化するなどの複製を無許諾で行う行為は，著作権法上での限られた例外（「私的使用のための複製」など）を除き禁じられています．大学，病院，企業などにおいて，研究活動，診察を含み業務上使用する目的で上記の行為を行うことは私的使用には該当せず違法です．また私的使用のためであっても，代行業者等の第三者に依頼して上記の行為を行うことは違法となります．